U0188644

微创脊柱外科学
——基于循证医学的原则与技巧

Minimally Invasive Spinal Surgery: Principles and
Evidence-Based Practice

主编　Kai-Uwe Lewandrowski
　　　Michael D Schubert
　　　Jorge F Ramírez León
　　　Richard G Fessler

主译　付强　祝斌

上海科学技术出版社

图书在版编目（CIP）数据

微创脊柱外科学：基于循证医学的原则与技巧 /
（美）卡伊－尤韦·莱万多大斯基

（Kai–Uwe Lewandrowski）等主编；付强，祝斌主译 . —
上海：上海科学技术出版社, 2020.1

　　ISBN 978-7-5478-4387-1

Ⅰ . ①微… Ⅱ . ①卡… ②付… ③祝… Ⅲ . ①脊柱 –
显微外科学 Ⅳ . ① R681.5

　　中国版本图书馆 CIP 数据核字（2019）第 048228 号

Original title: Minimally Invasive Spinal Surgery: Principles and Evidence–
Based Practice by Kai–Uwe Lewandrowski, Michael D.Schubert, Jorge Felip
Ramírez León and Richard G.Fessler

© 2018 JP Medical Ltd. Authorized translation of the English edition ©2018 JP
Medical Ltd. This translation is published and sold by permission of JP Medical
Ltd the owner of all rights to publish and sell the same

上海市版权局著作权合同登记号　图字：09–2018–904 号

微创脊柱外科学——基于循证医学的原则与技巧

主编　Kai-Uwe Lewandrowski
　　　Michael D Schubert
　　　Jorge F Ramírez León
　　　Richard G Fessler
主译　付强　祝斌

上海世纪出版（集团）有限公司
上 海 科 学 技 术 出 版 社　出版、发行

（上海钦州南路 71 号　邮政编码 200235　www.sstp.cn）
浙江新华印刷技术有限公司印刷
开本 889×1194　1/16　印张 22.25　插页 4
字数：600 千字
2020 年 1 月第 1 版　2020 年 1 月第 1 次印刷
ISBN 978–7–5478–4387–1/R·1813

定价：198.00 元

本书如有缺页、错装或坏损等严重质量问题，请向承印厂联系调换

内容提要

　　本书原著由国际知名脊柱外科专家主编，以 5 年前出版的《脊柱内镜外科学》(Endoscopic Spinal Surgery) 为基础对内容进行了全面的优化和更新，除了对颈椎、胸椎、腰椎等部位的微创手术进行总结与回顾外，还采用循证医学的方法全面评估了各项技术的效果。本书不仅介绍各项手术的适应证、具体操作与避免并发症的方法等，还介绍了目前的最新技术，以及生物材料在脊柱重建过程中的应用。本书图片精美，对脊柱外科、矫形外科、神经外科等医师进行了较好的技术指导，对这些领域的读者提高专业技能可提供较大帮助。

译者名单

主　审　刘晓光

主　译　付　强　祝　斌

副主译　李振宙　蒋　毅

学术秘书　刘彦斌　何佼阳

参译人员（按姓氏笔画排序）

丁　华　镇江市第一人民医院

于峥嵘　北京大学第一医院

马小军　上海交通大学附属第一人民医院

马云龙　北京大学第三医院

马胜忠　山东大学第二医院

王　跃　浙江大学医学院附属第一医院

王　宇　温州医科大学附属第一医院

王贤帝　四川大学华西医院

孔清泉　四川大学华西医院

付　强　上海交通大学附属第一人民医院

任大江　解放军总医院第七医学中心

刘昊楠　北京儿童医院

刘彦斌　上海交通大学医学院附属同仁医院

刘锦波　苏州大学附属第三医院

孙佩宇　首都医科大学附属北京中医医院

芮　刚　厦门大学附属第一医院

李　军　同济大学附属第十人民医院

李　昂　海军军医大学附属长海医院

李忠海　大连医科大学附属第一医院

李振宙　解放军总医院第四医学中心

杨　群　大连医科大学附属第一医院

杨晋才　首都医科大学附属北京朝阳医院

吴　浩　四川大学华西医院

吴四军　北京大学首钢医院

吴建锋　上海交通大学附属第一人民医院

谷　旸　厦门大学附属第一医院

宋志文　苏州大学附属第三医院
张海龙　同济大学附属第十人民医院
郁明珠　中山大学附属第三医院
易　端　北京大学第三医院
周传利　青岛大学附属医院
庞清江　宁波市第二医院
赵文奎　北京大学第三医院
赵庆华　上海交通大学附属第一人民医院
祝　斌　北京大学第三医院
顾宇彤　复旦大学附属中山医院
黄　鹏　解放军总医院第一临床中心
黄　鑫　北京大学第三医院
曹　铮　解放军总医院第四医学中心
崔　准　北京电力医院
商澜镨　北京大学第三医院
董健文　中山大学附属第三医院
蒋　毅　北京市海淀医院
曾建成　四川大学华西医院
楚　磊　重庆医科大学附属第二医院
虞攀峰　首都医科大学附属北京同仁医院
滕红林　温州医科大学附属第一医院

编者名单

主编

Kai-Uwe Lewandrowski MD
Orthopaedic Surgeon
Center for Advanced Spine Care of
Southern Arizona
Tucson, Arizona
USA

Michael D Schubert MD
Orthopaedic Surgeon
International Spine Center
Munich
Germany

Jorge Felipe Ramírez León MD
Minimally Invasive Spine Surgeon
Spine Surgery Department
Reina Sofia Clinic
Sanitas University
Bogotá
Colombia

Richard G Fessler MD
Professor of Neurological Surgery
Rush University Medical School
Chicago, Illinois
USA

参编人员

**Gabriel Oswaldo Alonso Cuéllar
DVM MSc**
Research and Education Director
Centre of Minimally Invasive Back
Surgery
Bogotá
Colombia

Jun Seok Bae MD
Orthopaedic Surgeon
Wooridul Spine Hospital Group
Seoul
Republic of Korea

Istvan Bors MD
Orthopaedic Surgeon
National Center for Spinal Disorders
Budapest
Hungary

Sebastian Casanueva Eliceiry
Research Fellow
Clinica Kennedy International Clinic
Santiago
Chile

Ji Young Cho MD PhD
Neurosurgeon
Department of Neurosurgery
Gangbuk Wooridul Hospital
Seoul
Republic of Korea

Alvaro Dowling MD
Endoscopic Spinal Surgeon
CK International Clinic
Santiago
Chile

Christopher C Gillis MD
Assistant Professor of Neurosurgery
Division of Neurosurgery
University of Nebraska Medical Center
Omaha, Nebraska
USA

**Carlos Francisco Gutierrez-Partida
MD**
Neurologist
ABC Neurologic Center
ABC Medical Center Campus Santa Fe
Mexico City
Mexico

Gabor Jakab MD
Orthopaedic Surgeon
National Center for Spinal Disorders
Budapest
Hungary

Sang Hyeop Jeon MD
Director of Spine Health
Department of Cardiovascular and Spine
Surgery
Wooridul Spine Hospital
Busan
Republic of Korea

Manish K Kasliwal MD MCh
Assistant Professor of Neurological
Surgery
Case Western Reserve University School
of Medicine
Cleveland, Ohio
USA

Jeffrey Katzell MD
Orthopaedic Surgeon
JFK Medical Center
Atlantis, Florida
USA

Robert G Kellogg MD
Assistant Professor of Neurosurgery
Advocate Children's Hospital
Park Ridge
Rush University Medical Center
Chicago, Illinois
USA

Han Joong Keum MD PhD
Neurosurgeon
Department of Neurosurgery
Wooridul Spine Hospital
Seoul
Republic of Korea

Martin T N Knight FRCS
Consultant Spinal Surgeon
The Spinal Foundation
Congleton
UK

Aron Lazary MD PhD
Orthopaedic Surgeon
National Center for Spinal Disorders
Budapest
Hungary

Ho-Yeon Lee MD PhD
Neurosurgeon
Department of Neurosurgery
Gangbuk Wooridul Hospital
Seoul
Republic of Korea

Jun Ho Lee MD PhD
Associate Professor of Neurosurgery
Department of Neurosurgery
Kyung Hee University Medical Centre
Seoul
Republic of Korea

Sang-Ho Lee MD PhD
Chairman
Department of Neurosurgery
Wooridul Spine Hospital
Seoul
Republic of Korea

Sung-Ho Lee MD PhD
Neurosurgeon
School of Medicine
Department of Neurosurgery
Seoul
Republic of Korea

Sophia R Lewandrowski
Research Fellow
Center for Advanced Spine Care of
Southern Arizona
Tucson, Arizona
USA

Ki Hyoung Moon MD
Neurosurgeon (Spine)
Spine Health
Wooridul Hospital
Seoul
Republic of Korea

Gilles Norotte PhD
Orthopaedic Surgeon
Department of Orthopaedic Surgery
Gap Hospital
Gap
France

Ramsés Uriel Ortíz Leyva MD
Neurosurgeon
Department of Neurosurgery
National Cancer Institute
Mexico City
Mexico

Said G Osman MD
Director
Advanced Spine Endoscopy and Pain
Institute
Frederick, Maryland
USA

Enrique Osorio Fonseca MD
Neurosurgeon
Spine Surgery Department
Centre of Minimally Invasive Back
Surgery
Bogotá
Colombia

Javier Quillo-Olvera MD
Neurosurgeon and Minimally Invasive
Spine Surgeon
Spine Center
St Mary's Hospital
Seoul
Republic of Korea

Carolina Ramírez Martínez MD
Orthopaedic Surgeon
Spine Surgery Department
Centre of Minimally Invasive Back
Surgery
Bogotá
Colombia

Manuel Rodríguez-García MD
Orthopaedic Surgeon
Department of Orthopaedic Surgery and
Spine Surgery
ABC Medical Center
Mexico City
Mexico

José Gabriel Rugeles Ortíz MD
Orthopaedic Surgeon
Spine Surgery Department
Centre of Minimally Invasive Back
Surgery
Bogotá
Colombia

Luigi Andrew F Sabal MD FPOA
Orthopedic Surgeon
Maria Reyna Xavier University Hospital
Cagayan de Oro
Philippines

Sang-Ha Shin MD
Neurosurgeon
Department of Neurosurgery
Spine Health Wooridul Hospital
Seoul
Republic of Korea

**Miroslava-Elizabeth Soriano-López
BSc**
Specialist in Neuroscience
University of Toronto
Ontario
Canada

José Antonio Soriano-Sánchez MD
Professor of Minimally Invasive Spine
Surgery
Department of Orthopaedic Surgery and
Spine Surgery
ABC Medical Center
Mexico City
Mexico

Sergio Soriano-Solís MD
Orthopaedic Surgeon
Department of Orthopaedic Surgery and
Spine Surgery
ABC Medical Center
Mexico City
Mexico

Zsolt Szöverfi MD
Fellow
National Center for Spinal Disorders
Budapest
Hungary

Peter Pal Varga MD
Director
National Center for Spinal Disorders
Budapest
Hungary

Lee A Tan MD
Assistant Professor of Neurological
Surgery
Department of Neurological Surgery
UCSF Medical Center
San Francisco, California
USA

Spencer Vaughan
Medical Student
University of Arizona
Tucson, Arizona
USA

中文版序

最近 10 年是我国微创脊柱外科蓬勃发展的 10 年，微创手术作为脊柱外科发展最为迅猛的领域之一，得到了越来越多患者和脊柱外科医师的认可，手术适应证不断扩大，新技术层出不穷，许多常见的脊柱疾病能够通过微创手术得到解决，而令我感到欣慰的是，经历这么多年的发展，我国的微创脊柱外科无论是前沿热点，还是手术技术，都能够与国际先进水平接轨。微创，不仅仅作为一种技术，更是作为一种理念，已经深入人心。

本书译者均为临床一线医生，他们通过系统的理论研究和临床实践，已经在微创脊柱外科领域积累了丰富的经验。本书主译付强教授和祝斌教授长期致力于微创脊柱外科领域的理论与临床研究，有着广泛的学术影响力。他们邀请了国内 30 多位有着丰富理论与实践经验的专家、教授参与本书的翻译工作。本书在国外也刚刚出版发行，由数十位国外著名脊柱外科专家编写，内容新颖、资料详实、图文并茂，提供了一个全面、系统的关于脊柱外科微创手术治疗技术的总结与回顾，对脊柱疾病的微创手术技术给予了全面的专业指导。尤为难得的是，本书的内容主要基于循证医学的原理与实践，即通过多中心、大规模、随机、双盲对照的研究方法来评价治疗方案的有效性、安全性及对患者长期预后的影响。因此，本书能为国内脊柱外科同道提供一个通过循证医学进行临床科研的新思路和新方法，同时，在全面深入了解和掌握微创脊柱外科新理论、新技术的基础上，促进该领域在我国的发展，提高我国微创脊柱外科的应用及科研水平。

　　不可否认，我国的微创脊柱外科水平与发达国家相比，仍存在一定的差距，但我相信，随着新技术、新方法的积极应用以及诊疗设备和手术器械的不断革新，微创脊柱外科在国际上必将出现来自中国医生的创新性成果。希望本书的出版能对中国微创脊柱外科事业的发展起到一定的促进作用。

北京大学第三医院

中文版前言

近年来，国际上微创脊柱外科发展迅速，各种新的微创手术技术层出不穷，逐渐成为脊柱外科手术的主流，其手术适应证范围不断扩大，越来越多地替代了传统开放手术，这让很多脊柱外科医生开始反思是否还要利用传统手术方案来解决以往常见的临床问题。

本书原著由国际著名脊柱外科专家 Kai 与 Michael 等撰写，全面系统地阐述了脊柱微创手术技术，提供了一个全面系统的关于脊柱外科微创手术治疗技术的总结与回顾，共分颈椎、胸椎、腰椎和成本效益与先进技术（总论）4 个部分。在总论中介绍了脊柱微创手术技术的发展、适应证及临床效费比，在各论中详细介绍了手术器械和神经解剖学、麻醉学等相关基础知识，以及各种脊柱经皮内镜的手术方法与技巧，包括适应证、手术操作与并发症处理等，对脊柱疾病的微创手术技术给予了全面的专业指导，并与传统脊柱手术做了详尽的对比与分析。本书的另一个亮点在于，国内以往的临床实践与研究，大多以经验和推论为基础，而本书的内容主要基于循证医学的原理与实践，这种科学地进行临床研究的思路和方法，恰恰是我们国内医学工作者所缺乏的。循证医学不仅是指导临床医生进行科学医疗实践的一种"工具"，同时也是临床医生实现终身自我教育的一种好的方法，通过对循证医学原则与方法的学习，我们在临床医疗实践中能够针对患者的临床问题，选择与应用当前最佳的证据（知识），做出科学的诊治决策，并付诸临床实践，以期获得良好的治疗效果，同时获得临床医学水平的提高和自身的进步。

　　希望本书能为国内脊柱外科同道提供一个通过循证医学进行临床科研的新思路和新方法。同时，在全面深入了解和掌握微创脊柱外科新理论、新技术的基础上，促进该领域在我国的发展，提高我国微创脊柱外科的应用及科研水平。这将给译者带来最大的欣慰。

　　译者在翻译过程中，深感自己业务水平有限，疏漏之处在所难免，恳请各位同道的批评指正，我们将不胜感激。

上海交通大学附属第一人民医院

英文版前言

　　脊柱融合术常常与一系列的负面并发症联系在一起：包括长切口、术中大量出血、较长的住院和恢复时间、持续性的疼痛、术后运动功能的减退和功能恢复有限等。最近，一种更加新颖和微创的手术技术逐渐成为脊柱手术的主流。它们越来越多地替代了传统开放手术，并且让许多脊柱外科医师开始反思是否还要利用传统的手术方案来解决以往常见的临床问题。

　　这些新技术包括使用先进的内镜技术治疗脊柱感染、进行脊柱融合手术、切除突出的椎间盘以及治疗椎管狭窄等。其他的进展包括应用经皮椎弓根钉代替开放手术放置椎弓根螺钉，经小切口甚至经皮放置通道进行减压，而非像以前那样采用巨大切口的开放手术。微创技术在计算机导航以及骨生物学技术的支持下，避免了以往手术中取自体骨的需要，从而为患者带来了福音。

　　《微创脊柱外科学——基于循证医学的原则与技巧》讨论了这些具有开创性的新技术与新系统的有效性，并且有助于临床医生在日常实践中建立新的标准。

　　我们采取了多学科研究的方法，从解剖学、生物力学、生物制品制造以及外科技术等方面对临床结果进行了分析研究。本书聚焦于具体的、最先进的技术应用，以及在脊柱重建过程中生物材料的使用。个别章节不仅描述了与每个手术相关的临床适应证和手术技术，而且在分析方法和质量控制方面评估了临床结果及标准。每位编者都在各新兴领域的临床应用中提供了具体病例。

　　我们相信本书能够传递这样一种强烈的信息：在临床学者的探讨以及诸多临床病例的支持下，该新兴领域即将在临床工作中取得快速的发展。

Kai-Uwe Lewandrowski

Michael D Schubert

Jorge Felipe Ramírez León

Richard G Fessler

2018.2

目　录

第 1 篇

颈 椎
CERVICAL SPINE

第1章

椎间盘热成形术和射频神经切断术在颈椎椎间盘疾病中的应用

Thermodiscoplasty in cervical discopathy and rhizolysis

Jorge Felipe Ramírez León, Enrique Osorio Fonseca, José Gabriel Rugeles Ortíz,
Carolina Ramírez Martínez, Gabriel Oswaldo Alonso Cuéllar

引　言

在全世界范围内，退行性椎间盘疾病（DDD）和关节突关节骨关节炎（ZJO）是导致成人颈椎疼痛的两大主要原因。近 60% 轴性颈痛患者的病因是 DDD 和 ZJO（Falco 等，2012）。肌肉和韧带的因素也会导致轴性颈痛，本章主题暂不涉及。颈部疼痛和腰背痛一样，对大众健康产生巨大影响，会导致严重的残疾和生活质量的降低，明显减低生产力水平，也可导致患者抑郁和社交障碍等。随着人口老龄化的不断加重，退行性颈椎疾病日趋常见，咨询这类疾病和最终接受手术治疗的患者数量明显增加（Wang 等，2007）。

颈椎间盘和关节突关节疼痛治疗借鉴了腰痛治疗成功的经验和最新进展，即对病变部位和"疼痛感受器"进行治疗时，尽量减少对相邻关节的损害。科学理论的发展以及微创技术的完善，明显改善颈部疼痛，从而为 DDD 和 ZJO 等疾病的患者诊治提供了更多选择。

在诸多治疗方案中，显著改变椎间盘源性和面

神经源性疼痛的治疗方法之一是通过高温释放热量对伤害感受器进行消融（无论是激光还是射频）和对神经元进行处理，分别称之为椎间盘热成形术（TDP）和内侧支神经松解术。这些微创治疗技术在腰痛治疗中的有效性已被广泛证明，其在颈椎的应用也逐渐增多。

在本章中，作者将就这两种方法在轴性颈痛治疗方面的应用，进行详细阐述。

椎间盘与关节突关节源性的颈椎疼痛

颈部疼痛是成人就诊的常见原因（Côté 等，1998）。目前，颈痛的患病率估计占总人口的 26%~71%，是造成残疾的主要原因（Falco 等，2012）。当然，由于颈部所承受的轴向负荷远小于腰部所承受的负荷。因此，腰背痛比颈部疼痛明显更为常见（Roh 等，2005）。

颈部解剖结构复杂，诸多因素可以导致颈部疼痛。最常见的疼痛原因为椎间盘退变（颈椎间盘病变）和关节突关节骨性关节炎。据估计，约 16% 的轴向

疼痛是椎间盘源性疼痛，55% 的患者存在关节突关节源性疼痛（Yin 等，2008）。

椎间盘和关节突关节提供了颈椎运动节段的生物力学稳定性。此外，它们还能促进协调颈椎运动，吸收冲击，稳定椎体，并保持椎间孔窗的稳定性。但是，外伤或者与衰老同步的退变可导致颈椎正常解剖结构破坏，并且最终产生颈部疼痛。

椎间盘退变是机体正常老化过程的一部分，主要是由于椎间盘结构中，蛋白多糖和软骨的生化结构和比例改变所致（Roh 等，2005）。椎间盘的再水化能力降低，改变了椎间盘的体积和结构（Buckwalter 1995）。此外，纤维环也会因为胶原蛋白的丧失而发生变化，从而导致裂缝和神经组织的再长入。退变晚期纤维环进行性退化，髓核突出压迫邻近区域结构如硬脊膜囊或神经根。这种椎间盘组织完整性和连续性的丧失导致椎间关节结构失衡，从而诱发和加重关节突关节的退变。此外，神经解剖学、神经生理学和生物力学研究都证明了关节突关节内存在游离的和有包膜的神经末梢，且神经末梢内含有 P 物质（Bogduk 等，1982；Masini 等，2005；Ohtori 等，2000）。

例如，腰椎轴性颈痛的确切病因和治疗是有争议的。最近有人认为退变过程和持续的微小创伤会导致椎间盘和关节突关节发生肥大现象，在椎间盘后缘和小关节的纤维软骨上产生新的神经末梢（Eubanks 等，2007）。

临床表现

椎间盘和小关节退变的诊断依据是体格检查、病史和疼痛类型。通常情况下，患者主诉颈后疼痛，部分患者可出现颈部僵硬和头痛。疼痛可放射至枕骨或肩部，通常并无明确的神经根支配定位特点。此外，从病史和体格检查中可以得到更多的诊断线索。颈部伸展和旋转所加剧的颈后疼痛可能提示椎间盘源性疼痛。颈椎前屈引起的疼痛是典型的肌筋膜源性疼痛。症状可能会被轴性颈痛所掩盖。因此，其他病因，如颞下颌关节疼痛、感染、肿瘤等，也

需要进一步鉴别诊断。

辅助诊断

影像学检查如 X 线屈伸动力位片，磁共振成像（MRI）和颈椎诊断性局封注射，都可应用于椎间盘源性和关节突关节源性疼痛的诊断。

外科医生还必须确认一项椎间盘源性测试的阳性表现。在针对病变水平 0~10 的视觉模拟量表（VAS）上，患者有至少 5 个点的改变程度（体征定义为患者熟悉的疼痛或症状，即患者寻求物理治疗的症状）。椎间盘造影及相关理论是有争议的，一些学者认为它的临床价值是有限的，而另一些学者则认为它对于诊断轴性颈痛至关重要。因此，主治医师在充分了解患者，并充分沟通的前提下，进行椎间盘检查是有必要的。但需要注意的是，诊断医师要保证为同一人，如果是由不同的医生或放射科医生进行的话，诊断价值将大打折扣。

对于患有轴性颈痛的患者，仔细评估其完整病史和体格检查是很重要的，可以避免不必要和昂贵的诊断花费。

治疗

颈椎间盘病变和关节突关节骨关节炎的治疗方案多种多样，包括保守的口服药物治疗、开放手术治疗等。

颈椎间盘源性疼痛和关节突关节骨关节炎的非手术治疗方案主要以活动规律调整、短期支具支撑休息和使用非甾体抗炎药为主。值得强调的是，80% 以上的病例保守治疗是有效的（Peh 2011，Schubert & Merk 2014）。症状常常自发缓解。另一种非手术治疗方案是脊柱注射治疗（神经根、硬膜外、小关节阻滞），这具有重要的治疗和诊断价值。

对于慢性、致残性和 6 周以上保守治疗症状不缓解的患者，建议进行介入治疗，甚至进行手术治疗。腰椎手术最近取得的进展包括微创替代方案。颈椎间盘热成形术（CTDP）和小关节面神经根切断术最近被描述为充分利用热效应对椎间盘和关节突关节退变组织有影响的替代治疗方法。

颈部疼痛的热疗

高温在治疗疼痛相关骨骼肌肉疾病中的应用始于肩关节不稳定。治疗的目的是通过加热诱导组织萎缩和胶原蛋白变性（Bass 等，2004）。反过来，高温在脊柱中的应用始于 Saal 等报道的椎间盘内电热疗法。这项技术的原理是产生足够的温度，使环状胶原蛋白收缩、髓核脱水和后部纤维环的伤害感受器消融，以产生缓解疼痛的效果。

目前，椎间盘内热消融被称为椎间盘热成形术。同一作者在早期报道了该方法治疗腰痛的疗效和安全性，作者对 25 例保守治疗无效的慢性椎间盘源性疼痛患者应用了该技术。80% 的患者 VAS 评分减少两点，72% 患者用药减少均证明了积极的临床效果（Saal 等，2000）。同样，在椎间盘内使用激光也证明了它在腰椎区的有效性（Choy 2004）。

随后，有学者对腰椎 IDET 手术进行了更多的研究，并对其治疗椎间盘源性腰背痛的有效性和优越性提出了质疑（Helm 2012）。

类似技术在腰椎治疗领域的有效性促使其在颈椎疼痛疾病中的应用。第一例 CTDP 是由 Choy(1995) 和 Siebert（1995）报道的。他们采用激光经皮椎间盘热成形术治疗颈椎间盘病和颈椎间盘突出症。自 1997 年以来，本章的编者也进行了颈部经皮手术，最初使用激光，现在使用射频产生较高的椎间盘内温度。本章介绍了一系列临床结果。值得强调的是，为了提高安全性，作者对最初报道的经皮技术进行了一定的改进。经皮入路不是用针，而是用钝头插管和4mm 切口。

对于 360° 射频神经切断术，这些技术包括切除关节囊周围的内侧支和神经，这是由于关节退化引起的神经产生的结果，也是潜在的疼痛产生器（Eubanks 等，2007）。Shealy(1975)首次将这项技术应用到腰椎，他利用电极产生的热能，类似于治疗三叉神经痛，消融内侧神经支，从而形成"小关节失神经"技术，其成功率约为 80%。后来，Bogduk 报道了一项新的技术，并重新命名为"腰部内侧支神经切断术"。

现在，神经松解术是在神经内侧支进行或关节囊内直接进行，消融伤害感受器，这些方法在第 12 章中进行了描述。

指征

作者建议对症状持续超过 6 个月或者药物治疗（包括使用抗炎药物和镇痛药、姿势调整、神经阻滞、戴颈托和理疗）至少 3 个月无效的患者进行 CTDP。

放射学检查（X 射线、MRI）必须提供与退变性椎间盘疾病相符合的图像（图 1.1），包括"黑色椎间盘"、椎间盘膨出、纤维环撕裂、椎间盘突出和 / 或关节突关节骨关节炎等。

禁忌证

不推荐将 CTDP 技术应用于下列疾病和异常生理状态下，包括高度损失超过 50% 的椎间盘病变、椎间隙塌陷、节段性不稳定，椎间盘游离，椎间盘感

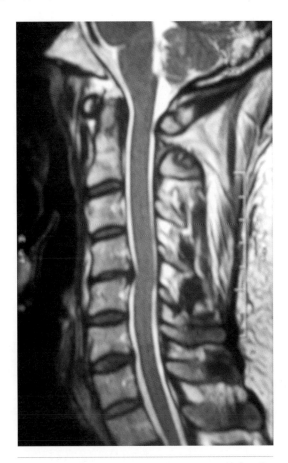

图 1.1 退行性 C4–C5 颈椎间盘 MRI T2 矢状位图像。

染，与凝血和出血有关的无法控制的疾病，或解剖变异等。最重要的是，CTDP 不能应用于诊断结果不确定的患者（例如阴性椎间盘造影反应者）。最后，考虑到先前有神经根压迫症状通常是预后不良的重要预测因素，这类患者不应该被选择为 CTDP。

外科技术

• 椎间盘热成形术

CTDP 的手术技术是基于前路经皮入路，使针的前端到达椎间盘的后 1/3。这种方法充分利用食道和气管内侧的气管食管沟，远离颈动脉鞘及其横向结构。考虑到颈前区相关解剖结构的存在，在整个过程中采取一定的控制和安全措施是很重要的。注意颈前区的应用解剖可以提高手术的安全性。

为了扩大椎间隙，从而促进套管进入椎间盘，患者处于颈椎伸展的仰卧位。此外，通过在肩膀下放置一个枕头来恢复颈椎前凸。没有必要使用任何类型的机械过伸系统。

钝端套管的水平和入口点是以双平面透视法确定。解剖标记对应于受影响的节段和胸锁乳突肌的内侧边缘交界处（图 1.2）。一旦确定了这一点，患者的头稍微倾斜到入路的侧方。外科医生的手指压在肌肉和气管之间的空间（气管食管沟）中，从而允许食管和气管内侧移位及神经血管束向外侧移位。针头的轨迹可通过瞄准前后平面与进入侧相对的椎角和椎间盘侧面的后 1/3 的角度推导出。

在局部麻醉渗透下，皮肤上有一个 4 mm 的小切口，通过轻轻转动使套管和扩张器进入椎间盘（图 1.3）。通过前后平面和侧位透视，确定套管尖端在纤维环前边缘的正确位置，然后通过套管将针推进到椎间盘的后 1/3。这是外科医生可以选择进行椎间盘造影和检查的入路（图 1.4）。

在确认椎间盘检查呈阳性并且症状与熟悉的疼痛症状相一致后，扩张器将替换为环钻，并以手部旋转向前推进，直到纤维环切开完成。这个动作使抓取器能够进入髓核进行椎间盘切除术，然后进行 CTDP（图 1.5）。

对于后续手术，作者使用 Disc-FX 系统（Ellicence LLC，NYC，US）的 RF 光纤将热能传到椎间盘上，Disc-FX 系统将热能从控制台传递到提供触发器的双极尖端。纤维环和髓核的能量水平必须不同，确认这一点很重要。因此，当探针位于纤维环时，该系统提供了一个踏板来激活 "Hemo"，或当探针位于髓核时激活 "Turboo"（图 1.6）。

虽然使用这种方法对重要结构造成的损伤是非常罕见的，但获得成功技术的一个重要因素是适当和充分的训练。学习曲线非常陡峭，并且其效果直接与外科医生的技能相关。作者建议通常

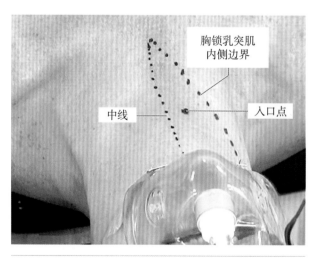

图 1.2 进入针的皮肤入口点显示在横跨气管食管沟的胸锁乳突肌的内侧边界和中线之间。

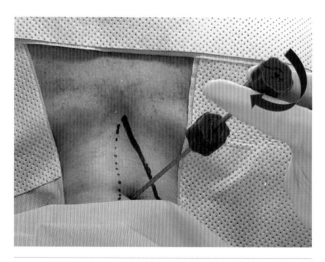

图 1.3 钝头套管在椎间盘内向前推进。钝尖套管以圆周运动和透视的方式，轻轻地向前推进到环的前缘。

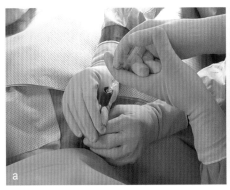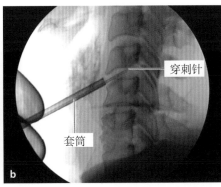

图 1.4　椎间盘造影和椎间盘源性试验。硬膜外穿刺针插入椎间盘。椎间盘造影和椎间盘源性试验进行注射对比。a. 外部观察；b. 透视视图。

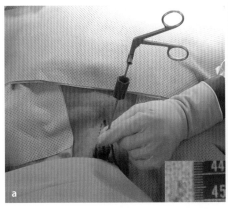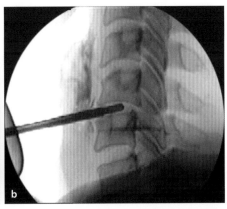

图 1.5　椎间盘切除术。在抓取器的帮助下，最大可能移除椎间盘。a. 外部视图和切除碎片；b. 透视视图。

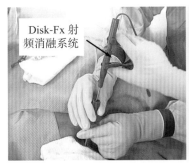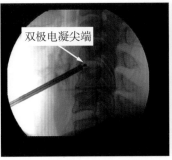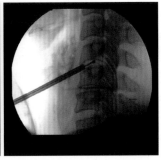

图 1.6　椎间盘热成形术。用射频行纤维环成形术和髓核成形术。

在腰椎进行相同手术 20~30 例，随后再开始在颈部进行 10~15 例的手术，需在手术经验丰富的外科医生的监督下进行。作者还强烈建议在尸体实验室进行技术实践，并参加讲习班和培训中心。

· **颈椎侧方 360° 射频神经切断术**

　　与前入路的 CTDP 相比，用于治疗 Z 关节关节炎的 360° 射频神经切断术是将患者置于俯卧位，采用后入路进行。作者的优势是手术实施只需在局部麻醉和镇静条件下完成。

　　在连续透视下，导管被推进并定位在观察到 Z

关节的放射点。接着，做一个 4 mm 切口，并对皮肤和皮下组织进行钝性分离。将导管和椎间盘 –FX 系统扩张器（Elliquence LLC，NYC，US）通过切口推进到关节囊。

　　一旦进入关节囊，用射频光纤替换扩张器，并在透视下监视它的双极探头，以确保精确地放置到 Z 关节的中心位置。在开始手术的射频消融部分之前，必须重视并且认清解剖边界，尤其是颈椎间孔。外科医生必须确保光纤探头不超出椎间孔的边界。

　　可将 Z 关节分为 4 个象限，对四周按逆时针方向进行 360° 的消融，从而覆盖到整个 Z 关节囊。在外科射频能量发生器的默认模式下进行："双极探头，25 标准强度，每次 6 秒。"

临床结果

在 1997 年 10 月，拉丁美洲资深学者介绍过脊柱损伤的微创手术操作，如透视和非透视下的颈前入路。从那时起至 2014 年 8 月，该学者及其团队在 165 例患者中一共开展了 226 项此类颈椎手术。在本篇的准备过程中，只有用于治疗颈椎间盘退行性疾病 (CTDP) 和 Z 关节骨关节炎 (360° 射频神经切断术) 的非透视下或经皮手术包括在内。

颈椎间盘热成形术

关于颈椎病，使用射频和激光，在非透视下完成的治疗包括 48 例患者中的 62 次手术。性别分布为男性 43%、女性 57%，平均年龄 55.2 岁。

经过 12 个月的随访，在该回顾性病例序列中，根据 Macnab 标准获得的结果是：优秀和良好 (改善) 85%、一般 12%、加重 3%。相应的 VAS 评分在第一年的随访中从 7 分降低到 2 分。在该研究的样本中，没有并发症或翻修手术的报道。

360° 颈椎侧方神经根切断术

对于 Z 关节骨关节炎，只有射频传导系统已被使用。这项技术已应用于 13 例平均年龄 60 岁的患者。根据 Macnab 标准，本系列病例得到的结果是：优秀和良好 (改善) 90%、一般 7%、加重 3%，而 VAS 评分从术前的 8 分降到术后的 2 分。在该研究的样本中，没有相关的并发症或翻修手术的报道。

临床证据：热疗法治疗和开放性手术治疗

现有的比较热疗与开放手术治疗 CTDP 和

360° 颈椎小关节神经根切断术的有效性证据的文献很少。但是，一些论文已试图对临床证据进行评分。为了后续讨论的目的，临床证据的级别按等级表示。

Ⅰ 级证据

据作者所知，目前还没有已分级的椎体热成形术的相关临床文献，也尚无颈椎侧方神经根切断术的 Ⅰ 级证据。

Ⅱ 级证据

透视引导下的颈椎内侧支热射频神经切断术 (CMBTRFN) 用于治疗椎骨关节突源性的慢性颈部疼痛。为了探究其有效性和风险，Engel 等 (2015) 对已有文献做了系统综述。作者以治疗后 6 个月和 12 个月疼痛 100% 缓解作为主要结果，使用推荐、评定、发展和评估等级 (Grade) 评分系统对这类文献的数据结果进行评估。在符合条件的研究中，大多数患者在 6 个月时无疼痛，超过 1/3 的患者在 1 年时无疼痛。发现支持颈椎射频神经切断术 (RFN) 的临床疗效证据，在分级系统中是高质量的。12 篇论文报告了短暂的意外副作用，其中大部分自发缓解。没有报道过严重的并发症。

Manchikanti 等 (2013) 在试图建立循证的临床实践指南时，回顾了脊柱疼痛干预疗法的临床证据。他们证实了"治疗性颈椎侧方联合干预与常规的 RFN 和颈椎内侧支阻滞是一致的"。

Boswell 等 (2007) 研究了基本指南和一系列代表性结论的潜在相关证据的建立，以及关于临床干预和结果之间关系的阐述。作者将临床证据从 Ⅰ 级 (结论性)、Ⅱ 级 (有力)、Ⅲ 级 (中度)、Ⅳ 级 (有限) 到 Ⅴ 级 (不确定) 进行分级。作者还发现，诊断性干预具有强有力的依据，如用于颈椎侧方关节疼痛的高精度侧方关节神经阻滞。颈部内侧支阻滞和颈部内侧支神经切断术的证据都被发现是适中的。相比之下，颈神经根疼痛的证据也是适中的。

Van Eerd 等 (2014) 评价了后 – 侧入路的颈椎侧方关节消融的疗效和持续性。作者最初关注了来源于一个大学疼痛中心的 130 例持续性轴性颈痛患者，其中 67 例患者符合作者的纳入标准，65 例患者可进行随访。在 2 个月的随访中，通过使用患者总体印象改变量表（PGIC）测量治疗效果，作者发现整体疼痛缓解率为 55.4%。他们还指出，50.8% 的患者出现了"适中的、重要的和本质的改善"。3 年随访，仍有 30% 的患者反映疼痛有所减轻。作者使用了回顾性数据（PGIC 随访数据），并进行 Kaplan-Meier 曲线评估，以评估长期治疗效果和确定可能的临床结果预测因子。作者得出结论，通过单次后 - 外侧入路对颈侧方关节的射频治疗需要进一步的随机对照试验，以进一步验证颈侧方关节射频治疗用于慢性轴性颈部疼痛的有效性。

He 等（2015）报道了颈轴性椎间盘源性疼痛的治疗，以消融术为手段，减轻颈部疼痛和与颈椎间盘突出相关的神经根性疼痛。他们对该治疗的有效性做了一项前瞻性观察研究，对象是 28 个接受过前路颈椎间盘消融术的持续性疼痛患者。主要结果标准是：VAS 评分 ≥ 50% 疼痛缓解，以及 ≥ 50% 减少了止痛药物的使用[15]。作者也使用改良的 Macnab 标准记录疼痛强度、疼痛缓解程度和随访 12 个月后的功能状况。使用颈椎间盘内消融，他们表示疼痛 VAS 评分从术前的（6.5±1.1）分（95% CI, 6.085~6.915）至术后 1 周及 1、3、6、12 个月，分别（$P < 0.05$）改善为（2.4±1.3）分（95% CI, 1.929~2.928）、（2.5±1.5）分（95% CI, 1.963~3.109）、（2.7±1.4）分（95% CI, 2.157~3.271）、（3.1±1.6）分（95% CI, 2.457~3.686）和（3.1±1.6）分（95% CI, 2.471~3.743）。在术后 1 周及 1、3、6、12 个月，分别有 22 例（78.6%）、21 例（75.0%）、20 例（71.4%）、19 例（67.9%）和 18 例（64.3%）报告疼痛有明显减轻。在术后 1、3、6 和 12 个月，分别有 24 例（85.7%）、23 例（82.1%）、23 例（82.1%）和 22 例（78.6%）报告止痛药物服用量显著减少。

根据改良的 Macnab 标准，在术后 1、3、6 和 12 个月，效果优秀或良好的患者数量及比率分别为：22 例（78.6%）、21 例（75.0%）、20 例（71.4%）和 18 例（64.3%）。作者没有报道任何严重的手术并发症，并得出结论：颈椎间盘内消融术是有效且安全的。他们还强调了这种痛苦更少的门诊微创手术对患者的好处。

Ⅲ级和Ⅳ级证据

Smith 等（2015）研究了慢性颈部屈伸紊乱患者的临床特征变化（包括生理和心理），且研究对象此前均曾在射频神经切断术疗效消失、疼痛复发时接受 RFN 治疗。在术后 1、3 个月和有代表性的 10 个月症状复发之后，他们进行了一项前瞻性的队列观察研究，对 53 个持续伴有慢性屈伸紊乱的患者进行观察。与射频神经切断术前相比（$P=0.99$），作者报告了相似的残疾水平（$P < 0.000\,1$）。此外，作者报告感觉功能和颈椎运动范围恶化到术前水平（$P < 0.05$），以及症状复发后心理痛苦和疼痛扩大的上升（$P < 0.01$）。作者的结论是，RFN 可动态调节慢性屈伸疾病的生理和心理特征。

Lee 等（2007）评估了颈源性头痛患者颈椎关节突关节射频神经切断术的临床效果。该研究一共纳入 30 例头痛持续时间超过 6 个月，且在诊断性 / 预后性阻滞后表现出 > 50% 疼痛缓解的慢性颈源性头痛患者。这些患者接受了颈椎关节突关节的射频神经切开术，并在治疗后随访的 1 周、1 个月、6 个月和 12 个月进行后续评估。本研究结果显示，22 例（73.3%）患者在治疗后的 12 个月，颈关节突关节射频神经切断术显著降低了头痛的严重程度。作者的结论是："在严格选择的慢性颈源性头痛患者中，颈关节突关节射频神经切断术已显示出显著的镇痛作用。"

Husted 等（2008）报道了颈椎关节突关节疼痛患者重复 RFN 的成功率和疼痛缓解持续时间。在他们的回顾性综述里，作者筛选了 14 例女性和 8 例男性，平均年龄 47 岁（范围为 34~66 岁）。这些患者在首次 RFN 治疗后，因为症状反复发作，他们重复进行了 RFN 治疗。作者总共实施了 64 例射频消融治疗，平均随访 12.5 个月（范围为 3~25 个月），> 50% 的疼痛得到缓解。在首例 RFN 后实施了 42 例，其中 41 例（98%）可用于随访。41 例中 39 例（95%）效果满意。作者报道了一个亚组，其中 11 例患者接受了 2 次 RFN，其他有 7 例 3 次、2 例 4 次、1 例 6 次，以及 1 例 7 次。22 例患者接受了第 2 次 RFN，其中 21 例（95%）适合随访，包括成功 20 例和失败 1 例

(5%)。这些患者的平均缓解时间为12.7个月（范围为3~30个月），其中2例患者的疼痛持续缓解。作者还报道亚组中11例接受了第3次RFN的患者，其中成功10例（91%）和不成功1例（9%）。成功的10例患者中，8例患者的平均疼痛缓解持续时间为9.5个月，剩下的2例患者疼痛仍在继续缓解。在4例接受第4次RFN治疗的患者中，所有患者均获得成功，平均疼痛缓解持续时间为8.75个月。在2例接受了第5次RFN的患者中，术后疼痛缓解情况与9个月时的平均情况相似。另外，2例患者接受了第6次RFN治疗，其中1例患者的疼痛缓解持续了18个月，另1例患者直至作者发表文章时，疼痛持续缓解。甚至，1例接受了7次RFN的患者，在研究结束时，疼痛持续缓解。Husted和他的同事得出结论：在经过严谨选择的、已经经历过RFN的患者中，重复RFN对于反复发作的症状是有效的。但是，他们没有进一步说明具体的选择标准。

Klessinger等（2010）对接受过颈前路脊柱手术的退行性疾病患者，并需要后续进行颈椎内侧支阻滞来治疗残余轴性颈痛的患者进行回顾性分析。患者在治疗性和诊断性阻滞后均至少有80%疼痛减轻，且继续接受射频神经切断术治疗。主要的结果标准是至少50%的疼痛缓解度。作者回顾了250例患者，其中125例患者接受过人工椎间盘置换术，66例患者接受了单纯椎间融合器固定治疗，另外51例患者接受了颈前路椎间盘切除融合术。两例患者无法随访，但大约有1/3（31%）的患者在相应的手术后出现轴性颈部疼痛。患者中的32例（13.2%），颈痛复发时采取了术后射频神经切断术。研究者认为这种疼痛源自于患者的关节突关节。在这32例患者的亚组中，15个月的随访报告了59.4%的疼痛减轻。作者报道，与单节段手术相比，双节段颈前路椎间盘手术术后轴性颈部疼痛的患病率明显更高（$P=0.002$）。作者总结道：关节突关节区域可能是颈前路颈椎手术术后疼痛的来源；射频神经切断术可以为前路颈椎手术术后的持续性颈痛提供有效的治疗。

其他大量临床研究已经证明了开放和经皮手

术减轻慢性颈椎疼痛的有效性（Gebremariam等，2012）。Yang等（2014）提出了将椎间盘切除术与髓核成形术相结合的技术，该技术取得83.19%的良好效果。Sim等（2011）的研究表明，77.3%的病例在46例手术中表现出了良好的效果，与Yan等（2010）所描述的结果相似，成功率为79.5%。最近，Schubert等（2014）表明，在研究的95例患者中，有81.4%的患者取得了满意的结果。

讨　论

任何外科手术的实施，无论是开放手术还是微创手术，在治疗颈部疼痛方面仍不断引发争议（Carragee等，2008），尤其是当它涉及由椎间盘和关节突关节炎引起的症状。一些研究表明，物理治疗和穿戴颈圈在减轻疼痛方面与开放式手术具有同样的效果（Persson等，1997）。同样的，药物治疗在退化过程的不同阶段的有效性得到了证明，椎间盘病的缓解率达到80%（Schubert等，2014），关节突关节炎所致疼痛的缓解率高达90%（Peh，2011）。有证据表明，药物治疗不应仅被视为外科手术的一种替代，而且还应被视为治疗轴性颈部疼痛措施里的一个强制性步骤。

自1958年史密斯和鲁宾逊（Smith & Robinson）首次描述经前入路的开放手术以来，该治疗方法已得到广泛应用。在已发表的积极结果中，Nandoe等（2007）的结果尤须关注：在随访的前2个月里，90.1%的患者获得满意效果。此外，Palit等（1999）报道了在38例前入路颈椎间盘切除融合术患者中，79%的结果令人满意。但该技术相关的并发症或死亡率达到0.42%~4.09%（Skolasky等，2014）。尽管存在这些并发症，大多数外科医生仍认为前入路颈椎间盘切除融合术（ACDF）是治疗椎间盘突出引起的颈神经根病的"金标准"手术（Schubert等，2014）。相比之下，CTDP治疗轴性颈部疼痛的并发症发生率较低，且没有严重并发症的报道。但是，有一例54岁女性患者的病例报告显示，在对其颈3神经根和

C2-C4 侧面关节实施射频消融术的 8 周后，出现颈部疼痛无力，伴颈椎后凸。该患者的畸形可以被动矫正，并且在影像学检查中无明显异常。最终，该患者接受了 C2-C4 的后路器械融合术，治疗进行性后凸畸形和胸内畸形。该报道的作者总结道，低头综合征是多级 RFN 消融术的一种罕见但可能导致严重后果的并发症（Stoker 等，2013）。

如前所述，证据表明在开放和经皮手术中都有令人满意的结果，因此不能确定哪一种技术优于另一种技术。而尽管事实上没有任何强或弱的临床证据支持椎间盘热射频成形术，如更低的并发症发生率、更少累及相邻节段的可能（Schubert 和 Merk，2014），以及在老年患者实施手术时麻醉方式选择的可能性等，都让 CTDF 微创术式成为对外科医生更有吸引力的选择。这两种术式都有助于缓解疼痛，并带来良好预后。但作者的研究尚有较大的局限性，治疗轴性颈部疼痛的方法，必须通过更高水平证据的前瞻性研究进一步明确。

结　论

综上所述，尚无强有力的证据来确定能够在长期随访中取得最佳效果的治疗方式。尽管如此，保守治疗，包括关节突关节注射，只要有效且能提高患者的生活质量，就应该在临床工作中开展。对于那些镇痛剂、物理治疗和关节突阻滞难以治愈的病例，应考虑手术治疗，且首先考虑的是微创技术。根据作者的经验，推荐 CTDP，因为该治疗完全可以在日间手术病房开展并完成，方便了患者。此外，如果后期效果不满意，后续治疗还可以行颈椎前路减压内固定手术治疗。

参·考·阅·读

Bass EC, Wistrom EV, Diederich CJ, et al. Heat-induced changes in porcine annulus fibrosus biomechanics. J Biomech 2004; 37:233–240.

Bogduk N, Wilson AS, Tynan W. The human lumbar dorsal rami. J Anat 1982; 134:383–397.

Boswell MV, Trescot AM, Datta S, et al. American Society of Interventional Pain Physicians. Interventional techniques: evidence-based practice guidelines in the management of chronic spinal pain. Pain Physician 2007; 10:7–111.

Buckwalter JA. Aging and degeneration of the human intervertebral disc. Spine 1995; 20:1307–1314.

Carragee EJ, Hurwitz EL, Cheng I, et al. Treatment of neck pain: injections and surgical interventions: results of the Bone and Joint Decade 2000-2010 Task Force on Neck Pain and Its Associated Disorders. Spine 2008; 33:S153–169.

Choy DS. Percutaneous laser disc decompression: a 17-year experience. Photomed Laser Surg 2004; 22:407–410.

Choy DS. Techniques of percutaneous laser disc decompression with the Nd:YAG laser. J Clin Laser Med Surg 1995; 13:187–193.

Côté P, Cassidy JD, Carroll L. The Saskatchewan Health and Back Pain Survey. The prevalence of neck pain and related disability in Saskatchewan adults. Spine 1998; 23:1689–1698.

Engel A, Rappard G, King W, Kennedy DJ. The effectiveness and risks of fluoroscopically-guided cervical medial branch thermal radiofrequency neurotomy: a systematic review with comprehensive analysis of the published data. Pain Med 2016; 17:658–669.

Eubanks JD, Lee MJ, Cassinelli E, Ahn NU. Prevalence of lumbar facet arthrosis and its relationship to age, sex, and race: an anatomic study of cadaveric specimens. Spine 2007; 32:2058–2062.

Falco FJE, Manchikanti L, Datta S, et al. Systematic review of the therapeutic effectiveness of cervical facet joint interventions: an update. Pain Physician 2012; 15:E839–868.

Gebremariam L, Koes BW, Peul WC, et al. Evaluation of treatment effectiveness for the herniated cervical disc: a systematic review. Spine 2012; 37:E109–118.

He L, Tang Y, Li X, et al. Efficacy of coblation technology in treating cervical discogenic upper back pain. Medicine (Baltimore) 2015; 94:e858.

Helm Ii S, Deer TR, Manchikanti L, Datta S, et al. Effectiveness of thermal annular procedures in treating discogenic low back pain. Pain Physician 2012; 15:E279–304.

Husted DS, Orton D, Schofferman J, Kine G. Effectiveness of repeated radiofrequency neurotomy for cervical facet joint pain. J Spinal Disord Tech 2008; 21:406–408.

Klessinger S. Radiofrequency neurotomy for the treatment of therapy-resistant neck pain after ventral cervical operations. Pain Med 2010; 11:1504–1510.

Lee JB, Park JY, Park J, et al. Clinical efficacy of radiofrequency cervical zygapophyseal neurotomy in patients with chronic cervicogenic headache. J Korean Med Sci 2007; 22:326–329.

Masini M, Paiva WS, Araujo AS, Jr. Anatomic description of the facet joint innervation and its implication in the treatment of recurrent back pain. J Neurosurg Sci 2005; 49:143–146.

Manchikanti L, Abdi S, Atluri S, et al. An update of comprehensive evidence-based guidelines for interventional techniques in chronic spinal pain. Part II: guidance and recommendations. Pain Physician 2013; 16:S49–283.

Nandoe Tewarie RD, Bartels RH, Peul WC. Long-term outcome after anterior cervical discectomy without fusion. Eur Spine J 2007; 16:1411–1416.

Ohtori S, Takahashi K, Chiba T, et al. Substance P and calcitonin gene-related peptide immunoreactive sensory DRG neurons innervating the lumbar facet joints in rats. Auton Neurosci 2000; 86:13–17.

Palit M, Schofferman J, Goldthwaite N, et al. Anterior discectomy and fusion for the management of neck pain. Spine 1999; 24:2224–2228.

Peh WCG. Image-guided facet joint injection. Biomed Imaging Interv J 2011; 7: e4.

Persson LC, Carlsson CA, Carlsson JY. Long-lasting cervical radicular pain managed with surgery, physiotherapy, or a cervical collar. A prospective, randomized study. Spine 1997; 22:751–758.

Roh JS, Teng AL, Yoo JU, et al. Degenerative disorders of the lumbar and cervical spine. Orthop Clin North Am 2005; 36:255–262.

Saal JS, Saal JA. Management of chronic discogenic low back pain with a thermal intradiscal catheter. A preliminary report. Spine 2000; 25:382–388.

Shealy CN. Percutaneous radiofrequency denervation of spinal facets. Treatment for chronic back pain and sciatica. J Neurosurg 1975; 43:448–451.

Schubert M, Merk S. Retrospective evaluation of efficiency and safety of an anterior percutaneous approach for cervical discectomy. Asian Spine J 2014; 8:412–420.

Siebert W. Percutaneous laser discectomy of cervical discs: preliminary clinical results. J Clin Laser Med Surg 1995; 13:205–207.

Sim SE, Ko ES, Kim DK, et al. The results of cervical nucleoplasty in patients with cervical disc disorder: a retrospective clinical study of 22 patients. Korean J Pain 2011; 24:36–43.

Skolasky RL, Thorpe RJ Jr, Wegener ST, et al. Complications and mortality in cervical spine surgery: racial differences. Spine 2014; 39:1506–1512.

Smith GW, Robinson RA. The treatment of certain cervical-spine disorders by anterior removal of the intervertebral disc and interbody fusion. J Bone Joint Surg Am 1958; 40-A:607–624.

Smith AD, Jull G, Schneider GM, et al. Modulation of cervical facet joint nociception and pain attenuates physical and psychological features of chronic whiplash: A prospective study. PM R 2015; 7:913–921.

Stoker GE, Buchowski JM, Kelly MP. Dropped head syndrome after multilevel cervical radiofrequency ablation: a case report. J Spinal Disord Tech 2013; 26:444–448.

van Eerd M, de Meij N, Dortangs E et al. Long-term follow-up of cervical facet medial branch radiofrequency treatment with the single posterior-lateral approach: an exploratory study. Pain Pract 2014;14:8–15.

Wang MC, Chan L, Maiman DJ, et al. Complications and mortality associated with cervical spine surgery for degenerative disease in the United States. Spine 2007; 32:342–347.

Yan D, Li J, Zhu H, et al. Percutaneous cervical nucleoplasty and percutaneous cervical discectomy treatments of the contained cervical disc herniation. Arch Orthop Trauma Surg 2010; 130:1371–1376.

Yang B, Xie J, Yin B, et al. Treatment of cervical disc herniation through percutaneous minimally invasive techniques. Eur Spine J 2014; 23:382–388.

Yin W, Bogduk N. The nature of neck pain in a private pain clinic in the United States. Pain Med 2008; 9:196–203.

（赵庆华 译，付强 校）

第2章

经椎体椎间孔成形术治疗神经根型颈椎病

Transcorporeal foraminotomy for cervical spondylotic radiculopathy

Luigi Andrew F Sabal, Sang-Ho Lee, Jun Ho Lee

引 言

▲

颈椎间盘突出是自然衰老的常见结果,在无症状和有症状的人群中都可见到。在相同年龄的日本人中,65.2%无症状男性人群和53.8%无症状女性人群里至少存在一个节段以上的颈椎间盘突出[1]。椎间孔型颈椎间盘突出症以及所导致的神经根型颈椎病(CSR)最常用的治疗方法是颈椎前路椎间盘切除椎间融合术(ACDF),或后路椎间孔扩大成形术。然而,这些术式均存在一定的局限性和并发症。众所周知,ACDF会减少颈椎节段运动并引起邻近节段退变性疾病(ASD)[2]。相比之下,椎间孔扩大成形术则可能引起长期并发症,如脑脊液(CSF)渗漏、伤口血肿、神经根炎,以及因不完全减压导致的前路翻修手术等。[3]

本章主要介绍一种经椎体入路的手术技术,该手术可以对受到颈椎间盘组织压迫的椎间孔附近的神经根或出口根进行减压。作为一种微创前路手术,该手术需实现的目标如下:

(1) 与后路手术的间接减压相比,此项技术能够通过切除压迫病灶进行直接减压;

(2) 避免对颈椎小关节的损伤,保留颈椎运动节段;

(3) 在进行减压的同时对终板造成有限的损伤。

经椎体减压手术在经验丰富的外科医生手中是相对安全和快速的,而对年轻的外科医生是较难上手的。这个手术需要术者具备较高水平的手术技巧和良好的解剖学基础,错误的操作会产生严重的后果。手术医师需要熟练地掌握高速磨钻的应用,特别需要注意的是,由于经椎体工作通道直通颈椎椎管,所以建立通道时需要特别小心。术者还必须时刻注意椎间盘和椎动脉的位置,最好具备丰富的前路手术经验。

适应证、禁忌证和特殊注意事项

▲

适应证

为了获得最佳的手术效果,需要严格选择患者。据 Hadley and Sonntag[4] 报道,经椎体椎间孔成形术(TCF)的理想适应证是伴有巨大的、孤立的、单侧的软性椎间盘突出或在椎间孔层面有骨赘形成而对颈神经根造成压迫，不伴椎管狭窄，不伴有颈椎不稳定、半脱位、椎体序列异常或正常颈椎前凸丢失的神经根型颈椎病患者。

禁忌证

TCF 的手术禁忌证包括以下几项，伴颈椎管狭窄，伴有颈椎不稳定、半脱位、椎体序列异常，或正常颈椎前凸丢失以及压迫病灶超过了后方椎管宽度的 1/2 患者。

椎间孔骨赘

椎间孔骨赘是 TCF 相对适应证，可以通过这种手术方式来处理。然而，由于椎间孔骨赘会限制手术操作空间和通道视野，能否完成取决于术者的手术技巧和经验。

多节段和极端节段

这种技术也可以用于多节段的颈椎间盘突出症的治疗。理想情况下，相邻两节段的颈椎病变是 TCF 的良好适应证。对于极端节段，如接近头侧的节段（C2-C3）会被下颌骨阻挡；而接近尾侧的节段（C7-T1）会被胸骨阻挡，上述情况则可考虑

TCF。虽然可以通过开放手术来进入这些节段，但这将需要较大的手术切口并损伤大量的软组织和骨组织。而使用 TCF 技术，则不需要截骨及重建脊柱序列，并且可避免相关并发症的发生。

外科技术

下面将介绍从 C4-C5 到 C6-C7 节段的 TCR 手术。在这种情况下，需要钻开的目标椎体位于压迫病灶的头侧相邻椎体。通道也可应用于极端节段的头、尾侧病变。由于患者之间可能存在解剖变异，因此，应进行适当的术前评估。手术通道应在术前影像学基础上进行个体化设计。

患者在全身麻醉下保持仰卧位，并从症状侧放置工作通道。用标记笔画出胸骨锁乳突肌（SCM）浅层内侧缘和喉正中线。通过 C 臂机来确定病变椎间盘的节段，并从中线向 SCM 内侧缘延伸出一条 2 cm 的横线（图 2.1a）。应用标准的 Smith-Robinson 入路到达椎体。当到达椎体节段时，将 caspar 螺钉置入到与病变椎间隙相邻目标椎体的中间部分。然后在透视下确认手术节段。将颈椎撑开器的一端连接至撑开装置，另一端连接至合适的撑开槽（图 2.1b）。

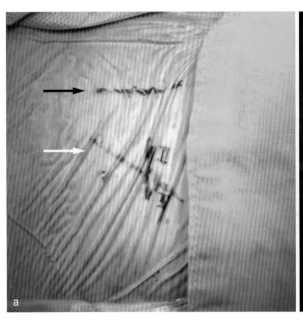 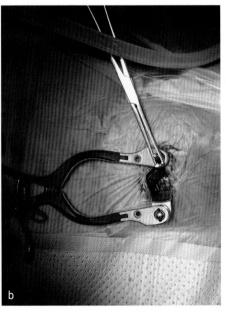

图 2.1　颈部解剖标志。a. 颈部解剖标志（黑色箭头，颈中线；白色箭头，胸锁乳突肌内侧缘）；b. 椎板暴露水平：右侧为颅侧，照片顶部为内侧。

接下来，将手术显微镜安装并移至手术区域，同侧颈长肌由内侧向外侧拉开，直至显露横突内侧，不建议进行横向切开显露。相反，建议采用电凝对颈长肌仔细地进行头尾侧方向显露。

然后确认病变椎间隙的近端边缘，在椎体和横突交界内侧距病变椎间盘头侧 3~4 mm 处开始钻孔（图 2.2）。采用 3 mm 的磨钻钻头垂直进入，直至椎体后缘和终板的交界处。钻孔应尽量小但应保证充分的视野和操作空间（图 2.3）。当突破前缘骨皮质时，进一步加大深度要注意避免破坏椎间盘上端的骨性终板。虽然钻孔方向是完全垂直的，但外科医生仍要注意颈椎椎体是由两个对立面组成的斜方形立方体结构。因此，沿椎体前缘皮质垂直钻孔会和骨性终板相遇。

可以随时进行透视确认钻孔的轨迹和深度。一旦到达椎体后缘皮质和骨性终板的交界处，即可应用漏斗形状的扩张器从内部扩大通道（图 2.4）。在椎体后缘皮质和终板交界处突破，暴露后纵韧带。在此处若有增生的骨赘和椎间盘碎片可以进行摘除。小心提起后纵韧带，用椎板咬骨钳仔细咬除，显露血管周围层，可以根据后纵韧带平行纤维深部的杂乱血管组织进行识别（图 2.5）。这时可能会遇到出血，应使用双极电凝和明胶海绵进行止血。

血管周围组织也需要切除以显露平滑而光亮的硬膜。当看见致压病变时，使用椎板咬骨钳、小髓核

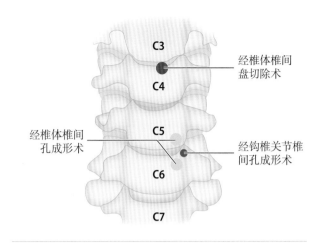

图 2.2 经椎体椎间孔切开术与其他手术穿刺点比较（紫点，经椎体椎间盘切除术；红点，经钩椎关节椎间孔成形术；淡蓝点，经椎体椎间孔成形术）。

钳、钝性探针/钩等工具进行轻柔的操作和牵开以便切除致压病变，或使用单侧发射的激光或侧切磨钻进行凝血。彻底减压后，应注意避免损伤椎动脉孔内壁或破坏相邻椎间盘的骨性终板。椎体后缘和终板交界处的椎间隙往往被直接破坏，但有时也需要去除常在此部位生成的增生骨赘。显露到硬膜层时应避免使用双极电凝。

应用以下标准评估减压是否充分：

（1）可以看见神经根的腋部和神经根本身（图 2.6a）；

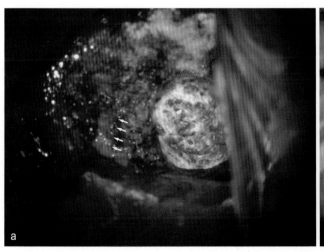

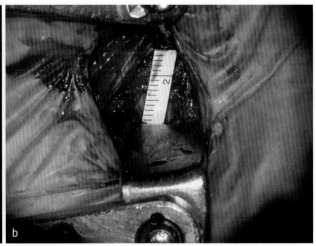

图 2.3 a. 椎体前侧骨皮质钻孔（白色箭头为终板边缘）；b. 最终前路钻孔，宽度为 7 mm。右侧为头侧，顶部为内侧。

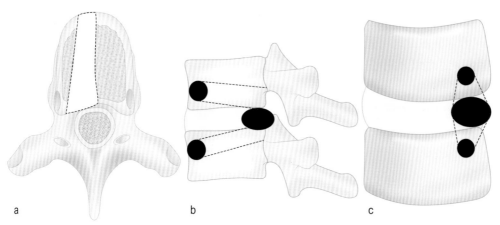

图 2.4　椎体钻孔时漏斗的形成：a. 轴状面；b. 矢状面；c. 冠状面。

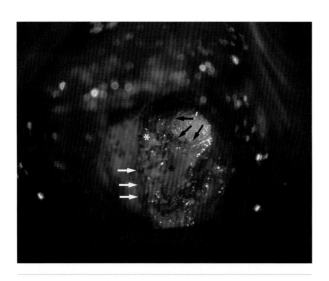

图 2.5　钻孔后和减压时暴露的结构和节段（白色箭头，终板边缘；白色星号，附着在终板上的骨赘；黑色箭头，残余后纵韧带边缘；黑色星号，暴露的周围血管层）。

（2）可以看见神经根搏动；

（3）神经根探针/钩可以很容易地通过椎间孔（图 2.6b）。

减压也会导致硬脊膜膨胀，使硬脊膜覆盖在经椎体通道的骨质边缘。放置引流管并确保其末端未进入该通道内。彻底减压并止血完成后缝合伤口。

术后 2~4 周内，患者能够在佩戴限制屈伸和旋转的硬性颈托下进行日常活动。建议避免颈部的过度活动。

并发症

实施 TCF 对手术技术水平要求高，应用适当手术技术可以避免以下并发症的发生。

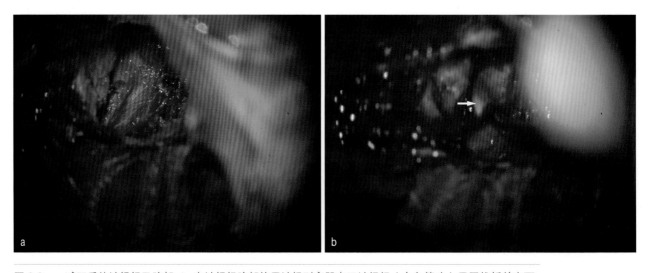

图 2.6　a. 减压后的神经根及腋部；b. 在神经根腋部使用神经剥离器牵开神经根（白色箭头）显露椎板前表面。

直接脊髓损伤

由于骨钻工作空间有限并靠近硬脊膜，在接近硬脊膜时必须小心。解剖层次结构(PLL、周围血管)切开前必须进行准确识别。手动控制穿透深度和充足的手术视野对于防止损伤非常重要。

脑脊液漏出

致压病变结构（椎间盘或骨赘）的切除过程中经常发生硬脊膜撕裂，为了防止此并发症的发生，轻柔的牵开和分段切除优于广泛的切除。谨慎的做法是准备一种以纤维蛋白原/凝血酶为主要成分的胶原纤维，以防脑脊液漏，否则修复硬脊膜撕裂会非常困难。

减压不足或复发

尽管经过细致的减压，但颈椎间盘突出仍可能复发，并遗留被忽视的致压病变。术前应对患者进行适当的宣教。伴有症状的颈椎间盘再突出可能需要考虑翻修手术。

自发融合

长期研究发现终板的破坏可能与自发融合有关。[5]但是与 ACDF 不同的是，自发融合与 ASD 无关。为预防发生融合，应当避免后方椎体–终板交界处前方的终板的损伤。

颈椎后凸的进展

骨性终板通过弥散为椎间盘提供营养。大面积终板的破坏将导致营养物无法进入椎间盘。这将导致颈椎间盘退变和颈椎后凸的进展。建议尽可能减小终板的破坏以防止这种情况的发生。

讨论与操作要点

对于孤立性颈椎间盘病变，经椎体选择性减压而不做融合的目的是通过前路实现充分的减压，并且使手术对颈椎运动节段的影响达到最小[6]。TCF 是一种选择性减压方式，其设计初衷在于改进 ACDF 治疗椎间孔型椎间盘突出症的局限性。ACDF 是一种安全的直接减压术式，并且在治疗颈椎间盘源性疾病方面具有较高的成功率。然而，它也存在潜在的并发症，例如节段活动度的丢失、内植物下沉、不融合、内固定失败或 ASD 的发生等。ASD 即由于相邻节段的运动引起的新的症状性神经根或脊髓病变，颈椎融合术后 10 年内每 4 例患者就有 1 例发生[2]。

虽然大多数外科医生怀疑未进行融合的颈椎间盘切除术会导致术后不稳定或椎间隙变窄的发生。但有证据表明，通过前路选择性减压后方突出椎间盘组织并不会出现以上的问题[6, 7]。文献中还有证据表明前路不进行融合的椎间盘切除术，术后出现的轻微椎间隙高度丢失和颈椎矢状位曲度改变并不影响长期疗效[6–9]。

极端椎间盘节段

TCF 的另一个优点是其多功能性以及处理高位颈椎 C2–C3 和 C3–C4 节段的椎间盘突出，无需在甲状腺上、下动脉之间的手术安全区上方进一步暴露。此操作将通过相邻的下一椎体，并向上终板和椎体后缘的方向由尾侧向头侧倾斜钻孔，从而接近高位

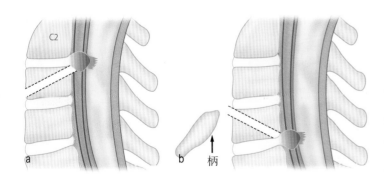

图 2.7　高位颈椎间盘突出的轨迹改良：a. 钻孔从下位相邻椎体的下部开始，并以更陡的角度到达上邻近节段椎间盘水平；b. 钻孔从上位相邻椎体的上侧面开始，并以更陡的角度到达下邻近节段椎间盘水平。

颈椎间盘节段（图 2.7a）[10]。如果低位节段椎间盘被胸骨柄阻挡，例如 C7-T1 椎间盘，也可以通过类似的改良方法来达到颈椎间盘。通过相邻头侧椎体达到下位椎间盘进行前路减压可以无需进行胸骨柄切开（图 2.7b）。

结构稳定性

经椎体钻孔在结构上更加稳定。根据 Benzel 的说法 [12]，椎体可以抽象地使用一个由 27 个大小相等的立方体组成的立体图形来表示（图 2.8a）。水平切除中 1/3 椎体（图 2.8b）将导致不稳定的发生，而垂直切除椎体中 1/3（图 2.8c）不会导致不稳定的发生。对于冠状椎体切除术，切除椎体的腹侧立方体部分（图 2.8d）会导致不稳定的发生。但是，如果保留了前纵韧带和腹侧立方体部分，即使完全切除背侧和中间立方体部分，也不会导致不稳定的发生（图 2.8e）。遵循这一原则，TCF 术式可做到椎体体积破坏小于 10%~15% 的同时保持结构的完整性。只要保留腹侧、两侧壁和一半以上的后壁完整性，就可以保持结构稳定性。

该术式存在一个局限性，即手术操作区域极狭小。因此，由于残留致压病变，很有可能导致减压不充分。使用 O 型臂（Medtronic Sofamor Danek，Memphis，TN，USA）导航系统可以减少减压不充分的发生，并有利于尽可能保留颈椎的正常结构。[11]

以下是在该术式中应当注意的一些要点：

（1）定位横突与椎体之间的交界区。可以通过触摸椎体的圆嵴（round ridge）和横突平面来区分。在颈部解剖中突出物位置的定位十分重要。

（2）尽可能减少对椎体前缘表面的破坏。在钻孔过程中使用侧方切割磨钻（side-cutting drill）扩张孔道。这种相对较小的表面缺损使得此后新骨形成、修复、再填充的机会更高。

（3）在钻孔的初始阶段，尽量不要破坏终板并暴露椎间隙。只有在确定了终板与后方皮质骨间连接之后，才能突破后部终板以暴露致压病变。如果椎间隙在经椎体外钻孔过程的早期阶段被破坏，大部分中央髓核将很可能被破坏，导致术后不稳定或

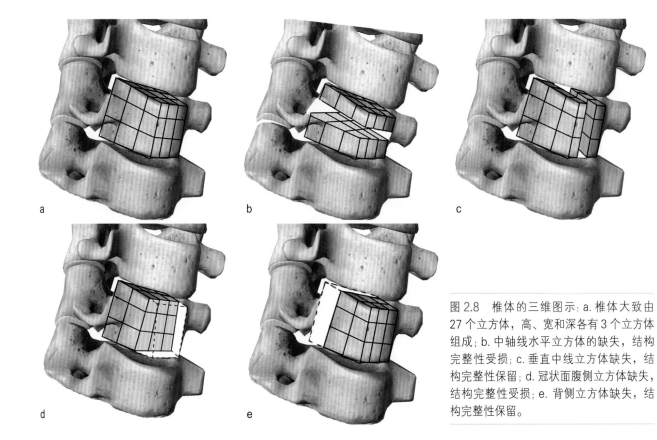

图 2.8 椎体的三维图示：a. 椎体大致由 27 个立方体，高、宽和深各有 3 个立方体组成；b. 中轴线水平立方体的缺失，结构完整性受损；c. 垂直中线立方体缺失，结构完整性保留；d. 冠状面腹侧立方体缺失，结构完整性受损；e. 背侧立方体缺失，结构完整性保留。

椎间隙塌陷。

（4）在减压的最后阶段，使用柔软、钝性的微型神经拉钩轻柔触碰硬膜表面，寻找残余的致压病变。一旦减压充分，硬膜囊将在椎管内迅速膨胀，轻微的异常操作可能直接损伤脊髓前侧。

临床证据

TCF 的临床证据主要是Ⅳ级非对照回顾性研究。一项研究报道了 10 年内随访 15 例单节段手术患者的 JOA 评分有 88.5% 的改善率[5]。无 1 例出现椎体塌陷；与其他节段相比，责任椎间盘高度没有显著降低；无 1 例出现椎间盘突出复发，手术节段的运动范围与邻近节段相比明显受限。Choi 等的另一项Ⅳ级研究发现，30 例随访 2 年以上的患者的临床结果得到改善，

但手术节段的椎间盘高度下降了 9%。然而，这个结果并没有临床意义和影像学意义[13]。

目前，缺少关于 TCF 技术与其他现有技术的直接对照研究的文献报道。

病例报告

男性，59 岁，严重的颈部疼痛，视觉模拟评分（VAS）为 10 分。颈部、左上胸和左肩背部存在僵硬感，左上臂、前臂、手掌和手指存在麻木感并且持物不稳。加重因素包括颈部后伸和左侧卧位睡眠。影像学显示 C6-C7 和 C7-T1 节段椎间盘突出位于左侧靠近椎间孔处（图 2.9）。临床诊断为左侧 C6-C7 和 C7-T1 节段的神经根型颈椎病，并计划行责任节段 TCF 术式。（图 2.10 和图 2.11）

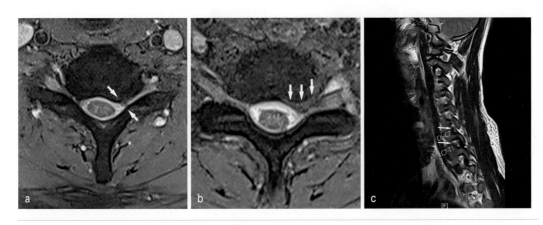

图 2.9　术前 MRI 显示颈椎间盘突出：a. C6 轴位像；b. C7 轴位像；c. 矢状位像（白色箭头，突出的椎间盘）。

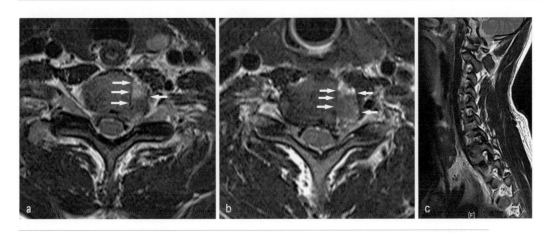

图 2.10　术后 MRI：a. C6 轴位像；b. C7 轴位像；c. 矢状位像（白色箭头，钻出的骨性通道边缘）。

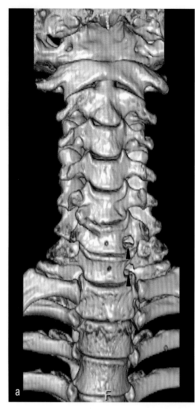 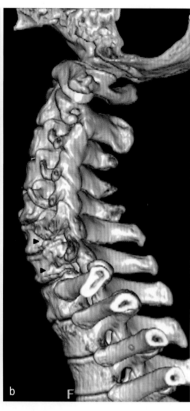

图 2.11 C6–C7 和 C7–T1 双节段 TCF 术后三维 CT 扫描：a. 前后位像；b. 左侧位像（黑色箭，Caspar 牵开螺钉孔；黑色箭头，椎体次全切入口）。

参·考·文·献

1. Hayashi H, Okada K, Hashimoto J, et al. Cervical spondylotic myelopathy in the aged patient. A radiographic evaluation of the aging changes in the cervical spine and etiologic factors of myelopathy. Spine 1988; 13:618–625.

2. Hilibrand AS, Carlson GD, Palumbo MA, et al. Radiculopathy and myelopathy at segments adjacent to the site of a previous anterior cervical arthrodesis. J Bone Joint Surg Am 1999; 81:519–528.

3. Skovrlj B, Gologorsky Y, Haque R, Fessler RG, Qureshi SA. Complications, outcomes, and need for fusion after minimally invasive posterior cervical foraminotomy and microdiscectomy. Spine J 2014; 14:2405–2411.

4. Hadley MN, Sonntag VK. Cervical disc herniations. The anterior approach to symptomatic interspace pathology. Neurosurg Clin N Am 1993; 4:45–52.

5. Sakai T, Katoh S, Sairyo K, et al. Anterior transvertebral herniotomy for cervical disc herniation: a long-term follow-up study. J Spinal Disord Tech 2009; 22:408–412.

6. Snyder GM, Bernhardt AM. Anterior cervical fractional interspace decompression for treatment of cervical radiculopathy. A review of the first 66 cases. Clin Orthop 1989; 246:92–99.

7. Choi G, Lee SH, Bhanot A, Chae YS, Jung B, Lee S. Modified transcorporeal anterior cervical microforaminotomy for cervical radiculopathy: a technical note and early results. Eur Spine J 2007; 16:1387–1393.

8. Benini A, Krayenbuhl H, Bruderl R. Anterior cervical discectomy without fusion. Microsurgical technique. Acta Neurochir (Wien) 1982; 61:105–110.

9. Bertalanffy H, Eggert HR. Clinical long-term results of anterior discectomy without fusion for treatment of cervical radiculopathy and myelopathy. Acta Neurochir (Wien) 1988; 90:127–135.

10. Shim CS, Jung TG, Lee SH. Transcorporeal approach for disc herniation at the C2-C3 level: a technical case report. J Spinal Disord Tech 2009; 22:459–462.

11. Kim JS, Eun SS, Prada N, et al. Modified transcorporeal anterior cervical microforaminotomy assisted by O-arm based navigation. Eur Spine J 2011; 20:S147–S152.

12. Benzel EC. Biomechanics of Spine Stabilization (1st edn). New York: Thieme, 2001.

13. Choi G, Arbatti NJ, Modi HN, et al. Transcorporeal tunnel approach for unilateral cervical radiculopathy: a 2-year follow-up review and results. Minim Invasive Neurosurg 2010; 53:127–131.

（杨晋才 译，付强 校）

第3章

治疗颈椎钩椎关节增生与侧隐窝狭窄：颈椎内镜与开放椎间孔切开术的比较

Cervical endoscopic versus open foraminotomy for uncovertebral lateral stenosis

Jorge Felipe Ramírez León, Enrique Osorio Fonseca, José Gabriel Rugeles Ortíz,
Carolina Ramírez Martínez, Gabriel Oswaldo Alonso Cuéllar

前　言

在过去的 25 年里，全世界范围内人类预期寿命都有显著增长。预计到 2050 年，仅仅在欧洲，65 岁以上人口将达到 42.2%（表 3.1）（Szpalski 等，2003）。这种"不可逆"的现象，不仅会影响发达国家的卫生服务体系，也会影响到发展中国家的卫生服务体系（WHO，2014）。虽然这种寿命延长的趋势是令人满意的，并且与经济增长以及政府或者私立健康保健机构领导下的先进的公共医疗卫生政策的实施有关，但它也导致了卫生保健管理向日益增多的伴有慢性疾病的老龄化人口转变。在美国，据估计年龄在 65 岁以上的人口中有 80% 的人患有慢性病，并且其中超过 50% 的人已经罹患 2 种需要积极药物治疗的疾病（Szpalski 等，2003）。与此同时，这些数字的增加还与技术进步带来的疾病早期诊断检测相关，先进诊断技术和预防保健措施的应用同样使得人口寿命显著增长（Kotani 等，2005）。

肌肉骨骼系统，特别是脊柱，更容易受老化相关的退行性变影响（Naderi 等，2002）。例如，高达

表 3.1　欧洲 65 岁以上人口增长评估。到 2050 年，欧洲 65 岁以上人口将达到总人口的一半（来源：Szpalski 等，2005）

年份	人口增长百分比（%）
1950	18.1
1970	14
1990	19.1
2025	30.1
2050	49.2

66% 的成年人经历过与颈椎退变性滑脱相关的颈部疼痛（Cote 等，1998）。颈椎骨性关节炎可以导致椎管或椎间孔狭窄，压迫相应脊髓或神经根。其症状包括轴性疼痛、根性症状、脊髓症状或混合型症状。

侧隐窝狭窄是颈椎神经根出口处即椎间孔的狭窄，由突出的椎间盘、增生的骨赘或两者共同压迫了神经所造成。这些增生的骨赘可以产生于相邻骨性结构的退变或细微骨折。钩椎关节，也称 Luschka 关节，是导致侧隐窝狭窄的因素之一（Pingel 等，2013）。无论是什么原因导致的压迫，最常见的症状是颈椎轴性疼痛或神经根性症状。

对于颈椎退行性病变的患者，如果症状持续存在或经过药物镇痛、理疗、颈托制动、硬膜外激素注射、选择性神经根阻滞等保守疗法无效，其中大约 2/3 的患者需要手术治疗（Gore 等，1987）。颈椎减压的手术方式通常分 3 种：开放手术、小切口手术和内镜手术。传统手术或开放手术在 1950 年之前就已开展，是现在广泛认可的治疗侧隐窝狭窄的标准手术方式（Pingel 等，2013）。为了减少传统手术的并发症，微创技术近年来被开展用于治疗椎间孔狭窄。微创技术包括微创小切口手术和内镜手术，前者通过套管或叶片牵开器配合手术显微镜实现手术入路和可视化，而后者通过更小的套管牵开器实现经皮内镜视频和操作系统的使用。由于减少了手术入路相关的问题，包括术中出血、术后疼痛和肌萎缩，微创小切口手术和内镜手术近年来愈加受到欢迎。

作者及其团队已经使用内镜技术治疗颈椎神经根性疼痛达 15 年时间。本章将说明经皮内镜下颈椎间孔切开减压术近期和远期的主要临床效果都与传统开放手术类似。另外，本章也将说明如何通过减少手术入路损伤带来静态和动态稳定装置的破坏，从而保留颈椎运动节段的完整性，以减轻术后疼痛和缩短手术恢复时间（Saringer 等，2003）。

颈椎侧隐窝狭窄

颈椎病的侧隐窝狭窄是退变导致的正常椎间孔发生改变的结果，一般表现为颈神经的出口根受压。其中最常见的原因之一是由于钩椎关节复合体——Luschka 关节的纤维软骨肥大增生。由于纤维软骨的退变，骨赘生成，形成了尖刺，造成神经根前方的压迫（Pingel 等，2013）。在狭窄早期，可能并无临床症状（Roh 等，2005），但如果神经根受压进展，那么出现的最主要的症状是由颈部向手臂放射的疼痛，并常随之出现相应皮节的轻触觉减退。放射痛的类型和皮节分布与压迫节段相关。退变加重和伴随的节段不稳可导致症状加重。颈椎侧隐窝狭窄的诊断除了相关的诊断信息包括 X 线片（包括颈椎过伸过屈位片）、进一步的影像学检查包括 MRI 和 CT 扫描，还需要详细的体检，了解其发病特点和疼痛类型。神经根型颈椎病的病程通常是良性的。它通常不伴随脊髓型颈椎病。首先尝试非手术治疗如镇痛药物、介入治疗、神经根封闭和理疗。如出现顽固的剧烈疼痛或者进行性加重的神经功能损害而保守治疗无效时，需考虑手术治疗。一般建议手术前进行至少 6 周的保守治疗。手术方式的选择取决于术者个人的能力与偏好，以及必要的手术器械和内植物的配备。传统的手术方式包括开放的椎间孔切开术、颈前路单间隙减压植骨融合术（ACDF），联合减压和 / 或融合手术。目前，经皮脊柱内镜下颈前路椎间孔切开术较为热门。传统的颈椎前路和后路的开放手术方式以及它们的适应证和疗效已经被广泛报道。在本章，作者将会对它们的结果进行讨论，并与颈椎内镜下椎间孔切开术的疗效进行比较。

颈前路内镜下颈椎间孔切开术

颈前路内镜下颈椎间孔切开术（AECF）是在颈椎前路通过内镜去除椎间孔区域压迫神经结构的退变组织。其实从本质上讲，AECF 的手术原理与开放减压相同，目的都是扩大椎间孔，去除增生的组织及钩椎关节骨赘，从而实现神经减压。这项技术的优势之一是它能完成单节段或多节段的减压。

AECF 的发展始于 20 世纪 90 年代初发明的颈前路经皮椎间盘切除术入路（Tajima 1989；Chiu 等，1997；Siebert 1995）。后来，这项技术与内镜的使用相结合。与单纯的经皮椎间盘切除术相比，内镜的使用使得手术的适应证范围更广，同时因为手术可以在内镜直视下进行，直接显示减压后的颈神经根，所以患者的安全性也得到了改善。该手术方式自 1993 年以后开始在临床实施应用（Choi 等，2009）。部分作者运用 AECF 手术取得了与开放手术相似的疗效（Ahn 等，2005，Chiu 2008，Choi 等，2009，Yang 等，2014）。这些作者强调了 AECF 手术的优点，包括邻近组织的损伤更小，术后不稳的风险更低，术后恢复时间更短，可局麻下进行，手术切口更小，以及手术费用更低。

最初颈椎前路内镜手术的适应证包括：包容型或非游离型的椎间盘突出，或侧方有游离髓核的突出（Ahn 等，2005；Yang 等，2014）。相比之下，它应用的禁忌证包括严重的神经损害、颈椎节段不稳定、急性锥体束综合征、椎间盘游离或脱出、进行性加重的脊髓型颈椎病、椎间盘钙化、椎间盘高度下降、后纵韧带骨化等（Choi 等，2009）。

使用内镜技术在治疗颈椎和腰椎的各种椎间盘病变上取得了令人满意的疗效，新技术的不断应用增加了许多新的手术适应证，包括颈椎椎管狭窄。最重要的进步之一是带有内部工作通道的内镜，它允许复杂器械（尤其是带关节的咬骨钳、磨钻、椎板咬骨钳等）。通过内镜，可在直视下进行椎间盘摘除和去除骨质。第一个关于内镜手术治疗颈椎侧隐窝狭窄的报道是 Saringer 等发表的（2003）。他们描述了解剖学参数、手术适应证、患者纳入和排除标准，以及他们行经颈前路内镜下椎间孔切开及颈椎侧隐窝减压的初步临床经验。自 Ruetten 等（2007）描述了颈椎后路内镜技术以后，许多其他文献相继发表并报道了他们颈椎后路内镜椎间孔切开的手术经验。

以下主要介绍资深作者的颈椎前路手术及其手术方案。

手术技术

患者取仰卧位，颈部后仰，以便更好地显露手术区域的椎间盘，通常在肩胛骨后放置一个软垫，并使头部轻微向对侧倾斜。术中牵引并非必须使用（图3.1）。手术入路体表定位点是事先在侧位 X 线确定的病变椎间隙的水平线与胸锁乳突肌内缘的交点。然后通过一个手指加压胸锁乳突肌和气管之间的间隙，朝向颈椎。由此，喉部和气管被推向内侧，而神经血管束被推到外侧。有时可以通过注射拟交感神经药物如肾上腺素等方式升高血压，以便更容易触摸到颈动脉搏动。

局部麻醉后，0.65 mm（18G）的脊柱穿刺针经皮置入病变椎间盘，其位置由前后位和侧位透视确定（图3.2）。通过脊柱穿刺针，注射造影剂来显示病变椎间盘的解剖学轮廓，椎间隙内造影剂的分布和椎间隙外造影剂的渗漏可以提示纤维环的撕裂位置以及脱出的椎间盘组织，以及其与后纵韧带及钩椎关节复合体的关系。导丝经脊柱穿刺针插入不超过椎间隙后 1/3 的位置。一旦导丝位置确认，取出穿刺针，然后放置内镜的一套扩张器和套管于椎间盘前方。当内镜放置确定后，通常需要使用双极射频电刀，它能获

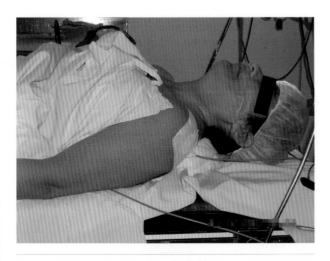

图 3.1　颈椎内镜的患者体位。患者取仰卧位，颈部后伸并在肩下垫入方枕。这样有助于通过前方扩展的椎间隙空间来改善手术入路，从而使入路更加安全。

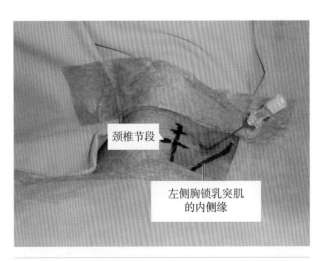

图 3.2　硬膜外穿刺针进入椎间盘的穿刺部位。通过体表解剖标志和椎间隙体表定位线来确定穿刺点。

得更好的手术视野，并更好地分离和切开椎前筋膜。它也有助于对小血管进行止血，有利于区分内镜下解剖结构。椎间盘切除器械如镜下髓核钳通过内镜的工作套管置入后进行椎间盘切除术（图3.3）。最后，使用镜下磨钻去除椎间孔区域的骨赘（图3.4）。有时，由于压迫神经组织的骨赘较大，需使用镜下骨凿取出（图3.3）。颈神经根的完全减压可通过直接观察松解了的神经根来确认。

虽然这种入路对重要组织结构的损害是极其少见的，但术者仍需时刻注意颈前区这些重要的组织结构，避免对其损伤。成功实施该手术的重要因素是恰当和充分的训练。它的学习曲线陡峭，而且手术预后与外科医生的技术直接相关。作者推荐使用相同的内镜技术在腰椎部位实施20~30例手术，然后进行10~15例非内镜颈椎手术，如颈椎间盘热成形术等。之后，在有经验的内镜医师的指导下，对非脱出型的颈椎间盘突出施行内镜手术。最后，在对自身技术有充分的信心和完备的设备器械条件下，外科医生才能够进行内镜下颈椎间孔切开术。作者同样强烈建议在尸体标本中练习这些技术，并参加专业研讨会和培训。

内镜器械

颈椎内镜手术的实施需要特殊的设备和器械。必要的关键设备包括脊柱内镜系统机组、射频装置和颈椎内镜，以及相应的整套设备。

作者在颈椎椎间孔成形术中使用的内镜机组包括显示器、视频处理器、光源和摄像机、磨钻控制器和冲洗泵等设备，这些设备由不同的公司生产。根据笔者经验，由德国公司比如Richard Wolf GmbH生产的设备在图片质量和多功能性上表现比较优异。射频双极可由内镜工作通道进入术区，通过热能进行止血、纤维环成形术和椎间盘内的髓核成形术。作者更喜欢Disc-FX系统（Elliquence，NYC），因为除了其他优点以外，该双极电刀还确保了均匀和安全的热传导（图3.5）。

作者首选的颈椎间盘镜是Vertebris（Richard Wolf GMH，Germany）及其辅助器械（一组脊柱穿刺针、扩张器、套管、环锯、磨钻和枪钳），如图3.6所示。

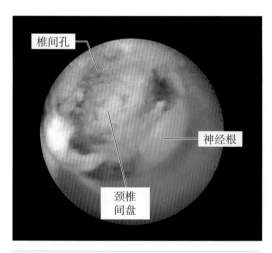

图3.4 减压的椎间孔和神经根。内镜下显示颈椎神经根管和减压后的神经根。

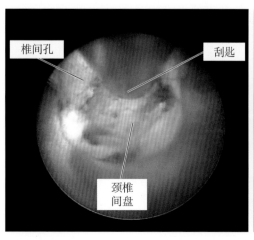

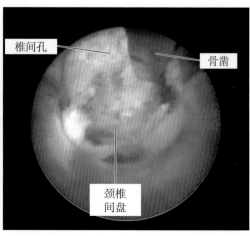

图3.3 用刮匙和骨凿进行椎间孔切开术。内镜下显示磨钻的使用，并利用镜下夹钳从椎间孔部位取出大块骨碎片。

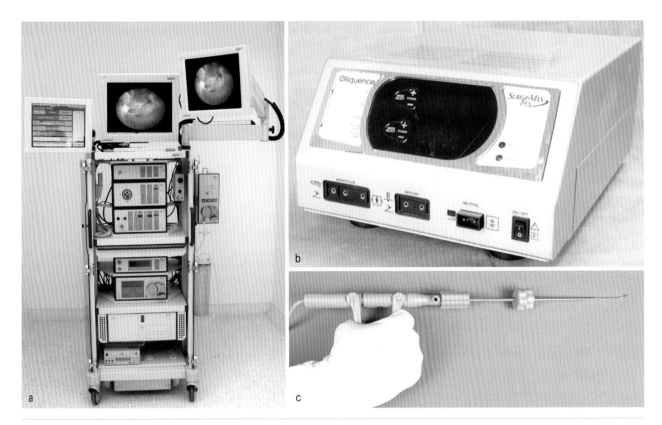

图 3.5　a. Richard Wolf GmbH 脊柱内镜系统机组，带有视频处理器和显示器、光源、摄像机、磨钻控制器和冲洗泵；b、c. 带有射频发生器的 Disc-FX 系统（Elliquence，NYC）和手持式一次性电刀头。

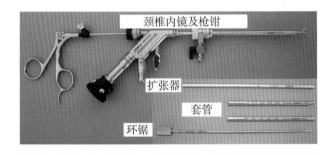

图 3.6　颈椎内镜系统可通过工作套管置入术区，其中央的通道可通过镜下髓核钳。各种镜下牵开器可通过扩张器和额外的套管置入术区。可通过环锯在内镜直视下进行骨性减压。

颈前路内镜下椎间孔切开术的临床疗效

一位拉丁美洲的学者介绍了自 1997 年 10 月以来对 165 例神经根型颈椎病患者实施的共计 226 项颈前路内镜手术。该手术的主要适应证是退行性颈椎间盘疾病和椎间盘突出，共计 215 例（95.13%）患者。而对于颈椎侧隐窝狭窄，截至 2014 年 8 月共实施了 11 例（4.9%）。

表 3.2　Macnab 疗效评价标准（来源：Macnab，1971）

Macnab 评价	疗效
无疼痛，无功能限制	优
偶尔背部 / 腿部疼痛，短暂的功能限制	良
整体功能，日常工作和生活部分改善	可
无疼痛 / 功能改善，或有再手术指征	差

作者采用三个评价标准来评估患者的改善情况：

（1）Macnab 疗效评价标准。

（2）视觉模拟量表（VAS）。

（3）颈椎功能障碍指数。

根据 Macnab 疗效评价标准（表 3.2），随访 3 年，90% 的患者取得优或良的结果，仅有 7% 和 3% 的患者的手术疗效分别为可和差。

作者还使用了颈椎改良版的 Oswestry 下腰痛指数，称为 Vernon & Mior 的颈椎残障指数（Vernon & Mior，1991）来进行评分。这是一个非常简单的测试，患者回答 10 个问题，每个问题有 6 个备选的答案。在 0~100 分的范围内，其中 0~20 分为正常，80 分以上是最严重的颈部疼痛，评价每个患者的症状改善情况。术后 1 年，66% 的患者颈部和上肢疼痛缓解效果为优或良，34% 的患者临床症状改善不佳。而患者的平均 VAS 评分（其中 1 分 = 无疼痛，10 分 = 最痛）在术前为 8 分，术后 3 个月为 2 分。

在颈椎管狭窄的病例中，没有出现术中或术后并发症或与手术相关的再手术。而在颈椎内镜手术治疗颈椎间盘突出的病例中，有 3 例发生颈部血肿，2 例出现颈动脉损伤（2.2%）。这些并发症的发生与术者处在学习曲线的早期有关，应采用钝头的穿刺针，以避免此类并发症的发生。

内镜下椎间孔成形术与开放椎间孔成形术相比较的临床证据

▲

当前，治疗颈椎侧隐窝狭窄最常用的外科治疗方法仍然是开放手术，无论是通过前路或者后路手术，是否同时行椎间融合（Pingel 等，2013；Rutten 等，2009）。开放手术方式被认为是治疗神经根型颈椎病安全有效的手段，对其可靠性的验证已超过 30 年。

Ⅰ 级证据

Ruetten 等（2007，2009）推广了一种全内镜下颈椎减压手术方式，包括前入路及后入路，并分别在 2 个研究中与开放手术作比较。然而在其报道的前入路内镜治疗的 200 例患者中，只有 74 例存在骨性侧隐窝椎间孔狭窄。大多数（88.5%）患者术后症状完全缓解，7.5% 的患者症状部分改善偶伴疼痛，另外只有 4% 的患者自述没有任何改善（Ruetten 等，2009）。需要注意的是，开放与内镜两种手术技术获

得的结果差异没有统计学意义。此前的文献也都显示，无论是前路还是后路，与作者报道的前路内镜下椎间孔切开术结果及 Saringer 等，（2003）报道的结果类似。

Ⅱ 级证据

Fessler 等报道，在研究的 25 例患者中，临床症状缓解评级为优和良分别为 54% 和 38%。在术后 16 个月的随访周期内，均未发现并发症，但 2 名患者需要额外的干预措施。Fessler 的研究有助于比较显微内镜和开放手术。在这个研究中，患者获得症状完全缓解占 48%，手术结果良好的占 40%。两组之间没有统计学差异。

Ⅲ 级证据

在这个主题中无Ⅲ级证据。

Ⅳ 级证据

1983 年，Henderson 等发表了关于 846 例后路椎间孔切开术的回顾性研究，显示 96% 的患者术后根性症状得到改善。随后，Herkowitz 等（1990）在 33 例患者中比较了后路椎间孔切开术与颈椎前路椎间盘切除减压椎间融合术（ACDF）的治疗效果，两者的改善率分别为 75% 和 94%。其后 10 年间的文献报道后路椎间孔切开术后的改善率在 64%（Schoggl 等，）到 93.6%（Korinth 等，2006）之间。

ACDF 的缺点包括椎间隙高度下降，假关节形成，手术入路相关并发症和邻近节段的退变（Ruetten 等，2009）。文献报道的开放手术（前路和后路）的另一个缺点是需要再次手术翻修。在一项回顾性研究中，Bydon 等（2014）报道在 4.15 年的随访周期内，151 例接受后路开放手术的患者，最终有 9.9% 需要再次手术，而 85% 的患者对手术满意。另一项对 159 例患者进行的回顾性研究显示，随访 3.5 年内再次手术率为 7.6%（Singh 等，2012），显著高于 Coric 等（2013）报道的 3%。

目前的文献表明，不同方式的颈椎前路椎间盘

切除，颈椎间孔切开术，包括开放手术、小切口入路、前后入路内镜手术等，其取得的术后疗效是相似的。目前，关于经前路内镜下颈椎间孔切开术的报道很少。Saringer 等（2003）报道了经前路内镜下颈椎间孔切开术治疗的 16 例单侧神经根型颈椎病的患者（7 例为椎间盘突出，9 例为骨赘增生），平均随访时间 13.8 个月。在随访时间内没有出现并发症或再次手术，症状改善率超过 96%。而且在该研究中，总体满意率高达 87.6%，且 93.8% 的患者在 3.8 周内恢复了到了接近术前的日常活动水平。

相较而言，已有大量的文献报道颈后路微创手术技术。Adamson（2001）报道了 100 例单侧侧隐窝狭窄患者经显微内镜下椎间孔切开术治疗的结果。平均随访 14.8 个月后，高达 97% 的患者对术后效果满意度高，该研究的并发症发生率为 3%（其中 2 例患者硬膜刺破，1 例患者发生浅表感染）。

结 论

总之，对于颈椎侧隐窝狭窄，颈前路内镜手术与常规开放手术相比，术后症状的缓解和改善方面是相近的。颈前路内镜手术结果与已报道的开放手术及小切口开放手术相比没有统计学差异。由于颈前路内镜手术的并发症发生率低，且具备其他方面的优势，诸如缩短住院时间，减少失血、术后疼痛、麻醉时间以及手术时间短等。因此，前路内镜下颈椎间孔切开术已成为相较开放和其他微创技术更具吸引力的一种手术选择（Clark 等，2011）。颈椎内镜手术对于神经根型颈椎病的治疗，符合当前患者和纳税者对更少的并发症、更高的效价比和更可靠手术的需求，因此也应该将其整合到外科住院医师培训及脊柱进修医师培养计划中。

参·考·阅·读

Adamson TE. Microendoscopic posterior cervical laminoforaminotomy for unilateral radiculopathy: results of a new technique in 100 cases. J Neurosurg 2001; 95:51–57.

Ahn Y, Lee SH, Shin SW. Percutaneous endoscopic cervical discectomy: clinical outcome and radiographic changes. Photomed Laser Surg 2005; 23:362–368.

Chiu JC, Hansraj KK, Akiyama C, Greenspan M Percutaneous (endoscopic) decompression discectomy for nonextruded cervical herniated nucleus pulposus. Surg Technol Int 1997; 6:405–411.

Chiu JC. Endoscopic assisted microdecompression of cervical disc and foramen. Surg Technol Int 2008; 17:269–279.

Choi G. Percutaneous endoscopic cervical discectomy: 16 years of experience and literature review. Coluna/Columna 2009; 8:344–348.

Clark JG, Abdullah KG, Steinmetz MP, Benzel EC1, Mroz TE3. Minimally invasive versus open cervical foraminotomy: a systematic review. Global Spine J 2011; 1:9–14.

Fessler RG, Khoo LT. Minimally invasive cervical microendoscopic foraminotomy: an initial clinical experience. Neurosurgery 2002; 51:S37–45.

Henderson CM, Hennessy RG, Shuey HM Jr, Shackelford EG. Posterior-lateral foraminotomy as an exclusive operative technique for cervical radiculopathy: a review of 846 consecutively operated cases. Neurosurgery 1983; 13:504–512.

Herkowitz HN, Kurz LT, Overholt DP. Surgical management of cervical soft disc herniation. A comparison between the anterior and posterior approach. Spine (Phila Pa 1976) 1990 ;15:1026–1030.

Korinth MC, Kruger A, Oertel MF, Gilsbach JM. Posterior foraminotomy or anterior discectomy with polymethyl mcthacrylate interbody stabilization for cervical soft disc disease: results in 292 patients with monoradiculopathy. Spine (Phila Pa 1976) 2006; 31:1207–1216.

Kotani Y, Abumi K, Ito M, Minami A. Cervical spine injuries associated with lateral mass and facet joint fractures: new classification and surgical treatment with pedicle screw fixation. Eur Spine J 2005; 14:69–77.

Macnab I. Negative disc exploration. An analysis of the causes of nerve-root involvement in sixty-eight patients. J Bone Joint Surg Am 1971; 53:891-903.

Naderi S, Mertol T. Simultaneous cervical and lumbar surgery for combined symptomatic cervical and lumbar spinal stenoses. J Spinal Disord Tech 2002; 15:229–32.

Pingel A, Kandziora F. Anterior decompression and fusion for cervical neuroforaminal stenosis. Eur Spine J 2013; 22:671–672.

Roh JS, Teng AL, Yoo JU, et al. Degenerative disorders of the lumbar and cervical spine. Orthop Clin North Am 2005; 36:255–262.

Ruetten S, Komp M, Merk H, Godolias GA. New full-endoscopic technique for cervical posterior foraminotomy in the treatment of lateral disc herniations using 6.9-mm endoscopes: prospective 2-year results of 87 patients. Minim Invasive Neurosurg 2007; 50:219–226.

Ruetten S, Komp M, Merk H, Godolias G. Full-endoscopic anterior decompression versus conventional anterior decompression and fusion in cervical disc herniations. Int Orthop 2009; 33:1677–1682.

Saringer WF, Reddy B, Nöbauer-Huhmann I, et al. Endoscopic anterior cervical foraminotomy for unilateral radiculopathy: anatomic morphometric analysis and preliminary clinical experience. J Neurosurg 2003; 98:171–180.

Schoggl A, Reddy M, Saringer W, Ungersbock K. Social and economic outcome after posterior microforaminotomy for cervical spondylotic radiculopathy. Wien Klin Wochenschr 2002;

114:200–204.

Siebert W.Percutaneous laser discectomy of cervical discs: preliminary clinical results. J Clin Laser Med Surg 1995; 13:205–207.

Szpalski M, Gunzburg R, Melot C, Aebi M. The aging of the population: a growing concern for spine care in the twenty-first century. In: Aebi M, Gunzburg R, Szpalski M (Eds). The aging spine. Springer: Berlin, 2003:pp 1–8.

World Health Organization. Global Health Observatory Data Repository. Life expectancy. Data by country. Geneva: World Health Organization (online). Updated 2016.

Yang JS, Chu L, Chen L, et al. Anterior or posterior approach of full-endoscopic cervical discectomy for cervical intervertebral disc herniation?: A comparative cohort study. Spine (Phila Pa 1976), 2014; 39:1743-1750.

（王宇 译，滕红林 校）

第4章

内镜辅助、小切口及开放后路椎间孔切开术

Endoscopic-assisted, mini-open and open posterior cervical foraminotomy

Alvaro Dowling

引 言

▲

经后路颈椎椎间孔切开减压术（PCF）是一种广泛应用于治疗神经根型颈椎病的技术，于 20 世纪中叶先后由 Spurling、Scoville 及后续的 Frykholm[1] 提出。

60 多年来，传统的经后路颈椎椎间孔切开减压术主要是通过后正中切口进行的。2001 年，Adamson 首次报道了内镜下椎间孔切开减压术 [2]。此后陆续有多个类似的报道。

尽管脊柱开放手术创伤较大，但减压效果满意，仍然是一种可接受的手术方案。但与微创手术相比，开放手术住院时间长，需要全身麻醉（GA），手术失血多，恢复和康复时间长，软组织损伤大，手术并发症风险更高。此外，开放性颈椎后路椎间孔切开术术后疼痛更明显，这使得小切口、微创及内镜辅助方式更加有吸引力。

随着技术的进步，颈椎后路微创手术的适应证在不断拓展。最重要的进步之一就是内镜下微创外科（MIS）的发展。尽管 MIS 具有明显的优点，如减少术后疼痛和功能减退，减少失血和软组织损伤，减少

手术时间和允许在门诊条件下进行手术（常在镇静和局部麻醉下）。但显而易见的是，目前外科手术适应证的扩展在很大程度上取决于其他几个因素：高清视频技术的实现，更大的工作通道、冲洗通道和吸引通道，以及先进的内镜下器械，包括钻头、Kerrison 咬骨钳和骨凿等，得以实现更复杂的神经减压。

本章列举了使用内镜下颈椎后路椎间孔切开术（EPCF）用于神经根型颈椎病的治疗能够达到与开放手术及其他利用管状牵开器的 MIS 技术相当治疗效果的临床证据。两者具有类似的平均手术时间（28~184 分钟）和平均失血量（最小到 138 ml） [1-3]。

解剖注意事项

▲

内镜下椎间孔切开术及切除术中脊神经根的损伤仍是一个重要的问题。

了解神经根、椎间盘、颈椎关节突关节和各节段椎间孔结构之间的解剖关系对于 PCF 术后的临床疗效至关重要。

利用熟悉的解剖标志，如椎板关节面连接部，有

助于减少后路椎间孔切开术的并发症。然而，只有少数的研究报道了颈椎神经根相对于颈椎后部的位置[4]。

显露神经根的距离

虽然目前尚未确立精确的测量方法，但 Hwang 等报告了全椎板切除术和内侧半关节突切除术后每个椎体两点之间的平均距离（图 4.1 和图 4.2）[5]。表 4.1 详细说明了所有相关的测量结果。

在图 4.2 中，对 "a" 的测量规定了手术操作到达脊柱前侧的边缘界限，这对于关节突切除术的术前计划中骨切除范围是很重要的。

如果 "a" 较小，则需要更广泛的关节面切除。无论是否被神经根覆盖，定位椎间盘时需要测量 "b"。对 "b" 的测量让外科医生可以预测神经根所需牵拉程度。如果 "b" 很小，可能需要更大牵拉程度。"e" 的测量值越大，越有助于牵开神经根。

这项操作当中最重要的部分是，患者在麻醉监护（MAC）下处于清醒的状态。

显露神经根腋部的角度

C5 的角度最小（约 60°），C7 角度最大（约 68°）。男性和女性之间也有一些重要的差别（表 4.2）。

表 4.1　全椎板切除术和内侧半关节突切除术后各椎体的平均测量值

测量变量	C3		C4		C5		C6		C7	
	T	HM	T	HM	T	HM	T	HM	T	HM
点 A 和点 B 到硬脊膜外表面的水平距离（mm）	3.8	8.4	3.7	8.6	3.9	9.0	4.0	9.0	4.1	8.9
点 A 到神经根腋部的垂直距离（mm）	3.8	3.4	4.3	2.7	3.2	2.1	3.9	2.8	4.7	3.4
裸露神经根长度（mm）	4.2	8.5	5.1	8.7	5.1	9.0	5.8	9.0	5.6	8.2

注：点 A，全椎板切除术后外侧平面的中点。点 B，内侧半关节突切除术后外侧平面的中点。T，全椎板切除术，HM：内侧半关节突切除术

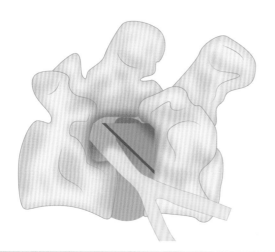

图 4.1　全椎板切除后硬脊膜、神经根与侧块的三角解剖关系，如图中绿色区域所示。

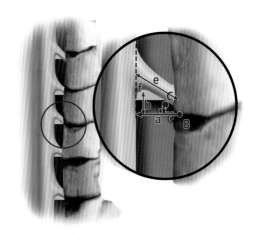

图 4.2　内侧半关节突切除术后硬脊膜、神经根与侧块的解剖关系。B，侧块的中点；C，神经根穿过椎间盘下表面的中点；a，从 B 点到硬脊膜外侧面的水平距离；b，从 B 点到神经根腋部的垂直距离；c，从 B 点到 C 点的水平距离；d，从 B 点到 C 点的垂直距离；e，裸露神经根长度；f，腋部的角度（Mauricio Sepúlveda 的插图；已获得 Hwang 等的许可）[7]。

表 4.2　内侧半关节突切除术后腋角的均值和相对应的到神经根和椎间盘的距离的均值

测量变量	C3	C4	C5	C6	C7
腋角	63	61	59	63	68
点 B 到点 C 的水平距离 (mm)	6.5	8.0	7.0	6.5	6.0
点 B 到点 C 的垂直距离 (mm)	3.0	2.0	1.0	1.0	2.5

注：点 B，内侧半关节突切除术后外侧平面的中点。点 C，神经根内侧缘和椎间盘下缘的交叉点

如果出口角度足够大，则有足够的空间去除椎间孔中或椎间孔前的间盘突出。这些角度决定了在解剖上哪些脊柱节段能够更容易地到达脊柱前部（包括椎间盘和骨赘）。例如，更大的角度为椎间盘和前侧骨赘提供了更多可接近空间。另一方面，较小的角度则需对神经根和硬脊膜进行牵拉，在局麻监护下会造成过度的刺激和疼痛。这种情况见于 C5 水平（59°），角度因素加上其他解剖学的因素，使得它成为颈椎手术中最困难的节段。

骨切除

骨切除的总量取决于为达到减压效果和到达椎间盘所需的神经根暴露程度。

表 4.3 所示是后路椎间孔切开术需要考虑的 4 个重要的标志。

表 4.3　后路颈椎椎间孔切开术标志

界限	结构
上	上关节面上界
下	上关节面下界
外	连接椎板 – 关节突连接部到上界外侧缘的垂直线
内	硬膜囊外侧

Figueiredo 等（2006）推荐上下椎板、上下关节面的平均去除率分别为 21.8%、7.5%、11.3% 和 11.5%。此外，一些生物力学研究表明，切除侧块内侧部分时不能超过侧块的一半，否则可能发生颈椎不稳[6]。

关于骨切除量，将确切的压迫部位考虑在内也是至关重要的。在大多数情况下，前方压迫是由于突出的椎间盘和非椎体区域的骨赘。上关节突、黄韧带和神经根周围纤维组织也是造成压迫的其他主要原因。C8 神经根在骨切除术中必须特别注意，因为它在 C7 椎弓根下的走行距离更长且方向更加靠外。

这就使外科医生在维持脊柱稳定性的同时可以计划好每个脊柱节段的骨切除量。而且，通过术前影像学检查可以很容易获得这些信息，如 X 射线，MRI 和 CT 扫描。通过这些信息，外科医生可在施行椎间孔成形术前制定术前计划。

神经根和间盘的关系

如果无法避免切除椎间盘，了解神经根和椎间盘在椎间孔间隙的解剖关系以及它们的变异，对于预防手术并发症至关重要。图 4.3 列出了在不同的颈椎平面，神经根与椎间盘可能的 4 种关系类型。通常 C4–C5 椎间盘位于 C5 神经根的前部，少部分为近端紧密相关（肩型）。由于 C5 神经根腋部和硬脊膜之间的距离很近，在内侧关节面切除术中需要格外小心[7]。

C6 神经根在椎间孔区域通常是腋型，其次为前型。C8 神经根的解剖位置不尽相同，在大多数情况下，C8 神经根在椎间孔区域不与椎间盘接触，

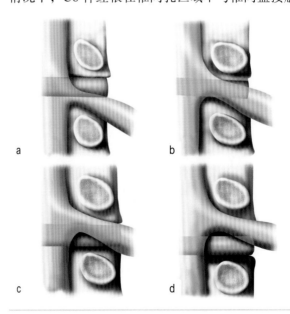

图 4.3　神经根与椎间盘在椎间孔区域的解剖关系。a. 肩上型：椎间盘在神经根内侧；b. 前型：椎间盘在神经根前方；c. 腋下型：椎间盘在神经根远端；d. 椎间盘与神经根没有接触。

但椎间孔出口处的它几乎接触到 C7–T1 椎间盘 [8]。同时，考虑到颈椎神经根的不同起源也是很重要的，它通常在关节面内侧点上方 5 mm 处。因此，减压操作必须主要在上椎板处进行，并且应避免下椎板过度切除，这也有助于减少硬膜囊撕裂 [9]。

C8 神经根不与椎间孔入口处的椎间盘接触，使外科医生可以在 C7 椎弓根下方进行更广泛的近端和外侧 C7–T1 小关节切除 [9]。

症状与治疗

完善的临床病史和体格检查对于神经根型颈椎病患者的评估是至关重要的，因为肩部相关疾病可能有类似表现，如上肢周围神经的卡压。患者通常表现为上肢、肩部、背部或颈部放射状疼痛，常描述为锐痛、刺痛、钝痛、剧痛或灼烧痛。感觉变化早于疼痛出现是神经根型颈椎病的特征之一。患者可能对诱发性测试表现出阳性反应，表现为 Spurling 征阳性，主诉当头转向患侧时疼痛加重或将手臂举过肩膀放至头顶上时疼痛缓解——即肩外展试验。而后一种体征被认为更能提示椎间盘软性突出，虽然当 Spurling 征阳性而肩外展试验阴性也可能是骨性结构压迫神经

根引起的神经根型颈椎病。

常规影像学检查应该包括前后位、过伸过屈位 X 线片，以排除可能需要脊柱融合的隐性脊柱不稳。还应完善 MRI 来评估神经系统和任何相关的椎间盘突出。影像学与症状一致是非常重要的。

在计划手术治疗前，所有患者均应予以至少 6 周的保守治疗，包括止痛药、抗炎药、活动矫正、颈椎短期支具佩戴、选择性小关节阻滞、经椎间孔硬膜外类固醇激素注射等。有时可以通过肌电图和神经传导检查确定疼痛发生的位置来帮助诊断。在某些病例中，患者可能需要行脊髓造影 CT 扫描，尤其是由于先前手术导致 MRI 扫描图像伪影不能显示清晰细节时。

适应证和禁忌证

PCF 的手术适应证包括由于外侧或极外侧间盘突出、椎间孔骨性狭窄，或有根性症状的椎管狭窄所致的神经根病。这些症状的解剖分布应与相应神经根在 MRI 上的影像表现一致。

禁忌证包括中央性椎管狭窄合并脊髓病变、肿瘤和中央或后外侧间盘突出伴单神经根症状。

关于开放、小切口和内镜辅助 PCF 的适应证和禁忌证归纳总结在表 4.4，纳入和排除标准见表 4.5。

表 4.4　开放式和内镜辅助颈后路椎间孔切开术的适应证和禁忌证

	开　放	内　镜
适应证	·3 个节段及以上脊髓型颈椎病脊髓受压 ·退行性半脱位伴严重脊髓压迫症 ·先天性或后天性椎管狭窄的脊髓型颈椎病	·单侧神经根病 FS（单或多个节段） ·FS 和后外侧 HD 致神经根病 ·前路禁忌 ·前路术后持续神经根病 ·由外侧或极外侧间盘突出引起的神经根病 ·FS ·SS 伴随根性症状

	开　放	小切口	内　镜
禁忌证	·不伴神经根症状的中央型椎间盘突出 ·化脓性椎间盘炎或其他感染	·中央性狭窄伴脊髓病变超过 1 个节段（相对） ·肿瘤（相对） ·单侧症状的中央或后外侧间盘突出（相对）	·中央性狭窄伴脊髓病变(相对) ·肿瘤 ·单侧症状的中央或后外侧间盘突出（相对）

注：FS，椎间孔狭窄；HD，椎间盘突出；SS，椎管狭窄。如果伴有后外侧或中央椎间盘突出，前路可作为首选，避免类似于后路手术当中脊髓和神经根的过度牵拉导致的神经损伤的风险

表 4.5　椎间孔切开术纳入、排除标准

纳入标准	排除标准
椎间孔或椎管狭窄	中央型狭窄伴随脊髓病变
MRI 或 CT 提示单根神经受累	肿瘤或脊髓病导致的单根神经症状
明显的神经根症状，伴或不伴神经损害	中央或外侧 HNP，伴随神经根病症状，
保守治疗无效	

注：HNP，髓核突出

内镜下手术的优点

尽管开放和小切口后路颈椎手术被广泛接受，而且容易获得充分减压，但它们常常需要更长的住院时间。原因包括全麻及其可能出现的副作用、术中出血量大、术后尿潴留、疼痛管理要求高等。而且这样的手术，通常导致更长的康复和恢复时间、更多的软组织损伤，以及更高的围手术期并发症风险[10]。近年来，为了减少开放性颈椎后路手术的负面负担，使用内镜技术的微创脊柱外科手术（MISS）已引起越来越多的关注，并逐渐成为主流。

大量的研究证实，在门诊条件下使用镇静和局麻监护（MAC）完成的 MIS 颈椎后路手术，能达到和开放手术一样的临床效果，同时减少围术期疼痛，降低功能障碍评分，减少出血，且对周围软组织损伤更少（图 4.4）[10, 11]。

显微镜手术通常采用开放或小切口，使用直径 10~27 mm 的管状牵开器或者使用其他 MIS 牵开系统，当比较内镜手术和显微镜下手术时，它们之间的主要区别之一是内镜套筒没有持续性的椎旁组织和肌肉牵拉。内镜套筒直径通常小于 8~9 mm，内镜技术在长时间手术中的持续性牵拉所造成的组织损伤和侧支损伤明显减少。因此，内镜技术使肌肉保持更好的活力。

与其他类型的 MIS 或甚至开放手术的剧烈疼痛相比，内镜技术的明显优势是术后患者疼痛较少和满意度评分更高，前者往往需要长期使用术后镇痛药物，有许多副作用，包括恶心、呕吐、肠梗阻和尿潴留。

MAC 的应用使得术者可通过简单地与患者进行交流，即可进行持续的术中神经功能监测，而不用

依赖于体感诱发电位（SSEPS）或经颅运动诱发电位（TCMEPS）的电生理神经监测，这些检查报告的敏感性和特异性低于患者自我反馈的结果[12-15]。

内镜下颈椎后路减压术的优点与更优越的双视角手术视野和放大倍数有关，现代高清晰视频和高亮度光源系统。与头灯或照明显微镜相比，这些技术进一步的结合为手术区域提供了更清晰的视野和操作空间。

手术技巧

在使用扩张管充分扩张后插入直径为 13 mm 的工作通道。工作通道由助手把持，外科医生用他 / 她的非优势手控制内镜，并用其优势手控制吸引套管和内镜器械。不需要固定在任何设备或安装臂上，内镜可以自由地在工作套管内移动。作者个人经验认为这种操作技术可以实现：

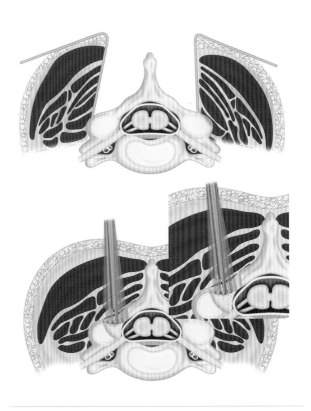

图 4.4　开放手术和内镜手术的比较。开放手术中进行的广泛的肌肉剥离，但内镜下的方法并不需要。内镜工作插管可以扇形运动四周移动，从而产生一个倒立圆锥区域，相较于皮肤切口手术能获得更大的操作范围。

(1) 独有视角

(2) 深部结构的良好照明

(3) 核实神经根走行

另一方面来说，从后方的一个皮肤小切口，在颈椎后部获得了较大的圆锥形的手术区域。如图 4.4 所示，作者创造并使用"倒圆锥效果"这个术语来描述它，即一个小切口允许一系列仪器在大范围内移动。显微内镜椎间盘切除术（MED）和精确冲洗内镜手术联合是作者更青睐的内镜辅助下后路椎间孔切开术的操作方式。这种技术的进一步发展趋势是逐渐过渡向持续冲洗系统，更好的可视化设备和更小的工作套管（8~9 mm）。借助于更先进的适用于 PCF 手术的内镜系统已经开始应用，作者目前正在实施这种过渡。

首选的麻醉技术

MIS 的实施需要使用不同的麻醉技术。作者主要是在 MAC 联合异丙酚、右美托咪啶持续输注下进行手术操作的。一些研究结果证实和支持了这两种药物的镇静效果，使得麻醉师在不同操作阶段能够准确控制患者的意识状态。在内镜脊柱手术中，几乎不需要深度镇静或全麻（GA）[12-15]。而 MAC 结合局部浸润麻醉，可以让患者（在身体上和语言上）持续响应医生指令，同时获得充分的抗焦虑和止痛。因此，与全麻中患者无应答状态相比，医生会更加有意识地保护神经（表 4.6）。

由于持续的神经监测，神经结构潜在损害的可能性降低，因而改善了临床治疗结果。在作者的经验中，得益于术中的持续神经监控，术中破坏神经结构的概率小于全麻手术。此外，因为通常最小镇静剂量已经足够，MAC 方法最适合于内镜辅助或内镜 PCF 减压手术，因此患者在术后恢复时具有更好意识和更少的麻醉相关的副作用。这种麻醉方式可以使自主通气、血压、体温和心脏功能快速恢复[12]。简单地说，在紧张的外科手术结束后，一旦立即停止麻醉药物输注，患者可以立刻恢复正常意识，其体验更好。

各种 PCF 方法的比较展示在表 4.7 中。

表 4.6　微创脊柱外科麻醉技术的比较

局部麻醉 / 轻度镇静	深度镇静 / 痛觉消失	全麻
对言语和触觉刺激形成反应	对重复性或疼痛刺激形成反应	对疼痛刺激无反应
不需要气道干预	可能需要气道干预	通常需要气道干预
充分自主通气	可能自主通气不足	频繁自主通气不足
维持心血管功能	维持心血管功能	心血管功能可能受损
通过患者感知辅助真实疼痛点定位	缺乏辅助的真实疼痛点定位。临床症状和解剖参考很重要	真实疼痛点定位仅仅通过之前的临床症状和解剖引用获得
停药后意识状态恢复快	停药后意识状态恢复速度中等	停药后意识状态恢复缓慢
低发病率	低发病率	高发病率
活跃的意识减低和嗜睡	活跃的意识减低和嗜睡	持续的意识减低和嗜睡

表 4.7　颈椎后路切除术不同方法的比较

方法	开放	半开放	内镜
切口	6 cm（中线）	2 cm（中线外侧）	1.5 cm（后外侧）
组织损伤	肌肉剥离和脂肪变性	最小的肌肉剥离和脂肪变性	无肌肉剥离
套管	——	——	13 cm
可视化	直视	显微镜连续扩张器管式分离器	带有高清屏的逐级扩张内镜
麻醉	全麻	全麻	清醒镇静 + 局部麻醉 + 最低肺泡有效浓度
凝固	双极	双极	激光或双极
骨切除	较大切除	磨钻 +2 mm Kerrison 咬骨钳，不超过 50%	磨钻 +2 mm Kerrison 咬骨钳，不超过 50%

设备

为了配合实施内镜颈椎手术所必需的高级麻醉、手术和成像设备，因此，需要一个合格的、训练有素的多学科手术室团队及足够空间的环境。作者推荐以下设备：

- 配合俯卧位的马蹄头式固定装置头架
- 管状牵开器系统
- 内镜摄像系统，配有适当显示器
- 神经显微手术的标准设备
- 内镜，理想的外围直径小于 5 mm
- 钛激光
- 高速钻
- 术中透视
- 双极射频

体位

患者在手术台上呈俯卧位，保持中立位手术位置，使用胶带将颈部固定到头部保持器上。

即使使用固定体位（颈椎过屈位），也应将患者的舒适度考虑在内，其目的是避免在手术过程中或术后造成额外的颈部疼痛。选择一个舒适的位置，使椎板间孔的张开更大，以更容易到达其内部结构和进行神经减压。

当外科医生站在患者头部后面的时候，C 臂底座可以放置在他的对面，内镜显示器放置在正前方，这样外科医生可以直接看到。设备位置的选择应使得外科医生可以舒适地工作。麻醉师坐在外科医生的后面和旁边，在那里他 / 她可以看到患者的脸，监测他们的生命体征，并通过一个小的麦克风和耳机与患者沟通，患者可以通过手术过程中的沟通得到安慰。手术开始前，颈部应最后再检查一次，以确保安全定位、静脉通道和气道通畅。检查气道通畅性非常重要，因为患者没有通气通道，只能通过鼻插管或面罩获得氧气。

如果进行双侧减压，在局部麻醉下使用与先前描述方法相同的方式进行对侧切口。

手术步骤

麻醉完成后，使用侧位和前后位透视确定正确

手术节段，并将导针插入椎弓根。根据作者的经验，就确定安全的操作节段而言，椎弓根是非常稳定的参考点。一般来说，这个过程使用的辐射量是最小的，并且只需要确认正确进入椎间盘时，才需要重新拍摄 X 线片。

然后做 1.5 cm 的切口，逐渐插入软组织扩张套管。最后置入 13 mm 的工作套管。在透视图像下确认位置和方向。调整相机白平衡，连接 0° 或 20° 角的诊断性内镜，并在插入前用防雾溶液处理。这样，外科医生在手术操作的每一步都能在屏幕上看到高清图像。用双极射频对软组织进行凝固止血。钛激光也可用于软组织汽化。磨钻用于从后部椎板上除去额外的软组织，从而完成部分关节突切除，其中关节突的切除范围一般不超过一半。

由于椎弓根的解剖变异最小，一般选择椎弓根作为解剖标志，它提供了一个可靠的解剖标志来安全地执行术前手术计划。

作者使用术前获得的解剖测量数据，通过实施预先确定的解剖方法来辅助颈椎神经根减压（向上、向下、侧向或内侧）。

C5/C6 是颈椎最常见的手术节段之一，其平均腋角为 63°，在脊髓和神经根形成的腋部有足够的空间接近椎间盘。

骨切除术从 2 mm 的 Kerrison 咬骨钳开始（图 4.4）。根据关节突肥大的程度决定是否进行更大范围的尾端切除。如果有必要的话，不管是否切除黄韧带，减压可以逐渐向下向内进行。至少保留 50% 的关节突，以保持生物力学完整性[6]。

理想情况下，要切除足够的关节突以使受压迫的神经根恢复其正常的颜色，良好的神经根袖及血管充盈，在评估减压时的操作不会引起疼痛。由于颈神经根对操作更敏感，麻醉患者在神经根不完全减压时可能出现明显疼痛。

小关节突切除量至少应充分显现神经根肩部（上外侧和脊髓的上角）和走行于椎弓根尾部的神经根腋侧。在某些情况下，黄韧带可以造成额外的颈椎神经根压迫。小关节突的切除不应超过 50%，以防止节段

性不稳。有时单纯的椎间孔切开，不能获得足够的神经根减压。在这种情况下，也可以进行椎间盘切除术。

在减压过程中可以使用钬激光和双极电灼来控制出血。作者认为，相较于其他方法，钬激光能使外科医生更精确地去除前方骨赘。这为灼烧血管时避免损伤神经提供了安全保障。也可以使用双极射频，但它有设计上的限制，如仪器的长度受限，而且不能汽化骨性结构。在作者看来，钕钇铝石榴石（Nd：YAG）激光器不适用于颈椎椎间孔切开术，因为可能发生神经根损伤。

应该注意的是，视频内镜清晰地显示了神经根的解剖结构，具有明显的优点，例如安全地牵开神经根以切除椎间盘。当充分暴露神经根时，可以使用一个小神经钩轻轻地将它从下方的椎间盘上牵开。首先用激光打开椎间盘环形纤维，然后用 2~3 mm 内镜用钳子旋转仔细解剖。通常，骨刺需要用激光汽化（图 4.5）。最后检查椎间孔以确保

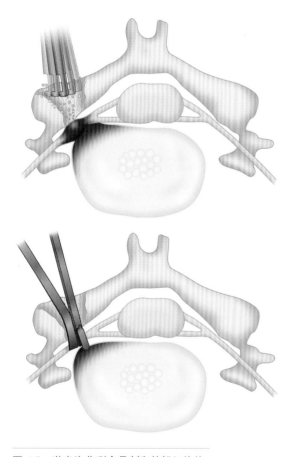

图 4.5　激光汽化剩余骨刺和软组织烧灼。

完全减压。神经根应该是正常的颜色，并有明显的硬脑膜搏动，同时，当患者清醒时，活动神经根无痛感。在拔管前，用双极烧灼止血。伤口用生理盐水冲洗，用可吸收线关闭伤口。

表 4.8　不同颈椎后路手术的术后恢复和康复方案

方法	开放	半开放	内镜
麻醉苏醒	3 小时	3 小时	20 分钟
活动时间	术后 24 小时需要辅助	术后 5~6 小时	术后 30 分钟
出院	术后 3~5 天	术后 1~2 天	术后 3~5 小时

表 4.9　术后颈部功能障碍指数（NDI）最终随访

类别	患者数量	颈部残疾指数（%）
很好	98	90.7
一般	5	4.6
差	5	4.6

表 4.10　术后视觉模拟评分（VAS）最终随访结果

类别	视觉模拟评分（%）
很好	93.2
一般	5.4
差	1.4

术后护理

术后 20 分钟，外科医生应对患者的身体和神经系统进行评估。物理治疗师通过活动患者来完成所有运动测试和进行安全评估。如果需要，还可以提供辅助设备。通常情况下，病情稳定的患者会在 3~5 小时内转出恢复室，同时使用口服止痛药。术后 7 天使用软颈部支具。术后 15 天进行随访。建议患者进行为期 1 个月的颈椎稳定项目的康复锻炼，但不是所有患者都必须完成。与其他方法的比较可以在表 4.8 中找到。

在作者的诊所中，有一个心理支持小组。术前心理评估可能会提示部分患者需要术后支持性

护理，并将其纳入术后护理计划，并安排合适的预约和电话随访。在作者的经验中，这种综合的术后护理方案往往可获得较高的患者满意度。

研究经验

一项研究对 2004—2010 年 123 例合并或不合并椎间孔内狭窄的单侧椎间孔内软/硬椎间盘疾病患者进行了回顾性研究。

手术适应证为神经根型颈椎病，保守治疗至少 6 周效果不佳。平均随访时间 28 个月（范围 12~48 个月）。在 2 年随访时，87% 的患者接受复查。因此，下面报告的结果是基于 24 个月的数据分析。

术前，术后 1 个月、3 个月、12 个月、24 个月分别进行颈椎功能障碍指数量表（NDI）和视觉模拟量表（VAS）评估。在 123 例患者中，57 例为男性，66 例为女性，年龄在 36~81 岁，平均年龄为 59 岁。根据减压颈椎孔的数量和压迫物的病理，其中 120 例为骨性椎间孔狭窄，32 例为软性椎间盘突出。在软性椎间盘突出中，23 例为外侧（椎间孔）椎间盘突出，9 例为后外侧椎间盘突出。两者的结合治疗共 88 例。按照惯例，因为一些患者进行了不止一个节段或双侧的减压，这项研究的节段数量比患者数量多。

所有患者均出现神经根症状，持续时间至少 3 个月，中位持续时间为 7 个月。80% 患者以颈部疼痛为主要症状。54% 患者出现手臂疼痛和无力。所有患者术后 7 天由外科医生和理疗师进行独立随访检查。所有符合物理治疗条件的患者都参加了总共 10 个疗程颈椎稳定康复项目。NDI 和 VAS 评分的变化见表 4.9 和表 4.10。当患者出现轻度或无功能障碍时，评分为小于 15%，结果被归类为"极好或好"；当患者出现中度功能障碍时，评分为 15%~30%，结果被归类为"一般"；当患者表现为中度至重度功能障碍时，结果被归类为"差"。

有 108 例患者在 24 个月后完成随访（图 4.6），90% 患者术后 NDI 评分为"极好"或"好"，4.6% 患者为"一般"，4.6% 患者为"差"。

根据比较术前和术后的 VAS 评分分析（图 4.7），几乎所有患者（93%）都对他们所感知到的疼痛给出了"极好或好"评判。4 例"差"的患者中有 2 例患者的肩部和肩胛骨出现间歇性疼痛（VAS 4 分和 6 分）。这 2 名患者在保守治疗失败后，在术后 2 个月的时候接受了手术节段的椎间孔和关节突封闭治疗。在最近的随访中，在关节突封闭治疗后，这 2 例患者都只剩下轻微的症状，自诉偶尔疼痛而不妨碍日常生活活动。其余两例疗效不佳的患者均出现颈部疼痛加重（VAS 5~6 分）（图 4.8）。

临床证据

文献中的证据表明，颈椎后路椎板椎间孔切除术是治疗椎间盘突出或关节退变引起的神经根型颈

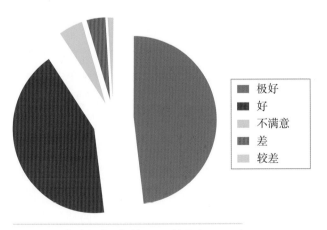

图 4.6　颈椎功能障碍指数（NDI）结果（$n=108$）

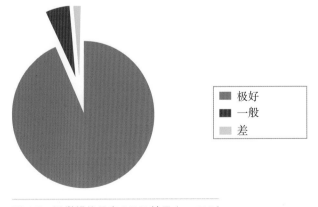

图 4.7　视觉模拟量表（VAS）结果（$n=108$）

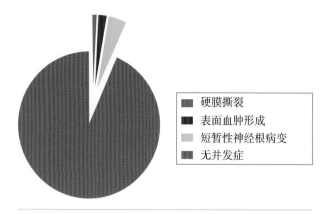

- 硬膜撕裂
- 表面血肿形成
- 短暂性神经根病变
- 无并发症

图 4.8　并发症 (n=108)。手术中观察到的其他并发症有：1 例硬膜撕裂，术中已解决；2 例血肿；4 例短暂性神经根病变。所有术后并发症在 6 周内缓解。所有患者 EPCF 后均未出现运动障碍或肌无力。

椎病的有效方法。大概是因为患者满意度更高，术后效果更好，这种手术越来越多地采用微创技术。为了达到讨论的目的，作者对先前与现在技术的临床证据进行了分级。

Ⅰ 级证据

Ruetten 等对外侧颈椎间盘突出患者进行了前瞻性随机对照研究，采用全内镜后路或常规显微前路技术进行手术。作者比较了采用保留运动的全内镜后椎间孔切除术技术的颈椎椎间盘摘除术与前路减压融合术的疗效。对 175 例患者进行了 2 年随访，完成 VAS、德国版北美脊柱协会评估表和 Hilibrand 标准评估。87.4% 患者术后疼痛完全缓解，9.2% 患者偶尔疼痛。两组间临床结果、翻修率及并发症发生率无显著差异。Ruetten 等的结论是，保留运动和较少创伤的全内镜技术是一种有效和安全的替代传统前路减压融合技术的方法[19]。

Ⅱ 级证据

在另一项前瞻性研究中，Ruetten 等[20] 对 87 例颈椎外侧椎间盘突出患者进行 2 年随访，目的是评价全内镜后路椎间孔切开术的可行性。87.4% 患者获得良好效果，不再有手臂疼痛。另外 9.2% 患者只是偶尔疼痛。减压效果与常规方法相同。因为手术创伤小，较低的复发率 3.4%，患者满意度提高。作者没有观

察到任何严重的手术并发症。研究结果表明，在符合适应证条件的情况下，后路椎间孔切开手术是一种安全的可以补充和替代常规手术的技术。同时，它还具备了微创技术的优势。

Ⅲ 级证据

目前的证据表明，内镜后路颈椎减压术与显微或开放技术的临床结果相似。然而，特别是手术并发症和术后疼痛管理方面的差异，正在将这类神经根型颈椎病的外科治疗从医院转移到门诊。最终，可以明显减少成本。

Clark 等对开放或 MIS 椎板椎间孔切开术的文献进行了系统的回顾研究，入选文献必须记录了一个或多个围手术期的结果。162 份文献在最初筛选被筛选出来，有 19 份最终入选最后的研究。本研究发现，与接受开放手术的患者相比，行 MIS 椎板椎间孔切开术的患者失血量降低了 120.7 ml（开放手术 173.5 ml；MIS 52.8 ml；n=670），手术时间缩短 50 分钟（开放手术 108.3 分钟，MIS 58.3 分钟；n=882），住院期间止痛药使用减少 25.1 Eq（开放手术 27.6 Eq；MIS 2.5 Eq；n=356），住院时间减少 2.2 天（开放手术 3.2 天，MIS 1.0 天；n=1 472）。作者关注到这些所发表数据的异质性，并建议进一步进行高质量的试验，以更好地确定 MIS 椎板椎间孔切开术的疗效[21]。

McAnany 等研究了来自开放 PCF 与使用管状牵开器的 MIS 椎间孔切开术的 I~IV 级临床研究患者的数据的异质性。作者使用 Odom 和 Prolo 标准，以及针对手臂和颈部疼痛的 VAS 评分，对临床效果进行了 meta 分析。初次文献检索结果为 195 篇文章，其中 20 篇入选最终分析。其中，6 个研究中采用开放椎间孔切开术，3 个研究中采用 MIS 技术。开放椎间孔切开术的临床成功率为 92.7%（CI: 88.9~95.3），MIS 椎间孔切开术的临床成功率为 94.9%（CI: 90.5~97.4），无统计学差异（P=0.418）。开放手术组表现出相对均匀性，q 值为 7.6，I^2 值为 34.3%；同样，MIS 手术组表现为中度异质性，q 值为 4.44，I^2 值为 54.94%。作者得出结论，颈椎管狭窄的神经根型颈椎病可以通过传统的开放或 MIS 椎间孔切开术来有

效地治疗。他们没有发现两组患者的临床结果有任何显著差异[22]。

目前，已经有一些支持内镜或 MIS PCF 的临床效果的Ⅲ级回顾性研究发表出来。例如，Kim 等对 22 例采用管状牵开器或内镜下 PCF MTPF 的 PCF 患者和 22 例行 MIS 颈椎后路椎间孔切开术和椎间盘切除术 (P-PECD) 的患者进行了回顾性研究。分析因素包括年龄、性别、功能障碍指数、颈部和手臂疼痛、影像参数、术前和术后（24 个月）疼痛评分和手术方法等，影像学参数包括颈椎曲度、椎间盘前后高度、关节突关节切除量。结果显示，MTPF 和 P-PECD 治疗后，19/22 (87%) 患者的手术效果良好。术前 SA 趋势（$P=0.08$，$OR=1.2$，$95\%CI$ $0.98\sim1.4$），SA 的 cut-off 值为 1.45°（敏感性 80%，特异性 73%）。关节突关节切除长度为 0.02~2.49 mm（0.1%~15.2%），在 MTPF 组与 P-PECD 组间无差异。手术方法不是一个重要的因素。Kim 等的结论是，无论是通过管状牵开系统还是内镜，MIS PCF 在椎间孔侧方软性椎间盘突出症患者上能获得等同的手术效果，而且是开放手术一个很有吸引力的替代手术。作者认为术前脊柱后凸 SA (cut-off 值 1.45°) 预示了不好的临床效果[23]。

Winder 等也进行了类似的研究，他们回顾性研究了 1999—2009 年 107 例接受颈椎后路椎板椎间孔切开术治疗的神经根型颈椎病患者。比较分析两组患者的人口学特征、术中参数、住院时间、术后镇痛使用情况、并发症及短期神经功能情况[24]。65 例患者采用开放手术，42 例患者采用管状牵开器的 MIS PCF 术。作者指出两组间手术时间和并发症发生率相似。然而，使用管状牵开器的 MIS 手术的患者术中失血较少，术后使用的镇痛药较少，住院时间较短（$P < 0.001$）。基于这些研究结果，作者建议 PCF 手术使用管状牵开器系统替代开放性手术暴露，因为这两种方法对于颈部和手臂疼痛的缓解类似。一些同样设计的研究也证实了这些发现[25]。

Ⅳ级证据

Roh 等对微创显微内镜后路减压的可行性进行了研究，并在 4 具尸体上和开放手术进行了比较，方法是在 3 个非相邻节段上进行颈椎椎间孔切开术，在一侧行一种手术方式，在对侧进行另一种术式。然后用术后 CT 和切开活检进行评估。测量椎板切除的大小、神经根减压的长度，关节突关节切除的比例。结果表明，采用垂直直径相比的话，MED 技术较开放手术可以显著切除更多的关节突关节。然而，作者并没有发现 MIS 手术和开放手术之间椎板切除的横向直径、神经根减压的长度有任何显著差异[26]。作者得出结论，应用显微内镜技术的 PCF 技术在技术上是可行的，可用于治疗颈椎椎间孔狭窄和侧方颈椎间盘突出。

社会经济效益

Lubelski 等的一项颈椎前路椎间盘切除、融合术 (ACDF) 和 PCF 术 2 年随访的回顾性病例对照研究中指出，两种治疗方法对神经根型颈椎病患者（不包括脊髓病变）具有相似的临床结果。同时，记录 2 年内的翻修手术。

作者在 ACDF 和 PCF 组之间进行了倾向性分析，根据患者年龄、性别、种族、体重指数、吸烟史、收入中位数、保险情况、主要诊治的医生、手术节段、手术时间和住院时间等进行匹配[27]。799 例患者符合纳入标准，包括 627 例 ACDF 和 163 例 PCF。在倾向性匹配之前，作者发现 PCF 组的年龄明显偏大，男性概率更大。在匹配后，两组之间的基线特征没有显著差异。在手术后 2 年内，ACDF 组和 PCF 组的翻修术率分别为 4.8% 和 6.4%（$P=0.7$）。采用基于"先验"零假设的相似性评价，两组间有临床意义的差异是 ≥ 5%，结果发现存在 1.6% 的绝对差异，显著（$P=0.01$）低于假设。作者得出结论，无论 ACDF 还是 PCF，2 年的翻修术率都是相似的。换句话说，PCF 在初次手术 2 年后，没有提高患者的翻修手术概率。然而，PCF 不需要植入物，相关成本较低。

在 1 项关于 1 年的成本 - 效益的回顾性分析综述中，Alvin 等从同一研究者组中分析了单神经根病变患者行颈椎前路椎间盘切除融合与 PCF 手术的成本－效益分析。评估了 45 个 ACDF 和 25 个 PCF 患者的 VAS、疼痛功能障碍问卷（PDQ）、患者健康问卷 9（PHQ9）和 EuroQol−5D（EQ−5D）。直接医疗费用是根据联邦医疗保险的国家支付额估计的，间接费用是根据患者的未工作天数和他们的收入来计算的。计算术后 1 年成本 / 效益比和增加成本－效益比（ICER）。作者发现，PCF 组（$79，856/QALY）1 年成本－效益比显著低于 ACDF 组（$131，951/QALY）（$P < 0.01$）。因为颈椎前路椎间盘摘除、融合（ACDFP）组 QALY 较 PCF 组低，计算 1 年 ICER 时，ACDFP 组为负值，且没有报告，这意味着 PCF 手术具有优势[28]。作者得出的结论是，治疗单节段神经根型颈椎病时，ACDF 手术的成本－效益低于 PCF 手术。然而，他们警告说，这些临床结果的"稳定性"必须在术后 1 年以上时间进行分析。

讨 论

特别是在门诊中，MIS 手术毫无疑问被越来越多的患者和医疗资助人所要求。目前的趋势是设计新系统，以最小的切口和通道入口，采用用高清成像和先进的减压设备来完成复杂的手术操作。

颈椎后路的内镜入路提供了充分的解剖结构暴露，而没有过多的软组织剥离，可避免颈椎后路手术过程中由于长时间牵拉所造成的损伤。

目前，临床证据文献的回顾研究清楚地表明，与开放后路减压和 ACDF 相比，微创 PCF 手术具有更好的成本效益，同时具有同等良好的长期临床效果。此外，患者对这种创伤更小的手术的满意度要高于开放后路减压手术。

目前，作者将该技术应用于单个、两个节段手术中。然而，本研究仅纳入单节段手术患者。随着内镜仪器和视频成像技术的进一步发展，将来手术适应证将扩大到多节段手术。

结 论

根据作者的研究结果，与开放减压手术相比，PCF 是一种治疗椎间孔狭窄的有效方法。它的优点包括减少失血、允许门诊手术，以及更短的术后恢复时间。在局部麻醉和清醒状态下使用监控麻醉下镇静，可以降低围手术期的风险，提高患者的满意度。内镜和开放后路手术后疼痛缓解和功能障碍减少的缓解情况是相似的。

同开放手术一样，内镜下颈椎后路椎间孔切开术有一个学习曲线，详细的解剖学知识和理解颈神经根与其他颈椎结构之间的关系对于实现充分减压和获得良好临床结果至关重要。

PCF 手术的内镜平台可以很好地显示受压迫的颈神经根，以及提供用于控制组织切除的激光和射频等辅助技术。

参·考·文·献

1. Frykholm R. Cervical nerve root compression resulting from disc degeneration and root-sleeve fibrosis. Acta Chir Scand 1951; 160:1–149.
2. Adamson TE. Microendoscopic posterior cervical laminoforaminotomy for unilateral radiculopathy: results of a new technique in 100 cases J Neurosurg 2001; 11:51–57.
3. Adamson TE. Microendoscopic posterior cervical laminoforaminotomy for unilateral radiculopathy: results of a new technique in 100 cases. J Neurosurg (spine) 2001; 95:51–57.
4. Figueiredo E, Castillo de la Cruz M, Theodore N, Deshmukh P, Preul M. Modified cervical laminoforaminotomy based on anatomic landmarks reduces need for bony removal. Minim Invas Neurosurg 2006; 49:37–42.
5. Hwang AE, Bae H, Cho SJ, et al. Morphometric study of the nerve roots around the lateral mass for posterior foraminotomy. J Korean Neurosurg Soc 2010; 47:358–364.
6. Zdeblick T, Zou D, Warden K, et al. Cervical stability after foraminotomy. A biomechanical in vitro analysis. J Bone Joint Surg Am 1992; 74:22–27.
7. Hwang AE, Bae H, Cho SJ, et al. Morphometric study of the nerve roots around the lateral mass for posterior foraminotomy. J Korean Neurosurg Soc 2010; 47:358–364.
8. Barakat M, Hussein Y. Anatomic study of the cervical nerve roots for posterior foraminotomy: cadaveric study. Eur Spine J 2012; 21:1383–1388.
9. Xu R, Ebraheim N, Nadaud M, Yeasting R, Stanescu S. The

location of the cervical nerve roots on the posterior aspect of the cervical spine. Spine J 1995; 20:2267–2271.

10. Haufe SMW, Mork AR, Pyne MA, Baker RA. Endoscopic 1 aminoforaminoplasty success rates for treatment of foraminal spinal stenosis: report on sixty-four cases. Int J Med Sci 2009; 6:102–105.

11. Fessler RG, Khoo LT. Minimally invasive cervical microendoscopic foraminotomy: an initial clinical experience. Neurosurgery 2002; 51:37–45.

12. Pergolizzi JV Jr, Gan TJ, Plavin S, Labhsetwar S, Taylor R. Perspectives on the role of Fospropofol in the monitored anesthesia care setting. Anesthesiol Res Prac 2011 (online).

13. Ghisi D, Fanelli A, Tosi M, Nuzzi M, Fanelli G. Monitored anesthesia care. Minerva Anesthesiol 2005; 71:533–538.

14. Tobias J. Dexmedetomidine in trauma anesthesiology and critical care. Trauma Care J 2007; 17:6–18.

15. Avitsian R, Manlapaz M, Doyle J. Dexmedetomidine as a sedative for awake fiberoptic intubation. Trauma Care J 2007; 17:19–24.

16. Tomaras CR, Blacklock JB, Parker WD, Harper RL. Outpatient surgical treatment of cervical radiculopathy. J Neurosurg 1997; 87:41–43.

17. Clark JG, Abdullah KG, Steinmetz MP, Benzel EC, Mroz TE. Minimally invasive versus open cervical foraminotomy: a systematic review. Global Spine J 2011; 1:9–14.

18. Franzini A, Messina G, Ferroli P, Broggi G. Minimally invasive disc preserving surgery in cervical radiculopathies: the posterior microscopic and endoscopic approach. Acta Neurochir Suppl 2011; 108:197–201.

19. Ruetten S, Komp M, Merk H, Godolias G. Full-endoscopic cervical posterior foraminotomy for the operation of lateral disc herniations using 5.9-mm endoscopes: a prospective, randomized, controlled study. Spine (Phila Pa 1976) 2008; 33:940–948.

20. Ruetten S1, Komp M, Merk H, Godolias G. A new full-endoscopic technique for cervical posterior foraminotomy in the treatment of lateral disc herniations using 6.9-mm endoscopes: prospective 2-year results of 87 patients. Minim Invasive Neurosurg 2007; 50:219–226.

21. Clark JG, Abdullah KG, Steinmetz MP, Benzel EC, Mroz TE. Minimally invasive versus open cervical foraminotomy: A systematic review. Global Spine J 2011; 1:9–14.

22. McAnany SJ, Kim JS, Overley SC, et al. A meta-analysis of cervical foraminotomy: open versus minimally-invasive techniques. Spine J 2015; 15:849–856.

23. Kim CH, Kim KT, Chung CK, et al. Minimally invasive cervical foraminotomy and diskectomy for laterally located soft disk herniation. Eur Spine J 2015.

24. Winder MJ, Thomas KC. Minimally invasive versus open approach for cervical laminoforaminotomy. Can J Neurol Sci 2011; 38:262–267.

25. Gala VC, O'Toole JE, Voyadzis JM, Fessler RG. Posterior minimally invasive approaches for the cervical spine. Orthop Clin North Am 2007; 38:339–349.

26. Roh SW, Kim DH, Cardoso AC, Fessler RG. Endoscopic foraminotomy using MED system in cadaveric specimens. Spine (Phila Pa 1976) 2000; 25:260–264.

27. Lubelski D, Healy AT, Silverstein MP, et al. Reoperation rates after anterior cervical discectomy and fusion versus posterior cervical foraminotomy: a propensity-matched analysis. Spine J 2015; 15:1277–1283.

28. Alvin MD, Lubelski D, Abdullah KG, et al. Cost-utility analysis of anterior cervical discectomy and fusion with plating (ACDFP) versus posterior cervical foraminotomy (PCF) for patients with single-level cervical radiculopathy at 1-year follow-up. Clin Spin Surg 2016; 29:E67-72.

（于峥嵘 译，张海龙 校）

第5章

关于 MIS 颈椎后路椎间孔切开术与颈椎前路椎间盘置换术或融合术的对比研究

Posterior MIS foraminotomy versus anterior cervical disc replacement or fusion

Kai-Uwe Lewandrowski, Sebastian Casanueva Eliceiry, Alvaro Dowling

前 言

无脊髓压迫的单纯症状性颈神经根病，无法通过非手术方法治疗的患者，但是可以通过颈椎后路椎间孔切开术（PCF），或采用前路手术包括人工椎间盘置换术（ADR）或重建融合术（ACDF）进行手术[1-13]。这两种技术都非常成功地在临床中实施，但对于具体患者而言，采用这些手术的适应证和选择标准仍有争论，尤其需要进一步讨论的是，当采用其中一种手术方案后，患者症状未能缓解或者出现复发时该如何处理。

每一种手术都有利弊，很容易确定 PCF、ADR 和 ACDF 这些问题所在。例如，由于颈椎受压迫而产生的椎间盘碎片或颈椎关节骨赘对神经的侵犯，PCF 可以有效地缓解持续性颈神经根病变引起的疼痛。然而，从长期来看，这一手术可能不那么可靠，特别是椎间盘骨赘复合体的中央或外侧发生渐进性垂直塌陷，增加了对前方颈部脊髓的侵犯。在颈椎前路脊柱的持续退化过程中发生复发性神经根病变甚至出现脊髓压迫性病变的情况下，后路手术很难利用

颈椎后路椎间孔切开术充分解决问题[14]。

另一方面，ACDF 可能是解决神经根病变和轴颈疼痛或颈神经病变的有效方法。与此同时，ACDF 可能会出现与融合节段骨不连有关的症状。特别是在多节段手术中，由于疾病病程进展、椎间隙塌陷、融合器的沉降或重建后力学的失败导致的持续垂直性塌陷，引发的复发性神经根病的症状，此外，有些观点认为 ACDF 可能与邻近节段疾病的恶化有关[13]。

颈椎前路椎间盘置换术与 ACDF 有着相同的手术指征，并且可能都是有效的，但是由于植入后的异位骨化和机体衰竭导致的轴颈疼痛，可能会引起持续性或复发性神经根疼痛。

最后一个要点是，每个手术过程在解剖层面上都有一定的其自身的局限性，这是由于在颈椎骨结节内的神经血管结构的位置，最重要的是脊髓中央和神经根的出口以及外侧的椎动脉。事实上，外科医生面对严重的前侧、外侧和后侧退行性变，从大的椎间盘骨化复合体、肥大的黄韧带，或颈椎小关节复合体的过度退变时，需要施行颈椎前后路减压术和重建融合手术，以充分解除引起患者疼痛的复合性增生退变。后一种情况不太常见，因此应如何

使用一期或分阶段手术来应对此类复杂病例，在这方面应该给予一定的关注。接下来的问题是，首先要做什么，以及是否有特定的患者选择标准来支持这一种手术而不是另一种。显而易见的是，与患者相关的因素以及外科医生的偏好、培训水平、技能组合甚至治疗策略都存在很大差异，这导致很多的治疗方案是无正误之分的。

在本章中，作者尝试在常见的颈椎关节炎病理解剖学思考研究的背景下阐明这一争议，以及通过对现有临床证据的讨论，尝试组织和分级现有的临床资料，以了解在临床上可用数据的质量水平。

外科治疗

单纯症状性颈神经根病的自然病史一般是良性发展的，绝大多数患者在发病后的几周内，无论是否进行支持性护理，症状都会得到缓解[2]。可接受的支持疗法包括物理治疗、抗炎药物、脊椎按摩治疗、短期支持疗法、介入性治疗（如脊柱注射或针灸），以及局部措施（如按摩）和局部应用麻醉药或止痛药等。由于大多数患者都是通过上述措施来改善症状的，因此很少有必要长期使用麻醉药物。难治性病例需要手术医生会进行会诊，从减压方式到重建方式进行讨论，如 PCF、ACDF 和 ADR 手术各个环节进行术前计划。

很显然，任何脊柱外科手术对颈神经根疾病的主要目的都是缓解疼痛。其他次要目的可包括改善颈部疼痛或在保持功能性运动，同时改善脊柱曲度和稳定性。

外科手术方式的选择主要取决于增生退变侵犯的位置，以及是否通过一个入路较另一个入路更容易达到病变处。此外，要切除的组织类型也是一个重要的考虑因素，因为它可能决定使用特定的手术器械，例如，如果要去除骨赘，就需要高速钻；需要摘除软性颈椎间盘突出或韧带组织就需要特定的手术器械。其他混杂因素可能包括患者的偏好，以及外科主治医生的偏好，以及他们的培训、技能和经验，以及医

生可能更倾向于这三种手术方法中的某一种。最后，患者的健康状况，任何医疗合并症的严重程度，或既往颈椎手术，这些都可能决定该患者的最佳手术治疗策略。

颈椎前路椎间盘摘除术和融合术

对于许多外科医生来说，ACDF 是外科手术治疗神经根型颈椎病的手术方式。ACDF 的基本目标是对神经进行减压，并去除致病性椎间盘和相关骨赘的压迫，然后通过应用椎间融合器以稳定脊柱，以及颈段脊柱的运动节段，可明显减轻疼痛。ACDF 目标包括将颈椎重新到生理上更可接受的曲度，以增加颈椎间隙高度和减轻颈部神经根的压力。此外，ACDF 在于限制病变节段的运动，这可能有助于缓解疼痛。传统上，Cloward 同种异体骨移植从髂嵴制成的移植物被用于前柱支撑[11]。更先进的前柱重建内植物包括由钛或聚醚醚酮（PEEK）制成的支架，它的设计是有或无前方支撑钢板，在某些情况下前方钢板和融合器是分开的，也可以设计为成一体的。

人工椎间盘置换术

临床研究对于用可以维持运动功能的工具替代颈椎间盘源于对"邻椎病"的临床观察。此术语是为了阐述在 ACDF 治疗邻近颈椎运动节段的进行性退变而创造的，其可以导致反复发作的症状并促使患者进行额外的手术。对于 ACDF 是否会发生这种情况存在争论，因为在从未接受过颈椎手术的患者中，颈椎疾病的进展也会发生在没有接受过颈椎手术的患者身上[13]。目前而言，至少专家们认为 ACDF 可能加速颈椎节段退变[8-12]。

人工颈椎间盘替代椎间盘为自然运动提供了理论依据。多年来已经成功应用了几种内植物，临床随访数据表明，人工椎间盘至少与 ACDF 在缓解颈部和手臂疼痛方面一样有效[8-12]。对经 ACDF 治疗后 2 年以上的患者的长期临床随访研究较少，这说明 ADR 优于 ACDF[9, 10]。针对 ADR 和 ACDF 术后和其他相邻变化的再手术率进行过研究，ADR 在颈神经根病的治疗中占有一定地位，也是外科医生和患者都

可以考虑的一种选择 [8-12]。

尽管缓解颈椎运动节段的疼痛是 ADR 和 ACDF 之间最相关的概念差异，ACDF 理论上可以减轻疼痛，至少部分是通过对受影响的运动节段进行功能加强（即融合），两种手术方法均在一定程度上可以使患者高度恢复颈椎的运动功能，并对神经产生直接和间接减压。前者通过去除压迫病灶组织，后者通过分散应力来实现。因此，ADR 与 ACDF 之间在技术方面上存在一些较为微妙的差异，包括在为 ADR 进行间隙准备期间时对内植物终板保存和定位所需要的细节，以确保运动保持发挥最佳功能，并尽可能近距离地再现瞬时旋转轴（IAR）的自然位置。一般而言，当涉及骨性切除术和椎间隙准备技术的确切范围和位置时，ACDF 是一种更加宽泛的手术，因为其可以获得各种尺寸的椎间融合器和前支撑板。在 ACDF 中，所以颈椎的运动功能既不能预计要求过多，也不是必须过度运动。

然而，存在一些 ADR 特有的术后并发症，包括植入后的自发性异位骨化、内植物移位，或内植物在骨界面处失效，或通过运动节段的自发融合产生颈椎前路融合效应 [13]。临床症状的消退或症状复发而言来详细讨论这些术式有效意义超出了本章的讨论范围。公平地说，有一些 ADR 特定优势，并且能够解决当前出现的问题，而不是一味地采取 ACDF。

颈椎后路椎间孔切开术

对有症状的神经根病变行减压术是通过去除椎板的一部分和高达 50% 的小关节，以获得进入神经孔向前寻找神经根来实现的。这通常使用 AM8 钻头、Kerrison 咬骨钳和小型 Codman 刮匙来完成。在开放式手术中，椎间孔切开术的切口暴露长度可能在 2~5 cm，这取决于要减压的程度。神经暴露也可以在单侧进行，或者通过使用经皮管状牵开器。通常不需要融合器，然而术前研究表明在脊柱不稳定的情况下，及多节段双侧椎板切开术伴有长的切口暴露和广泛的肌肉剥离，可能会破坏颈椎的稳定性，后路需要融合必不可少。

手术并发症

对于本章讨论的 3 种手术，入路相关并发症、内植物、骨移植、融合的并发症，以及长期随访结果的并发症，虽不常见，但是需要特别提出。与任何外科手术一样，感染和出血很重要。颈椎前路手术涉及的并发症包括神经根损伤、脊髓损伤、硬膜撕裂、吞咽问题、声音嘶哑、呼吸困难或螺钉、板和其他内植物组件的断裂、松动或移位和其他内植物的问题。与麻醉相关的手术并发症，无法缓解疼痛需要进行额外手术等相关并发症在此章节里进行讨论。

针对 PCF，Greiner-Perth 报道了减压术后 C5 和 C6 神经根病变相关情况 [15]。回顾研究发现，减压术以治疗脊髓型颈椎病之后出现了颈椎僵硬。据推测，术后脊髓移位是造成术后神经根 C5 或 C6 疼痛综合征的原因。作者分析了 1994 年 1 月至 2002 年 11 月接受脊髓型颈椎病手术的 121 例患者。根据英国医学委员会的标准和 Nurick 量表评估神经功能缺损和功能障碍，以评估脊髓病变的严重程度，平均随访时间为 50 个月（4~111 个月）。

作者报告了 7 例（5.8%）术后出血 C5 和 / 或 C6 神经根病的新发病变，其中 3 例 (2.5%) 症状加重。术后 7 个月内有 7 例患者出现运动障碍的自发消退，提示预后良好 [15]。然而，3 例患者在运动强度上仍有一定程度的残余缺陷。作者指出，术后 C5 运动神经紊乱与 C6 神经根部分侵犯并不相关。这些病变可以是单侧的，也可以是双侧，平均发生率为 8%[15]。值得注意的是，术后 C5 或 C6 神经根麻痹的新发病变常见于脊髓病的患者。

在 ACDF 或 PCF 治疗后的 C5 神经麻痹综合征也已报道过，并且与文献中报道的情况有一定的一致性。此问题引起外科医生的关注，因为预后并不总一定良好的，术后三角肌和二头肌无力对患者正常功能的有害影响非常严重。Byden 等调查了是否有任何危险因素或预测因素影响术后 C5 神经麻痹 [16]。他们对 21 年来的 1001 例 C4/C5 手术的图表进行回顾性分析，特别研究观察了 ACDF 的椎体切除术（49%）和 PCF

的椎板切除术（51%）[16]。结果显示，ACDF 和 PCF 的 C5 神经麻痹的总发生率为 5.2%（52 例），分别为 1.6% 和 8.6%（P < 0.001）。在 99 例椎体切除术中，神经麻痹发生率（4.0%）不仅高于 ACDFs（1.0%），而且随着椎体切除增多呈上升趋势（P=0.009）。在 69 例颈后路和 83 例颈前路的 C4-C5 椎间孔切开术中，C5 神经麻痹的发生率在颈后路（14.5%）与颈前路（2.4%）相比，有统计学意义（P=0.01）。多因素 logistic 回归分析表明，年龄增长是颈前路 C5 神经麻痹（P=0.02）和颈后路 C4-C5 椎间孔切开术（P=0.06）的一个很重要的影响因素。在平均随访 14.4 个月和 27.6 个月后，75% 的颈前路患者和 88.6% 的颈后路患者在 3~6 个月内病情有所好转[16]。作者得出结论：在颈前路手术中，越来越多的椎体切除术水平与 C5 神经麻痹的发生率相关；年龄的增长是 C5 神经麻痹的重要影响因素。在颈后路手术中，C4-C5 椎间孔切开术与年龄大小呈现最强的相关性[16]。

解剖学研究

了解产生疼痛的解剖结构和位置对于 ACDF、椎间孔切开术或椎间盘切除术是至关重要的。神经根、椎间盘和椎间孔的解剖关系，以及骨切除的程度是减少后路椎间孔切除术并发症的重要的标志性参数。此前，已经报道过关于颈神经根的位置相对于颈椎的骨骼解剖结构和椎间盘的位置[17-20]。

裸露的神经根接触的距离

由于解剖结构因个体而异，因此还没有得到确定确切的测量值[21]。Jae Chan Hwang 等报告了全椎板切除术和半椎板切除术后各颈椎两点间的平均距离（图 5.1；参考图 4.2）。

例如，对 C3-C4 和 C6-C7 行全椎板切除术后，从小关节内侧点到硬脑膜侧面的水平距离分别约为 3.7 mm 和 4 mm，而在进行半椎板切除术时其平均距离为 5 mm。C3 和 C7 神经根的内侧面和腋窝的平均垂直距离分别为 3.2 mm 和 4.7 mm。与半椎板切除术相比，裸露的神经根部减少约 2 mm。此外，C6 全椎板切除术后裸露神经根的长度比 C3 少了近 6 mm 和 1.6 mm，其分别是裸露时间最长和最短的神经根。这表明颈部下段的长度增加了。表 5.1 总结了所有相关的测量结果。

腋神经根裸露程度

C5 的神经根与硬脑膜外侧缘之间的夹角最小（约 60°），与 C7 相比，其角度最大（约 68°）。然而，Hwang 等的研究确认男性和女性测量值之间存在显著差异（表 5.2）[18, 19]。

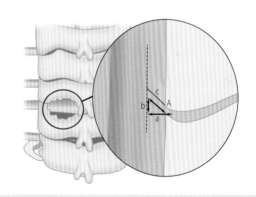

图 5.1　全椎板切除术后硬脑膜，神经根和侧块之间的解剖关系。A：术后侧块面的内侧点；a：从 A 点到硬脑膜侧面的水平距离；b：从 A 点到腋窝的垂直距离；c：裸露的神经根长度（图片由 MauricioSepúlveda 提供；经 Hwang 等许可[26]）。

表 5.1　全椎板切除术和半椎板切除术后各椎体的平均测量值

测量变量	C3		C4		C5		C6		C7	
	T	HM	T	HM	T	HM	T	HM	T	HM
从 A 点和 B 点到硬脑膜侧面的水平距离（mm）	3.8	8.4	3.7	8.6	3.9	9.0	4.0	9.0	4.1	8.9
从 A 点到腋神经根的垂直距离（mm）	3.8	3.4	4.3	2.7	3.2	2.1	3.9	2.8	4.7	3.4
裸露神经根的长度（mm）	4.2	8.5	5.1	8.7	5.1	9.0	5.8	9.0	5.6	8.2

注：A 点，全椎板切除术后侧块面的内侧点。B 点，半椎板切除术后侧块面的内侧点。T，全椎板切除术。HM，椎板切除术

表 5.2　行半椎板切除术后，与神经根和椎间盘相对应的腋度和距离的平均值

测量变量	C3	C4	C5	C6	C7
腋度	63°	61°	59°	63°	68°
从 B 点到 C 点的水平距离（mm）	6.5	8.0	7.0	6.5	6.0
从 B 点到 C 点的垂直距离（mm）	3.0	2.0	1.0	1.0	2.5

注：B 点，半椎板切除术侧块面的内侧点。C 点，在椎间盘的根部内侧边缘与椎间盘下缘之间的交叉点

表 5.3　颈椎后路椎间孔切开术的标志

界限	结构
上侧面	上侧面的上边缘
下侧面	上侧面的下边缘
侧面	将椎板关节面与上限界的侧端连接起来的垂直线
内侧	硬膜囊的侧面

表 5.4　椎间盘相对于神经根在颈神经丛中的位置

神经根	无接触	肩部	前部	腋窝
C5	—	30%	70%	
C6	—	10%	20%	70%
C7	—	—	10%	90%
C8	80%	—	—	20%

骨切除术

骨切除术的比例取决于神经根裸露的程度，并在必要时存在切除椎间盘的可能性。外科医生已经为颈椎后路椎间孔切开术建立了 4 个关键的解剖标志，如表 5.3 所示。虽然没有确切的切除量，但 Figueiredo 等提出了分别用于上、下椎板和切面的平均去除率：21.8%、7.5%、11.3% 和 11.5%。

一些生物力学研究也表明，内侧 1/3 的侧块切除术不应超过侧块质量的一半，否则可能导致颈椎侧块不稳定[22, 23]。切除骨的数量对于考虑神经根受压的确切位置也是至关重要的。在大多数情况下，颈椎前路神经受压迫是由于突出的椎间盘和椎骨下部的骨赘造成的，上关节突、韧带和周围的纤维组织是造成剩余

压迫的原因。在骨切除术过程中，C8 神经根值得特别注意，因为它在 C7 椎弓根下方有更长的延伸方向。

从 C3~C7 神经根，其下段水平距离增加，范围大约是 6~7 mm，C5 大约 6.8 mm。对于 C3~C7 神经根，椎间盘根部内侧边缘与椎间盘下缘之间的垂直距离估计为 1~3 mm。表 5.4 总结了椎间盘肩前部或腋窝位置与位于神经孔中的颈神经根的关系。

神经根在钩椎关节和关节突中的关系

在颈椎中，神经根位于关节突前外侧，于椎动脉后方以及在钩椎关节的外侧（图 5.2）。Raynor 指出，在颈椎后路手术过程中，必须切除 1/4~1/2 的小关节

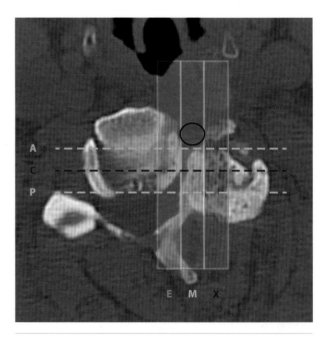

图 5.2　通过严重退化的颈椎运动节段，利用轴向 CT 扫描穿过 C3-C4 椎间盘空间隙与裸露的关节外侧和小关节前部有一个标记为红色圆圈的椎动脉。三区分类用绿色阴影表示进入区域（E，椎间盘到椎骨关节的侧面），中间区域的黄色阴影（M，从椎动脉的内侧延伸至外侧边缘），以及出口区域的红色阴影（X，从椎动脉的侧边缘延伸到小关节的外侧边缘）。后侧（P）虚线穿过前椎体和脊髓的后椎关节，和前虚线（A）连接椎动脉后面的两个椎间盘横突孔，P 和 A 之间的中心线（C）进一步细分颈椎小关节复合体下的区域，形成 6 个象限区域来描述狭窄病变的位置。表 5.5 进一步说明了这一点，其中 6 个象限以顺时针方向分别指定一个数字。在这种情况下，患者受到肩关节压迫颈前神经根，这主要是由颈椎上 C3-C4 小关节上关节突的大骨赘造成的，狭窄的神经孔最好通过 PCF 减压。如果症状一直持续，侵入椎体骨赘减压术也可能是有必要的。

才能切除神经孔。除非它们非常大，否则难以从后路到达钩椎关节区域中的前骨赘。如果使用前路方法，神经根部的减压量很容易被高估[14]。

如上所述，一些神经根部游离于硬膜管之外，其在间隙上方留出相当大的距离，软的椎间盘碎片可能从间隙移出并在体后移动以压迫神经根部。如果不仔细评估神经根部解剖结构，这个片段可能会从前路中漏掉[14]。

为了更好地了解骨赘压迫性病变的解剖位置及其与颈神经根的关系，作者提出了颈部神经孔的三区分类——与 Lee 等提出的将颈椎神经孔分为入、中、出三区的方法对腰椎侧隐窝狭窄进行分类的方法类似[24]。

三区分类如图 5.2 所示，入口区（E）从椎间盘到椎骨关节的侧面，中区（M）从椎动脉的内侧延伸至外侧边缘，以及出口区（X）从椎动脉的侧边缘延伸到小关节的外侧边缘。如图 5.3 中临床病例所示，该系统可以通过识别前路或后路减压术是否更适合作为主要手术指征来帮助对患者进行治疗。

手术方式的选择

关于 PCF、ADR、ACDF 的利弊的讨论旨在强调手术方式存在差异性，并不是偏向于某一种手术方式。显然，这三种手术对于改善由颈神经根侵犯引起的神经根性手臂疼痛是安全且有效的。在选择手术方式时，与患者和外科医生的相关的因素可能会影响术前决策。

在涉及肩部与腋部颈神经根减压术时，需要考虑一些解剖学因素。腋神经根压迫性病变综合征可能是由于大的钩椎骨赘或后外侧颈椎间盘突出引起的，这些突出的椎间盘在颈脊髓和出口神经根之间形成腋部。肩胛颈神经根压迫性病变综合征可能是由于关节突退行性疾病引起的，其中一个肥大的关节骨性赘生物侵犯颈神经根的肩部，因为其来自颈髓。如前一部分所讨论的，出现的神经根相对于颈椎间盘的位置可能会有所不同，因为它会影响有症状的颈椎神经根受压的位置和患者随后报告的临床神经根病变情况。

此外，多水平退行性椎间盘疾病导致颈椎过度垂直塌陷可能会使情况进一步复杂化，可能会导致颈椎前路联合塌陷（腋窝压迫性病变综合征 – 钩椎/颈椎间盘），和后部（肩部压迫性病变综合征 – 小关节肥大）症状，可能需要从根本上治疗这两个症状，才能完全使疼痛得到有效的缓解。

与本章相关的问题并不是强调哪种手术最适合作为主要治疗手段，而是当其中一个主要手术（如 ACDF，ADR 或 PCF）失败了并且患者出现持续性或复发的神经根性手臂、肩膀和颈部疼痛并且需要进行额外的手术治疗时，该怎么办才是必要的。这是作者的方案：详细分析患者颈椎前路或颈椎后路神经根受压后的颈椎解剖学的概况（ACDF，ADR），或后路手术（PCF）可能导致持续或复发的（ACDF 后的内植物塌陷——图 5.4 后植骨塌陷）神经根型颈椎疼痛综合征，可能需要额外的手术进行减压。如果发现基于后表面的骨赘是有症状的，因此可以在先前的 ACDF 或 ADR 治疗之后进一步为患者实施 PCF 治疗。

同样，如果神经根病变症状是由于退行性颈椎间盘疾病进展导致的复发性椎间孔狭窄，那么 ACDF 或 ADR 可能是 PCF 后治疗神经根病变症状的解决方案，或通过原始后路减压手术无法解决的持续性颈椎前路钩椎性骨质疏松症或后外侧椎间盘突出症。换言

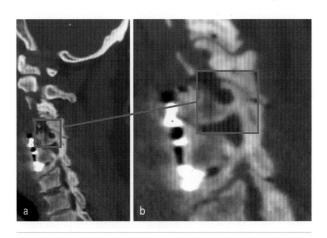

图 5.3　对 4 年前接受过初次 C4–C6 ACDF 的患者进行颈椎矢状面 CT 扫描。阴影区域（a）及其放大视图（b）通过 C4/5 间隙清楚地显示椎间孔出口区域存在严重的椎间孔狭窄。在这种情况下，组架进入上下端板的沉降数（mm）可能导致复发性椎间孔狭窄。对肩型神经根压迫的矢状描绘最好通过 PCF 减压术来进行。

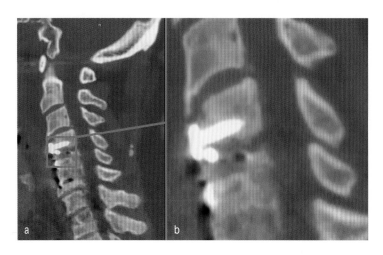

图 5.4 对 4 年前接受过初次 C4-C6 ACDF 的患者进行颈椎矢状面 CT 扫描。阴影区域（a）及其放大视图（b）清楚地显示椎间融合器在上、下相邻端板上的沉降数（mm），导致椎间孔狭窄复发，但也可能是假性关节病（b）

之，任何颈神经根病综合征的概念都可以被明确地阐明，无论是前路还是后路手术，都会得到类似的临床结果。然而，在作者看来这确是过时的，应该用基于先进的术前成像（MRI 或 CT 扫描）分析的临床决策方法来代替它，以更好地理解患者的病理解剖。作者的观点得到了证实：对于 ADCF 和 PCF 来说，全颈修复手术率在颈椎前路或后路手术后 2 年相对稳定，从 4.4% 到 12.2% 不等。

临床研究

首选的手术方法

作者倾向于采用非甾体抗炎药、物理治疗和其他辅助护理措施，并且至少需要 6 个月的时间来治疗颈椎神经根型病变。由于受颈椎后路压迫性病变而患有神经根病的患者优选用 PCF 治疗。在本章中，作者报告了一组 ACDF 和 PCF 联合术替代原发性前、后路受压迫导致病理异常的患者，在单侧或多级 PCF 的情况下，可以使用小管状牵开器系统进入手术后颈椎小关节复合体。对于双侧 PCF 而言，无论是否行单次或多次减压术，均通过小中线皮肤切口和小双侧筋膜切口进行骨膜下剥离并放置小管状牵开器。这避免了过度的肌肉剥离和术后颈椎椎旁肌萎缩，以及与多个经皮穿刺相关的伤口愈合问题，这可能会使患者留下小的皮肤桥，这最终可能发生坏死并导致伤口感染。

手术适应证

常见适应证包括前退行性椎间盘疾病的发展进程，并伴有进行性垂直颈椎塌陷，以及既往 ACDF 后的融合器内植物塌陷。例如，使用同种异体骨钉或自体骨钉可以在骨整合过程中导致组织对移植骨的显著性再吸收，从而导致节段性塌陷，产生复发性椎间孔狭窄伴临床症状性神经根型颈椎病[11]。如果减压术需要切除软骨下骨，则 PEEK 组架也可能发生这种情况。此外，如果在手术过程中未切除椎间盘突出的碎片，则其可能保留在后纵韧带后面。此外，由于经 ACDF 治疗后在相邻域上施加的高应力，相邻域可能会出现某些症状，从而产生神经根病和颈部疼痛的综合征。在邻近椎间盘的 5 mm 内放置颈椎前板已被证实可导致邻近水平疾病，仍需要进一步治疗[25]。

最后，在手术治疗神经根型颈椎病时必须考虑到解剖方面因素。同时治疗颈椎前、后路神经压迫性病变并伴有颈神经根病变的患者在同一时段是根本不可能的，因此应对其进行手术治疗。换句话说，作者认为，这是在为特定患者制定治疗计划时的个性化治疗。

患者群体

从 2008—2013 年，有 241 例患者因持续的神经根病变而接受治疗，这符合上面列出的 ACDF 的入选标准。在这 241 例患者中，27 例患者在基于既往 ACDF 治疗后接受了后续 PCF 来治疗持续性或复发

性颈神经根疼痛。因此，ACDF 治疗后的再手术率为
11.2%。本组患者的性别分布为 16 例女性，11 例男性，
平均年龄（64.7±12.7）岁。

在大多数情况下，患者因先前 ACDF 治疗后内
植物塌陷而发生复发性椎间孔狭窄。另外 7 例患者的
后侧肩部压迫性病变来源于先前的前路手术没有解
决的增生性小关节。其余 4 例患者在先前指征 ACDF
中由于不完全减压而发生了来自椎旁骨赘的腋型压
迫性病变，并没有观察到源于椎间盘突出的不完全
减压造成的神经根压迫。在这 27 例患者中，17 例患
者采用了单节段 ACDF 治疗，而 4 例患者采用了 2
节段 ACDF 治疗，其余 6 例患者分别采用了 3 节段
ACDF 治疗。共有 27 例患者采用了 PCF 治疗，共 52 节，
分别为：C3−C4（3 例），C4−C5（7 例），C5−C6（26 例），
C6−C7（16 例）（图 5.5）。主要衡量指征是直观类比
量表中的手臂疼痛得到缓解（VAS−A）。

15 例患者术后疼痛完全得到缓解，VAS−A 由术
前的（7.1±2.7）分降至术后的（1.7±0.6）分。但
初次指征术后复发的神经根症状的平均复发时间为
（11.8±2.3）个月。在随访评估中，患者评估其复发
性疼痛，VAS−A 平均得分为（6.2±1.8）分。其余
12 例患者在主要指征 ACDF 后仍有疼痛，9 例患者
报告疼痛没有得到完全缓解，VAS−A 由 PCF 术前的
（7.4±2.4）分减少至术后（4.7±1.6）分。该亚组中
剩余的 3 例患者疼痛得到了一定的缓解，VAS−A 从
PCF 治疗前的（7.3±2.3）分减少到术后的（5.7±1.9）
分（图 5.6）。

后续 PCF 主要在初级 ACDF 治疗后进行，平均
时间为（2.3±1.8）年。在 ACDF 到 PCF 的过渡期间，
患者通常用支持性护理措施进行非手术治疗，并从事
自我指导的家庭锻炼计划和活动，寻求针灸师和脊椎
按摩师的帮助，使用非甾体抗炎药，并进行椎间盘或
经椎间孔硬膜外类固醇的介入治疗，以及在病灶部位
注射，并在其外科医生或其初级护理医师的指导下进
行自我医疗护理。在进行 PCF 治疗后随访的基础上，
对患者进行颈椎计算机断层扫描（CT），以评估颈
椎间融合的状态，以排除不愈合以及椎间融合器塌
陷的程度，并评估是否存在前腋型或后肩型神经根

受压迫。

最终，所有患者经单阶段 ACDF 治疗后出现神
经根病变症状，并且都在同一水平上接受了 PCF 治
疗，但并非全部患者都需要行双侧减压术。15 例患
者中只有 4 例因单侧手臂疼痛而接受单侧 PCF 治疗，
而在 15 例经单侧 ACDF 治疗后的神经根病变患者中，
其余患者均有不同程度的双侧手臂疼痛症状，并同意
在 ACDF 指征水平上接受双侧 PCF 治疗。在既往经
双侧 ACDF 治疗的 14 例患者中，9 例接受双侧 PCF
治疗，5 例接受单侧 PCF 治疗；其中 3 例处于 2 个不
同级别，2 例处于同一级别。在其余的 6 例术前 3 级

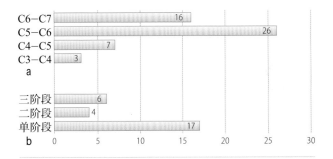

图 5.5　既往行 ACDF 治疗后 27 例接受继发性颈椎后路椎间
孔切开术（PCF）的患者的频率。a. 按所涉及的水平；b. 单阶段、
二阶段、三阶段 ACDF 患者的数量。

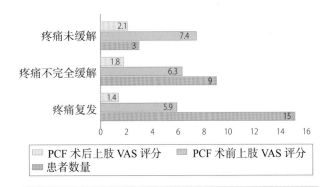

图 5.6　27 例患者采用重建融合术（ACDF）后再行颈椎后路
椎间孔切开术（PCF）的结果：用直观类比量表（VAS−A）来
衡量手臂疼痛的程度。灰色条：对于 ACDF 治疗失败的患者进
行 VAS−A 评分，这需要按疼痛缓解程度分类来决定对其是否
采用二次 PCF 治疗，初次 ACDF 治疗没有完全缓解患者的疼痛，
以及 ACDF 术后初期愈合良好和疼痛缓解一段时间后出现复
发性疼痛的患者人数。黄色条：表明由于二次 PCF 引起的三
类患者的术后平均 VAS−A 评分降低。橙色条：相应数量的患
者在指征 ACDF 治疗失败后没有或不完全缓解疼痛后需要二
次 PCF 治疗，以及在完全缓解疼痛一段时间后出现复发症状
的患者数量。

ACDF 治疗的患者中，由于涉及钩椎和小关节复合体的过度退行性变化，所有患者均在既往手术指征水平下接受了双侧 PCF 治疗。

既往 ACDF 治疗后 PCF 的预后

27 例既往 ACDF 和正在进行 PCF 手术的颈椎神经根病变患者的整个术前平均 VAS 评分为（6.9±2.4）分。既往 ACDF 的 27 例经 PCF 治疗的患者中有 25 例可获得术后随访数据，平均长期随访时间为（28.3±4.5）个月。几乎所有的行 PCF 治疗的患者（25 例患者中有 22 例）报告有明显的疼痛缓解，VAS-A 评分下降为（4.8±1.2）分。在其余 3 例长期随访的患者中，平均 VAS-A 评分下降为（3.5±1.1）分。

临床证据

▲

Ⅰ 级证据

尽管从作者所知的角度来看，没有专门的 Ⅰ 级数据研究比较 ACDF 与 ADR 的临床结果，以及 PCF 作为指征手术后一个主要的和次要的后续步骤治疗复发性或持续性神经根病变。有一些 Ⅰ 级文献比较 ADR 和 ACDF 的临床结果，ACDF 患者作为对照组，详细回顾这些前瞻性随机试验的结果，则超出了本章的范围。由于他们在 ADR 和 ACDF 之后都公布了再手术率的情况，作者将在这里简要地讨论它们，以说明这些经 ADR 和 ACDF 治疗失败的患者被修订的可能。

Radcliff 等关于在 24 个中心进行关于连续两个水平的 ADR（Mobi-C）与 ACDF 对美国 FDA 器械临床研究豁免（IDE）颈椎病的随机对照研究的一项为期 5 年的随访调查[8]，该研究数据由 3 位没有参与 IDE 试验，也没有倾向任何金融或机构的外科医生进行独立分析。最终将 225 例患者归为 Mobi-C 组，105 例归为 ACDF 组，随访时间为 60 个月，随访率分别为 90.7% 和 86.7%（P=0.39）[8]。术后 60 个月，经 ADR 治疗的患者在 NDI 和 SF-12 的体格评估和总体满意度方面均优于经 ACDF 治疗的患者。对于 ADR 和 ACDF 而言，再手术率分别为 4% 和 16%[8]。Janssen 等对美国 13 个中心的 209 例患者进行了前瞻性随机研究，获得了 7 年随访数据[9]。将患者随机分为 PRODISC-C 组（103 例）或 ACDF 组（106 例），用于治疗 C3-C4 和 C6-C7 的单侧颈椎退行性椎间盘疾病[9]。主要观察指标包括 NDI、SF-36、术后神经参数、二次手术、不良反应、颈部和手臂疼痛和术前满意度评分；以及术后 6 周和 3、6、12，18 和 24 个月的愈合情况，一直到术后 7 年为止[9]。92% 的患者接受了 7 年的随访。在没有人口统计学因素、随访率或患者报告结果的显著差异的情况下，作者得出结论，ProDisc-C 和 ACDF 都是有效的手术，其在改善神经状况方面几乎都产生了同样好的效果；减缓颈部和手臂疼痛程度为 88%（ProDisc）和 89%（ACDF）[9]。尽管如此，在 106 例经 ACDF 治疗的患者中有 19 例进行了 30 次二次手术，而在 103 例经 ADR 治疗的患者中有 7 例进行了 7 次二次手术，使得 ACDF 和 ADR 的再手术率分别为 18% 和 7%。作者得出结论，ProDisc-C 是一种安全的、可替代的外科治疗方法，可用于治疗单节段颈椎病引发的症状，与 ACDF 相比，其再手术的概率明显降低，而且有显著的统计学意义（P=0.009 9），这主要是由于有症状的邻近节段疾病发生率较低[9]。

在类似的前瞻性、多中心、随机临床研究中，Phillips 等对关于 PCM、ADR 与 ACDF 对神经根病患者的长期安全性和有效性进行了报道，由于有或无既往颈椎融合术的 C3 和 T1 之间伴有症状的单节段退行性脊椎病，这导致患有神经根病的患者对有或无脊髓病的既往治疗意义[10]。在 5 年里，作者招募了 293 例患者（163 例 PCM，130 例 ACDF）。术后 7 年随访 110 例患者（68 例 PCM，42 例 ACDF）。在 ADR 组中，包括 NDI、SF-36、心理和生理成分评分，以及针对手臂和颈部疼痛的 VAS 等主要结果指标均在统计学上更大程度的改善［NDI，P=0.001；VAS 颈部疼痛，P=0.002；一般健康状况（体格成分汇总），P=0.014；心理成分汇总，P=0.004；患者满意度，P=0.005］。经 PCM 治疗的患者在 2~7 年期间出现了与器械相关的严重不良事件减少的趋势（1/214，0.5%PCM；2/190，1.1 VACDF）和二次手术（7/211，3.3%PCM；14/290，7.6%ACDF）。在 ACDF（33.1% PCM，50.9% ACDF；$P=0.006$）治疗后，邻近区域的退变现象在影像学上更为常见，并且也是 ACDF 后晚期二次手术率增加的主要指征[10]。与 ADR 相比，有症状的邻近区域退变现象不太常见，并伴有二次手术愈加降低的趋势[10]。

Davis 等在 24 个中心进行的一项前瞻随机性美国 FDA IDE 关键试验中取得了成功，他们比较了 Mobi-C 颈部 ADR 与 ACDF 同种异体骨和前支撑板治疗 C3 和 C7 之间的两个相邻水平颈椎病的疗效[11]。共招募了 330 例患者，对患者以 2∶1 的比例随机分组并接受手术治疗（ADR 患者∶ACDF 患者）[11]。对 225 例患者进行 ADR 治疗，而对 105 例患者进行 ACDF 治疗。在 2 年的随访中，97% 的患者获得了有效的治疗。两组患者在 NDI、颈部（VAS-N）和手臂（VASA-A）疼痛方面均有显著改善。然而，经 ADR 治疗的患者术后的 NDI 和 VAS-N 的改善优于接受 ACDF 治疗的患者。在整个随访过程中，ADR 组的颈椎节段活动功能范围也更好。而且 ACDF 组再手术率明显高于 TDR 组，其分别为 11.4% 和 3.1%[11]。

Ⅱ级证据

Blumenthal 等通过对从多个前瞻性随机 FDA IDE 试验中收集的数据进行详细分析，确定了 ADR 和 ACDF 治疗后的再手术率，以确定一种手术治疗方式相对于另一种手术的优越性[12]，作者认为，与 ACDF 相比，ADR 可以降低再手术率，这可能是通过 ADR 治疗以减少或消除相邻节段的退化。共纳入 136 例患者（84 例 TDR，52 例 ACF），平均随访 55.1 个月（24~98 个月）。所收集的数据包括一般的人口统计资料、手术详情、随访时间、再手术的发生、再手术的原因、手术指征研究与再手术之间相隔的时间。对于这项研究，再次手术被定义为"任何涉及颈椎的外科手术"[12]。作者发现 ADR 组的再手术率为 8.3%，ACDF 组的再手术率为 21.2%，明显低

于 ACDF 组（$P < 0.05$）。由于邻近节段退变导致的 ADR 组再次手术率（4.8%）显著低于 ACDF 组（13.5%）（$0.05 < P < 0.07$）。另有 7 名 ACDF 治疗的患者（7.7%）因不愈合而再次手术。Kaplan-Meier 生存数据分析显示，ADR 组在再次手术前的生存期比 ACDF 组显著延长（$P < 0.05$），ADR 组与 ACDF 组的再手术发生率明显低于对照组（$P < 0.01$）。作者并没有在手术指征层面报告再次手术的情况[12]。

Yin 等对随机对照试验进行了荟萃分析，结果如下：①比较 ADR 和 ACDF 在改善功能方面的差异（NDI，疼痛评估，SF-36 心理和身体健康调查，神经系统状态）；②降低了再手术的发生率和主要并发症；③降低了后续邻近节段退变的风险[13]。他们利用 MEDLINE、EMBASE 和 Cochrane 对照试验中心检索并且搜索到 503 篇与此相关的论文。其中有 13 份来自 10 个随机对照试验的报告，涉及 2 227 例患者[13]。作者使用 GRADE 剖析软件对证据进行了分级。涉及的 10 项试验里，6 个试验中包括 5 个前瞻性多中心 FDA 监管的研究由工业赞助。10 项试验的平均随访时间为 1~5 年[13]。与 ACDF 相比，ADR 具有较好的平均恢复颈部功能障碍指数（95% CI，$-0.25~0.02$）、神经状态 [风险比（RR），1.04；95% CI，1~1.08]，与指征手术相关的再手术发生率（RR，0.42；95% CI，0.22~0.79）和主要在 1~3 年期间出现的手术并发症（RR，0.45；95% CI，0.27~0.75）。然而，两次手术后相邻水平的再手术率是相似的（95% 可信区间，0.31~1.27）。三个随访 4~5 年的平均随访结果显示，与椎间盘融合术相比，颈椎间盘关节成形术的所有四个参数具有与融合术相似的优势[13]。该荟萃分析显示，与 ACDF 相比，颈部 ADR 治疗并未降低由于邻近节段退变而引起的再次手术率[13]。

Skovrlj 等报道了患有椎间孔狭窄或外侧椎间盘突出症的患者的远期预后，以及伴有或无颈椎后路椎间盘切除术（PCD）的椎间孔狭窄或椎间盘突出症的患者，需要在 PCF 治疗后或邻近水平进行二次手术干预[4]。作者回顾分析了 70 例接受微创 PCF 治疗（MI-PCF）和 / 或 PCD 治疗颈神经根病的前瞻性群组，并且记录了并发症的发生率，以及使用 VAS 治

疗颈部或手臂疼痛的长期结果和颈部功能障碍指数 (NDI)，并且在 PCF 治疗后的指征或邻近水平的再手术率需要第二次手术干预作为在指征或邻近水平的主要观察指标。作者的团队在 2002—2011 年对 97 例患者进行了手术，并对 70 例接受了 95 次颈部手术的患者进行了充分的前瞻性随访。作者利用混合模型方差分析和随机回归模型，以及自回归—阶相关结构来检验二次手术的结果随时间的变化，同时考虑对患者重复观察之间的相关性[4]。术后平均随访 32.1 个月，并发症发生率为 4.3%（1 例脑脊液漏，1 例术后伤口血肿，1 例为神经根炎，无一例需要进行二次手术干预）[4]。在 5 例患者的 PCF 治疗水平上进行 ACDF 治疗，该 5 例患者在指征手术后的平均 44.4 个月里，愈合良好（8 级水平）。其中，5 例（5.3%）处于指征水平，3 例（2.1%）处于邻近水平。NDI 评分在术后得到显著改善（$P < 0.000\,1$），并随着时间的推移逐渐降低。颈部和手臂评分的直观类比量表（$P < 0.000\,1$）在术后即刻有显著改善，但随着时间的推移其趋于平稳[4]。作者得出的结论是，无论是有 MI-PCF、无 MI-PCD 或二者联合应用，都是一种极好的可替代初级 ACDF 治疗的方法，其可用于继发的颈椎神经根病变和一种侧位的椎间盘突出症，因为考虑到其未来指征融合率很低，且邻近的疾病需要手术的比率非常低[4]。

Ⅲ级证据

在 2015，Lubelski 发表了他们的病例对照研究的结果，分析了 ACDF 与 PCF 术后 2 年手术指征与再手术率的关系[1]。作者的研究动机是 ACDF 与 PCF 相比，ACDF 变得越来越普遍，因为大家公认为 PCF 具有更高的需要再次手术的发生率[1]。作者调查了在 2005 年 1 月—2011 年 12 月接受 ACDF 或 PCF 治疗无脊髓病变的神经根型颈椎病的患者，并记录他们在接受手术后 2 年内是否进行了再次手术。采用行 ACDF 与 PCF 治疗组之间，进行危险因素的相关分析，对患者的年龄、性别、种族、体重指数（BMI）、烟草使用情况、收入和保险状况、主刀医生、手术水平、手术持续时间和住院时间进行分析[1]。作者确定了

790 例符合纳入标准的患者，ACDF 和 PCF 分别为 627 例和 163 例。在存在倾向性分组匹配之前，PCF 组被认为是老年人居多，男性居多。匹配后，各组间的基线特征表明并无显著性差异。在初次手术 2 年内，ACDF 组的再手术率为 4.8%，PCF 组为 6.4%（$P=0.7$）。使用等效性检验，基于先验零假设，两组之间临床有意义上的差异将超过 5%。结果发现，1.6% 的绝对差异明显小于最初假设的差异（$P=0.01$）[1]。Lubelski 等总结道，即使考虑到患者的人口统计信息、手术特点和主治外科医生的情况，ACDF 和 PCF 在术后 2 年随访时的再手术率也并没有明显的差异[1]。

由 Wang 等带领同一组作者，在初次 PCF 治疗存在风险后的情况下，调查 ACDF 治疗后的再次手术率，研究增加再手术率的可能风险因素[7]。回顾 2015 年发表的图表，作者对在同一指征水平上对 2004—2011 年接受 PCF 治疗的患者进行了类似的分析，包括患者的人口统计信息、手术指征和再次手术。在 178 例确诊患者中，9 例（5%）行 ACDF 治疗，平均随访时间为 31.7 个月。患者接受以下适应证的手术：神经根病变、椎间孔狭窄、椎间盘突出和颈椎病。在 PCF 治疗后的指征水平上需要后续 ACDF 治疗的以下危险因素：较小的年龄（25 岁与 35 岁，$P=0.03$），低 BMI（25 岁与 29 岁，$P=0.01$），抗焦虑药物使用（56% 与 22%，$P=0.04$），抗抑郁药物使用（67% 与 27%，$P=0.02$）。作者得出结论 PCF 和 ACDF 都有较低的再手术率，而在手术指征方面，相比于 ACDF 作为主要手术治疗方式，接受 PCF 治疗的患者相对于 ACDF 治疗的风险并不高[7]。

Mansfeld 等在 2014 年发表了一项相似比较研究，研究了关于 ACDF 与 PCF 之间的直接成本差异[2]。作者报道了 101 例在 3 年期间接受单侧 ACDF 或微创 PCF 治疗颈椎神经根病的患者。应用双元分析，以确定这手术方案在手术过程和成本方面的产生差异。利用阶乘方差分析，以确定患者的性别与吸烟状况对手术成本之间的关系。ACDF 的平均总直接成本为 8 192 美元，PCF 的平均总直接成本为 4 320 美元。直接成本和手术室供应成本在成本构成中具有显著

性差异[2]。患者性别或吸烟与否对每个手术的成本没有统计学意义。作者推荐微创 PCF 治疗单侧神经根型颈椎病，其可以作为代替 ACDF 的一种更划算的选择，因为微创 PCF 更节约成本。

Byden 等 2014 年报道了 PCF 对单侧神经根病的长期再手术率包括翻修手术[3]。作者回顾了病例群组研究以及分析了 151 例接受单侧 PCF 手术治疗的患者的人口统计信息、外科手术和临床数据，并伴平均随访时间为 4.15 年。观察指标包括再手术率、再手术时间，以及短期和长期的临床结果，进行 Kaplan-Meier 分析以评估再次手术和神经根病复发的风险[3]。作者报告 PCF 的再手术率为 9.9%（15/151 例），再手术平均间隔时间为 2.4 年, PCF 术后伴平均随访 4.15 年。同时，在伴有轴颈部疼痛的患者中再手术率增加和再次手术时间缩短。PCF 失败中 80% 的患者接受了随后的 ACDF 治疗。6.7% 行重复 PCF，13.3% 行颈椎后路融合术。

特别令人感兴趣的是，再手术率统计邻近节段（1.3%，2 例）、远端（1.9%，3 例）的再手术率相比，同样水平的再手术率在 6.6% 上（10/151 例患者，P=0.05）显著提高[3]。在最后的随访中，作者发现 85% 的经 PCF 治疗的患者症状得到了显著改善，其中 91.4% 的患者在术后 1 个月就出现症状消退。在早期症状改善的亚组患者的长期随访中，16.1% 的患者在初次手术后平均 7.3 年出现神经根病复发。虽然本系列群组再手术率为 9.9%，但随访时间超过 2 年的患者再手术率为 18.3%。随访 10 年以上的患者再手术率为 24.3%[3]。Byden 等的研究清楚地表明，初次 PCF 治疗后的翻修手术是常见的，在 10 年的时间内，可能有 1/4 的患者需要进行翻修手术，术前无颈部疼痛是降低再手术率的保护因素。

Jagannathan 等在他们同组医生手术情况报告中报道了其 5 年来的临床和影像学结果，主要是关于单侧 PCF 治疗从 C3 到 C7 节段的退行性椎间盘或骨赘疾病引起的神经根病[6]。回顾了 162 例病例，作者排除了颈椎手术后患者、双侧 PCF 患者或椎板切除术患者。主要观察指标包括 NDI、节段不稳定性的影像学分析、病灶性脊柱后凸和椎间盘高度。初次呈现病变症状

时，NDI 平均分数为 18 分（范围 2~39 分）。最常见的临床症状为神经根病［110 例（68%）］、颈部疼痛［85 例（52%）］、主观感觉异常［91 例（56%）］。手术治疗水平的术前平均角度为 4.2°（中位数 4.1°，范围 7.3°~15.3°），C2 和 C7 之间的平均术前节段曲率为 18.0°（中位数 19.3°，范围 22.1°~39.3°）。平均术后 NDI 评分为 8 分（范围 0~39 分）[6]。作者报告了良好的临床结果，93%（150/162）的患者报告了 NDI 评分得到了提高，104 例患者报告了神经根病症状得到了完全缓解。平均影像学随访时间为 77.3 个月(60~177 个月)，节段性脊柱后凸畸形与椎间盘高度并无统计学意义。此外,作者报告平均术后病灶测角为 4.1°（中位数 3.9°，范围 -9.9°~15.1°），平均术后节段性角度为 17.6°（中位数 15.4°，范围 -40.2~35.3°）[6]。节段性不稳定的情况在报告中是罕见的，仅发生在 7 例无症状患者（4.4%）和 1 例（0.6%）有症状的患者，他们最终接受了后路颈椎融合术来治疗。与之相比，30 例（20%）患者患有脊柱前凸丧失，其节段性 Cobb 角变化<10°，其中 9 例有临床症状，4 例需要进一步进行手术矫正。与矢状位不平衡有关的不利因素（Cox 比例风险分析，P < 0.05）包括进行初次手术的年龄超过 60 岁的患者，术前颈椎前凸小于 10°，以及初次椎间孔切开术后需要进行后路手术[6]。作者得出结论，PCF 可以持久地缓解疼痛并改善生活质量。然而，再手术率较高的危险因素包括年龄超过 60 岁的患者，接受过后路手术的患者，术前颈椎前凸小于 10°。作者建议对这类患者应进行更密切的随访，因为他们似乎有更高再手术的风险。

表 5.5　颈椎间孔狭窄的六区分类

入口区（E）	中区（M）	出口区（X）
1	2	3
6	5	4

Ⅳ 级证据

Terai 等对连续 35 例颈椎后孔 2 级 "串联" key-hole 颈椎后路椎间孔切开术（TKF）的安全性和有效

性进行了回顾性评估，并对临床症状、体格检查、可能的临床病理和结果进行了回顾性分析，以及伴术后平均随访 6 个月 [5]。其患者的患病情况包括颈椎间盘突出症（CDH）（19/35），颈椎病神经根神经根病（CSR）（13/35）和颈椎病性肌萎缩症（CSA）（3/35）。2 例患者（C3–C5）（6%）、7 例患者（C4–C6）（20%）、23 例患者（C5–C7）（66%）以及 3 例患者（C6–T1）（8%）均采用 TKF 术，平均手术时间为 99.2 分钟（范围 72~168 分钟）[5]。作者发现，在最后一次随访检查中，88%（29/32）和 97%（31/32）的患者在 3 个月内神经根症状得到了缓解。此外，对于受影响的患者而言，手部握力也提高了 15% 以上。作者得出结论，TKF 是一种安全高效的治疗神经根型颈椎病的方法 [5]。

讨 论

在美国有很多中心正在进行 ACDF 和后颈椎孔切除术的研究。他们中的一些人已经发表了关于这两项手术的临床结果和安全性记录，从而反过来导致欧洲、亚洲和北美广泛接受这些手术。综合多种临床证据表明，ACDF 在很大程度上是成功的，患者的满意度高，主要来源于疼痛得到缓解以及感觉或运动功能的恢复。虽然 ACDF 比 PCF 应用更为广泛，但基于PCF 的再手术率更高的假设 [1, 7]，以及临床证据表明，ACDF、ADR 和 PCF 在治疗无脊髓病的神经根型颈椎病时，在缓解症状、提高患者满意度以及机体功能恢复方面是相似的 [2]。然而后者存在预后不良的显著危险因素，有可能导致术后神经麻痹 [15]。

最近，作为 FDA 批准的颈椎全椎间盘置换试验的一部分，前瞻性随机研究报告了 ACDF 的临床再手术率，其中 ACDF 作为对照组。这 5 个试验结果表明ACDF 在指数手术后 2 年内再次手术率分别为 8.7%（23/265）、9.5%（21/221）、8.5%（9/106）、12.2%（14/115）和 6.2%（5/81），全美平均值为 9.02% [8–13]。

颈椎后孔切除术是一种很好的治疗经 ACDF 治疗后持续性或复发性颈神经根病变的抢救方法，作者的病例系列刚好证明了这一点。经 ACDF 治疗的患者应该预计占 8.7%~12.2%。作者自己的临床病历样本存在一系列的局限性，包括样本量小，缺乏可控变量，有意义的混杂危险因素的分析，如吸烟或高龄。此外，主要观察指标仅限于臂部疼痛 VAS 评分。而且，患者对于晚期退行性改变的严重程度缺乏分层分析以及其与临床结果的相关性，并明显地影响了自身临床数据的质量。尽管如此，从许多研究中似乎可以清楚地看出，大约 11% 的患者应该出现复发或存在持续性症状，尤其是 60 岁以上的患者，在作者的患者病历系列中可以证实这一点。

虽然大多数现有文献已经研究了初次 PCF 治疗后的再手术率，而不是初次 ACDF 治疗后的再手术率（除了 Wang 等的研究，他们研究了初次 ACDF 治疗后再行 PCF 的手术率，以及前瞻性随机 FDA ADR 试验，其中 ACDF 作为对照组 [16]）。似乎可以断定的是，ADCF 和 PCF 在术后 2 年的再手术率是相似的，范围为 4.4%~12.2%，各中心之间的全国平均值为 9.2%。无论 ACDF 或 PCF，很明确地发现随访时间越长，年龄越大（＞60 岁），则再手术率越高，在这两种手术后 10 年，再手术率可能高达 24.3% [3]。作者认为 ACDF、ADR 或 PCF 手术失败后再次手术的统计数据较少，需要在这方面做进一步的研究。

结 论

作者认为对于因采用不完全减压术、融合器塌陷或内植物失败而出现复发性神经根病的患者，经ACDF 和 ADR 治疗失败后再行 PCF 治疗可以获得成功。作者的临床数据表明，对矢状面和轴位进行 CT 扫描以仔细分析压迫性病变的解剖位置，这可能有助于预测 ACDF 治疗失败后在同一阶段上进行 PCF 治疗，这意味着行后路手术可以很好地解决椎体关节外侧和后侧的压迫性病变。然而，这些数据需要在更大的患者群体中进行验证，之后才可以做出更肯定的结论。最后，如作者的研究所示，PCF 有助于在门诊中使用经皮微创方法的开展，该结论得到许多其他研究者的证实 [4]。

参·考·文·献

1. Lubelski D, Healy AT, Silverstein MP, et al. Reoperation rates after anterior cervical discectomy and fusion versus posterior cervical foraminotomy: a propensity-matched analysis. Spine J 2015; 15:1277–1283.

2. Mansfield HE, Canar WJ, Gerard CS, O'Toole JE. Single-level anterior cervical discectomy and fusion versus minimally invasive posterior cervical foraminotomy for patients with cervical radiculopathy: a cost analysis. Neurosurg Focus 2014; 37:E9.

3. Bydon M, Mathios D, Macki M, et al. Long-term patient outcomes after posterior cervical foraminotomy: an analysis of 151 cases. J Neurosurg Spine 2014; 21:727–731.

4. Skovrlj B, Gologorsky Y, Haque R, Fessler RG, Qureshi SA. Complications, outcomes, and need for fusion after minimally invasive posterior cervical foraminotomy and microdiscectomy. Spine J 2014; 14:2405–2411.

5. Terai H, Suzuki A, Toyoda H, et al. Tandem keyhole foraminotomy in the treatment of cervical radiculopathy: retrospective review of 35 cases. J Orthop Surg Res 2014; 9:38.

6. Jagannathan J, Sherman JH, Szabo T, Shaffrey CI, Jane JA. The posterior cervical foraminotomy in the treatment of cervical disc/osteophyte disease: a single-surgeon experience with a minimum of 5 years' clinical and radiographic follow-up. J Neurosurg Spine 2009; 10:347–356.

7. Wang TY, Lubelski D, Abdullah KG, et al. Rates of anterior cervical discectomy and fusion after initial posterior cervical foraminotomy. Spine J 2015; 15:971–976.

8. Radcliff K, Coric D, Albert T. Five-year clinical results of cervical total disc replacement compared with anterior discectomy and fusion for treatment of 2-level symptomatic degenerative disc disease: a prospective, randomized, controlled, multicenter investigational device exemption clinical trial. J Neurosurg Spine 2016; 25:213–224.

9. Janssen ME, Zigler JE, Spivak JM, et al. ProDisc-C total disc replacement versus anterior cervical discectomy and fusion for single-level symptomatic cervical disc disease: seven-year follow-up of the prospective randomized US Food and Drug Administration Investigational Device Exemption Study. J Bone Joint Surg Am 2015; 97:1738–1747.

10. Phillips FM, Geisler FH, Gilder KM, et al. Long-term outcomes of the US FDA IDE prospective, randomized controlled clinical trial comparing pcm cervical disc arthroplasty with anterior cervical discectomy and fusion. Spine (Phila Pa 1976) 2015; 40:674–683.

11. Davis RJ, Kim KD, Hisey MS, et al. Cervical total disc replacement with the Mobi-C cervical artificial disc compared with anterior discectomy and fusion for treatment of 2-level symptomatic degenerative disc disease: a prospective, randomized, controlled multicenter clinical trial: clinical article. J Neurosurg Spine 2013; 19:532–545.

12. Blumenthal SL, Ohnmeiss DD, Guyer RD, Zigler JE. Reoperations in cervical total disc replacement compared with anterior cervical fusion: results compiled from multiple prospective food and drug administration investigational device exemption trials conducted at a single site. Spine (Phila Pa 1976) 2013 ; 38:1177–1182.

13. Yin S, Yu X, Zhou S, Yin Z, Qiu Y. Is cervical disc arthroplasty superior to fusion for treatment of symptomatic cervical disc disease? A meta-analysis. Clin Orthop Relat Res 2013; 471:1904–1919.

14. Raynor RB. Anterior or posterior approach to the cervical spine: an anatomic and radiographic evaluation and comparison. Neurosurgery 1983; 12:7–13.

15. Greiner-Perth R, Elsaghir H, Böhm H, El-Meshtawy M. The incidence of C5-C6 radiculopathy as a complication of extensive cervical decompression: own results and review of literature. Neurosurg Rev 2005; 28:137–142.

16. Bydon M, Macki M, Kaloostian P, et al. Incidence and prognostic factors of c5 palsy: a clinical study of 1001 cases and review of the literature. Neurosurgery 2014; 74:595–604.

17. Xu R., Ebraheim NA., Nadaud MC, Stanescu S. The location of the cervical nerve roots on the posterior aspect of the cervical spine. Spine 1995; 20:2267–2271.

18. Hwang AE, Bae H, Cho SJ, et al. Morphometric study of the nerve roots around the lateral mass for posterior foraminotomy. J Korean Neurosurg Soc 2010; 47:358–364.

19. Barakat M, Hussein Y. Anatomic study of the cervical nerve roots for posterior foraminotomy: cadaveric study. Eur Spine, 2012.

20. Figueiredo E, Castillo de la Cruz M, Theodore N, Deshmukh P, Preul M. Modified cervical laminoforaminotomy based on anatomic landmarks reduces need for bony removal. Minim Invasive Neurosurg 2006; 49:37–42.

21. Tanaka N, Fujimoto Y, An H, Ikuta Y, Yasuda M. The anatomic relation among the nerve roots, intervertebral foramina, and intervertebral discs of the cervical spine. Spine J 2000; 3:286–291.

22. Raynor R, Pugh J, Shapiro I. Cervical facetectomy and its effect on spine strength. J Neurosurg 1985; 63:278–282.

23. Zdeblick T, Zou D, Warden K, et al. Cervical stability after foraminotomy. A biomechanical in vitro analysis. J Bone Joint Surg 1992; 74:22–27.

24. Lee CK, Rauschning W, Glenn W. Lateral lumbar spinal canal stenosis: classification, pathologic anatomy and surgical decompression. Spine 1988; 13:313–320.

25. Park JB, Cho YS, Riew KD. Development of adjacent-level ossification in patients with an anterior cervical plate. J Bone Joint Surg Am 2005; 87:558–563.

26. Hwang AE, Bae H, Cho SJ, et al. Morphometric study of the nerve roots around the lateral mass for posterior foraminotomy. J Korean Neurosurg Soc 2010; 47:358–364.

(马小军 译，张海龙 校)

第 2 篇

胸 椎
THORACIC SPINE

第6章
胸腔镜下胸椎间盘摘除术的临床应用
Clinical evidence for thoracic discectomy under thoracoscopic guidance

Luigi Andrew F Sabal, Sang-Ho Lee, Jun Ho Lee

引 言

有症状的胸椎间盘突出症（TDH）的发病率大约在 1/1 000 到 1/1 000 000，男性多于女性，40~50 岁发病率最高[1]。胸椎间盘突出症可发生在胸椎各节段，但 75% 的病例发生在 T8 以下，由于脊柱活动和后纵韧带薄弱，T11~T12 节段突出最常见[2]。

症状表现为轴性或根性疼痛的胸椎间盘突出症的首选治疗方法是非手术治疗。如果保守治疗 6 周症状不缓解，存在持续性顽固性疼痛或神经功能损伤则应手术治疗。

胸椎手术比颈椎和腰椎更具挑战性。传统的胸椎后路手术多数效果不佳。该种手术方式主要包括椎板切除、脊髓牵拉和椎间盘摘除，历史上 TDH 都是通过该种手术方式治疗的，但该术式对于脊髓的操作易致脊髓损伤和不可逆的截瘫[3, 4]。

由于胸椎特殊的解剖结构，前路手术对于脊柱外科医生极具挑战。具体而言，胸椎椎管面积最小；相对颈椎和腰椎活动度小；前方有肋骨、肺和心脏阻挡。传统胸椎开放手术的入路需要开胸、肋骨切除、椎体切除以暴露脊髓前方[5]。往往会致手术部位疼痛、呼吸困难 / 呼吸疼痛、肩胛带功能障碍和伤口愈合困难等多种围术期并发症[6]。

适应证、禁忌证及其他问题

适应证

TDH 手术治疗的适应证如下：

(1) 严重的或进行性加重的脊髓病。

(2) 持续性腰背痛。

(3) 难治性脊髓病[2]。

T3~T12 单节段软性间盘突出并引起相应症状的患者是行胸腔镜手术的理想指征。

胸椎间盘突出的位置在决定使用前方入路或后外侧入路时非常重要。前路手术能够直接到达并显露中央型突出（图 6.1a），而若选用后外侧入路，脊髓则会阻碍突出物的暴露（图 6.1b）。

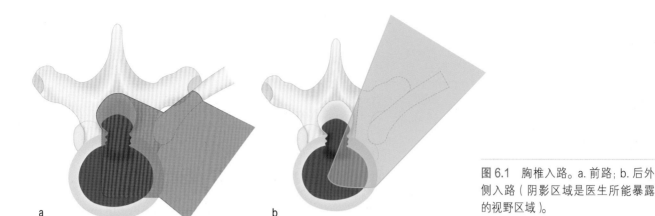

图 6.1　胸椎入路。a. 前路；b. 后外侧入路（阴影区域是医生所能暴露的视野区域）。

禁忌证

胸腔镜下椎间盘切除术的禁忌证包括：手术侧的开胸手术史（由于胸膜粘连），心肺疾病导致不能耐受单肺通气、病态肥胖症，以及其他不适宜行外科手术的相关禁忌证[7]。

钙化和巨大椎间盘

钙化的椎间盘突出可与邻近硬膜严重粘连，有时还会穿透硬膜进入硬膜内。在切除这些病灶的过程中往往会造成硬膜撕裂而出现脑脊液漏[8]。为了预防硬膜撕裂，Gille 等建议不要完全切除钙化椎间盘，而是将与硬膜粘连部分的间盘钙化壳进行少量的适当的保留，从而降低硬膜撕裂的风险[9]。

巨大椎间盘指通过术前 CT 下脊髓造影、磁共振成像（MRI）或两者共同使用评估侵占椎管 40% 以上的椎间盘[10]。巨大的胸椎间盘突出常常侵入硬膜，硬膜与突出椎间盘关系不清，椎间盘一旦彻底切除后硬膜往往也被一并切除[2, 10]。切除巨大胸椎间盘的其他方法还有：

（1）小切口开胸手术或开放开胸手术，可直视下直接缝合硬膜[2, 11]。

（2）双侧小关节切除联合后路胸椎椎间植骨融合术[12]。

然而，Quint 等完成了 167 例胸腔镜下胸椎间盘切除术，其总结相关经验认为，在胸腔镜下使用合适的手术器械和手术技术，可以达到完全减压，而不会引起更多的手术并发症。

多节段突出

当胸椎间盘突出超过一个节段，则可能需要对每个突出节段行减压。手术方式包括改良的经关节突入路手术[14]和开放开胸手术[15]。如果采用胸腔镜手术治疗多节段的中央型胸椎间盘突出，暴露范围可能比开胸手术还要大[16]，且当椎间盘切除超过 3 个节段则有引起脊柱后凸或不稳定的潜在风险，故建议采用后路固定和融合手术治疗[2]。

其他需考虑的问题

如果主动脉在胸腔镜入路的路径上，或者 TDH 发生在 T3–T4 以上或 T11–T12 以下的水平，则建议行开胸手术[7]。胸腔镜手术也可以尝试，但需要医生具有过硬的手术技术和经验。

技术与技巧

术前计划和评估是胸腔镜下椎间盘切除术成功的关键。X 线片、CT、脊髓造影和 MRI 帮助术者定位突出椎间盘，手术入路中可能的障碍物，并确定椎间盘是否伴有钙化。

一些胸廓内重要器官和结构的位置与重力有关，譬如降主动脉，当患者体位改变时位置可能改变数厘米。因此，术前需行 CT 评估降主动脉是否会阻挡手术入路，当患者处于右侧卧位时将不会阻挡（图 6.2）。所以说，对于左侧间盘突出同侧入路不是禁忌。

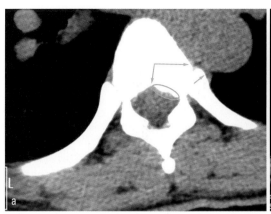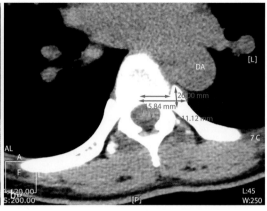

图6.2　术前CT检查，轴位。a.T6–T7钙化的突出间盘（蓝色圈标识）；b.估计的去骨范围（红色箭头标识）。

以下介绍的技术适用于术前确定为中胸段、单节段、有临床症状的TDH。患者采用双腔气管导管全身麻醉。双腔气管导管可使同侧肺不张，从而扩大胸腔内的手术操作空间。

患者取侧卧位，腋下和胸腰段垫枕，以防止脊柱侧弯。腋窝避免直接压迫，因为直接压迫可能导致术后臂丛神经麻痹。

当脊柱与地面保持水平后，在透视下用笔画出如下的体表标志（图6.3）：

（1）目标椎间盘的节段。

（2）目标椎间盘上位和下位椎体各自的边界。

（3）腋线：

- 腋后线
- 腋中线
- 腋前线

（4）三个手术孔。三孔的相对位置如下：

- 胸腔镜孔：垂直于目标椎间盘的中点处
- 两个操作孔，均位于腋前线。一个操作孔常取内镜入口上方的一个或两个肋间隙，而另一个操作孔通常位于同一肋间隙
- 三孔在术中可根据需要互换使用，胸腔镜孔用作操作孔或操作孔用作胸腔镜孔

然后将患者固定在手术台上并连接神经监测设备（图6.4）。

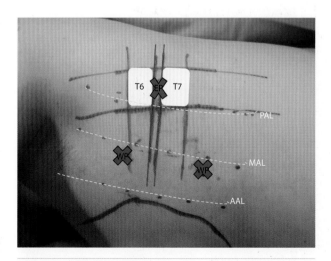

图6.3　标记解剖标志和工作孔位置。左侧为头侧，右侧为尾侧，图片底部为前侧。AAL，腋前线；MAL，腋中线；PAL，腋后线；EP，内镜孔；WP，操作孔。

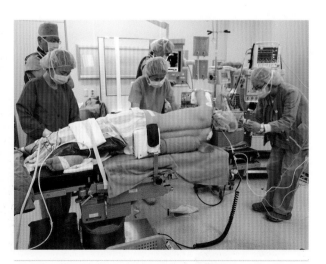

图6.4　患者在手术台上摆好体位。注意脊柱与地面平行，胸腰段垫枕以防止脊柱侧弯，腋窝避免直接压迫。

在C臂机自由进出手术区域的情况下，医生应能够毫无阻碍地观察患者和显示器。因为有时可能会转行开胸手术，所以必须术前做好皮肤准备，铺单合适以备需要时扩大切口。

皮肤做15 mm切口，使用双极电刀止血，切口插入trocar，从而建立胸腔镜孔。胸腔镜置入时必须小心谨慎。置入后先检查胸腔内部是否有阻碍其他通道置入的异常结构。患者可能存在胸膜粘连，故如果非直视下建立工作通道可能造成肺损伤。作者所在的医疗中心使用的是30°胸腔镜，医院和医生可根据自己的使用习惯使用其他类型的胸腔镜。

建立第二个操作孔：表皮做15 mm切口，然后在胸腔镜直视下将直钳钝性插入胸腔。然后再置入trocar（图6.5）。

第三个操作孔建立方法类似。具体的位置关系在图6.3中已标明，同时胸腔镜连接气动助力臂。在胸腔内，柔软的肺组织自然萎陷，暴露出肋椎关节和椎体侧面（图6.6a）。

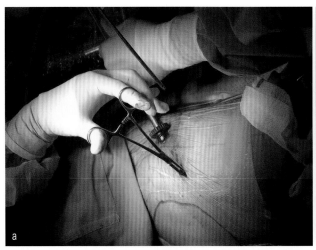
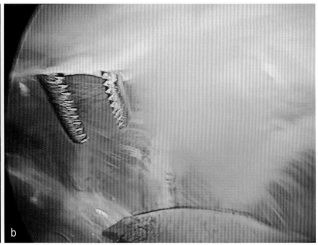

图6.5 建立第二个操作孔。a.外面观直钳插入胸腔；b.镜下观察直钳插入胸腔。

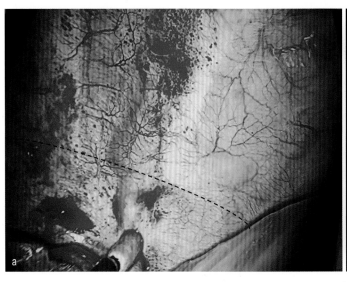
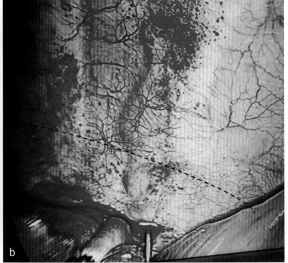

图6.6 镜下观察胸腔内。a.软组织萎陷；b.克氏针插入肋骨头部（虚线为肋椎关节）。

克氏针插入可能阻挡在目标椎间盘前方的肋骨头部（图 6.6B）。通过胸腔镜下直视和 C 臂机透视定位共同确定目标椎间盘。确定后拔除克氏针，在肋骨头部打开后壁胸膜。图 6.7 展示了多种打开胸膜暴露肋骨及椎间盘的方法。

胸膜打开后肋骨头部可显露。该步骤操作需小心，以防止损伤在肋骨头部或头旁纵行排列的交感链。需要做椎体切除时，近端和远端的神经血管束需结扎，在仅行间盘减压时可保留这些结构。

从一个工作通道置入磨钻，镜下部分切除肋骨头以暴露下位椎体椎弓根及椎间盘后缘（图 6.8）。根据患者的体位和体型，一般切除 7 mm 到 1 cm 的肋骨头即可。

肋骨头切除后，下位椎体的椎弓根头侧也要磨除一部分以暴露出硬膜的侧面。该步骤需小心操作，尽量维持椎弓根完整，以防出现不稳定。避免损伤椎间孔走行的出口根和血管（如 Adamkiewicz 动脉），谨防出现暂时或永久的神经功能损伤。

硬膜侧面暴露后则开始处理目标椎间隙。在椎间隙的后侧及相邻椎体的后缘磨出一个 30 mm 深（或足以暴露脊髓腹侧的深度）和 10 mm 宽的沟槽，以保证能充分切除椎体后缘间的骨赘（图 6.9）。

椎板咬骨钳和垂体镊用于去除脱出椎间盘组织。当试图到达沟槽的对侧时，在椎体后缘或后纵韧带（PLL）留下一层薄层皮质骨，这将有助于预防大出血，减少同侧硬膜减压后造成的视野阻挡。

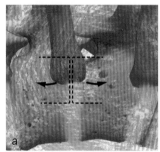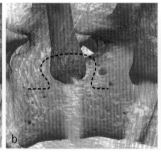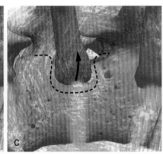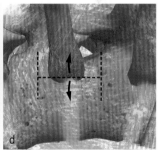

图 6.7　如何暴露肋骨头部及其下方的椎间盘。a. 垂直开窗法；b. 下翻法；c. 上翻法；d. 水平开窗法。

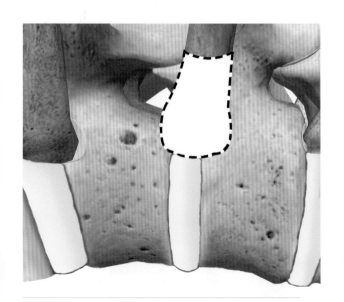

图 6.8　切除肋骨头部，一部分椎弓根及椎体以进入椎管。

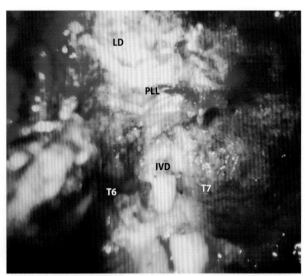

图 6.9　镜下观察间盘切除和减压：制造沟槽。LD，硬膜侧面。PLL，后纵韧带；IVD，椎间盘。

术中需透视检查以确认沟槽深度，沟槽必须超过对侧椎弓根内侧缘（图 6.10）。小心磨除和逐片切除残留骨质和 PLL，在椎管减压之前必须使沟槽达到合适的深度。深度足够后，将剩余 PLL 和附着的骨赘彻底安全的去除。再使用咬骨钳和镊子进行椎管和腹侧硬膜的减压（图 6.11a）。

腹侧完全减压的标志是胸腔镜直视下可见清晰的硬膜（图 6.11b）。当确认完全减压，则可以开始关闭手术切口。充分止血，肺再通气，关闭切口，放置胸腔闭式引流管。自术后第一天起，当无出血、浆液性渗出、气胸/血胸，以及无引流液后，则可以将胸腔闭式引流管拔除。

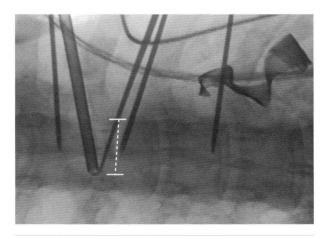

图 6.10 术中透视确认沟槽的深度（白色虚线，深度通过吸引器标识，未超过对侧椎弓根的内侧缘）。

并发症

并发症发生率

胸腔镜手术的并发症发生率在 15.6%~24.4%。相比之下，开胸手术的并发症率要高 2~3 倍[2, 6, 16]。而且胸腔镜手术相关并发症多轻微，多发生在围手术期，持续短暂，多不致命。报道最常见的并发症是一过性的肋间神经痛，但是近年随着硬质 trocar 被软性 trocar 取代，发生率也呈下降趋势[17]。

硬膜撕裂和脑脊液漏

硬膜撕裂较常见且在这个位置难以修补。由于

胸腔引流管内呈负压，脑脊液不断漏入胸腔会延缓硬膜的愈合，且引起低颅压[18]。

随着呼吸引起的胸内负压，脑脊液从蛛网膜下腔和胸膜间的瘘管流入胸腔。胸腔闭式引流管使渗漏进一步加重。而当患者直立时蛛网膜下腔空间增加，同时呼气致胸腔内压力增加，此时空气会从瘘管进入脑脊液，引起颅腔积气[19]。术后所有患者都常规需要肺部支持治疗及心电监护。

作者使用涂有纤维蛋白原/凝血酶的胶原纤维网（TachoComb, CSL Behring, Tokyo, Japan）和纤维蛋白胶/密封剂来修补硬膜撕裂。

手术节段错误

已有很多手术节段错误的相关报道[20]。为了预

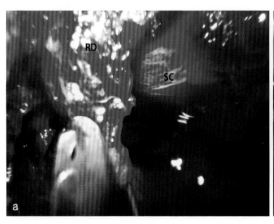

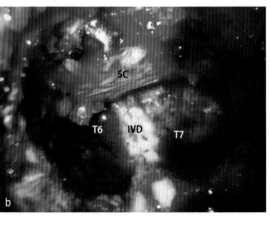

图 6.11 a、b. 脊髓的腹侧减压。RD，残余的钙化间盘；SC，脊髓和腹侧硬膜；IVD，椎间盘。

防手术节段错误，必须进行术中透视和胸腔镜镜下双重确认。在作者的医疗中心，他会在手术初期确认两次：第一次是在术前摆体位时，第二次是在建立操作口时。在术中切开后壁胸膜前还会通过术中透视进行第三次确认。在磨钻磨除肋骨头前克氏针插入肋骨头帮助定位，确认后再暴露目标椎间隙。

脊髓局部缺血

一部分作者建议在 T8-L1 节段行前外侧入路手术术前需行脊髓血管造影，因为在这部分走行的脊髓节段动脉更加粗大[21]。节段动脉及其分支和椎间孔中成分的损伤可导致脊髓局部缺血。侧方经胸腔外入路常会引起该并发症，而经胸入路一般不会引起这种损伤。

临床证据

Ⅰ级和Ⅱ级证据

胸腔镜下椎间盘切除目前尚无一级和二级研究证实其安全性和有效性。

Ⅲ级和Ⅳ级证据

大多数胸腔镜椎间盘切除术的临床证据仅限于在专科中心进行的Ⅳ级研究。虽然如此，这些中心取得了良好的临床效果。Anand 和 Regan 随访了 100 例行胸腔镜手术的患者 2 年，获得了 84% 的长期满意率，临床有效率为 70%[6]。Quint 等对 167 例行单节段椎间盘切除术的患者进行了 2 年的前瞻性研究。结果显示，79% 的患者疼痛缓解评为优或良，80% 的患者运动功能评为优或良[13]。

在由 Wait 等进行的一项三级研究中，他们发表了 121 例接受胸腔镜椎间盘切除术的患者的研究结果，并将这些患者与一组接受开胸手术的患者相比较（39 例）。胸腔镜手术患者的满意率为 97%，且比开胸手术组具有更低的切口相关并发症发生率[22]。尽管两组为非匹配病例对照研究，统计

显示胸腔镜下椎间盘切除术组在多个方面优于开胸组，包括肋间神经痛的麻醉镇痛药使用情况、住院时间、胸腔闭式引流管留置时间、手术出血量，以及异体输血需求。由于开胸手术组的椎间盘多数更大且钙化较多，作者没有就两组的神经功能恢复情况进行比较。

为了尽可能减小三维真实图像向二维的胸腔镜图像转化时的图像损失，本中心会在必要时使用 O-arm 导航系统（Medtronic，CO，USA）增加术中脊髓减压的精确度和安全性[23]。

病例介绍

1 位 42 岁女性有背痛伴左下肢的放射痛。术前 MRI 提示多节段的胸椎间盘突出（图 6.12）。诊断性阻滞患者症状可临时缓解，证实引起临床症状的节段为 T6-T7。轴位 MRI 和 CT 下脊髓造影证实同节段脊髓腹侧的脑脊液流动消失。CT 平扫示椎间盘伴有钙化。

该患者右侧卧位下行胸腔镜下胸椎间盘切除术，术后 MRI 示 T6-T7 节段完全减压。术前症状在术后得到改善且未发现术后并发症（图 6.13）。术中失血 200 ml，胸腔闭式引流管于术后 36 小时拔除。

结　论

胸腔镜下胸椎间盘切除术对术者和医院均有很高的要求。除了主要的手术团队之外，辅助医疗团队譬如心胸外科医师和呼吸科医师应在手术前、手术中和手术后各阶段能够随时帮助处理相关问题。该手术还需要许多专业设备，包括胸腔镜和专门的经胸腔的内镜器械，如长磨钻等。再加上胸腔镜下椎间盘切除术的技术难度，所以该手术最好在专业的脊柱外科中心进行，在经验丰富的医生和术后护理团队的配合下完成。

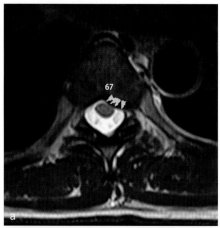

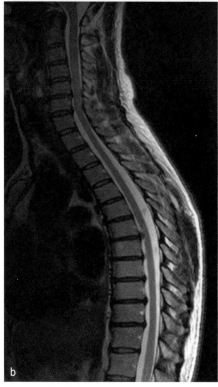

图 6.12 42 岁女性，T6-T7 间盘突出引起临床症状，术前 MRI 的 T2 加权像。a.T6-T7 轴位；b. 矢状位。

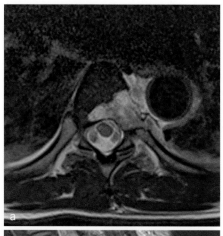

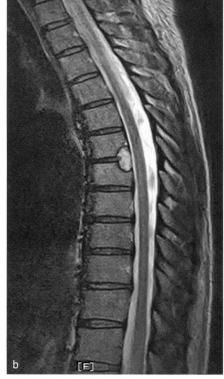

图6.13 42岁女性，T6-T7 间盘突出引起临床症状，术后 MRIT2 加权像。a.T6-T7 轴位；b. 矢状位。

参·考·文·献

1. Arce CA, Dohrmann GJ. Herniated thoracic disks. Neuro Clin 1985; 3:383–392.

2. Yoshihara H. Surgical treatment for thoracic disc herniation. An update. Spine 2014; 39:E406–412.

3. Horwitz NH, Rizzoli NV. Postoperative Complications of Extracranial Neurological Surgery. Baltimore, MA: Williams and Wilkins, 1987.

4. Stillerman CB, Chen TC, Couldwell WT, Zhang W, Weiss MH. Experience in the surgical management of 82 symptomatic herniated thoracic disks and review of literature. J Neursosurg 1998; 88:623–633.

5. Bohlmann HH, Zdeblick TA. Anterior excision of herniated thoracic discs. J Bone Joint Surg [Am] 1998; 70:1038–1047.

6. Anand N, Regan JJ. Video-Assisted Thoracoscopic Surgery for Thoracic Disc Disease: Classification and outcome study of 100 consecutive cases with a 2-year minimum follow-up period. Spine 2002; 27:871–879.

7. Wait SD, Fox DJ, Jr, Kenny KJ, et al. Thoracoscopic resection of symptomatic herniated thoracic discs: clinical results in 121 patients. Spine 2012; 37:35–40.

8. Ayhan S, Nelson C, Gok B, et al. Transthoracic surgical treatment for centrally located thoracic disc herniations presenting with myelopathy: a 5-year institutional experience. J Spinal Disord Tech 2010; 23:79–88.

9. Gille O, Soderlund C, Razafi mahandri HJ, et al. Analysis of hard thoracic herniated discs: review of 18 cases operated by thoracoscopy. Eur Spine J 2006; 15:537–542.

10. Hott JS, Feiz-Erfan I, Kenny K, et al. Surgical management of

giant herniated thoracic discs: analysis of 20 cases. J Neurosurg Spine 2005; 3:191–197.

11. Dickman CA, Rosenthal D, Regan JJ. Reoperation for herniated thoracic discs. J Neurosurg (Spine 2). 1999; 91:157–162.

12. Zhao Y, Wang Y, Xiao S, et al. Transthoracic approach for the treatment of calcified giant herniated thoracic discs. Eur Spine J 2013; 22:2466–2473.

13. Quint U, Bordon G, Preissl I, et al. Thoracoscopic treatment for single level symptomatic thoracic disc herniation: a prospective followed cohort study in a group of 167 consecutive cases. Eur Spine J 2012; 21:637–645.

14. Arnold PM, Johnson PL, Anderson KK. Surgical management of multiple thoracic disc herniations via a transfacet approach: a report of 15 cases. J Neurosurg Spine 2011; 15:76–81.

15. Oppenlander ME, Clark JC, Kalyvas J, Dickman CA. Surgical management and clinical outcomes of multiple-level symptomatic herniated thoracic discs. J Neurosurg Spine 2013; 19:774–783.

16. Kim DH, Fessler RG, Regan John J. Endoscopic Spine Surgery and Instrumentation: Percutaneous Procedures. New York: Thieme, 2005.

17. Oskouian RJ, Johnson JP. Endoscopic thoracic microdiscectomy. J Neurosurg Spine. 2005; 3:459–464.

18. Lewandrowski KU, Lee SH, Iprenburg M. Endoscopic Spinal Surgery. London: JP Medical. 2013.

19. Horowitz MB, Moosy JJ, Julian T, et al. Thoracic discectomy using video assisted thoracoscopy. Spine 1994; 19:1082–1086.

20. Vanichkachorn JS, Vaccaro AR. Thoracic disk disease: diagnosis and treatment. J Am Acad Orthop Surg 2000; 8: 159–169.

21. Stillerman CB, Chen TC, Couldwell WT, et al. Experience in the surgical management of 82 symptomatic herniated thoracic discs and review of the literature. J Neurosurg 1998; 88:622–623.

22. Wait SD, Fox DJ Jr, Kenny KJ, et al. Thoracoscopic resection of symptomatic herniated thoracic discs: clinical results in 121 patients. Spine 2012; 37:35–40.

23. Hur JW, Kim JS, Cho DY, et al. Video-assisted thoracoscopic surgery under O-arm navigation surgical guidance for the treatment of thoracic disk herniations: surgical techniques and early clinical results. J Neurol Surg A Cent Eur Neurosurg 2014; 75:415–421.

（商澜镨　祝斌　译，刘晓光　校）

第7章

椎间孔入路经皮内镜胸椎间盘切除术

Endoscopic transforaminal thoracic discectomy

Michael Schubert

简 介

早在 1922 年，Adson 就报道了第一例胸椎间盘手术（如 Arts 与 Bartels 于 2013 年所描述），他们施行的是椎板切除术，由于疗效不理想，这种手术入路已经被完全抛弃。Mccormick 等于 2000 年报道通过椎板切除来摘除胸椎间盘，术后约 35% 出现神经功能恶化，死亡率为 13%，这是因为对胸髓即使是轻微牵拉或操作也会导致严重与永久性损伤。

胸椎间盘突出症是一种罕见疾病，Hiroshima 与 Anyone 于 2014 年报道每百万人中仅一人患病、占所有椎间盘手术的 0.5%~4%。因此，大多数外科医生不太熟悉胸椎间盘手术入路的相关挑战，此类手术最好在专门的中心来开展。Bore 等于 2011 年报道目前尚无普遍接受的手术方式，多提倡的是一种"个体化定制手术入路"。McCormick 于 2000 年、Hiroshima 于 2013 年、Snyder 等于 2014 年先后报道了大量不同的手术入路，其手术效果也不尽相同，其中最重要的、为大家所接受的手术方式包括开放经胸入路、肋骨横突切除入路、外侧腔外入路和经椎弓根入路。

当选择合适的手术入路时，须针对入路创伤来权衡切除病变所需的视野暴露程度与操作脊髓的风险（图 7.1）。近来更多微创技术的发展允许对很多病例能进行充分的减压。因此，对于经选择好的病例而言，微创技术可能代表的是一个有价值的选择。当在前路与非前路两种入路方式之间选择时，Hiroshima 明确主张采用非前路入路方式。Hiroshima 与 Yoneoka 于 2014 年报道了他们对美国最大医院的数据库进行调研，其中包含约 800 万次住院记录，发现前方入路手术的发病率和死亡率明显高于可供选择的侧方 – 后方入路。

解剖考虑

胸椎有许多特点，最重要的是有肋骨参与形成的肋椎关节，这大大降低这段脊柱的活动度，这被认为胸椎间盘突出发生率总体低的主要原因。以下事实进一步支持这一点：大多数椎间盘突出发生在 T8 以下，峰值在 T11–T12，由于肋骨不再直接与胸骨相连，这些节段的胸椎有更大的活动度。

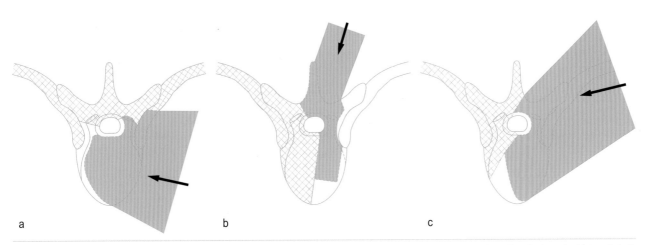

图 7.1　手术视野比较。a.前外侧入路（胸廓切开术与胸腔镜）；b.经椎弓根入路；c.肋骨横突切除入路。术者视线对侧硬膜囊表面的盲区在所有入路都是常见的。

胸椎的另一个特点是后凸弧线与梨形椎体（图7.2）。因此，硬膜囊的腹侧位于椎体后缘线的前侧，术中透视操作时必须时刻牢记这一事实。

胸髓被称为血管区"流域"，突显了这个区域血管密集，特别是术中务必保护行走至 T8~L2 椎体左侧面的 Adamkiewicz 动脉（根最大动脉），这就是特地从身体右侧开展侧方入路手术的原因之一。

神经根性症状主诉主要是沿着肋间神经走行放射至胸壁周围疼痛，但它也可以包括腹股沟区与下肢疼痛。当脊髓受压时，就会发展成脊髓病。在这些病例中，患者可能表现为下肢无力、阵挛、共济失调步态、括约肌张力丧失或肛周感觉减弱，Romberg 征和 Babinski 征可能为阳性。鉴别诊断包括骨质疏松症、脊柱肿瘤、肺病、神经痛和神经鞘瘤。

临床表现与鉴别诊断

有症状的胸椎间盘突出的高峰发病在 40~50 岁，男性和女性发病率相同。Stillerman 等于 1998 报道中指出这可能会导致有三种不同症状的综合征：①胸腰段局部轴向疼痛；②神经根性疼痛；③脊髓病。

术前评估

与颈椎和腰椎的诊断程序一样，对有症状的胸椎间盘突出的诊断也是基于相关的临床表现和影像学，磁共振断层扫描（MRT）或计算机断层扫描（CT）对判断突出的确切部位和大小是必不可少的(图 7.3)。

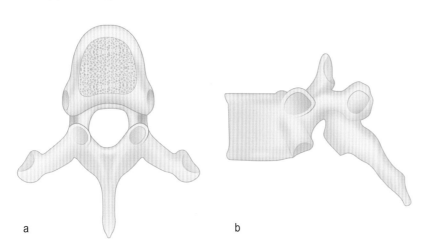

图 7.2　胸椎椎体。a.轴位观；b.侧位观

如果没有脊髓受压的证据，接下应尝试 4~6 周的保守治疗。

在为手术确定最佳入路之前，必须确定突出平面与突出部位偏外的程度，也要特别关注其相对于脊髓的解剖位置。McInerney 与 Ball 于 2000 年报道 30%~70% 的胸椎间盘脱出伴有钙化，可能需要更具侵袭性的手术。Stillerman 等于 1998 年报道约 5%~10% 的钙化椎间盘可突出延伸至硬脊膜内。因此，术前需确定是否存在椎间盘钙化。

为了避免手术节段错误，MRT 或 CT 扫描应该提供图像能从骶骨向上，或从 C2 向下计数。

适应证与禁忌证

建议以下情况可采用椎间孔入路经皮内镜胸椎间盘髓核切除术（ETTD）治疗胸椎间盘突出：

- 有症状的胸椎间盘突出，且临床症状与 MRT 或 CT 影像学相符
- 病变节段在 T5–T6 到 T12–L1 的水平
- 软性突出
- 从中央型到侧方突出

椎间孔入路经皮内镜胸椎间盘髓核切除术的禁忌证包括以下情况：

- 硬脊膜内突出
- 相当程度的钙化
- 脊髓病

手术技术

麻醉

在作者的诊所，后外侧入路经皮内镜胸椎间盘切除术是在局麻和镇静剂辅助下进行的。这对患者来说更容易且有助于避免严重的神经损伤，因为如果触及神经结构，患者将会有反馈。为达到这个目的，一般使用的药物是局部麻醉剂（如利多卡因），也可在

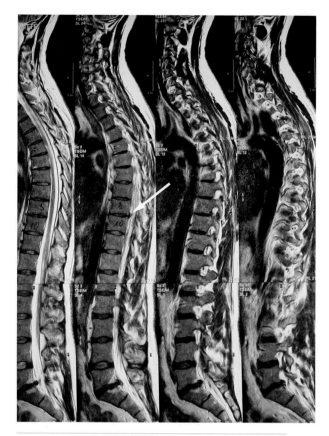

图 7.3 术前 MRI 显示 T9–T10 突出椎间盘（白色箭头）

术中根据患者需要静脉滴入阿片类药物与镇静剂（如芬太尼和异丙酚）的混合剂。Godschalx 于 2013 年的报道中指出，手术医生与麻醉师之间需要密切合作，以便在手术不同阶段调整阿片类药物的剂量。

器械

需要 C 臂机确认正确的手术节段和穿刺点，以及在整个手术过程持续控制。创建手术通道所需的工具如图 7.4 所示：

- 长的 18 G 脊柱穿刺针
- 导丝
- 系列软组织扩张器
- 用来扩大椎间孔直径的系列磨钻
- 斜面开口的工作鞘管

椎间盘切除所需的工具包括：

- 30° 视角的硬性通道内镜
- 微型髓核钳

· 双极射频电极头

患者体位

患者侧卧位，手术入路侧朝上（图 7.5），原则上手术入路从病灶的同侧进行。

确定穿刺点

根据术前 MRT 或 CT，从中部椎弓根环画一条到小关节外侧缘的线来确定穿刺点旁开后正中线的距离，这条线进一步延伸至皮肤就被定义为"入路线"、通常旁开后正中线约 5~6 cm（图 7.6a）。在做切口前直接通过正位（AP 位）及侧位透视来确定椎间盘平面和入路角度（图 7.6b、c）。18 G 穿刺针应平行于下位椎体上终板、侧位透视显示针尖应位于椎体后缘线、AP 位透视显示针尖应位于椎弓根内缘线，为了保护脊髓，针尖位置不能逾越椎弓根内缘这条线。

从切开到缝合

1% 利多卡因皮肤浸润麻醉后，将 18 G 穿刺针置入椎间孔，局部再注射利多卡因。取出穿刺针内芯后将导丝置入到硬膜外间隙。取出穿刺针外芯，做约 6 mm 长的皮肤切口，然后用扩张器逐级扩张软组织，接着将一个管状鞘管置入到小关节后外侧缘。通过该鞘管同样置入一斜面套管，其开口面向小关节上外侧部。为了确保安全到达椎间盘，套管尖端在 AP 位透视上必须位于椎弓根中线上（图 7.7a）。用磨钻磨切小关节和肋骨头来扩大椎间孔，从而能将工作套管置

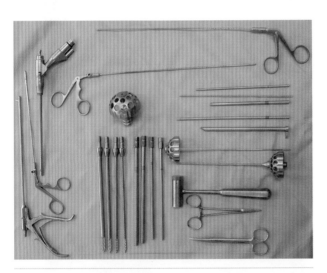

图 7.4　椎间孔入路经皮内镜胸椎间盘摘除所需要的一系列工具。

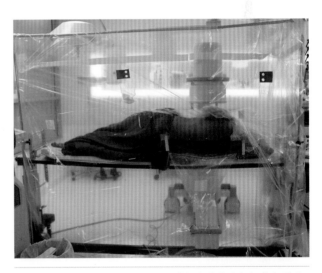

图 7.5　患者侧卧位、行椎间孔入路经皮内镜胸椎间盘切除术。

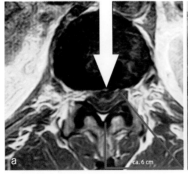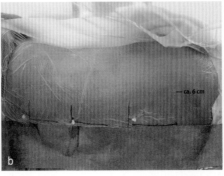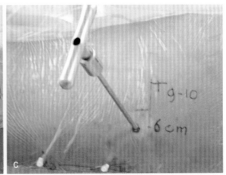

图 7.6　设计椎间孔入路经皮内镜胸椎间盘切除术穿刺点。a. 术前 CT：从中部椎弓根环画一条到小关节外侧缘的线来确定穿刺点旁开后正中线的距离，这条线进一步延伸至皮肤就被定义为"入路线"、通常旁开后正中线约 5~6 cm；b. 确认节段；c. 建立通道。

入硬膜外空间（图7.7b）。

　　然后通过套管置入内镜，持续灌洗以提供清晰的镜下视野（图7.7c）。采用髓核钳和射频消融切除椎间盘外侧膨出部分，来获得初步的椎管减压。然后旋转工作套管使之开口面向椎间孔区硬膜外间隙，摘除剩余突出的椎间盘组织或采用射频消融皱缩（图7.8）。手术结束时，可见硬膜囊搏动良好。移除所有器械，一针缝合切口，贴无菌敷料贴。

术后护理

　　术后行肺部听诊以及胸片检查，排除肺不张这种罕见但非常严重的并发症。术后不需要带支具，术后2周开始行针对性的物理治疗。

知情同意

　　尽管在作者单位尚未发现与经椎间孔入路经皮内镜胸椎间盘切除术有关的严重不良事件，但这种手术仍然存在一些风险，应该让患者了解到以下潜在的特有并发症。

- 肺不张
- 神经损伤
- 硬膜囊损伤
- 脊髓病、包括截瘫
- 手术节段错误

临床经验

　　Hoogland 与 Scheckenbach 于 1995 年、Hoogland 等于 2006 年与 2008 年、Choi 于 2008 年、Schubert 与 Hoogland 于 2005 年、Jasper 等于 2013 年先后报道自 20 世纪 90 年代末以来，已为相当多的患者完成了椎间孔入路经皮内镜腰椎间盘切除术。2 项随机对照研究（RCTs）结果显示，与显微镜下腰椎间盘切

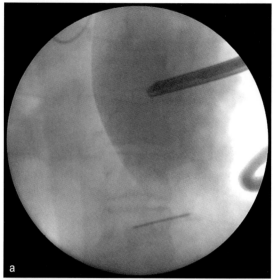

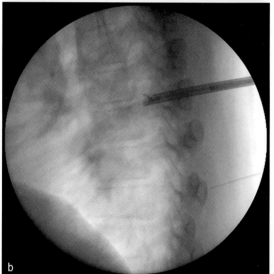

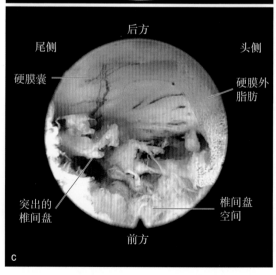

图 7.7　椎间孔入路经皮内镜胸椎间盘切除术的术中所见：a. AP 位透视；b. 侧位透视；c. 镜下视野。

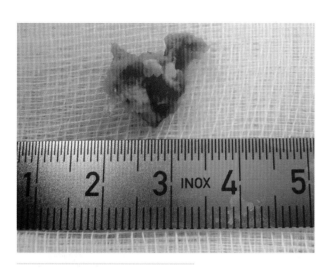

图 7.8　镜下成功切除的椎间盘组织。

除术相比，椎间孔入路经皮内镜腰椎间盘切除术不论是对初发还是复发腰椎间盘突出症都是非常安全的。Ruetten 等先后于 2008 年与 2009 年报道中指出这种安全性与其并发症更少、失血更少、恢复更快有关。

在作者的治疗中心，23 例胸椎间盘突出症患者接受了 ETTD 治疗。患者年龄 35~75 岁，术前主诉包括背痛、神经根性疼痛，以及下肢无力或马尾综合征。所有患者均能局麻下行日间手术。评价术后 3

个月疗效，15 例"良"或"优"、8 例"一般"。无术中或术后并发症发生。

临床证据

I 级与 II 级证据

胸椎间盘突出罕见，如何选择合适的手术入路很大程度取决于突出大小、位置和钙化程度，还取决于手术医生经验、手术中心设施和患者选择偏好。由于受所有这些因素的限制，试图收集获得高级别的临床数据是很困难。尽管胸椎间盘切除术有悠久的历史，但据作者所知，尚无任何来源于 RCTs 研究的 I 级或 II 级数据、允许临床医生对不同入路的价值做出判断与决策。

III 级与 IV 级证据

就 ETTD 技术而言，迄今只有系列病例的 IV 级证据报道，但现有数据已能支持或证实作者本人的研究结果（表 7.1）。

表 7.1　椎间孔入路经皮内镜胸椎间盘切除术的临床经验

引述	病例数	疼痛改善的病例数（%）	疗效优 / 良的病例数（%）	失血（平均）	手术时间（平均）	住院时间
作者的数据	23	22（96）	15（65）	不适用	不适用	门诊
Nie 与 Liu，2013	13	12（92）	10（77）	不适用	不适用	门诊
Choi 等，2010	14	13（93）	不适用	不适用	61 分钟	门诊
Regev 等，2012	12	12（100）	不适用	30~250 ml（113 ml）	80~185 分钟（129 分钟）	1~4 晚（平均 2 晚）
Dalbayrak 等，2014	15	15（100）	不适用		85~135 分钟（105 分钟）	1 晚

Choi 等报道了有症状的软性胸椎间盘突出的 14 例系列患者接受椎间孔入路经皮内镜手术。与作者的手术操作相比，患者俯卧位，且使用了不同器械，但到达椎间盘的手术路径是相同的，也是在局部麻醉辅以镇静剂维持下进行的。采用疼痛视觉模拟评分（VAS）评估背痛与腰腿，以及 OSwestry 残疾指

数（ODI）评估，最终随访时与术前基础线相比疼痛明显减轻、功能显著改善，无手术相关并发症，也无需转换成开放手术。因此，作者认为此技术为软性胸椎间盘突出提供了一条到达病变的直接通路，是一种安全、有效的手术方式。

Nie 与 Liu 于 2013 年报道了采用椎间孔入路经

皮内镜技术治疗有症状的胸椎间盘突出的 13 例系列患者。患者俯卧位、在门诊手术中心局麻下完成手术。1 例术中硬脊膜损伤，这种并发症导致出现类似腰椎穿刺后头痛的症状，采用硬膜囊补片成功治愈，再无其他并发症发生。最终随访 6~41 个月，患者满意率为 76.9%。根据 VAS 和 ODI 评分，腰背痛减轻、功能改善。作者认为对仔细挑选的病例而言，经皮内镜胸椎间盘切除术是一种安全、有效的手术方式。

另有椎间孔入路经皮内镜胸椎间盘切除术的 2 组病例报道，但是在显微镜而非经皮内镜下进行的。显微镜具有图像三维与更具方位感的优势，但在另一方面，经皮内镜则可获得详尽细微的手术视野，且镜头角度设计可使其看到隐藏在显微镜直视区域以外的视野。

Regev 等于 2012 年报道了 12 例连续的患者使用管状扩张通道经椎间孔入路显微镜下胸椎间盘切除术。所有患者术后神经症状和运动功能经评估均获得改善，腰痛 VAS 评分中位数由 4.5 分降至 2 分，诸如性功能或膀胱功能障碍的脊髓病症状并无改善，无与手术相关的严重并发症发生。作者认为经椎间孔入路治疗胸椎间盘突出症是一种有潜在价值的术式。

Dalbayrak 等于 2014 年报道使用标准的外科显微镜和常用的器械通过 Kambin 三角经椎间孔进入椎管。42 例椎弓根内侧区域胸椎间盘突出症患者纳入这项系列病例临床研究，无严重并发症发生、术后疼痛及功能明显改善。作者认为，经椎间孔入路不会引起神经功能缺失或脊柱不稳，是治疗症状性胸椎间盘突出的一种选择。然而，与经皮内镜相比，只适用于内侧型突出。

临床证据：与现有的开放手术之比较

经椎弓根入路与肋骨横突切除入路是两种重要的、广为接受的开放后外侧入路术式。对于经椎弓根入路，患者俯卧位且用胶布带与手术台固定，这允许在取椎间盘组织时，向术者对侧面旋转与倾斜手术台。通过后正中切口暴露棘突、椎板和小关节，切除尾端的椎弓根全部及大部分小关节，这样就能在下位椎体的外上面显露出一个小的洞穴状窗口，从而能远离脊髓腹侧、对覆盖其上的椎间盘进行减压。如果需要暴露硬脊膜背外侧，还需行半椎板切除。

对于肋骨横突切除入路，Benzel 于 2012 年已经描述了与上述略微不同的操作技术。患者俯卧位或改良侧卧位，沿着竖脊肌外侧缘作旁正中皮肤切口，或者做半月形切口，这两种切口都能将皮肤、皮下组织和筋膜瓣翻向棘突，然后平行皮肤切口方向切开斜方肌，并向内侧牵开。通过术中透视，确认手术节段正确。接着切除肋骨近段 8~12 cm，辨认其深面行走的肋间神经，并追踪至椎间孔。切除尾端的椎弓根来暴露脊髓外侧面。切除椎间盘背侧 1/3，但保留大部分椎间盘背侧纤维环以及后纵韧带完整。通过切除邻近椎体的背侧一部分来创造一些空间，从而允许远离硬膜囊对残余的椎间盘和韧带进行减压。然后，可采用细小内镜来探查硬脊膜腹侧，切下的肋骨可用作结构性植骨填充缺损区。在闭合前，必须仔细探查硬脊膜腹侧和椎管，以免骨块干扰到神经结构。

Ⅰ 级与 Ⅱ 级证据

目前尚无将肋骨横突切除入路，或经椎弓根入路胸椎间盘切除术与椎间孔入路经皮内镜胸椎间盘切除术进行比较，或将肋骨横突切除入路与经椎弓根入路胸椎间盘切除术之间进行比较的 Ⅰ 级或 Ⅱ 级研究。

Ⅱ 级证据

Arts 与 Bartels 于 2013 年、Bbilsky 于 2000 年、Chi 等于 2008 年、LeRoux 等于 1993 年、Ridenour 等于 1993 年、Singounas 等于 1992 年先后发表了大量的经肋骨横突入路与经椎弓根入路切除胸椎间盘的临床结果。

比如 Arts 与 Bartels 于 2013 年发表了证据等级最高的证据是来自队列研究的 Ⅱb 级数据。在这项前瞻性对比队列研究中，作者纳入了有症状的椎间盘突出 100 名系列患者。56 例经小切口开胸入路（小切口 TTA 组）、44 例经椎弓根入路切除椎间盘。术前通过 CT 和 MRI 评估椎间盘突出的内容物的一致性及其与脊髓的相对位置，术前、术后 2 个月与日后评估患者的神经功能，通过发送邮件问卷实现长期随访。两组中大多数患者都有脊髓病和神经根性疼痛症状，小切口 TTA 组患者有痉挛症状的更多。突出椎间盘 58% 存在钙化、77% 突出超出椎管前后径的 1/3。

在该研究中，对所有患者进行脊髓损伤评估，ASIA C 级或 D 级占 64%、ASIA E 级占 36%。小切口 TTA 组的 50%、经椎弓根入路组的 37% 患者术后 ASIA 评分至少提高 1 级（P=0.19）。小切口 TTA 组的手术时间、出血量、住院时间及并发症发生率明显更高，这主要与椎间盘突出大小和内容物的一致性有关。长期随访显示，小切口 TTA 组与经椎弓根入路胸椎间盘切除组疗效良好的患者分别为 72%、76 %，二者无统计学差异（P=0.80）。作者得出结论，外科治疗可使大多数有症状的椎间盘突出获得临床症状改善，这取决于突出位置、大小和突出内容物的一致性。对突出靠内的大的钙化椎间盘应采用前外侧入路，对无钙化或外侧突出的椎间盘可采用后方入路。

Ⅲ 级数据

Chen 在 2000 年发表的一篇回顾性研究中发现，由于患者群体的异质性和手术入路的多样性，更不用说手术医生的水平和经验的参差不齐，很难评估和比较胸椎间盘手术的疗效。但 Chen 制定了许多相关的疗效标准，并与现有的一系列病例报道进行了比较。肋骨横突切除入路和经椎弓根入路胸椎间盘切除术后疼痛减轻的患者比例为 67%~100%、术后脊髓病改善的患者比例为 86%~100%。手术时间、出血量、住院时间和患者满意度均是更为重要的疗效指标。Arts 与 Bartels 于 2013 年、Simpson 等于 1993 年先后报道肋骨横突切除入路与经椎弓根入路胸椎间盘切除术的平均手术时间分别为约 5 小时和 98 分钟、平均失血量分别为 360 ml 和 213 ml、住院时间分别为 6.8 天和 4.9 天，这两种入路的临床疗效评价为好的分别为 84% 和 76%，由于评估工具不同，因此无法进行直接比较。

McCormick 等于 2000 年报道，与肋骨横突切除入路与经椎弓根入路胸椎间盘切除术有关的并发症是胸腔积液、脑脊液漏和感染。McCormick 等于 2000 年报道 5.5% 的患者术后神经功能恶化与肋骨横突切除入路有关。

McCormick 等于 2000 年报道肋间神经痛是肋骨切除术非常特定的一个并发症，这偶尔需要再次手术切除背根神经节来改善疼痛。

ETTD 的优点与缺点

ETTD 有许多优点（表 7.2）。椎间孔入路胸椎间盘切除术手术时间短、出血很少。

对于经皮内镜而言，手术入路只需要一个很小的切口扩张软组织，切除最少的骨来扩大椎间孔。由于这种手术入路剥离组织很少，故可以在局部麻醉下完成手术，且较传统手术恢复快得多。所有现有的临床资料均表明经皮内镜胸椎间盘切除手术可在门诊成功进行。患者通常对局部麻醉更容易耐受，这为因并发症而有全麻禁忌的患者提供了手术的可能性。

ETTD 的一个缺点是对于手术医生来讲学习曲线陡峭。这特别重要的，因为有症状的胸椎间盘疾病非常罕见，因此不易积累手术经验。这类手术只应由熟悉经皮脊柱内镜手术的外科医生开展。ETTD 技术的另一个限制是只能选择应用于软性或部分钙化，且不能突入硬脊膜内的椎间盘突出患者，对于大的中央型突出或伴有椎管狭窄的病例，该方法难以实施。

表 7.2　椎间孔入路经皮内镜胸椎间盘切除术的优点与缺点

优点	缺点
出血少	需要有脊柱内镜手术经验
局麻	学习曲线陡峭
恢复快（门诊手术）	无法获得腹侧入路椎间隙视野
无需对脊髓进行操作	仅限于无钙化或部分钙化、外侧
无需肺通气	型或后外侧型突出
根性血管显露更少	无法取出突入到硬脊膜内的髓核
最小的切骨量	对大的中央型突出与椎管狭窄操
无需剥离肌肉	作困难

结 论

▲

有症状的胸椎间盘疾病是一种罕见病，因此，很难系统地评估与不同手术入路相关的临床疗效。从作者的经验和文献的报道来看，椎间孔入路经皮内镜胸椎间盘切除术对于适合的病例是一种安全有效的选择。对于软性或部分钙化，且未突入硬脊膜内的椎间盘突出患者，ETTD具备了真正的微创手术优点，相对于已开展的开放手术，其疗效毋庸置疑。

参 · 考 · 阅 · 读

Arts MP, Bartels RHMA. Anterior or posterior approach of thoracic disc herniation? A comparative cohort of mini-transthoracic versus transpedicular discectomies. Spine J Off J North Am Spine Soc 2013.

Benzel EC. Spine Surgery 2-Vol Set: Techniques, Complication Avoidance, and Management (Expert Consult – Online). Elsevier Health Sciences, 2012.

Bilsky MH. Transpedicular approach for thoracic disc herniations. Neurosurg Focus 2000; 9, e3.

Borm W, Bazner U, Konig, RW, et al. Surgical treatment of thoracic disc herniations via tailored posterior approaches. Eur Spine J 2011; 20:1684–1690.

Chen TC. Surgical outcome for thoracic disc surgery in the postlaminectomy era. Neurosurg Focus 2000; 9:e12.

Chi JH, Dhall SS, Kanter AS, Mummaneni PV. The mini-open transpedicular thoracic discectomy: surgical technique and assessment. J Neurosurg Pediatr 2008; 25:E5.

Choi G. Percutaneous endoscopic lumbar discectomy (PELD). Hanyang Med Rev 2008; 28:4–17.

Choi KY, Eun, SS, Lee SH, Lee HY. Percutaneous endoscopic thoracic discectomy; transforaminal approach. Minim. Invasive Neurosurg 2010; 53:25–28.

Dalbayrak S. Yaman O, Öztürk K, et al. Transforaminal approach in thoracal disc pathologies: transforaminal microdiscectomy technique. Minim Invasive Surg 2014; 2014:1–6.

Godschalx A. Anesthetic consideration for endoscopic spinal surgery. In: Endoscopic Spinal Surgery. London: JP Medical 2013:21–26.

Hoogland T, Scheckenbach C. Low-dose chemonucleolysis combined with percutaneous nucleotomy in herniated cervical disks. J Spinal Disord 1995; 8:228–232.

Hoogland T, Schubert M, Miklitz B, Ramirez A. Transforaminal posterolateral endoscopic discectomy with or without the combination of a low-dose chymopapain: a prospective randomized study in 280 consecutive cases. Spine 2006; 31:E890.

Hoogland T, Van Den Brekel-Dijkstra K, Schubert M, Miklitz B. Endoscopic transforaminal discectomy for recurrent lumbar disc herniation: a prospective, cohort evaluation of 262 consecutive cases. Spine (Phila Pa 1976) 2008; 33:973.

Jasper GP, Francisco GM, Telfeian AE. Clinical success of transforaminal endoscopic discectomy with foraminotomy: A retrospective evaluation. Clin Neurol Neurosurg 2013; 115:1961–1965.

McCormick WE, Will SF, Benzel EC. Surgery for thoracic disc disease. Complication avoidance: overview and management. Neurosurg Focus 2000; 9:1–6.

McInerney J, Ball PA. The pathophysiology of thoracic disc disease. Neurosurg Focus 2000; 9:e1.

Nie HF, Liu KX. Endoscopic transforaminal thoracic foraminotomy and discectomy for the treatment of thoracic disc herniation. Minim Invasive Surg 2013; 2013:1–7.

Regev GJ, Salame K, Behrbalk E, Keynan O, Lidar Z. Minimally invasive transforaminal, thoracic microscopic discectomy: technical report and preliminary results and complications. Spine J 2012; 12:570–576.

Ridenour TR, Haddad SF, Hitchon PW, et al. Herniated thoracic disks: treatment and outcome. J Spinal Disord 1993; 6:218–224.

Le Roux PD, Haglund MM, Harris AB. Thoracic disc disease: experience with the transpedicular approach in twenty consecutive patients. Neurosurgery 1993; 33:58–66.

Ruetten S, Komp M, Merk H, Godolias G. Full-endoscopic interlaminar and transforaminal lumbar discectomy versus conventional microsurgical technique: a prospective, randomized, controlled study. Spine 2008; 33:931.

Ruetten S, Komp M, Merk H, Godolias, G. Recurrent lumbar disc herniation after conventional discectomy: a prospective, randomized study comparing full-endoscopic interlaminar and transforaminal versus microsurgical revision. J Spinal Disord Tech 2009; 22:122–129.

Schubert M, Hoogland T. Die transforaminale endoskopische Nukleotomie mit Foraminoplastik bei lumbalen Bandschei-benvorfällen. Oper Orthop Traumatol 2005; 17:641–661.

Simpson JM, Silveri CP, Simeone FA, Balderston RA, An HS. Thoracic disc herniation. Re-evaluation of the posterior approach using a modified costotransversectomy. Spine 1993; 18:1872–1877.

Singounas EG, Kypriades EM, Kellerman AJ, Garvan N. Thoracic disc herniation. Analysis of 14 cases and review of the literature. Acta Neurochir (Wien) 1992; 116:49–52.

Snyder LA, Smith ZA, Dahdaleh NS, Fessler RG. Minimally invasive treatment of thoracic disc herniations. Neurosurg Clin N Am 2014; 25:271–277.

Stillerman CB, Chen TC, Couldwell WT, Zhang W, Weiss MH. Experience in the surgical management of 82 symptomatic herniated thoracic discs and review of the literature. J Neurosurg 1998; 88:623–633.

Yoshihara H. Surgical treatment for thoracic disc herniation: an update. Spine 2014; 39:E406–412.

Yoshihara H, Yoneoka D. Comparison of in-hospital morbidity and mortality rates between anterior and nonanterior approach procedures for thoracic disc herniation. Spine 2014; 39:E728–733.

（郁明珠 译，董健文 校）

第8章

微创胸腔外入路与开放手术治疗胸椎间盘突出症

Minimally invasive extracavitary versus open approach for thoracic disc herniation

Manish K Kasliwal, Lee A Tan, Robert G Kellogg, Richard G Fessler

简 介

▲

与颈椎和腰椎间盘突出相比，症状性胸椎间盘突出症（TDHs）相对少见。由于解剖结构的特殊性，胸椎间盘突出症的外科治疗具有一定挑战，特别是当突出的椎间盘位于中央和出现局部钙化时 TDHs 明显。据统计，症状性胸椎间盘突出症的发生率较低，约为 $1/10^6$~$1/10^3$，胸椎间盘切除术仅占所有间盘手术的 0.15%~4%[1-3]，这主要与胸椎活动度小、退行性病变发生率低有关[4]，因此，多数脊柱外科医生缺少 TDHs 的治疗经验。尽管症状性 TDHs 并不常见，但任何外科医生在职业生涯中不可避免地会遇到这类患者。从椎板切除术开始应用于治疗 TDHs 到现在，TDHs 的外科治疗技术得到了长足的发展。近年来，随着对疾病的认识和微创技术的发展，患者的手术疗效得到了极大的提高[3, 5-12]。熟悉脊柱胸段的解剖特点对于医生正确选择以及安全应用合适的手术技术来治疗 TDHs 十分关键。本章基于循证医学的研究结果，从术前评估、手术计划和治疗方案等方面对微创和开放手术治疗胸椎间盘突出症进行对比阐述。

流行病学研究

▲

尽管 TDH 能够发生在胸椎的任何节段，但多数症状性间盘突出发生在胸椎的下 1/3 段，以 T8-T11 最多见[4, 13, 14]，上 1/3 段胸椎则极为少见。绝大多数的 THDs 都不产生症状，高达 37% 的患者在 MRI 检查后偶然发现胸椎间盘突出，通常为椎管内中央型突出，并且伴有局部钙化，6%~7% 的患者为硬膜内突出，这类患者的手术难度大大增加[15-18]。

临床表现

▲

症状性胸椎间盘突出症的临床表现多样，其中以感觉异常最为常见，发生率超过 60%。麻木或感觉异常可沿神经放射分布，许多患者的异常感觉或电击样疼痛可向下肢或腹部放散，有时与典型的放散方式并不相同[3, 4, 10, 14]。THDs 患者的疼痛通常表现为轴性疼痛，而非典型的放射性疼痛，50%~60% 的患者可出现肌力下降、痉挛或反射亢进，肠道和膀胱功能障碍的发生率较低。此外，患者还可出现行走困难、平衡能力降低、下肢沉重或感觉不适等表现。

查体时患者不一定出现髓性体征，下肢反射可能亢进、Babinski 征可能阳性，可能出现踇趾步态测试阳性或足趾本体感觉功能障碍。一旦体检发现患者肌力改变，则通常表现为下肢肌力普遍性和对称性下降，这与突出间盘压迫脊髓的位置（偏左或偏右）并不完全一致。患者的主诉和局部检查通常并不明确。因此，医生必须仔细全面的询问和检查患者。有临床症状但没有脊髓压迫直接证据的患者可以试行保守治疗 4~6 周，包括理疗、非甾体类抗炎药、口服或硬膜外激素治疗。脊髓明显受压、脊髓病变或持续性疼痛保守治疗无效的患者应考虑手术治疗[10, 14]。

影像学评估

X 线片对可疑 TDH 患者的诊断和评估价值有限。MRI 能够清晰显示突出的间盘及其周围的神经组织（图 8.1），是最常用的影像学检查方法。CT 也是重要的检查手段，能够有效评估间盘钙化情况，而且有助于选择合适的手术入路（图 8.2）[17]。不能接受或有 MRI 检查禁忌的患者可行 CT 脊髓造影（CTM）。

手术入路

THD 的手术适应证仍然没有定论，不同医生的

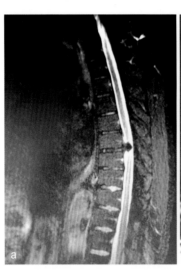
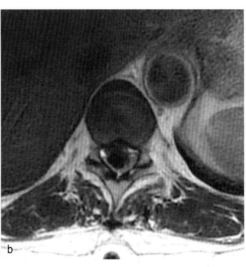

图 8.1 a、b. 矢状位（a）和轴位（b）MRI T2 加权像示巨大中央间盘突出导致严重椎管狭窄、脊髓受压。

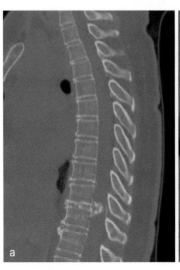
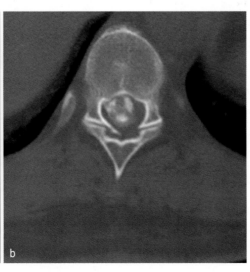

图 8.2 a、b. 矢状位（a）和轴位（b）CT 示突出的胸椎间盘出现钙化。

手术适应证标准不同。一旦出现胸髓病变，无论患者是否合并肠道 / 膀胱功能障碍都应接受手术治疗。胸椎间盘突出引起的神经根性疼痛、背痛或感觉异常，是否具有手术指征仍然存在争议。TDHs 的自然病程尚不明确。Brown 等对 40 例症状性 TDHs 患者随访后发现，77% 的患者并没有接受治疗，症状也能够缓解并恢复正常工作。TDHs 患者较少出现类似颈、腰椎退行性变引起的严重神经损伤（肌力下降、痉挛）的原因仍不清楚。非手术治疗包括休息、理疗、口服抗炎药物（激素和 / 或非激素类药物）和 / 或激素注射。如果保守治疗后患者症状没有好转，那么手术就十分必要。再次强调 TDHs 的治疗技术十分广泛，每种方法都有其特定的优势和缺点，医生应选择合适的手术方案。

前路和前外侧入路

目前，临床报道了许多手术入路包括：经胸（经胸骨、经胸腔、经胸膜后）入路、肋骨横突切除或胸腔外入路、经椎弓根或经关节突保留椎弓根以及胸腔镜微创间盘切除术等 [5, 8, 9, 11, 20-25]。无论选择何种手术方法，最主要的目标是减少对受压的脊髓的干扰。对于中央型椎间盘突出，前外侧入路如胸廓切开或利用胸腔镜是最安全的手术入路，此入路能够直接到达胸椎，同时保留胸膜的完整性。尽管经胸膜入路和经胸腔镜手术需要单侧肺部插管，但经胸膜后入路并不需要如此。最近，经前外侧入路小切口微创手术开始应用于临床，可以作为内镜和传统开放手术的替代方法，该方法除了具有前路手术的优点外，还避免了开胸手术的相关并发症，能够有效减少术后疼痛 [8, 24]。由于胸膜的完整性得以保留，因此，并不需要常规进行胸腔闭式引流。事实上，作者认为经胸膜后微创手术是治疗中央型间盘突出最有效的方法，作者利用该方法治疗了 7 例中央型突出患者，研究结果也已经发表 [8]。患者年龄 30~70 岁（平均 52 岁），体检中发现胸髓病变，取侧卧位经胸腔后入路以管状牵开系统牵开，术中不需要进行肺萎缩，平均住院日 2.6 天（1~4 天），3 例患者 Nurick 评分提高 1 分，没有患者发生手术相关并发症。

胸膜外入路

全麻后患者取侧卧位并以腋卷垫高，术中需神经电生理监测，C 臂机放置于能够拍摄正侧位的手术区域。X 线透视进行定位，在责任节段处标记手术切口，做一长约 2 cm 手术切口暴露肋骨。由于肋骨间隙狭小，因此需用咬骨钳去除一部分肋骨，钝性分离肋骨和胸膜间隙，尽量暴露肋骨头。尽管该术式理论上需在胸膜外进行，实际上部分操作常会进入胸膜腔内，但通常并不引起严重问题。肋骨头通常覆盖在椎弓根和椎管上，扩张器可经肋骨头和脊柱的交界处进入胸腔，进一步扩张后，最终从中央进入椎间隙，如果有需要可扩大暴露范围。显微镜手术已经被应用于 THDs 的治疗，术中可以清晰发现肋骨头，切除肋骨头可暴露并磨除部分椎弓根，可显露硬膜和突出的椎间盘。以刮匙、垂体咬骨钳切除突出的椎间盘，充分减压硬膜。椎间盘出现钙化时，作者利用刮匙将间盘从脊髓分离，而后将其推入椎间隙。将红色橡胶管置入胸腔内，用 2-0 可吸收线间断缝合肌肉，在皮下组织缝合处将红色橡胶管抽出，吸尽残余空气。可吸收线缝合皮下组织，并以皮胶关闭伤口。不常规留置胸腔引流管。

后侧 / 后外侧入路

后路手术适用于任何节段。尽管后路或后外侧入路手术可以切除软性中央型突出以及部分钙化的间盘突出，但其最佳适应证是不跨越中线的旁中央型或外侧型突出。后路或后外侧入路的应用主要由间盘突出的位置决定，突出位置越偏外，手术成功率越高。值得注意的是，没有一种标准的后路手术能够处理所有的 TDH[5]。常用的后路术式包括：经椎弓根、Stillerman 经关节突保留椎弓根、经肋椎关节、肋骨横突切断术，以及胸腔外入路等 [11, 26-28]。这些术式有助于扩大椎管内的视野，但手术创伤也较大。此外，由于后路手术很难观察到椎管和硬膜腹侧结构，因此，更适合软性、无钙化的外侧型椎间盘突出。通常患者对后路手术的耐受能力优于前路手术，后路手术术后的并发症尤其是肺部并发症较少 [29]。作者更青睐后路手术［经椎弓根或胸腔显微内镜（TMED）］治疗软性旁中央型和中央型间椎间盘突出[9]，尤其是 TMED 可以提供很好的视野。根据改良 Prolo 评分，上述 7 例患者 (9 个椎间盘) 手术疗效：优 5 例，良 1 例，差 1 例。每个节段平均手术时间 1.7 小时，平均出血量 111 ml，说明 TMED 是一种安全、有效的手术方法，与传统手术方式相比并发症较少。近年来，有学者开始应用经双侧小关节入路进行手术。双侧后外侧入路能够清晰显露硬膜囊前方和纤维环结构，有助于神经和突出间盘的分离。此外，利用椎间融合器和内固定能够同时矫正脊柱畸形。由于医生对相关的解剖结构较为熟悉，因此多数医生都能够掌握后侧入路的手术方法。

内镜下经椎弓根后外侧椎间盘切除术

患者取俯卧位，正侧位透视确定责任椎间盘，连接神经电生理监测。中线旁开 1.5 cm 做长约 2 cm 纵行切口，逐级扩张肌肉后置入管状牵开器。沿牵开器置入内镜 (图 8.3)，分离肌肉暴露骨性结构。患者突出的间盘是 T7-T8，注意 T8 椎弓根邻近椎间隙，需要部分磨除。通常需行半椎板切除和部分小关节突切除术，暴露硬膜外界。椎弓根的位置低于突出的间盘 (假设 T7-T8 椎间盘突出)，需要去除部分椎弓根，才能抵达椎间隙外侧，这样就不需要牵开脊髓。暴露椎间隙后，用 15 号刀片切开纤维环。利用咬骨钳和刮匙处理椎间隙，按照由外向内的方向进行减压。利用刮匙将突出的间盘向前推入椎间隙内，减少对硬膜和脊髓的牵拉 (图 8.4)。减压后用探子进行探查，确定突出的间盘完全摘除。彻底止血后可吸收线缝合伤口。

如何选择最佳的手术方式治疗 TDH 需考虑以下

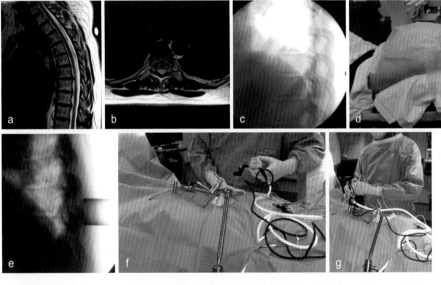

图 8.3 a、b. 矢状位和轴位 MRI 显示 T7-T8 外侧型胸椎间盘突出；c. 俯卧位术中透视；d、e. 术中 C 臂机透视第一级撑开和最终工作管道建立；f、g. 工作管道和内镜的位置。

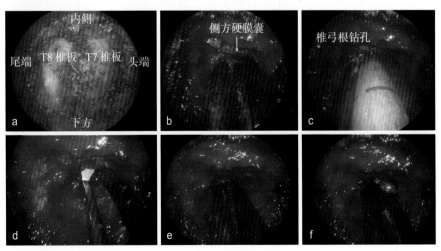

图 8.4 a~f. 术中内镜图像显示去除肌肉及软组织后的骨性结构 (a)，椎板切除和部分关节突切除后硬膜的外侧边界 (b)，磨除部分椎弓根 (c)，探查硬膜下方是否残留突出的间盘 (d)，切除间盘后将间盘的碎片向前推入间隙内 (e、f)。

因素[14, 29]:

- 突出的节段
- 中央偏外的突出（注意椎管、脊髓、椎间孔、神经根以及相应症状）
- 间盘的因素（硬膜内、钙化）
- 多节段间盘突出
- 患者的身体情况
- 医生的经验

微创胸腔外入路与开放手术治疗胸椎间盘突出症

Ⅰ级证据

目前还没有相应的Ⅰ级证据。

Ⅱ级证据

目前还没有相应的Ⅱ级证据。

Ⅲ级证据

目前微创和开放手术治疗 TDH 的证据属于此类数据。近年来多种手术应用于 TDH 的治疗，但相关的对比研究仍然较少，这可能与 THD 发病率低有关。此外，各种手术方法各有优势，有些术式适用于特定的突出类型，因此限制了不同术式的研究[14, 29]。目前许多研究对采用不同手术方式治疗 TDH 进行了报道，每种术式都有其优缺点和并发症[8, 9, 11, 13, 24, 26–28, 30]。一些回顾性研究已经对不同术式进行了对比研究。

Bartels 等[31] 对比了微创胸廓切开术(mini-TTA)和胸腔镜治疗钙化性胸椎间盘突出症。与传统手术相比，胸腔镜手术的费用更低，但陡峭的学习曲线可能限制这项技术的广泛应用。另一方面，mini-TTA 是胸廓切开术的改良方法，对于已经掌握标准胸廓切开术的医生而言，更容易学习该技术。

Benson 等在较早的研究中纳入了 22 例 TDH 患者，其中 15 例接受椎板切除术，6 例症状缓解，2 例没有变化，6 例加重，1 例死亡；7 例接受前外侧减压术，

6 例改善，1 例无变化但也没有加重。这项研究清楚地表明单独应用椎板切除术治疗胸椎间盘突出症是不正确的，因此，后外侧或前路手术在以后的几十年内得到了发展。

Chi 等[32] 对比了微创经椎弓根入路（7 例）与后外侧开放手术（4 例）治疗 TDH。术后 1 年随访发现微创患者的出血量少、改良 Prolo 评分提高更明显（P=0.024，P=0.05）。然而，18 个月后两组患者 Prolo 评分没有显著性差异，微创患者没有发生手术相关并发症。作者认为，小切口经椎弓根椎间盘切除术治疗 TDHs 可早期提高 Prolo 评分，与开放手术相比手术出血少。

Arts 等[33] 对前外侧 TTA 和后路经椎弓根间盘切除术治疗 TDHs 进行了前瞻性对比研究。100 例症状性胸椎间盘突出症患者被纳入研究，其中 56 例接受微创 TTA，44 例接受经椎弓根间盘切除。术前患者均接受 CT 和 MRI 检查评估突出间盘的位置和连续性。48% 的间盘出现钙化，77% 的间盘压迫超过椎管的 1/3。术后 50% 的 TTA 患者和 37% 的经椎弓根手术患者 ASIA 评分至少提高一个等级（P=0.19）。TTA 患者的手术时间、出血量、住院日和并发症发生率均明显偏高。长期随访后 TTA 患者和经椎弓根间盘切除术患者疗效优的比例分别为 72% 和 76%（P=0.80）。作者认为两种手术如果选择得当，临床疗效都较为满意。由于这项研究并没有进行随机分组或匹配，因此存在一定偏倚。作者认为手术方案的选择依据主要包括突出间盘的位置、大小和连续性。通常认为中央型伴有钙化的间盘突出应采用前外侧入路进行手术，非钙化或外侧型间盘突出可以通过后侧入路进行手术。

Yoshihara 等[29] 通过大样本数据对比分析了接受前路和非前路手术治疗的 TDH 患者住院期间的并发症和死亡率。共有 25 413 例患者纳入研究，前路手术患者住院期间并发症发生率（26.8% vs 9.6%）、死亡率（0.7% vs 0.2%）和住院日（7.6 天 vs 4.8 天）均较高，住院费用也有所增加。TDH 患者死亡的危险因素包括：年龄 ≥ 85 岁、女性、发生并发症（呼吸、心脏、泌尿和肾脏等）。作者认为如果突出的椎间盘

能够被多种术式完整切除，那么医生更应该选择非前路手术。然而，这项研究也存在局限：属于回顾性研究，存在一定偏倚。此外，这项研究并没有说明钙化和中央型 TDH 哪种手术难度更大，尤其是在后侧入路手术过程中。因此，尽管与前路手术相比，后路手术的并发症发生率较低且疗效满意，但作者并不建议所有的 TDH 患者都接受后路手术，尤其是突出巨大或伴有钙化的患者。术前分析突出椎间盘的影像学特点对术式的选择十分关键。

Ⅳ级证据

目前没有此类证据。

结　论

在过去 10 年，TDH 的外科治疗进展迅速，尤其是多种后侧和前外侧入路微创技术的应用显著提高了手术疗效和安全性。医生在临床工作中应充分考虑不同术式的优劣。目前仍然缺少高质量的不同手术方法的对比研究。脊柱外科医生应熟悉后侧和前外侧入路手术，以提高胸椎间盘突出症这种具有挑战性的疾病的治疗效果。

参·考·文·献

1. Simpson JM, Silveri CP, Simeone FA, Balderston RA, An HS. Thoracic disc herniation. Re-evaluation of the posterior approach using a modified costotransversectomy. Spine (Phila Pa 1976) 1993; 18:1872–1877.

2. Carson J, Gumpert J, Jefferson A. Diagnosis and treatment of thoracic intervertebral disc protrusions. J Neurol Neurosurg Psychiatry 1971; 34:68–77.

3. Stillerman CB, Chen TC, Couldwell WT, Zhang W, Weiss MH. Experience in the surgical management of 82 symptomatic herniated thoracic discs and review of the literature. J Neurosurg 1998; 88:623–633.

4. McInerney J, Ball PA. The pathophysiology of thoracic disc disease. Neurosurg Focus 2000; 9:e1.

5. Benson MK, Byrnes DP. The clinical syndromes and surgical treatment of thoracic intervertebral disc prolapse. J Bone Joint Surg Br 1975; 57:471–477.

6. Eichholz KM, O'Toole JE, Fessler RG. Thoracic microendoscopic discectomy. Neurosurg Clin N Am 2006; 17:441–446.

7. Garrido E. Modified costotransversectomy: a surgical approach to ventrally placed lesions in the thoracic spinal canal. Surg Neurol 1980; 13:109–113.

8. Kasliwal MK, Deutsch H. Minimally invasive retropleural approach for central thoracic disc herniation. Minim Invasive Neurosurg 2011; 54:167–171.

9. Perez-Cruet MJ, Kim BS, Sandhu F, Samartzis D, Fessler RG. Thoracic microendoscopic discectomy. J Neurosurg Spine 2004; 1:58–63.

10. Snyder LA, Smith ZA, Dahdaleh NS, Fessler RG. Minimally invasive treatment of thoracic disc herniations. Neurosurg Clin N Am 2014; 25:271–277.

11. Stillerman CB, Chen TC, Day JD, Couldwell WT, Weiss MH. The transfacet pedicle-sparing approach for thoracic disc removal: cadaveric morphometric analysis and preliminary clinical experience. J Neurosurg 1995; 83:971–976.

12. Wait SD, Fox DJ, Jr, Kenny KJ, Dickman CA. Thoracoscopic resection of symptomatic herniated thoracic discs: clinical results in 121 patients. Spine (Phila Pa 1976) 2012; 37:35–40.

13. Arce CA, Dohrmann GJ. Herniated thoracic disks. Neur Clin 1985; 3:383–392.

14. Yoshihara H. Surgical treatment for thoracic disk herniation: an update. Spine (Phila Pa 1976) 2014; 39:E406–412.

15. Bhatoe HS. Transpedicular surgery for dorsolumbar junction disk prolapse: anatomic and biomechanical considerations of a minimally invasive approach. Minim Invasive Neurosurg 2005; 48:278–282.

16. Moon SJ, Lee JK, Jang JW, et al. The transdural approach for thoracic disc herniations: a technical note. Euro Spine J 2010; 19:1206–1211.

17. Quraishi NA, Khurana A, Tsegaye MM, Boszczyk BM, Mehdian SM. Calcified giant thoracic disc herniations: considerations and treatment strategies. Euro Spine J 2014; 23:S76–83.

18. Wallace CJ, Fong TC, MacRae ME. Calcified herniations of the thoracic disk: role of magnetic resonance imaging and computed tomography in surgical planning. Can Assoc Radiol J 1992; 43:52–54.

19. Brown CW, Deffer PA Jr, Akmakjian J, Donaldson DH, Brugman JL. The natural history of thoracic disc herniation. Spine (Phila Pa 1976) 1992; 17:S97–102.

20. Bilsky MH. Transpedicular approach for thoracic disc herniations. Neurosurg Focus 2000; 9:e3.

21. Black P. Laminotomy/medial facet approach in the excision of thoracic disc herniation. Neurosurg Focus 2000; 9:e6.

22. McCormick PC. Retropleural approach to the thoracic and thoracolumbar spine. Neurosurgery 1995; 37:908–914.

23. Sasani M, Fahir Ozer A, Oktenoglu T, et al. Thoracoscopic surgery for thoracic disc herniation. J Neurosurg Sci 2011; 55:391–395.

24. Uribe JS, Smith WD, Pimenta L, et al. Minimally invasive lateral approach for symptomatic thoracic disc herniation: initial multicenter clinical experience. J Neurosurg Spine 2012; 16:264–279.

25. Yanni DS, Connery C, Perin NI. Video-assisted thoracoscopic surgery combined with a tubular retractor system for minimally invasive thoracic discectomy. Neurosurgery 2011; 68:138–143.

26. Hulme A. The surgical approach to thoracic intervertebral disc

protrusions. J Neurol Neurosurg Psychiatry 1960; 23:133–137.

27. Patterson RH, Jr, Arbit E. A surgical approach through the pedicle to protruded thoracic discs. J Neurosurg 1978; 48:768–772.

28. Larson SJ, Holst RA, Hemmy DC, Sances A, Jr. Lateral extracavitary approach to traumatic lesions of the thoracic and lumbar spine. J Neurosurg 1976; 45:628–637.

29. Yoshihara H, Yoneoka D. Comparison of in-hospital morbidity and mortality rates between anterior and nonanterior approach procedures for thoracic disc herniation. Spine (Phila Pa 1976) 2014; 39:E728–733.

30. Jho HD. Endoscopic microscopic transpedicular thoracic discectomy. Technical note. J Neurosurg 1997; 87:125–129.

31. Bartels RH, Peul WC. Mini-thoracotomy or thoracoscopic treatment for medially located thoracic herniated disc? Spine 2007; 32:E581–584.

32. Chi JH, Dhall SS, Kanter AS, Mummaneni PV. The Mini-Open transpedicular thoracic discectomy: surgical technique and assessment. Neurosurg Focus 2008; 25:E5.

33. Arts MP, Bartels RH. Anterior or posterior approach of thoracic disc herniation? A comparative cohort of mini-transthoracic versus transpedicular discectomies. Spine J 2014; 14:1654–1662.

（刘昊楠 祝斌 译，刘晓光 校）

第9章
斜方椎旁入路微创腹侧减压术
Minimally invasive ventral decompression via the oblique paraspinal approach

Ji Young Cho, Ho-Yeon Lee, Sang-Ho Lee

引 言

随着经皮内镜新技术的发展，微创显露在脊柱手术中的应用越来越多[1, 2]。胸椎内镜技术在软性椎间盘突出治疗中较为实用，但适应证较局限，比如用该技术处理游离或钙化的胸椎间盘突出（TDH）则相当困难。因此，本章作者提出了一种使用微创通道牵开器经斜方椎旁入路治疗 TDH，该术式结合了椎间孔入路（骨窗）和经皮胸椎内镜（入口和通道）两个技术（图 9.1）[3]。胸髓压迫症手术治疗的基本目标是对脊髓或者神经根完全减压，防止椎间盘突出复发，同时避免医源性脊髓损伤。由于传统的椎板切除减压术并发症发生率较高，后来出现了前方入路（经胸腔入路、经胸骨入路、胸腔镜入路）[4, 5]、侧方入路（胸腔外入路和肋骨横突切除入路）[6-9]，以及后外侧入路（经椎弓根入路和经关节突入路）[10-14]等多种术式。

本章主要介绍一种使用管状牵开器通过斜方椎旁的手术入路治疗胸椎疾病。通过斜方椎旁入路微创腹侧减压可适用于胸脊髓压迫症、TDH、胸椎后纵韧带钙化、胸椎转移瘤或者胸椎爆裂性骨折等疾病。

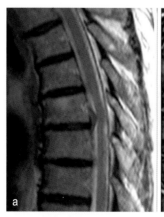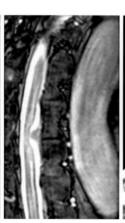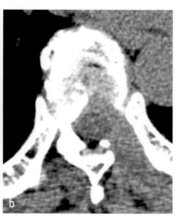

图 9.1 MRI 显示 T7–T8 椎间盘突出。a. 左侧旁中央型椎间盘突出并压迫脊髓；b. 术后 CT 显示通过椎旁入路行椎间孔成形和腹侧减压。

斜方椎旁入路虽然是后外侧入路的一种，但能获得与侧方胸腔外入路相同的手术视野。作为一种微创入路，斜方椎旁入路可实现直接腹侧减压，而后路椎板切除减压只能间接减压。该技术在处理椎间盘、椎体，以及神经减压等都相对安全。此外，与经胸腔入路相比，多数脊柱外科医生更熟悉斜方椎旁入路技术。

适应证

以下适用于前外侧脊髓压迫的减压：
- 胸椎间盘突出（中央型以及外侧型的突出，软性或者钙化的突出）
- 脊柱转移瘤或者脊柱原发肿瘤需行减瘤术者
- 脊柱爆裂性骨折需行部分椎体切除术

手术技巧

采用单腔气管插管全身麻醉，患者俯卧于可透视手术床。俯卧位前安置运动和感觉诱发电位监测。

从 S1 节段开始往上间断放置多枚脊柱针，用以定位并明确手术节段。定位成功后，手术区域消毒铺巾。激活 O 臂机（Medtronic Sofamor Danek，Memphis，TN）自带的导航系统（StealthStation TREONTM system，Medtronic Sofamor Danek，Memphis，TN），确定皮肤进针点和置入管状牵开器的轨道。以术前 CT 或者 MRI 中椎弓根－纤维环交界处的中点与关节突外侧缘连线的延长线在皮肤的投射点为皮肤切口。术中通过导航系统再次确认皮肤切口所对应的脊柱节段，后正中线旁开 5~6 cm 做一 2 cm 纵向切口，切开筋膜 2 cm。作者采用 METRx 套管撑开系统（Medtronic Sofamor Danek，Memphis，TN），使切口最小化(图 9.2)。置入套管后，导航再次确认套管位置。明确位置正确，导航确认横突后外侧，磨除部分横突，置入长度合适的套管牵开器。

显露相邻节段横突和关节突内侧部分。显微镜下通过斜方视角，用高速磨钻仔细磨除上、下关节突外侧部分。仔细分离解剖，显露出口神经根。暴露的术野包括硬膜囊外侧和出口神经根。磨除关节突外侧部分，磨除、切除与椎间盘相邻的椎体后部。通过这步操作，可以获得一个较大的凹槽和工作空间，通过

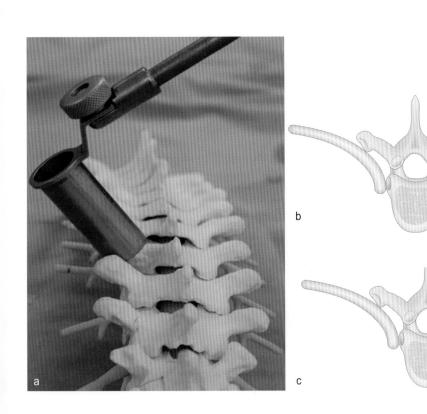

图 9.2　a. 通过斜方角度将套管牵开器置于位于上下横突间的关节突关节外侧。b、c. 将横突尾端磨除（b），以使管状牵开器角度倾斜（c）。

该空间可处理突出的椎间盘和钙化的后纵韧带 (PLL) (图 9.3)。通过倾斜手术台和显微镜，使脊髓牵拉最小化，行椎间盘摘除术。如果脊髓前外侧受压，这一步也可扩大为经椎弓根椎体部分切除术以彻底减压 (图 9.4)。最后，止血，退出套管，放置引流管。

禁忌证

- 需要椎体前方广泛暴露和椎体全切除术者，经前方胸腔入路更合适。
- 相对禁忌：视野难以充分暴露，脊髓前方正中压迫者。决定手术的主要因素为术者经验和手术空间。

并发症

减压不充分或者突出复发

如未能实现充分减压，可磨除部分下位椎弓根

上缘或者采用椎弓根外入路以扩大手术区域。实时导航可显示减压的边界。术后椎间盘突出可能复发，如伴有神经压迫的症状，则需要进一步翻修。

直接脊髓损伤

在切除关节突关节外侧部分后，再磨除与椎间盘相邻的椎体后方部分，可形成一个较大的操作空间或凹槽。通过该空间，可推挤突出的椎间盘或者 OPLL。如果没有该工作空间，将不可避免地牵拉脊髓，甚至可能引起脊髓损伤。

脑脊液漏

无法修复的脑脊液漏可以局部使用人工硬脑膜和密封胶。

节段不稳

斜方椎旁入路是经椎间孔入路行椎间孔成形术的扩大版。需要注意的是，切勿太过多或过度往内侧减压，以免关节突被完全切除。否则，将会导致节段不稳定，以致需要后路内固定。

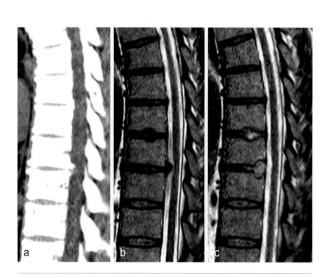

图 9.3　a、b. 术前矢状位 CT 和 MRI 提示钙化椎间盘突出压迫脊髓；c. 术后 MRI 提示椎管压迫已解除（注意手术工作区域）。

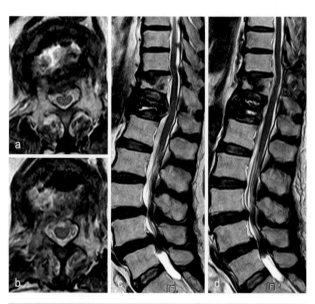

图 9.4　a~d. 术前（a、c）和术后（b、d）MRI 的比较。通过后方椎体次全切除，术后 MRI 提示脊髓完全解压。

临床证据：微创腹侧减压术与开放腹侧减压术

Ⅰ、Ⅱ级证据

尚无Ⅰ级临床证据的前瞻性随机对照研究比较微创腹侧减压术和经椎旁肋骨横突切除术治疗胸髓压迫症的临床疗效和安全性。同样的，未见Ⅱ级临床证据的前瞻性研究。

Ⅲ级证据

Pei 等[15]针对单节段硬性胸椎间盘突出（HTHD）引起的 T10-L1 椎管狭窄，提出了改良的胸椎横突切除环形椎管减压手术策略。该回顾性研究纳入 26 例在 T10-L1 范围内的单节段硬性胸椎间盘突出的患者（男17 例，女 9 例，平均年龄 48.5 岁，年龄范围 22~77 岁）。他们采用了单一的后正中切口，保留椎旁肌的完整性，并直视下进行环形减压术。该术式平均手术时间为 208 ± 36 分钟（154~300 分钟），平均出血 789 ± 361 ml（300~2 000 ml），术后的脊髓功能 JOA 评分［（9.0 ± 1.3）分］较术前［（5.2 ±1.5）分］显著改善（$t=19.7$；$P<0.05$）。神经功能恢复率 33.3%~100%。术后 24 例（92.3%）ASIA 评分有所提高，2 例（7.7%）没有改变。腰椎 MRI 提示硬膜囊受压最严重节段的椎管横断面面积从术前的（45.0 ± 5.8）mm^2 提高到术后的（113.5 ± 6.1）mm^2（$t=68.2$ mm^2；$P<0.05$）。末次随访，15 例伴有足下垂的患者胫前肌肌力恢复，恢复率达 95%。所有患者术后的神经功能得到恢复或没有进一步恶化。仅 1 例患者术后出现短暂的脑脊液漏，未见其他并发症。作者因此认为改良的胸后正中入路包括了胸肋横突切除术，虽然未使用微创入路，但有足够的视野直视下行脊髓环形减压。尽管术中出血量大，但与开放手术相比出血相对较少。

Ma 等对 23 例因脊髓前方压迫引起的严重胸脊髓病变患者行改良的经后路一期环形减压术，评估了该手术的疗效和安全性[16]。该研究主要的评估指标包括 JOA 评分、改良的 Frankel 脊髓损伤分级、Hirabayashi 恢复率以及术后并发症情况。患者均通过改良后外侧入路，行广泛的后方椎板切除术、前方钙化灶切除和后凸矫正融合，T4-T12 节段范围内前方钙化灶均得以完全切除。其中，有 5 例术中发现硬脊膜钙化，连同硬膜一并切除。手术平均耗时 276 分钟，出血 1 350 ml。术后随访 2.5~6 年，平均 4.6 年。术前 JOA 评分为（4.3±1.5）分，术后 2 周、1 年以及最后随访分别上升到（6.1±1.9）分、（8.1±1.8）分和（8.5±1.9）分。

最终，Hirabayashi 恢复率达到（63.6 ± 22.4）%。其中，恢复效果评为优的有 8 例，良 10 例，一般 4 例，无明显恢复者 1 例，没有病例术后症状加重。术后 22 例（95.7%）瘫痪程度至少改善了 1 级，3 例（13%）术后出现脊髓症状短暂性加重；6 例（26.1%）术后出现了脑脊液漏，1 例出现持续严重的双侧腹股沟区疼痛，3 例出现单侧肋间神经痛，还有 1 例发生胸膜撕裂。作者们因此认为，改良的经后路一次性环形减压术可有效解除 T4-T12 范围内前方压迫引起的胸脊髓压迫症。此外，作者指出本术式将前、后方联合减压、椎体间融合重建融为一体，对术者的手术技术要求很高。

Lau 等[17]报道了小切口和传统开放经椎弓根椎体次全切除术来治疗胸椎转移瘤中的手术入路相关并发症。该研究报道了小切口经椎弓根肋横突切除术相比传统开放的胸腔外椎体次全切除术有多个优势。作者回顾性分析 49 例行经椎弓根椎体次全切除术的胸椎转移瘤患者，分为开放手术组和小切口组。小切口组仅剥离病椎后正中筋膜，而病椎上、下方经皮内固定。而开放手术即为传统的后方经椎弓根椎体次全切除术。49 例（男 29 例，女 20 例）胸椎转移瘤患者中，21 例小切口手术，28 例开放手术，平均 57.9 岁。手术指征为转移性肿瘤引起的胸脊髓压迫症，其中来自肺部占 18.3%、肾脏/膀胱 16.3%，乳腺 14.3%、血液系统 14.3%，胃肠道 10.2%、前列腺 8.2%、皮肤黑色素瘤 4.1%，以及原发灶未知或其他 14.3%。两组患者在一般特征、并存的疾病、ASIA 分级，以及椎体切除个数和固定节段等方面都无差异。开放手术组平均手术时间为 412.6 分钟，而小切口手术组为 452.4 分钟（$P=0.329$）。相对于开放手术，小切口手术术中出血更少（917.7 ml vs. 1 697.3 ml，*P*=0.019），住院时间更短（7.4 天 vs 11.4 天，*P*=0.001）。虽然未达到统计学差异，小切口手术组围手术期并发症发生率比开放手术组低（9.5% vs. 21.4%）。随访中也发现两组之间在 ASIA 分级（*P*=0.342）、术后 30 天并发症发生率（*P*=0.999），以及再翻修率（*P*=0.803）等方面无明显差异。开放手术组的感染率（17.9%）要高于小切口手术组（9.5%），但无统计学差异（*P*=0.409）。作者因此指出，相对传统开放手术而言，小切口经椎弓根椎体次全切除术出血少、住院时间短、感染和总体手术并发症发生率低，因此患者更容易耐受。

Ⅳ和Ⅴ级证据

2012 年，Cho 等报道了微创斜方椎旁入路使用管状撑开器来治疗 TDH [3]。他们认为采用椎旁斜方入路（部分椎体次全切除术）进行微创腹侧减压治疗胸髓压迫疾病是一种更加先进的技术。该技术是侧方胸腔外入路和肋骨横突切除术的改良微创版。因此，作者认为椎旁斜方入路治疗胸部脊髓病是可行的。

讨 论

TDH、OPLL 等原因引起胸脊髓压迫的手术治疗极富挑战性。侧前方入路和侧方入路能很好地显露椎间隙，尤其适用于钙化的椎间盘和 OPLL [6]。然而，这些入路暴露广泛，损伤较大，加之单肺通气、留置胸腔引流管、肺不张、肋间神经痛等问题，手术并发症较多 [14]。传统的椎板减压术的也有较多并发症，如有文章报道术后神经功能障碍甚至瘫痪 [18]。因此，Black 报道了一种基于后路椎板和关节突关节内侧开窗减压新术式来切除胸椎间盘突出 [19]。该术式显露椎间盘直接明了，用于治疗外侧型和旁中央型 TDH [7, 11]。然而，后路手术不能直视下切除中线和对侧的椎间盘和骨刺，而是用器械插入硬膜下方完成操作。

也有其他更多有限侧后方入路治疗 TDH 的方法。Stillerman 报道了经关节突和椎弓根路径 [10]；Patterson 和 Arbit 以及随后的 Stillerman 等报道了经

椎弓根入路 [7, 11, 12]。侧后方经关节突或椎弓根通道下手术可用于切除软性中央型椎间盘突出或者钙化的旁中央型椎间盘突出。Bransford 报道了改良的经关节突椎弓根旁入路减压融合术 [14]，由于其良好的显露，可用于治疗中央型或者旁中央型的椎间盘突出。

然而，切除局灶型的中央型钙化椎间盘突出非常困难。虽然可以用双侧入路行腹侧的减压，正如"漂浮技术"那样，但需要融合更多节段以预防节段不稳或者再突出 [14]。

斜方椎旁入路腹侧减压操作过程中需要注意的技术要点包括：

（1）暴露范围包括椎板外侧、横突以及肋骨头。

（2）磨除横突尖，才能以更斜的角度置入管道牵开器，可以倾斜手术床，提高术者对中线结构的视野。

（3）切除关节突关节外侧部分后，磨除椎体后方邻近椎间盘的部分，以获得一个较大的工作空间，经此空间进一步切除突出的椎间盘和 OPLL。如果不扩大该工作空间，牵拉脊髓不可避免，并可能导致脊髓损伤。

（4）在减压最后阶段，用柔软的钝头微型神经探钩探查硬膜下方可能残留的致压物。实时导航可以显示手术显露范围是否完全包括了病变部位。手术全程需运动和躯体感觉诱发电位监测脊髓功能。一旦发现诱发电位异常或者脊髓损伤，应该考虑更彻底的减压或硬膜囊周围探查。

（5）脑脊液漏可以用人工硬膜修补和密封胶封闭。硬膜外的止血采用双级电凝、明胶海绵或混合凝血酶粉剂。

近年来，患者对微创手术的需求越来越大。胸椎内镜技术作为一种微创手术也被用以治疗胸椎疾病 [1]。Choi 等采用硬质的内镜工作通道结合骨切除技术（椎间孔成形术）行经皮内镜胸椎间盘切除术（PETD）。因为胸椎间孔比较狭小，作者认为需行椎间孔扩大成形术才能置入套管。尽管如此，胸椎内镜的工作区域依然十分局限。因此，PETD 的手术适应证较局限，不适用于治疗游离的、钙化的以及较硬的胸椎间盘突出。

为了克服 PETD 的局限性，本章作者应用斜方

椎旁入路治疗 TDH。1986 年，Wilste 等报道腰椎旁入路治疗腰椎疾病[20]。后来，Moon 和 Kim 也报道了经椎旁入路治疗上腰段和胸腰段的椎间盘突出[21, 22]。在胸椎，也可以采用与 PETD 相同的入路。作者建议扩大椎间孔以到达突出的椎间盘，并且使用比 PETD 更坚硬的管道器械，以用于治疗游离或钙化椎间盘突出。本入路同样适用于胸椎 OPLL 或者椎体病变引起的胸脊髓受压。斜方椎旁入路通过倾斜手术床和显微镜使得脊髓牵拉最小化。结合导航和管道系统，本手术可谓是微创手术。

在多数侧后方入路技术中，中央部分的椎间盘或骨刺并非在直视下切除。然而，通过斜方侧入路通道技术可以直视下切除中央部分的致压物。对于更中央部分的切除，可选择侧方胸腔外入路（LECA）进行减压[23]。但是，作者的斜方椎旁入路的视角和 LECA 的视角基本相似（图 9.5）。而且，管状的牵开系统使得手术更加微创，临床效果更好。METRx 系统通过使用一系列固定于骨性解剖的扩张通道，从而减少椎旁肌肉损伤。此外，通过机械臂和气动控制设备（Unitrac，Aesculap，Tuttlingen，Germany），使得牵开管道的置入角度更加倾斜[3]。

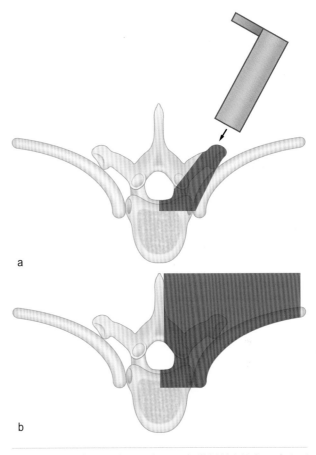

图 9.5　a、b. 侧方胸腔外入路（a）与微创斜方椎旁入路（b）切除区域的比较。

结　论

▲

通过微创的斜方椎旁入路（肋骨横突部分切除）行脊髓腹侧减压是很有前景的一个术式，是传统经椎弓根椎体切除减压术的有益补充。相比于传统的减压手术，该术式出血量少、住院时间更短，感染和并发症发生率低。

参·考·文·献

1. Choi KY, Eun SS, Lee SH, Lee HY. Percutaneous endoscopic thoracic discectomy; transforaminal approach. Minim Invasive Neurosurg 2010; 53:25–28.
2. Haufe SM, Mork AR, Pyne M, Baker RA. Percutaneous laser disc decompression for thoracic disc disease: report of 10 cases. Int J Med Sci 2010; 7:155–159.
3. Cho JY, Lee SH, Jang SH, Lee HY. Oblique paraspinal approach for thoracic disc herniations using tubular retractor with robotic holder: a technical note. Eur Spine J 2012; 21:2620–2625.
4. Stillerman CB, Weiss MH. Management of thoracic disc disease. Clin Neurosurg 1992; 38:325–352.
5. Bohlman HH, Zdeblick TA. Anterior excision of herniated thoracic discs. J Bone Joint Surg Am 1998; 70:1038–1047.
6. Dietze DD, Fessler RG. Thoracic disc herniations. Neurosurg Clin N Am 1993; 4:75–90.
7. Stillerman CB, Chen TC, Couldwell WT, Zhang W, Weiss MH. Experience in the surgical management of 82 symptomatic herniated thoracic discs and review of the literature. J Neurosurg 1998; 88:623–633.
8. Rossitti S. [Modified lateral approach for surgery of thoracic disk herniation. Technical note]. Arq Neuropsiquiatr 1994; 52:227–230.
9. Fessler RG, Dietze DD, Jr., Millan MM, Peace D. Lateral parascapular extrapleural approach to the upper thoracic spine. J Neurosurg 1991; 75:349–355.
10. Stillerman CB, Chen TC, Day JD, Couldwell WT, Weiss MH. The transfacet pedicle-sparing approach for thoracic disc removal: cadaveric morphometric analysis and preliminary clinical experience. J Neurosurg 1995; 83:971–976.
11. Bilsky MH. Transpedicular approach for thoracic disc

herniations. Neurosurg Focus 2000; 9:e3.

12. Patterson RH, Arbit E. A surgical approach through the pedicle to protruded thoracic discs. J Neurosurg 1978; 48:768–772.

13. Simpson JM, Silveri CP, Simeone FA, Balderston RA, An HS. Thoracic disc herniation. Re-evaluation of the posterior approach using a modified costotransversectomy. Spine (Phila Pa 1976) 1993; 18:1872–1877.

14. Bransford R, Zhang F, Bellabarba C, Konodi M, Chapman JR. Early experience treating thoracic disc herniations using a modified transfacet pedicle-sparing decompression and fusion. J Neurosurg Spine 2010; 12:221–231.

15. Pei B, Sun C, Xue R, et al. Circumferential decompression via a modified costotransversectomy approach for the treatment of single level hard herniated disc between T10 -L1. Orthop Surg 2016; 8:34–43.

16. Ma X, An HS, Zhang Y, et al. A radical procedure of circumferential spinal cord decompression through a modified posterior approach for thoracic myelopathy caused by severely impinging anterior ossification. Spine J 2014; 14:651–658.

17. Lau D, Chou D. Posterior thoracic corpectomy with cage reconstruction for metastatic spinal tumors: comparing the mini-open approach to the open approach. J Neurosurg Spine 2015; 23:217–227.

18. Arce CA, Dohrmann GJ. Herniated thoracic disks. Neurol Clin 1985; 3:383–392.

19. Black P. Laminotomy/medial facet approach in the excision of thoracic disc herniation. Neurosurg Focus 2000; 9:e6.

20. Wiltse LL, Bateman JG, Hutchinson RH, Nelson WE. The paraspinal sacrospinalis-splitting approach to the lumbar spine. J Bone Joint Surg Am 1968; 50:919–926.

21. Kim JS, Lee SH, Moon KH, Lee HY. Surgical results of the oblique paraspinal approach in upper lumbar disc herniation and thoracolumbar junction. Neurosurgery 2009; 65:95–99.

22. Moon KH, Lee SH, Kong BJ, et al An oblique paraspinal approach for intracanalicular disc herniations of the upper lumbar spine: technical case report. Neurosurgery 2006; 59:ONSE487–488.

23. Khoo LT, Smith ZA, Asgarzadie F, et al. Minimally invasive extracavitary approach for thoracic discectomy and interbody fusion: 1-year clinical and radiographic outcomes in 13 patients compared with a cohort of traditional anterior transthoracic approaches. J Neurosurg Spine 2011; 14:250–260.

（王跃 译，赵庆华 校）

第 3 篇

腰 椎

LUMBAR SPINE

第10章

椎间盘热凝成形术的临床结局

Clinical outcomes of thermodiscoplasty

Jorge Felipe Ramirez Leon, Enrique Osrio Fonseca, Jose Gabriel Rugeles Ortiz, Carolina Ramirez Martinez, Gabriel Oswaldo Alonso Cuellar

引 言

腰椎间盘源性疼痛是目前全世界范围内医疗咨询的主要原因之一（Deyo 等，2001），也是导致丧失工作能力的首要因素之一（Friedly 等，2010）。它同样也是导致全世界范围内医疗花费最多的疾病之一（Martin 等，2008）。在导致腰背痛的病因中最常见的就是椎间盘相关源性的。但到目前为止，退变性椎间盘疾病（DDD）的病理生理机制仍然不是十分明确，而且其治疗手段仍存在争议。

目前，椎间盘后缘的神经长入是最受认可的理论之一（图 10.1）。新形成的神经细胞或新的神经支配与脊神经根机械压迫效应可能是导致腰背痛的重要原因（Finch，2004）。根据此理论，新的治疗手段应该集中于毁损这些新长入的神经末端，以达到消灭疼痛根源的目的，且同时具备微创和更高经济效益的优势。因此，椎间盘热凝成形术（TDP）应运而生。

腰椎微创手术的出现极大改变了传统的脊柱临床治疗手段。通过使用高科技设备可实现椎间盘直接靶向热疗，同时具备可替代、创伤更小、安全、临床

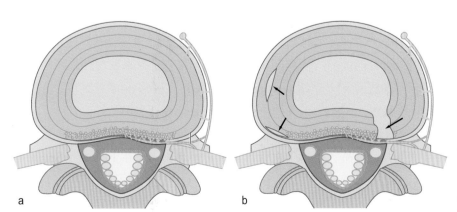

图 10.1 纤维环后缘神经长入。a. 正常椎间盘；b. 椎间盘退变，纤维环撕裂和神经长入。

结局满意以及相关并发症更少的优势。椎间盘热凝成形术的工作原理是通过高温收缩内在胶原蛋白，以达到椎间盘的间接减压。另外，治疗是基于针对椎间盘核心热疗可能缓解疼痛，而几乎不影响椎间盘复合体正常解剖为前提进行的。

在现代外科医疗中，TDP 是疼痛治疗医师最常用的非内镜治疗椎间盘源性疼痛手段之一，其中有两种技术值得注意（Gangi 等，2005）：

(1) 激光；

(2) 射频（RF）。

笔者及其团队早在 20 年前开始通过微创经皮途径实施 TDP 治疗腰背痛。前 12 年使用激光作为热能，随后 8 年主要使用射频作为热能。本章将主要介绍 TDP 的生物学效应以及使用激光和射频进行 TDP 的临床结局。

TDP 治疗退变性椎间盘疾病

TDP 即通过热能收缩椎间盘胶原蛋白和消融纤维环上的神经末端。总体上，TDP 是通过经皮手段置入光纤，产生足够热能使椎间盘组织（例如胶原、神经和蛋白质）变性。第一例报道的 TDP 技术是椎间盘内电热疗法（IDET）和经皮激光腰椎间盘切除术（PDL）。IDET 是由 Saal 开发（Saal，2000），推测热能能够治疗椎间盘放射状撕裂，从而治疗腰痛。他们对 25 例患有椎间盘源性腰痛且保守治疗效果欠佳的患者使用该技术，其中 80% 患者疼痛评分（1~10 分）下降 2 分，72% 患者可以接受镇痛药物减量。探针可以进行小范围烧灼，但是范围主要局限于纤维环后方，无法完成间盘内热调制及撕裂修补。为了解决这个问题，下一步又开发了可弯曲和消毒的探针，但是却导致了高达 20% 的感觉异常这一并发症的发生，从而导致该设备退市（Yeung，2000）。

另外，使用激光作为热疗能量源，Choy 等早在 1986 年就报道该技术，但直到 1991 年美国食品药品监督管理局（FDA）才允许其上市。将 1998 年的高达 518 例患者的病例报道作为第一次报道算起，到

2001 年共有超过 30 000 例患者使用过该技术。激光的缺点之一在于很难控制穿透组织的能量分布范围，因而难以控制热疗的范围。

使用双极射频系统的优势之一在于能够精确地控制能量分布范围，能量仅仅在光纤尖端两极之间运行，不影响周围组织。此技术可避免高温损伤神经结构，如硬膜囊和神经根，使它相较于前期产品更为安全。

TDP 的生物学效应

使用高温治疗肌肉骨骼疼痛障碍的历史起源于治疗肩关节囊和肌腱相关疾病上所获得的满意临床效果。在应用高温治疗 90~180 天后，可观察到细胞数量增加、成纤维细胞再激活以及血管化。胶原纤维的降解和更新同样可被观察到（Bass 等，2006）。

同样，高温在治疗退变性椎间盘疾病导致的腰背痛上也获得了满意的临床结果（Hellinger，2011），但是在生物学观点上仍然存在争议。高温对椎间盘显微解剖可能产生两种效应（Finch，2004）：

(1) 胶原调节及后续体积回缩，间接减压。

(2) 破坏和抑制纤维环上神经再生，减轻疼痛。

组织学在体研究发现：双极射频产生的热效应可诱发胶原纤维热转化，椎间盘靶组织消融和神经热凝，而没有证据表明会损害间盘周围的神经组织（Chen 等，2003；Petersohn 等，2008）。另外，Wang 等（2005）发现热能可导致胶原纤维逐渐失去个体轮廓。最后，体外解剖学研究发现双极射频可减少间盘容量（Ramirez 等，2014）。同样的，动物学研究发现 Ho：YAG 激光可导致椎间盘组织稳定蒸发（Hirohashi，2000；Schlangmann 等，1996）。相反的，体内和体外研究均发现 IDET 并不能达到使胶原纤维降解的温度，组织学检查也并未发现纤维环的变化（Kleinstueck 等，2001）以及羊标本纤维环后方病变的去神经支配（Freeman 等，2003）。

作为辅助效应，热疗可减少造成伤害性刺激的新生血管形成和神经再生。早在 1981 年，Smith 等在动物模型组织学研究中就发现了 RF 的神经热凝能力。TDP 可能可帮助封闭纤维环裂口，而纤维环撕

裂被广泛认为是导致疼痛的原因（Finch 等，2005）。

上述生物学效应的大小与纤维环神经纤维产生细胞毒性的温度水平相关，大概在 42~50℃（Houpt，1996）。不同研究发现激光和射频均可达到使神经消融和疼痛缓解的温度。Ramirez 等（2001）采用激光使温度达到平均约 49℃，持续 48 秒，距离 15 mm。使用 Disc-FX 系统在人体标本行射频使温度达到 40℃（Feldman 等，2007）和 44℃（Ramirez 等，2014）。这些研究发现纤维环均显著收缩，椎管容量增加。相似的临床结果由 Houpt 在 1996 年报道，但使用的是不同类型的射频，温度高达 70℃。

显然，TDP 技术被设计用来降解胶原纤维以及烧灼纤维环后部的肉芽组织。电热凝需经皮向椎间盘内置入可弯曲电极实现。这些操作不仅可减轻椎间盘压力，也可通过热凝消融神经末端以减轻疼痛。

TDP 的适应证

在作者看来，TDP 适用于：超过 6 周病史的无根性表现的轴性疼痛而综合治疗（抗炎药物、镇痛药物、腰骶支撑带、脊柱注射以及理疗超过 3 个月）效果欠佳的患者。

腰椎 X 线片（包括腰椎动态屈伸位），以及其他更高级放射学检查，例如腰椎 MRI 发现 DDD，主要表现为黑间盘，且与椎间盘膨出、包容性椎间盘突出或纤维环撕裂相关。

TDP 的禁忌证

作者不推荐为椎间盘高度丢失达 50% 以上、节段不稳定、间盘脱出、马尾综合征、合并感染、未控制的凝血病或出血障碍、椎间盘造影结果不一致或腰椎根性症状的患者实施 TDP（Osorio 等，2014a）。

椎间盘造影术

在作者看来，具有一定争议的椎间盘造影术在实施 TDP 时是十分必要的诊断测试。尽管一些脊柱外科医生认为椎间盘造影术的适应证以及结果解读具有争议，而详细讨论椎间盘造影术的利弊已经超出了本章节需要探讨的范围。但是，作者更愿意把它当

作询问病史、体格检查以及其他检查之外的辅助诊断手段，有助于制定临床决策。

在 TDP 背景下，椎间盘造影术允许外科医生通过造影剂在间盘内扩散形态来强化间盘内在紊乱而评估间盘内在结构的完整性。除此之外，还可以显示椎间盘中心髓核破裂及纤维环裂缝、裂隙，以及撕裂情况。如果椎间盘压力在超过 100 mmHg 时患者无明显疼痛反应则认为椎间盘造影正常。

Dallas 椎间盘造影分级法首先由 Bogduk 改良，随后又被 Schellhas 等再次改良，其纤维环撕裂分级方法如下：

- 0 级：正常间盘，无造影从纤维环泄露
- 1 级：造影剂泄露局限于纤维环的内 1/3
- 2 级：造影剂泄露延伸到纤维环的内 2/3
- 3 级：造影剂泄露延伸到纤维环全层
- 4 级：造影剂泄露延伸范围超过纤维环周径的 30°，像船锚形状
- 5 级：在 3 级和 4 级的基础上，纤维环全层撕裂，造影剂外溢至硬膜外腔

3 级和 4 级纤维环撕裂被认为可诱发疼痛，因为纤维环外 1/3 有神经支配。5 级撕裂是在 3 级或 4 级放射状撕裂的基础上，造影剂外溢指硬膜外。5 级撕裂可能会诱发严重的炎症反应，导致化学性神经根炎，造成没有神经根压迫情况下的坐骨神经痛症状。

作者及其团队认为如果能够诱发出一致的疼痛，并且视觉模拟量表（VAS）增加 5 分及以上，则可认为椎间盘造影"阳性"。另外，外科大夫可记录椎间盘开放压力、填充容量及终端压力作为辅助信息（Osorio 等，2014b）。

手术技术

应用激光或射频的经皮 TDP 技术是基于微创后外侧入路进入责任间盘的手段。患者取俯卧位，穿刺点为两条线的交点，其中一条线平行于责任椎间盘，另外一条线垂直于责任椎间盘，旁开脊柱中线大概 8~10 cm。（图 10.2）

局部麻醉后，采用硬膜外穿刺针呈 45°角朝椎间孔方向进针。针尖应该进入椎间隙后 1/3。通过放射线确认在前后位以及侧位的穿刺针在合适位置后，实施椎间盘造影及椎间盘测试（图 10.3）。

在确认测试节段是否复制出患者熟悉的、一致的疼痛（阳性结果）后，作者喜欢进一步通过扩张器支架、套管和环锯系统评估间盘情况。这些器械在放射线引导下逐一按顺序放置，直到切开纤维环，进入髓核。

如果 MRI 或者椎间盘造影结果提示为 DDD，而无椎间盘膨出、突出或脱出，笔者会直接放入射频装置，行 TDP 治疗。如果发现了椎间盘疾病，则建立进入椎间盘内区域的通道以便实施椎间盘机械减压以及允许 RF 光纤进入。然后实施髓核切除，主要通过咬钳实现机械椎间盘切除术（图 10.4）。为了避免切除正常间盘组织，作者常常先注射亚甲蓝，亚甲蓝优先染色病变的椎间盘组织，有助于鉴别。

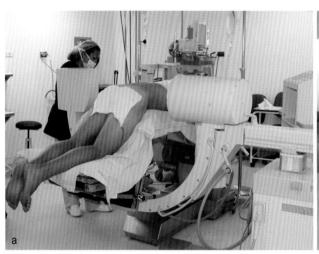
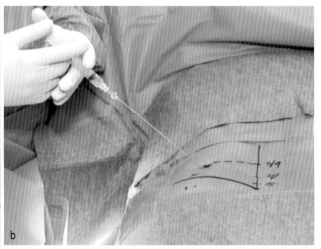

图 10.2　患者体位与穿刺点。a. 患者在透视台上的体位；b. 进针点。

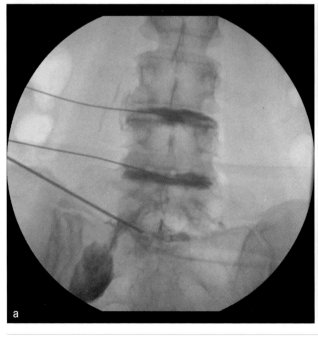
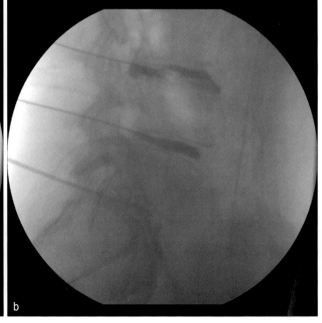

图 10.3　椎间盘造影及椎间盘源性疼痛测试。a、b. 不同水平的椎间盘造影在前后位（a）和侧位（b）的表现。

正如前面所描述的，作者在之前 12 年主要实施 PDL，后 8 年逐渐改为 RF 治疗。椎间盘内产生的热能能够完成髓核消融和纤维环成形（图 10.5）。

基于适应证和病理学，上述操作可通过内镜完成，内镜可实现对造成神经根压迫而产生根性疼痛的结构的可视化。

临床经验

从 1993—2014 年，作者及其合作者对 1 357 例患有腰痛的患者实施了 TDP。其中 728 例（53.6%）为男性，629 例（46.4%）为女性，平均年龄为 54.08 岁（±14.05 岁）。1 357 例患者一共完成 1 872 次间盘 TDP，所有间盘均通过椎间盘造影诱发出一致症状。平均每例患者约完成 1.38 次间盘操作。

术后 12 个月临床疗效通过两种不同评分系统进行评估，评估患者满意度时采用改良的 Macnab 评分标准（Macnab，1971），评估患者疼痛缓解情况采用 VAS 评分标准（0~10 分，10 分为最痛）。所有数据在患者术后 12 个月复查时直接收集。根据 Macnab 评分标准，其中 85% 患者症状改善（其中 73% 为优，12% 为良好）。同样 VAS 评分由术前的 7 分降至术后

复查时 2 分。

其中，35 例患者出现一些并发症（2.58%），PDL 手术后观察到的并发症包括运动障碍、硬膜囊撕裂诱发的头痛、神经根炎、激光导致的化学性椎间盘炎或椎体终板烧灼和感染性椎间盘炎等，RF 手术后观察到的并发症包括暂时性运动障碍、硬膜囊撕裂后头痛、神经根炎和感染性椎间盘炎等。这些并发症常发生在术后早期，与激光高温损伤以及外科医师学习曲线早期相关。除了 1 例(激光导致运动障碍)以外，其他并发症通过治疗均得到明显改善，仅 7% 需要再次介入治疗（开放手术行 TDP）。

作者认为手术效果欠佳的主要原因与外科医师学习曲线的早期阶段手术技巧不成熟有关。而且在早期手术阶段，椎间盘源性疼痛的机制研究也不明确。其他可能的原因包括小关节疼痛、活动过度或不稳定未诊断，以及低估了心理因素的影响。

TDP 临床证据

Ⅰ 级和 Ⅱ 级证据

关于 TDP，目前仍缺乏强有力的证据。近期，

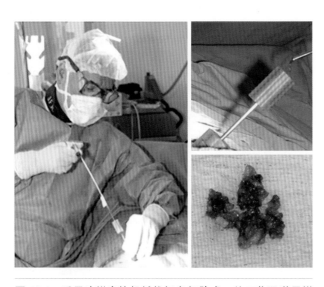

图 10.4 采用咬钳实施机械椎间盘切除术。从工作通道用钳子行人工间盘切除术（尸体）。

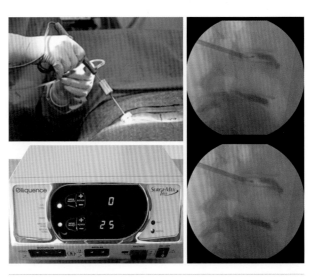

图 10.5 使用射频行椎间盘热凝成形术。左边，使用 Disc-Fx 系统行热凝治疗（尸体）。右边（上面），髓核成形术；右边（下面），纤维环成形术。

Singh 等（2013）系统性回顾了关于 PDL 的相关文献，结果发现证据级别有限，仍需要进一步研究。而关于热凝行髓核成形椎间盘减压术，Manchikanti 等（2013）、Boswel 等（2007）和 Urrútia 等（2007）的研究表明目前仍缺乏有质量的随机对照研究。

Ⅲ级证据

在这一级别，有 2 篇关于 PDL 的研究需要特别强调。首先，Tassi（2006）比较了 500 例微创椎间盘切除术和 500 例 PDL，结果阳性结果分别为 85.6% 和 84%。Zhao 等（2005）发表的病例对照研究中发现，在 173 例行 PDL 患者中有 82% 症状得到改善。

有一项研究比较了 RF 和 IDET，结果发现，对于积极非手术治疗无效的慢性腰椎间盘源性腰痛患者，RF 是一种安全、微创、可替代 IDET 的治疗手段。

Ⅳ级证据

大部分关于 TDP 的临床证据都是以病例报道形式发表，不过报道发现 TDP 术后临床症状得到改善。

关于 PDL，Quarte 等（2012）发表的前瞻性观察研究发现，在 205 例患者中有 67% 取得较好的临床疗效。Menchetti 等（2011）发表的纳入 900 例患者的回顾性多中心研究发现，70% 患者取得满意临床结果。其他一些研究也证实 PDL 具有较高的症状改善率和超过 80% 手术成功率（Casper 等，1996；Grönemeyer 等，2003；Iwatsuki 等，2007；Tassi，2006）。最后，Choy（2004）发表的其 17 年多达 1 275 例患者关于 PDL 的手术经验发现，手术成功率为 89%（Macnab 评分标准），并发症率仅为 0.4%。

作者所用的 RF 技术，目前报道有限。但值得注意的是，Hellinger（2011，2014）报道高达 85% 的临床成功率。同样，Kumar（2014）发现 RF 术后 12 个月随访时 VAS 评分由 6.5 分降至 3.9 分。

总 结

▲

微创手术具备组织损伤小、邻近运动节段影响小和小切口（对于 TDP，切口不超过 1 cm）等一系列优势。另外，此类操作可在局麻、镇静下完成，适合门诊日间手术。另外一个优势是能够早期返回工作岗位，这符合现在患者对于腰痛治疗的预期结果。

由于 TDP 的高成功率，对于腰痛患者，TDP 是开放手术的一个较好的替代手段。近期由于腰痛相关的临床就诊、诊断检查、操作和手术费用空前高涨，而 TDP 具备较高的成本效益比，可作为较好的替代治疗手段。而目前，微创脊柱手术由于新内植物的研究和发展的高成本，导致费用较高。另外，由于越来越复杂的监管程序，导致很多国家禁止引入昂贵的新设备。TDP 直接和间接成本均较低，特别是由于 TDP 术后所需护理和服务较少以及更早返回工作岗位，导致其间接成本显著更低。最后，如果有必要的话，TDP 并不影响后期再介入或手术翻修。更重要的是，作者的研究表明，TDP 对于治疗腰椎间盘源性疼痛是一个安全有效的手段。

作者认为对于确保成功率至关重要的因素是：
- 患者选择合理
- 手术指征明确
- 前期非手术治疗欠佳（抗炎药物、镇痛药物、腰骶支撑带、脊柱注射，以及理疗）
- 影像学检查完善（例如腰椎动力位 X 线片，理想状态下不在患者急性期，MRI 等）
- 评估患者心理状态
- 手术团队（麻醉医师、治疗技师和护士）适宜的培训（培训中心的尸体研究和培训）和使用新的手术设备

参·考·阅·读

Bass E, Nau WH, Diederich CJ, et al. Intradiscal thermal therapy does not stimulate biologic remodeling in an in vivo sheep model. Spine 2006; 31:139–145.

Bogduk N, Modic MT. Lumbar discography. Spine 1996; 21:402–404.

Boswell MV, Trescot AM, Datta S, et al. Interventional techniques:

evidence-based practice guidelines in the management of chronic spinal pain. Pain Physician 2007; 10:7–111.

Casper GD, Hartman VL, Mullins LL. Results of a clinical trial of the holmium: YAG laser in disc decompression utilizing a side-firing fiber: A two-year follow-up. Lasers Surg Med 1996; 19:90–96.

Chen Y, Derby R, Lee SH. Percutaneous disc decompression in the management of chronic low back pain. Orthop Clin North Am 2004; 35:17–23.

Chen YC, Lee SH, Saenz Y, Lehman NL. Histologic findings of disc, end plate and neural elements after coblation of nucleus pulposus: an experimental nucleoplasty study. Spine J 2003; 3:466–470.

Choy DS, Case RB, Fielding W, et al. Percutaneous laser nucleolysis of lumbar disks. N Engl J Med 1987; 317:771–772.

Choy DS. Percutaneous laser disc decompression (PLDD): twelve years' experience with 752 procedures in 518 patients. J Clin Laser Med Surg 1998; 16:325–331.

Choy DS. Percutaneous laser disc decompression: a 17-year experience. Photomed Laser Surg 2004; 22:407–410.

Deyo RA, Weinstein JN. Low back pain. N Engl J Med 2001; 344:363–370.

Duarte R, Costa JC. Percutaneous laser disc decompression for lumbar discogenic pain. Radiologia 2012; 54:336–341.

Feldman A, Hellinger S. Disc-FX, Non-endoscopic radiofrequency disc ablation/decompression/nucleotomy. First experiences. Internet J Min Invas Spinal Technol 2007; 1:19.

Finch PM, Price LM, Drummond PD. Radiofrequency heating of painful annular disruptions. J Spinal Disord Tech 2005; 18:6–13.

Finch PM. Radiofrequency denervation of the annulus fibrosus: a rationale. Tech Reg Anesth Pain 2004; 8:41–45.

Freeman BJ, Walters RM, Moore RJ, Fraser RD. Does intradiscal electrothermal therapy denervate and repair experimentally induced posterolateral annular tears in an animal model? Spine 2003; 28:2602–2608.

Friedly J, Standaert C, Chan L. Epidemiology of spine care: the back pain dilemma. Phys Med Rehabil Clin N Am 2010; 21:659–677.

Fukui S, Nitta K, Iwashita N, et al. Results of intradiscal pulsed radiofrequency for lumbar discogenic pain: comparison with intradiscal electrothermal therapy. Korean J Pain 2012; 25:155–160.

Gangi A, Basile A, Buy X, et al. Radiofrequency and laser ablation of spinal lesions. Semin Ultrasound, CT MRI 2005; 26:89–97.

Grönemeyer DH, Buschkamp H, Braun M, et al. Image-guided percutaneous laser disk decompression for herniated lumbar disks: A 4-year follow-up in 200 patients. J Clin Laser Med Surg 2003; 21:131–138.

Hellinger S. Disc-FX – A treatment for discal pain syndromes combining a manual and radiofrequency-assisted posterolateral microtubular decompressive nucleotomy. Eur Musculoskelet Rev 2011; 6:2–8.

Hellinger S. Treatment of contained lumbar disc herniations using radiofrequency assisted micro-tubular decompression and nucleotomy: four year prospective study results. Int J Spine Surg 2014:8.

Hirohashi T. Effects of holmium (HO)-YAG laser irradiation on rabbit lumbar discs. Kurume Med J 2000; 47:73–78.

Houpt J, Conner E, McFarland E. Experimental study of temperature distributions and thermal transport during radiofrequency current therapy of the intervertebral disc. Spine 1996; 21:1808–1812.

Iwatsuki K, Yoshimine T, Awazu K. Percutaneous laser disc decompression for lumbar disc hernia: Indications based on

Lasègue's Sign. Photomed Laser Surg 2007; 25:40–44.

Kleinstueck FS, Diederich CJ, Nau WH, et al. Acute biomechanical and histological effects of intradiscal electrothermal therapy on human lumbar discs. Spine 2001; 26:2198–2207.

Kumar N, Kumar A, Siddharth S, et al. Annulo-nucleoplasty using Disc-FX in the management of lumbar disc pathology: Early results. Int J Spine Surg 2014:8.

Macnab I. Negative disc exploration. An analysis of the causes of nerve-root involvement in sixty-eight patients. J Bone Joint Surg Am 1971; 53:891–903.

Manchikanti L, Falco FJ, Benyamin RM, et al. An update of the systematic assessment of mechanical lumbar disc decompression with nucleoplasty. Pain Physician 2013; 16:SE25–54.

Martin B, Deyo RA, Mirza SK, et al. Expenditures and health status among adults with back and neck problems. JAMA 2008; 299:656–664.

Menchetti PP, Canero G, Bini W. Percutaneous laser discectomy: Experience and long term follow-up. Acta Neurochir Suppl 2011; 108:117–121.

Osorio E, Ramírez JF, Rugeles JG. Alonso GO. Thermodiscoplasty and percutaneous 360-degree rhizolysis as a treatment for herniated disc or facet lumbar pain. In: PS Ramani, et al. (Eds) WFNS Textbook of Surgical Management Lumbar Disc Herniation. New Delhi: Jaypee Brothers Medical 2014a:225–230.

Osorio E, Ramírez JF, Rugeles JG, Alonso GO. Endoscopy and thermodiscoplasty: a minimally invasive surgical treatment for lumbar pain. In: Ramina R, et al. (Eds), Samii´s Essentials in Neurosurgery. Heidelberg: Springer-Verlag 2014b:103–115.

Petersohn JD, Conquergood LR, Leung M. Acute histologic effects and thermal distribution profile of disc biacuplasty using a novel water-cooled bipolar electrode system in an in vivo porcine model. Pain Med 2008; 9:26–32.

Ramírez JF, Rugeles JG, Barreto JA, Alonso GO. Variación de la temperatura intradiscal por efecto de la terapia térmica con radiofrecuencia. Estudio en cadáveres. Acta Ortop Mex 2014; 28:12–18.

Ramirez JF, Rugeles JG. Discólisis percutánea endoscópica lumbar con holmium yag laser. Experiencia de 4 años. Rev Col Ort Traum 2001; 15:57–62.

Saal JS, Saal JA. Management of chronic discogenic low back pain with a thermal intradiscal catheter. A preliminary report. Spine 2000; 25:382–388.

Sachs BL, Vanharanta H, Spivey MA, et al. A new classification of CT/discography in low back disorders. Spine 1987; 12:287–294.

Schellhas KP, Pollei SR, Gundry CR, Heithoff KB. Lumbar disc high-intensity zone. Correlation of magnetic resonance imaging and discography. Spine 1996; 21:79–86.

Schlangmann BA, Schmolke S, Siebert WE. Temperature and ablation measurements in laser therapy of intervertebral disk tissue. Orthopade 1996; 25:3–9.

Singh K, Ledet E, Carl A. Intradiscal therapy: a review of current treatment modalities. Spine 2005; 30:S20–26.

Singh V, Manchikanti L, Calodney AK, et al. Percutaneous lumbar laser disc decompression: an update of current evidence. Pain Physician 2013; 16:SE229–260.

Smith HP, McWhorter JM, Challa VR. Radiofrequency neurolysis in a clinical model. Neuropathological correlation. J Neurosurg 1981; 55:246–253.

Tassi GP. Comparison of results of 500 microdiscectomies and 500 percutaneous laser disc decompression procedures for lumbar disc herniation. Photomed Laser Surg 2006; 24:694–697.

Urrútia G, Kovacs F, Nishishinya MB, Olabe J. Percutaneous

thermocoagulation intradiscal techniques for discogenic low back pain. Spine 2007; 32:1146–1154.

Wang JC, Kabo JM, Tsou PM, Halevi L, Shamie AN. The effect of uniform heating on the biomechanical properties of the intervertebral disc in a porcine model. Spine J 2005; 5:64–70.

Welch WC, Gerszten PC. Alternative strategies for lumbar discectomy: intradiscal electrothermy and nucleoplasty. Neurosurg Focus 2002; 13:E7.

Wetzel FT, McNally TA, Phillips FM. Intradiscal electrothermal therapy used to manage chronic discogenic low back pain: new directions and interventions Spine 2002; 27:2621–2626.

Yeung A. Intradiscal thermal therapy for discogenic low back pain. In: The Practice of Minimally Invasive Spinal Technique . Newbury Park, CA: American Academy of Minimally Invasive Spine Medicine and Surgery, 2000:237–242.

Zhao DQ, Du F, Yang J, Zheng YB. Cohort-controlled study on percutaneous laser decompression in treating lumbar disc herniation. Chin J Clin Reha, 2005.

（易端 祝斌 译，刘晓光 校）

第11章

经皮内镜下腰椎纤维环成形术
Percutaneous endoscopic lumbar annuloplasty

Han Joong Keum, Sang-Ho Lee

引 言

由于腰椎小关节退变、运动节段不稳、神经因素，以及纤维环的退变和破裂等多种原因，难治性腰痛的保守治疗一直以来都备受争议。据报道，大约有40%的慢性腰痛由椎间盘因素引起[1]。因椎间盘引起的椎间盘源性腰痛具有以下5个临床特征[2]：

(1) 难以就坐；

(2) 伸腰受限；

(3) 搬重物困难；

(4) 无法长时间保持某种姿势；

(5) 体力活动后疼痛。

最近有研究报道，椎间盘内部破裂、退行性椎间盘疾病或椎间盘突出，以及纤维环破损均可引起椎间盘源性腰痛[3, 4]。尽管如此，椎间盘源性腰痛的一般进展仍然存在较多争议。Peng等提出疼痛是由带有游离神经末梢的肉芽组织生长到破裂的纤维环内引起的，这些神经末梢会对各种有害刺激产生疼痛反应（图11.1）[5]。

椎间盘源性腰痛通常与椎间盘退变相关，在T2加权磁共振成像（MRI）上表现为在后环部分有高信号区域（HIZ）。然而，MRI诊断椎间盘源性腰痛的有效性仍存在争议。除了MRI外，一些文献提出椎

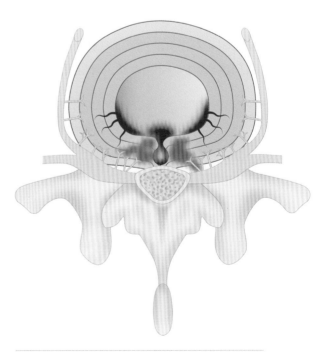

图11.1 伴有游离神经末梢的肉芽组织长入椎间盘。

间盘造影亦是区分椎间盘源性腰痛的一个有效工具，造影剂通过破裂的纤维环渗漏到硬膜外腔并诱发与症状一致的腰痛即可明确诊断[6,7]。然而，也有文献提出了相反的结论，并对椎间盘造影的后期不良反应表示担忧[8]。

椎间盘源性腰痛的早期治疗，可联合应用多种保守治疗方式。当患者在长期服药、物理治疗或运动治疗后症状没有改善时，可考虑脊柱融合术和椎间盘置换术等手术治疗。然而，有最新报道指出，微创技术如椎间盘内热射频术、射频消融术、冷冻消融术和经皮内镜下腰椎间盘切除术等，已成为传统腰痛手术的替代方法[9,10]。经皮内镜激光辅助下纤维环成形术（PELA）是利用激光辅助脊柱内镜（LASE）行纤维环成形的一种微创技术（图11.2）。PELA的主要目标是清除和消融纤维环破裂内生长的肉芽组织以促进纤维环愈合。

适应证

PELA 的患者纳入标准如下：

（1）经长期保守治疗无法治愈的椎间盘源性腰痛；

（2）MRI 显示存在 HIZ 的椎间盘退变；

（3）椎间盘造影诱发出与症状一致的腰痛。

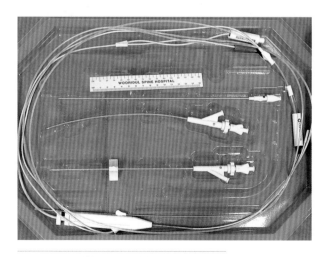

图 11.2 激光辅助脊柱内镜（LASE）套件。

禁忌证

根据作者的经验，以下情况应列为禁忌证：

（1）椎间盘脱出或游离；

（2）椎管狭窄；

（3）节段性不稳；

（4）骨折、肿瘤或感染等病理情况。

手术方法

所有患者均应在手术前行椎间盘造影。作者认为，椎间盘造影时造影剂渗漏到硬膜外腔并诱发与症状一致性腰痛的患者可行手术治疗。

患者取俯卧位，在局部麻醉下手术。术前利用轴位 MRI 确定穿刺点和穿刺角度。通常皮肤进针点取中线旁开 12~15 cm。在透视引导下，首先通过椎间孔将长穿刺针置入硬膜外腔。穿刺针插入纤维环之前先行硬膜外造影以识别硬脊膜和出口根，从而避免直接的神经损伤。小心地将针头插入纤维环中，注射造影剂和靛蓝胭脂红混合物以确认纤维环破裂部位并对退变的椎间盘进行染色。通过导丝沿穿刺针方向置入工作套管。然后插入 LASE 装置，并将其导入纤维环内肉芽组织和突出的椎间盘所在区域(图11.3)。钬激光(Ho:

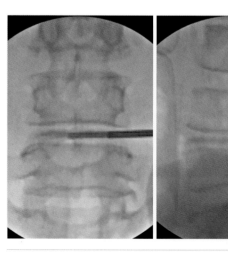

图 11.3 经皮内镜下腰椎纤维环成形术的工作套管和 LASE 导管定位。LASE 导管的尖端位于后方纤维环的中线。

YAG）用于治疗，功率设定为 0.5~1.2 J（10~20 Hz）。内镜下可以看到受损的纤维环，被染成蓝色的炎性髓核，以及微带血性的损伤区域（图 11.4）。对肉芽组织的消融从受损的纤维环中心位置开始，并且通过缓慢地撤回导管和工作套管，直至侧方纤维环。激光传递的能量可以消融肉芽组织，收缩和硬化受损的纤维环，从而几乎关闭纤维环（图 11.5）。最后，退出 LASE 导管和工作套管结束手术。手术时间一般为 30~45 分钟，激光能量为 10 000~13 000 J。

临床结果

一组病例系列研究纳入了 30 例平均年龄为 31 岁（22~45 岁）的患者，所有患者均接受单节段的 PELA 治疗，平均随访 9.7 个月。视觉模拟评分（VAS）疼痛评分从 8.0 分降低到 2.4 分，Oswestry 功能障碍指数（ODI）从 79 分降低到 22.4 分。Macnab 标准也显示出良好的结果，成功率为 90%（53.5%"优秀"，36.7%"良好"，10%"一般"）。没有患者 VAS 疼痛评分或 ODI 增加。无术中或术后并发症出现。

临床证据

Ⅰ级证据

据作者查阅文献，目前尚没有比较 PELA 与开放椎板切除术或椎间盘切除术的临床疗效和安全性的一级前瞻性随机对照研究。

Ⅱ级证据

Boswell 等和他的团队自 2005 年以来发表并更新了慢性脊柱痛治疗的介入技术循证实践指南[11]。作者通过政策委员会对慢性脊柱疼痛的诊断和治疗措施进行了系统评价，旨在制定结论并陈述临床干预措施与结果之间关系。指南的准备过程包括：文献检索，文献综合，系统评价，共识评估，公开论坛报告，美国介入疼痛医师协会（ASIPP）董事会的正式认可，以及盲法同行评审。使用的方法学质量评估标准包括 AHRQ 标准、QUADAS 标准和 Cochrane 评价标准。证据级别的指定从Ⅰ级（结论性）、Ⅱ级（强）、Ⅲ级（中等）、Ⅳ级（有限）到Ⅴ级（不确定）。委员会成员认为，当用于治疗慢性椎间盘源性腰痛时，椎间盘

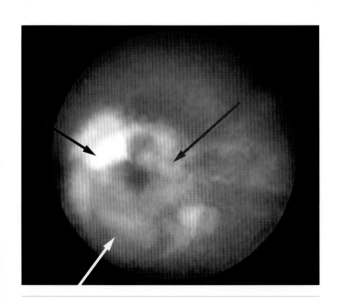

图 11.4　经皮内镜下腰椎纤维环成形术的内镜下视野。正常的白色纤维环（蓝色箭头），肉芽组织（红色和白色箭头）。

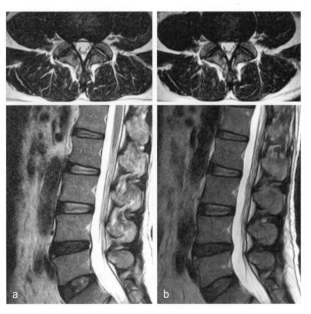

图 11.5　行经皮内镜下腰椎纤维环成形术治疗的 45 岁男性 MRI。a. 治疗前；b. 治疗后 15 个月。

内电热疗法（IDET）的证据级别为短期缓解的"强"和长期缓解的"中等"。相比之下，髓核成形术的证据级别为"有限"。IDET 的操作步骤与内镜下可视化纤维环成形术中使用的激光消融有本质上的不同：IDET 被认为具有纤维环成形的效果，因此本文讨论部分会做讨论。

该团队成员在 2009 年发布了循证实践指南的更新版本，使用美国预防服务工作组（USPSTF）标准评估证据的强度，采用 5 个级别的证据（Ⅰ~Ⅲ级，其中Ⅱ级包含 3 个亚级别）。治疗结果分为短期（<6 个月）疼痛缓解和长期（>6 个月）疼痛缓解，少数行椎间盘内治疗的患者，1 年内的疼痛缓解仍属于短期疼痛缓解。作者研究发现 IDET、自动经皮腰椎间盘切除术（APLD）和经皮腰椎激光椎间盘切除术（PLDD）的证据级别为强烈（Ⅱ-2 级）支持这些手术方式。同一研究小组在 2013 年发表了慢性脊柱疼痛治疗的介入技术综合循证指南的另一个更新版本，改变了对椎间盘内手术的证据分级，IDET 和双侧成形术被下调为"一般"，而基于射频应用而非电热过程的 discTRODE 技术被调整为"有限级"。其他椎间盘内手术，包括经皮椎间盘减压术、APLD、经皮腰椎激光椎间盘减压术和 Dekompressor 旋切减压术，被评为仅有有限的证据支持其临床应用。作者将髓核成形术的临床证据归类为"有限到一般"。随后，医疗保险和医疗服务中心（CMS）将其列出医保范围。

Ⅲ级证据

Cheng 等于 2014 年发表了一项 3 年随访的前瞻性研究，该研究纳入 113 例经椎间盘造影证实为椎间盘源性腰痛的患者，并对其行经椎间孔内镜下椎间盘切除术和纤维环热凝成形术[12]。96 例患者行单节段手术，17 例患者行多节段手术。101 例（89.4%）病例随访 3 年。随访期间未发现严重并发症。成功率（分类为"优秀"和"良好"）为 73.8%。与术前相比，VAS 疼痛评分、日本骨科协会（JOA）评分和 ODI 在术后每年均显著改善（P<0.01）。单节段手术患者的成功率明显高于多节段手术患者（78.2%vs 50.0%，P=0.041）。作者因此得出结论：内镜下椎间盘切除术和纤维环热凝成形术是一种安全有效的治疗方法，适用于严格筛选的椎间盘源性腰痛患者，尤其是单节段受累的患者。

Choi 等在 2011 年发表了一项前瞻性研究，该研究纳入 58 例因腰腿痛症状行经皮内镜下椎间盘切除和纤维环成形术（PELDA）的患者[13]。随机分为 2 组："不良组"和"良好组"。术后 24 个月腰痛改善率<50% 或术后 ODI>20%，则患者被定义为有不良结果。每组的术前人口统计学、临床和放射学因素均行统计学分析。52 例患者最终获得随访。经过 2 年随访，VAS 疼痛评分从术前的 6.6 分降低到 2.5 分，ODI 从术前的 55.9% 降至术后的 12.7%。手术的总体满意度为 78.4%，重度退变性椎间盘疾病患者比轻度椎间盘突出症患者满意度差［比值比（OR）6.316；95% 可信区间（CI）1.25~31.86；P<0.05］。18 例（34.6%）患者有不良结果。术后腰痛的严重程度与手术满意度呈负相关（相关系数 0.564；P=0.00）。作者得出结论：PELDA 可以通过直接减压和纤维环热消融来缓解腰痛和腿痛症状，椎间盘退变可能会影响 PELDA 的临床结果。

Ⅳ级和Ⅴ级证据

Lee 等于 2016 年发表了经皮内镜下腰椎纤维环成形和髓核成形术（PELAN）治疗 47 例椎间盘源性腰痛患者临床疗效的文章，每 2~3 周使用数字评定表评估患者的疼痛值、ODI 和改良的 Macnab 评定标准，持续至术后 12 个月以上[14]。最终 33 例患者（70%）成功地减轻了疼痛，且同样比例的患者成功地缓解了活动受限的症状。所有患者在 PELAN 治疗前均口服止痛药，随访结束时 53% 的患者已停止服药。23 例患者（49%，95% CI=35%~63%）取得了成功的临床结果，判断标准为：减轻了 50% 以上的疼痛，减少了 40% 以上的 ODI，良好的 Macnab 评分，以及不再需要服用止痛药物。作者认为，应用 PELAN 治疗椎间盘源性腰痛患者的临床效果与做融合手术的临床效果相当。

在 Sairyo 等于 2013 年发表的另一项研究中，也证实了 Lee 等的研究结果[15]。该小组将经皮内镜下椎间盘切除术（PED）和射频热凝纤维环成形术（TA）应用于患椎间盘源性腰痛的职业运动员并观察其疗效。研究人员对年龄分别对 35 岁、35 岁、34 岁和 28 岁的 4 名运动员在使用局麻和镇静药的情况下进行手术。所有患者在椎间盘造影后均出现了与症状一致的疼痛并且经过 1 年的保守治疗后症状无改善。手术的操作经由 7 mm 的皮肤切口，通过工作套管到达纤维环的后外侧，在直视下摘除退变的髓核组织，同时使用双极射频探头对纤维环的后方行射频消融。所有患者在体能教练或理疗师的帮助下行术后康复锻炼，腰痛均完全得到解决并且继续回到了体育比赛中。这些研究结果也同样被 Hurr 等证实，他们经一侧单切口对同时患有 L3-L4 和 L4-L5，或 L4-L5 和 L5-S1 双节段包容性或非包容性腰椎间盘突出（LDH）的患者行 PELDA 手术，取得了良好的临床效果[16]。

Lee 等于 2010 年的研究通过 PELA 手术证实，用 Ho:YAG 激光凝固伴有纤维环破裂的椎间盘炎性肉芽组织具有良好的安全性和有效性[17]。研究人员评估了 PELA 手术治疗纤维环破裂型椎间盘退变或包容性椎间盘突出导致的腰痛患者的临床疗效。共有 30 例患者进行了单节段手术，平均随访 9.7 个月。最终结果显示，VAS 疼痛评分平均从 8.0 分减少到 2.4 分，韩国 ODI 从 79.0 分降低到 22.4 分（$P < 0.001$）。改良 Macnab 评定标准显示手术成功率为 90%，并且在随访中并没有出现严重的并发症。作者认为，对伴有纤维环损伤的包容性椎间盘突出引起的腰痛，Ho:YAG 激光 PELA 手术具有良好的疗效。

研究结果同样被 Ahn 等证实，他们发表了连续 87 例患者行 PELA 手术的临床研究结果[18]。该研究 2 年随访率为 90.8%（79 例患者），术后 6 个月和术后 2 年 VAS 疼痛评分和 ODI 均有显著改善（$P < 0.001$）。根据改良的 Macnab 评定标准，整体的临床效果显示：在 79 例患者中有 39 例（49.4%）为优秀；17 例（21.5%）为良好；10 例（12.7%）为一般；13 例（16.5%）为较差。整体的症状改善率为 83.5%，手术成功率（优秀或良好）为 70.9%。在单变量和多变量分析中，椎间盘源性腰痛同时合并有椎间盘突出是最重要的预测因子[OR 3.207；95%CI 1.02~10.06；$P = 0.046$]。作者还指出，PELA 对中央型椎间盘突出引起的慢性椎间盘源性腰痛具有较好的疗效。中央型椎间盘突出亦是手术成功与否最重要的预测因子。

在 2007 年，Yeung 报道了他本人经椎间孔椎间盘切除术治疗 3 000 例患者的相关经验[19]。在他标志性的文章 "椎间孔镜手术的演变和发展：一位外科医生在辅助技术治疗方面的经验"（The evolution and advancement of endoscopic foraminal surgery: one surgeon's experience incorporating adjunctine techologies）中，描述了将热凝纤维环成形术作为椎间盘切除术的辅助手段。Tsou 等在 2003 年发表了一项来自同一治疗组的 113 例患者的回顾性研究[20]。作者报道了应用后外侧经椎间孔椎间盘切除术和射频热凝纤维环成形术治疗患有慢性椎间盘源性腰痛，并且经椎间盘造影诱发出一致性疼痛的患者，取得了良好的疗效。在 113 例患者中有 73.5% 的患者获得随访，根据改良的 Macnab 评定标准，17 例患者（15%）为优秀，32 例（28.3%）为良好，34 例（30.1%）为一般，30 例（26.5%）为较差。在这 30 例效果较差的患者中，有 12 例患者自觉症状既没有改善也没有加重，并且拒绝进一步的手术治疗。其余 18 例效果较差的患者，8 例进行了椎体融合术，3 例进行了椎板切除术，还有 7 例再次行脊柱内镜手术。

讨　论

椎间盘源性腰痛的病理机制、鉴别诊断以及治疗方案一直存在较多争议。虽然 HIZ 的真正临床意义尚不清楚，但其被认定为椎间盘源性腰痛的敏感标志[21]。HIZ 通常被认为是长入破裂纤维环的肉芽组织。在正常的椎间盘中，只有纤维环的外 1/3 是有神经分布的，并且在青春期以后髓核组织内是没有血管的。损伤的椎间盘一旦出现纤维环的破裂，血管就会顺着破损的纤维环长入突出的髓核。新形成的肉芽组织便会生成更为广泛的神经分布，这可能就是椎间盘源性腰痛患者的疼痛来源[5]。

对保守治疗无效的椎间盘源性腰痛患者的手术

治疗仍存在争议。椎体融合术或人工椎间盘置换术的应用已取得一定进展。椎体融合术或人工椎间盘置换术治疗椎间盘源性腰痛患者的结果和临床证据不在本章节讨论范围之内。然而，热凝纤维环成形术治疗慢性椎间盘源性腰痛的临床效果，无论是应用激光还是射频消融，都值得肯定，在某些研究中其甚至成为更为激进的融合术或椎间盘置换术的竞争对手。当然这样的比较有一定局限性，至少对基于Ⅲ级临床研究和短期随访的热凝纤维环成形术来说更是如此。然而本章提到的几个早期 Meta 分析表明，有大量的Ⅱ级文献支持应用热凝纤维环成形术治疗慢性椎间盘源性腰痛。

文献作者们以及他们的同事发表了许多Ⅲ级和Ⅳ级证据的文章，表明热凝纤维环成形术具有良好

的安全性和有效性。研究人员还证明，由于积极的微创介入手术对患者具有较高的吸引力，尤其是对具有强烈的职业抱负和个人目标的年轻人，因此无论疼痛彻底改善与否，都具有较高的术后满意度。显然，对仅有少量椎间盘退变或有 HIZ 的包容性椎间盘突出的年轻患者来说，经皮内镜下热疗凝纤维环成形术无疑是一种能够替代融合术或椎间盘置换术的颇具吸引力的首选手术方式。患者满意度分析表明，疼痛的不完全缓解对于年轻患者来说是次要的，因为该治疗不仅明显减少了慢性椎间盘源性疼痛，同时也避免了融合手术或椎间盘置换术所带来的缺点。已有大量证据表明，后两种手术会发生邻近节段的病变以及术后 2 年内较高的再手术率。这些患者可考虑行 PELA 手术。

参 · 考 · 文 · 献

1. Schwarzer AC, Aprill CN, Derby R, et al. The prevalence and clinical features of internal disc disruption in patients with chronic low back pain. Spine 1995; 20:1878–1873.
2. Lee SH, Kang HS. Percutaneous endoscopic laser annuloplasty for discogenic low back pain. World Neurosurg 2010; 73:198–206.
3. Yoshizawa H, O'Brien JP, Smith WT, et al. The neuropathology of intervertebral discs removed for low back pain. J Pathol 1980; 132:95–104.
4. Bogduk N, Tynan W, Wilson AS. The nerve supply to the human intervertebral discs. J Anat 1981; 132:39–56.
5. Peng B, Hou S, Wu W, et al. The pathogenesis and clinical significance of a high-intensity zone (HIZ) of lumbar intervertebral disc on MR imaging in the patient with discogenic back pain. Eur Spine J 2006; 5:583–587.
6. Chen JY, Ding D, Liu QY, et al. Correlation between MR imaging and discography with provocative concordant pain in patients with low back pain. Clin J Pain 2011; 27:125–130.
7. Lam KS, Carlin D, Mulholland RC. Lumbar disc high-intensity zone: the value and significance of provocative discography in the determination of discogenic pain source. Eur Spine J 2000; 9:36–71.
8. Carragee EJ, Don AS, Hurwitz EL, et al. 2009 ISSLS Prize Winner: Does discography cause accelerated progression of degeneration change in the lumbar disc: A ten-year matched cohort study. Spine 2009; 34:2338–2345.
9. Chou R, Atlas SJ, Stanos SP, Rosenquist RW. Nonsurgical interventional therapies for low back pain: a review of the evidence for an American Pain Society clinical practice guidelines. Spine 2009; 43:1078–1093.
10. Freeman BJ, Fraser RD, Cain CM, et al. A randomized, double-blind, controlled trial: intradiscal electrothermal therapy versus placebo for the treatment of chronic discogenic low back pain. Spine 2005; 30:2369–2377.
11. Boswell MV, Shah RV, Everett CR, et al. Interventional techniques in the management of chronic spinal pain: evidence-based practice guidelines. Pain Physician 2005; 8:1–47.
12. Cheng J, Zheng W, Wang H, et al. Posterolateral transforaminal selective endoscopic diskectomy with thermal annuloplasty for discogenic low back pain: a prospective observational study. Spine (Phila Pa 1976) 2014; 39(26 Spec No.):B60–B65.
13. Choi KC, Kim JS, Kang BU, Lee CD, Lee SH. Changes in back pain after percutaneous endoscopic lumbar discectomy and annuloplasty for lumbar disc herniation: a prospective study. Pain Med 2011; 12:1615–1621.
14. Lee JH, Lee SH. Clinical efficacy of percutaneous endoscopic lumbar annuloplasty and nucleoplasty for treatment of patients with discogenic low back pain. Pain Med 2016; 17:650–657.
15. Sairyo K, Kitagawa Y, Dezawa A. Percutaneous endoscopic discectomy and thermal annuloplasty for professional athletes. Asian J Endosc Surg 2013; 6:292–297.
16. Hur JW, Kim JS, Shin MH, et al. Percutaneous endoscopic lumbar discectomy and annuloplasty for lumbar disc herniation at the low two contiguous levels: single-portal, double surgeries. J Neurol Surg A Cent Eur Neurosurg 2014; 75:381–385.
17. Lee SH, Kang HS. Percutaneous endoscopic laser annuloplasty for discogenic low back pain. World Neurosurg 2010; 73:198–206.
18. Ahn Y, Lee SH. Outcome predictors of percutaneous endoscopic lumbar discectomy and thermal annuloplasty for discogenic low back pain. Acta Neurochir (Wien) 2010; 152:1695–1702.
19. Yeung AT. The evolution and advancement of endoscopic foraminal surgery: one surgeon's experience incorporating adjunctive techologies. SAS J 2007; 1:108–117.
20. Tsou PM, Alan Yeung C, Yeung AT. Posterolateral transforaminal selective endoscopic discectomy and thermal annuloplasty for chronic lumbar discogenic pain: a minimal access visualized intradiscal surgical procedure. Spine J 2004; 4:564–573.
21. Marshman LA, Metcalfe AV, Krishna M, et al. Are high-intensity zone and Modic changes mutually exclusive in symptomatic lumbar degenerative discs? J Neurosurg Spine 2010; 12:351–356.

拓·展·阅·读

Bydon M, Macki M, De la Garza-Ramos R, et al. Incidence of adjacent segment disease requiring reoperation after lumbar laminectomy without fusion: a study of 398 patients. Neurosurgery 2016; 78:192–199.

Manchikanti L, Abdi S, Atluri S, et al. An update of comprehensive evidence-based guidelines for interventional techniques in chronic spinal pain. Part II: guidance and recommendations. Pain Physician 2013; 16:S49–283.

Manchikanti L, Boswell MV, Singh V, et al. Comprehensive evidence-based guidelines for interventional techniques in the management of chronic spinal pain. Pain Physician 2009; 12:699–802.

Sato S, Yagi M, Machida M, et al. Reoperation rate and risk factors of elective spinal surgery for degenerative spondylolisthesis: minimum 5-year follow-up. Spine J 2015; 15:1536–1544.

（庞清江 译，刘彦斌 校）

第12章

腰椎神经切断术和腰椎融合术治疗轴性小关节疼痛综合征

Lumbar rhizotomy versus fusion for axial facet pain syndromes

Jorge Felipe Ramirez Leon, Jose Gabriel Rugeles Ortiz, Carolina Ramirez Martinez, Gabriel Oswaldo Alonso Cuellar

前 言

腰痛是世界范围内成年人就诊最常见的原因之一 (Hoy 等, 2012; Manchikanti 等, 2014), 同时也是一项涉及大量公共支出的 (Martin 等, 2008) 医疗保健系统的主要负担 (Hoy 等, 2010)。人口增长, 长寿, 不健康的饮食习惯、运动习惯, 关节退行性病变等因素给医疗卫生机构带来了新的挑战(Szpalski等, 2003)。

对腰痛进行有效和高效诊治困难的原因之一是其多因素特性。这意味着任何脊柱解剖结构(椎间盘、小关节、椎间孔、椎体终版、韧带、肌肉等) 的创伤性、先天性或退行性改变都可以导致脊柱结构失衡, 从而导致慢性腰痛。

小关节或关节突关节 (Z 关节) 对于脊柱活动节段的稳定性至关重要。Z 关节构成真正的滑膜关节, 其主要功能是限制脊柱节段从水平力 (例如轴向扭转) 的运动范围, 从而在脊柱运动中起着重要作用。由于以上原因, Z 关节中的退化现象 (除了产生疼痛) 会影响这些结构所提供的支撑和弹性, 导致节段稳定性的不平衡 (Fazzalari 等, 2004)。

小关节综合征, 或者称关节突关节疼痛 (Bogduk, 2008), 是一种退行性疾病, 影响关节囊, 可导致轴性下腰痛。它严重时可能导致神经卡压, 伴下肢放射性疼痛。诊断基于对下腰痛可能因素的全面评估, 通过详细的临床检查, 结合具有诊断价值的影像和介入治疗试验。

关于 Z 关节疼痛各种治疗方法的有效性和并发症, 以及还需要治疗的其他可能的疼痛源 (Falco 等, 2012), 都存在相当大的争议。本章的目的是评价在小关节源疼痛处理中所获得的证据和经验。

小关节综合征或 Z 关节疼痛

小关节、Z 关节或腰椎小关节广泛覆盖痛觉感受器, 由背根神经节的内侧和外侧支分支支配 (Masini 等, 2005)。已有研究证实, 关节囊内存在游离和包裹的神经末梢 (Bogduk, 1982), 存在包含 P 物质的神经 (Ohtori 等, 2000)。这些解剖学特点使得腰椎小关节成为潜在的疼痛来源。

1911 年，Goldthwaite 第一个提出小关节是 LBP 的一个来源。然而，直到 1933 年，出现了"小关节综合征"的术语（Ghormley，1933），这是一个至今仍然错误使用的误导性名称。很快，其他研究者对这方面表现出了兴趣。Hirsch 等（1963）报道了刺激 Z 关节后背痛的存在，然后，Rees（1971）通过用手术刀故意损伤小关节而获得 LBP 的 99.9% 的改善。目前，小关节是一个公认的、确切和重要的背痛来源。

腰椎小关节退变是一个多因素的过程，与椎间盘退变密切相关。脊柱退变的连锁反应通常始于退行性椎间盘疾病的开始。这会产生椎间隙高度的丢失，并导致轴向负荷分布，主要是旋转力下的生物力学失衡（Binder 等，2009）。这种现象的原因是小关节的纤维软骨化生，随后发生骨关节病、骨赘形成、关节软骨变薄和炎症（Muto，2011）。

据估计，"小关节综合征"的患病率为 25%~45%（Falco 等，2012b），可能是 15%~52% 背痛患者的一个致病因素（Binder 等，2009）；然而，人们一直认为这种病理情况作为背痛的唯一因素，不超过 4%（Schwarzer，1994）。

与此低患病率的报告相反，Eubankset 等（2007）在 647 具人类尸体上评估了小关节骨性关节炎的存在，并考虑到了死亡年龄。小关节关节病在年龄 60 岁以上的标本中占 100%，年龄在 40~59 岁占 90% 以上。最后他们得出结论，30 岁后小关节关节病的概率可能高达 57%。

诊断

由于存在多种鉴别诊断，确定小关节源性腰痛是对专科医生一个很大的挑战。临床病史、临床表现和影像学表现并不一定能确诊小关节疼痛综合征（Binder 等，2009）。因此，诊断工作应辅以更有效的技术，如小关节或内侧支阻滞（Falco 等，2012a）。这些方法通常使用长效麻醉药注射到小关节或内侧支，评估患者的疼痛缓解情况，这必须与麻醉药的作用时间一致。特殊的阻滞技术，其有效性和潜在用途已被文献（Bogduk，1997；Datta 等，2009；Falco 等，2012a；Hancock 等，2007；Manchikanti 等，2010；Rubinstein

等，2008）中广泛讨论和争论。

治疗

最初治疗小关节源性疼痛的方法是非特异性使用镇痛药物、抗炎药物和物理治疗。在没有改善的情况下，应考虑选择性封闭。首先，由于它的镇痛作用可以提供治疗性缓解，其次，它也是一种高精度和有效的诊断工具。所有保守治疗方法尝试一次后，可以考虑外科的方法。在外科治疗中，内侧和外侧分支的射频（RF）去神经支配是世界范围内认可度最高的治疗方法（Van Zundert 等，2012）。另外，还报道了通过小关节螺钉脊柱融合来稳定腰椎退变。然而，后一种技术几乎没有临床证据支持，手术适应证不明确，并已显示出了有争议的结果（Cohen 等，2007）。

360°小关节神经切断术

最初由 Shealy（1975）提出温热热能法治疗小关节疼痛，他开发了一种背根神经节远端后内侧支的经皮凝固的方法。该分支分布在后面的骶髂关节、肌肉、韧带、皮肤组织和小关节面。Shealy 把电和类似电极磁场结合的经皮凝固的方法，用在了治疗三叉神经痛上。该技术被称为"小关节去神经"技术，它的成功被报道在该作者的多篇研究中，显示患者的改善率在 79%（1975）和 82%（1976）之间。然而，随后的解剖学研究表明，Shealy 方法的解剖学基础是"不准确的"，被证明神经末梢在电极放置的位置是不存在的（Bogduk 等，1979）。为此，小关节去神经化被修正，并被 Bogduk（1980）改名为"腰椎内侧支神经切断术"。这两种技术以及它们的变更，已被广泛描述在文献中（Bogduk，2008；Gofeld 等，2007；Varlotta 等，2011）。即使目前的实践中运用透视，也很难确定神经纤维尖端正确位置，以及将热量应用到内侧支为靶向的准确位置（Bogduk 等，1987；Kanchiku 等，2014）。

由于这些原因，作者利用射频神经消融和热凝胶原皱缩的概念，提出了一种技术，包括将射频纤维尖端放置在 Z 关节上关节突的背侧和外侧（Ramirez 等，2010）（图 12.1）。这被称为 360° 小关节神经切断术，因为热量不在单个点上施加，而是顺时针方向旋转，直到关节区域的完全覆盖。当然，此技术描述了以下方面，包括进行内侧支神经切断术，用热能关节囊切开术以完善神经消融。

外科技术

患者取俯卧位，腿部弯曲，支撑腹部，以便调整脊柱（图 12.2）。由于射频电刺激可能引起患者背痛和不适，建议使用 5~10 ml 局麻药，并辅以轻度镇静。

症状节段的进针点是通过使用双平面 X 线透视来确定的，是受累节段椎弓根外侧区域（图 12.3）。切开一个 0.5 mm 的皮肤切口。随后，使用 Disc-Fx 系统（Elliquence LLC，NYC）达到关节的上关节突（图 12.4）。

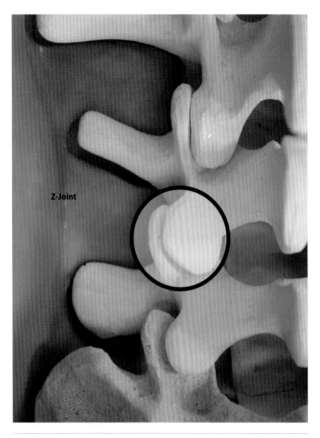

图 12.1　关节突关节的上关节。当 360° 小关节神经切断术时射频针尖位置。

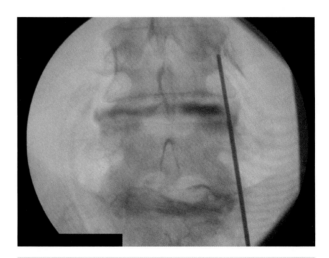

图 12.3　X 线透视下显示小关节入路。扩张器和套管放置在椎弓根外侧区域。

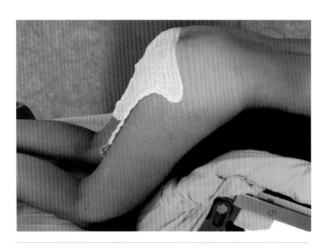

图 12.2　患者体位，准备用射频去神经支配。患者取俯卧位。

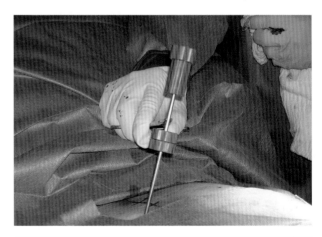

图 12.4　小关节穿刺点的外部视图。腰背部扩张器和套管的位置。

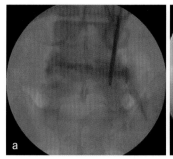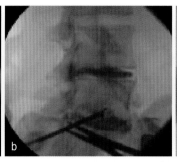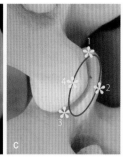

图 12.5　透视下 360° 神经切断术和关节囊切除术。a. 射频放置在关节囊上的前后位图；b. 射频在关节线上的斜位图；c. 圆周的 4 个点的位置，以达到 360° 射频神经切断。

在透视下，Disc-Fx 系统射频纤维被放置在椎弓根和横突的会合处。然后将射频纤维尖端置于关节囊的顶部，进行关节囊切开术。Surgi-Max 电源开启"止血双极"模式，25 标准强度，每次激发 6 秒。能量输送能实现足够的温度，以完成神经切断术，效果被作者几项实验研究中证明。为了实现关节炎和关节囊胶原皱缩引起的再生神经的消融，在一圈进行 4 次射频激发（360°）（图 12.5）。这样，背支的内侧和外侧支都被消融。

作者认为，仅在影像学研究显示骨关节炎的水平上进行神经切断术是必要和充分的。这种方法进一步被诊断性封闭证实，以避免不必要的相邻节段的消融。然而，经验表明，为了获得更好的改善率，需要两侧进行操作（图 12.6）（Osorio 等，2014a；Osorio 等，2014b）。

临床经验

作者用腰椎神经切断术治疗腰椎小关节综合征已有 16 年了。从 1998 年 3 月至 2014 年 8 月，为 208 例 LBP 做了一共 286 次双侧操作。为确定改善程度用视觉模拟量表（VAS）进行了评价。要求患者评估疼痛，从 1~10 分，1 分是低度疼痛，10 分是最严重的疼痛。测试在术前（手术前 1 天）和术后 3 个月、12 个月进行。术前 VAS 平均为 7.3 分，术后 3 个月 VAS 为 2.4 分，12 个月后 VAS 为 1.8 分。

在上述研究中，只有 2 个病例——2 个年龄在 80 岁以上的患者，他们没有显著改善。这些患者在 4 个节段（L2-L3，L3-L4，L4-L5，L5-S1）有小关节骨关节炎和脊柱过度活动。作者认为，未能全面恢复是因为术前未考虑过度活动结果。目前，类似的患

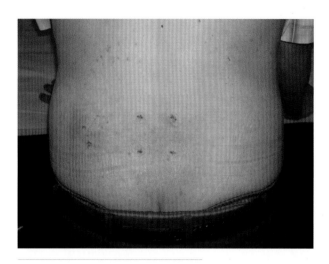

图 12.6　360° 神经切断术后手术伤口。

者除了 360° 神经切断术外，还置入棘突间固定装置。最后，仅有 5 例患者出现暂时性神经根炎，用支持疗法和神经调节剂治疗。上述患者未观察到其他并发症。

作者认为很重要的是，尽管本章报道的最大随访时间是 12 个月，但一些患者在完成 360° 神经切除术后随访了 16 年，到目前为止，还没有一个患者的小关节需要再次手术。此外，208 例接受了 360° 神经切除术的患者，没有再被考虑过其腰痛来自最初治疗的同一节段小关节。当然，一些年龄较大的患者需要进一步治疗椎间盘退变和其他小关节骨性关节炎，并用这些方法得到了改善。

360° 小关节神经切断术加热盘成形术

确定患者疼痛来源，即椎间盘、一侧小关节或

两侧小关节，这是重要的。显然，仅仅依赖 X 线片或 MRI 是不够的。作者的策略是使用硬膜外阻滞来确定椎间盘是否是疼痛的来源，然后进行小关节封闭以证实小关节相关疼痛。最后，在术中进行椎间盘造影和椎间盘源性试验，以证实是否存在椎间盘疼痛。如果这些诊断方法确定椎间盘和小关节疼痛的存在，则执行两种手术。

在此期间，另 122 例患者接受了 360° 小关节射频神经切断术联合非内镜下射频热盘成形术治疗椎间盘病变。两种手术同时进行，患者取同一体位并使用同一套器械。122 例患者术前、术后 3 个月和 12 个月的 VAS 评分分别为 8.2 分、2.8 分和 2.3 分。

融合术

开放手术技术很少用于小关节疼痛。少数可采用的研究显示出了有限的疗效（Esses 等，1993），或者甚至报道了融合后小关节综合征的发生（Wetzel 等，1991）。一些研究人员认为，如果有任何缓解，可能是由于螺钉进入椎弓根区域时引起的内侧支损伤（Cohen 等，2007）。这种开放性腰椎融合术的"神经切断术效应"常被观察到，随着该区域的神经支配恢复症状复发。

小关节螺钉融合技术已被广泛描述（Polly 等，2005；Kandziora 等，2005），在小关节综合征中显示出相互矛盾的结果。由于上述原因，作者不以它作为治疗选择。

临床证据

小关节综合征或 Z 关节疼痛表现为局部腰痛，或放射到臀部和膝以上大腿后部，腰后伸时加重（Poetscher，2014）。这是重要的疾病，在美国的一项研究评估了在医疗保险人群中治疗疼痛的主要原因，"小关节干预"位列疼痛管理中心（Manchikanti，2004）的第二个最常见的处置。在这种情况下已允许大量的调查，以寻求建立治疗上（Van Zundert 等，2012）的最佳选择。然而，疼痛管理专家共识中（Cohen 等，2007）许多方面的治疗仍然存在争议，现有证据必须谨慎解释（Poetscher 等，2014）。

保守治疗应该是治疗小关节痛的第一个措施。通过多模式途径，如药物治疗、物理治疗和腰椎支具，以及（如果必要的话）心理治疗（Cohen 等，2007）来治疗疼痛。其次，推荐了一种非侵入性治疗，包括了一系列类固醇类药物封闭治疗。最后，推荐了用射频热凝将内侧支和分布在小关节囊的神经去神经支配的方案。

目前，没有确凿的证据支持上述任何治疗的充分有效性（Cohen 等，2007），但由于其报道的结果和微创的方法，射频去神经支配被认为是一种令人关注的治疗选择（Van Zundert 等，2012）。

Ⅰ 级证据

在具有更高质量证据的报告中，重要的是提到 van Kleef 等（1999）的结果。在 31 例患者的双盲随机对照试验（RCT）研究中，用 RF 治疗的患者成功率为 67%（10/15），而对照组的缓解率为 38%（6/16），在 Oswestry 功能障碍指数和 VAS 评分上有显著差异，具有统计学意义。van Wijk 等（2005）和 Nath 等（2008）也用了类似的设计，显示出了更好的结果，在射频治疗和对照组治疗的患者分别为 81 和 40 人。其他来自 Leclaire（2001）、Tekin 等（2007）、Gallagher 等（1994）的随机对照试验，报告了 RF 用在了小关节上。

Ⅱ、Ⅲ 级证据

没有关于这个课题的Ⅱ级和Ⅲ级证据。

Ⅳ 级证据

作为一系列的病例研究，Tzaan（2000）的工作是重要和突出的。作者介绍了 90 例患者 118 次手术的经验，平均随访时间为 5.6 个月。结果是 78% 的患者满意。Dreyfuss 等（2000）报道 87% 的患者疼痛改善 60%，60% 的患者疼痛改善 90%。Dreyfuss

的研究最引人注意的有两个方面：一个是从解剖结构上确认 RF 电极总是平行于内侧支；其次，术后 6 周肌电图证实了失神经支配。这两个方面已被 van Kleef（1999）以前报道的一个可能错误的结果，因此导致了相对低的成功率。其他报告成功率相对较低的是 Mikeladze 等（2003），对 114 例患者的回顾性研究显示，只有 68 例（60%）获得了持续至少 4 个月的良好结果，而 Gofeld（2007）报告显示，174 例患者中只有 68.4% 术后得到了至少 6 个月的良好到优良的结果。最近，McCormick（2015）报道，在 62 例患者的长期研究中，功能和疼痛改善＞50%。

与作者获得的结果相当的是由 Yilmaz 等（2010）进行的研究，VAS（最高为 100 分）从术前 75.2 分到术后 12 个月的 24.6 分。Proschek 等（2010）也报道了术前 VAS（7.6 分）与术后 VAS（3.4 分）有统计学显著差异。

最后关于并发症，Kornick 等（2004）报道了经历 5 年的回顾性研究，射频去神经支配 616 次 92 例患者中有 6 例不严重的并发症，包括 3 例持续 2 周多的局部疼痛，和 3 例神经炎性疼痛（1 例臀区感觉异常，1 例髋和大腿的烧灼感，1 例背部烧灼感）。Roy 等（2012）也报道了 34 例中 6 例出现了局部疼痛和麻木。这些结果和作者们获得的结果，都表明这种技术正确实施时是安全和有效的。

结　论

微创技术已被证明可以有效和安全地缓解下腰痛的各种病理类型，包括小关节综合征，小关节神经切断术有低于 1% 的非常低的并发症发生率。尽管有不同的结果，在文献中看到了争议，但内侧支射频神经切断术是治疗小关节源性疼痛的一个很好的选择。它的成功取决于一个准确的诊断和手术适应证的掌握。它已被证明，当有经验的外科医生实施时是一种在短期、中期和长期（McCormick 等，2015；Gofeld 等，2007）有效的技术。作者认为，在小的学习曲线之后，手术比较容易实施。然而，与任何新的操作一样，技能应该通过模型来模拟训练。

参·考·阅·读

Binder DS, Nampiaparampil DE. The provocative lumbar facet joint. Curr Rev Musculoskelet Med 2009; 2:15–24.

Bogduk N, Long DM. Percutaneous lumbar medial branch neurotomy. A modification of facet denervation. Spine 1980; 5:193–200.

Bogduk N, Long DM. The anatomy of the so-called 'articular nerves' and their relationship to facet denervation in the treatment of low back pain. J Neurosurg 1979; 51:172–177.

Bogduk N, Macintosh J, Marsland A. Technical limitations to the efficacy of radiofrequency neurotomy for spinal pain. Neurosurgery 1987; 20:529–535.

Bogduk N, Wilson AS, Tynan W. The human lumbar dorsal rami. J Anat 1982; 134:383–397.

Bogduk N. Evidence-informed management of chronic low back pain with facet injections and radiofrequency neurotomy. Spine J 2008; 8:56–64.

Bogduk N. International spinal injection society guidelines for the performance of spinal injection procedures. Part 1. Zygapophysial joint blocks. Clin J Pain 1997; 13:285–302.

Cohen SP, Raja SN. Pathogenesis, diagnosis, and treatment of lumbar zygapophysial (facet) joint pain. Anesthesiology 2007; 106:591–614.

Datta S, Lee M, Falco FJE, Bryce DA, Hayek SM. Systematic assessment of diagnostic accuracy and therapeutic utility of lumbar facet joint interventions. Pain Physician 2009; 12:437–

460.

Dreyfuss P, Halbrook B, Pauza K, et al. Efficacy and validity of radiofrequency neurotomy for chronic lumbar zygapophysial joint pain. Spine 2000; 25:1270–1277.

Esses SI, Moro JK. The value of facet joint blocks in patient selection for lumbar fusion. Spine 1993; 18:185–190.

Eubanks JD, Lee MJ, Cassinelli E, Ahn NU. Prevalence of lumbar facet arthrosis and its relationship to age, sex, and race: an anatomic study of cadaveric specimens. Spine 2007; 32:2058–2062.

Falco F, Manchikanti L, Datta S, et al. An update of the effectiveness of therapeutic lumbar facet joint interventions. Pain Physician 2012; 15:E909–953.

Falco F, Manchikanti L. An update of the systematic assessment of the diagnostic accuracy of lumbar facet joint nerve blocks. Pain Physician 2012:E869–908.

Fazzalari N, Costi J, Hearn T. Structure and function of normal, degenerate, and surgically fixed spinal segments. In: Lewandrowski K, Wise D, Trantolo D, et al. (Eds). Advances in Spinal Fusion: Molecular Science, Biomechanics, and Clinical Management. Basel: Marcel Dekker Inc 2004:135–154.

Gallagher J, Vadi PLP, Wesley JR. Radiofrequency facet joint denervation in the treatment of low back pain-a prospective controlled double-blind study in assess to efficacy. Pain Clinic 1994; 7:193–198.

Ghormley RK. Low back pain with special reference to the articular facets, with presentation of an operative procedure. JAMA 1933; 101:773.

Gofeld M, Jitendra J, Faclier G. Radiofrequency denervation of the lumbar zygapophysial joints: 10-year prospective clinical audit. Pain Physician 2007; 10:291–300.

Goldthwait JE. The lumbosacral articulation: An explanation of many cases of lumbago, sciatica, and paraplegia. Boston Med Surg J 1911; 164:365–372.

Hancock MJ, Maher CG, Latimer J, et al. Systematic review of tests to identify the disc, SIJ or facet joint as the source of low back pain. Eur Spine J 2007; 16:1539–1550.

Hirsch D, Ingelmark B, Miller M. The anatomic basis for low back pain. Acta Orthop Scand 1963; 33:1–17.

Hoy D, Bain C, Williams G, et al. A systematic review of the global prevalence of low back pain. Arthritis Rheum 2012; 64:2028–2037.

Hoy DG, March L, Brooks P, et al. Measuring the global burden of low back pain. Best Pract Res Clin Rheumatol 2010; 24:155–165.

Kanchiku T, Imajo Y, Suzuki H, et al. Percutaneous radiofrequency facet joint denervation with monitoring of compound muscle action potential of the multifidus muscle group for treating chronic low back pain: a preliminary report. J Spinal Disord Tech 2014; 27:E262–267.

Kandziora F, Schleicher P, Scholz M, et al. Biomechanical testing of the lumbar facet interference screw. Spine 2005; 30:E34–39.

Kornick C, Kramarich SS, Lamer TJ, Todd B. Complications of lumbar facet radiofrequency denervation. Spine 2004; 29:1352–1354.

Leclaire R, Fortin L, Lambert R, Bergeron YM, Rossignol M. Radiofrequency facet joint denervation in the treatment of low back pain: a placebo-controlled clinical trial to assess efficacy. Spine 2001; 26:1411–1416.

Manchikanti L, Datta S, Derby R, et al. A critical review of the American Pain Society clinical practice guidelines for interventional techniques: Part 1. Diagnostic interventions. Pain Physician 2010; 13:E141–174.

Manchikanti L, Manchukonda R, Pampati V, Damron KS, McManus CD. Prevalence of facet joint pain in chronic low back pain in postsurgical patients by controlled comparative local anesthetic blocks. Arch Phys Med Rehabil 2007; 88:449–455.

Manchikanti L, Singh V, Falco FJE, Benyamin RM, Hirsch JA. Epidemiology of low back pain in adults. Neuromodulation 2014; 17 :3–10.

Manchikanti L. The growth of interventional pain management in the new millennium: a critical analysis of utilization in the medicare population. Pain Physician 2004; 7:465–482.

Martin B, Deyo RA, Mirza SK, et al. Expenditures and health status among adults with back and neck problems. JAMA 2008; 299:656–664.

Masini M, Paiva WS, Araujo AS, Jr. Anatomic description of the facet joint innervation and its implication in the treatment of recurrent back pain. J Neurosurg Sci 2005; 49:143–146.

McCormick ZL, Marshall B, Walker J, McCarthy R, Walega DR. Long-term function, pain and medication use outcomes of radiofrequency ablation for lumbar facet syndrome. Int J Anesth Anesth 2015:2.

Mikeladze G, Espinal R, Finnegan R, Routon J, Martin D. Pulsed radiofrequency application in treatment of chronic zygapophyseal joint pain. Spine J 2003; 3:360–362.

Muto M. Degenerative facet joint disease. Neuroradiology 2011; 53:S167–168.

Nath S, Nath CA, Pettersson K. Percutaneous lumbar zygapophysial (facet) joint neurotomy using radiofrequency current, in the management of chronic low back pain. A randomized double-blind trial. Spine 2008; 33:1291–1297.

Ohtori S, Takahashi K, Chiba T, et al. Substance P and calcitonin gene-related peptide immunoreactive sensory DRG neurons innervating the lumbar facet joints in rats. Auton Neurosci 2000; 86:13–17.

Osorio E, Ramírez JF, Rugeles JG, Alonso GO. Endoscopy and thermodiscoplasty: a minimally invasive surgical treatment for lumbar pain. In: Ramina R, et al. (Eds), Samii´s Essentials in Neurosurgery. Heidelberg: Springer-Verlag 2014:103–115.

Osorio E, Ramírez JF, Rugeles JG. Alonso GO. Thermodiscoplasty and percutaneous 360-degree rhizolysis as a treatment for herniated disc or facet lumbar pain. In: PS Ramani (Ed) WFNS Textbook of Surgical Management Lumbar Disc Herniation. New Delhi: Jaypee Brothers Medical 2014:225–230.

Poetscher AW, Gentil AF, Lenza M, Ferretti M. Radiofrequency denervation for facet joint low back pain: a systematic review. Spine 2014; 39:E842–849.

Polly DW Jr, Santos ER, Mehbod AA. Surgical treatment for the painful motion segment: matching technology with the indications: posterior lumbar fusion. Spine 2005; 30:44–51.

Proschek D, Kafchitsas K, Rauschmann M, et al. Reduction of radiation dose during radiofrequency denervation of the lumbar facet joints using the new targeting system Sabre Source: a prospective study in 20 patients. Arch Orthop Trauma Surg 2010; 130:1103–1110.

Ramírez JF, Ramírez C, Alonso GO. Tratamiento del dolor lumbar de origen discal y facetario con cirugía de mínima invasión. In: Ramírez JF (Ed) Dolor lumbar desde la perspectiva del clínico a las imágenes diagnósticas. Bogotá: Sanitas University Foundation, 2010. 31–54.

Rees WES. Multiple bilateral subcutaneous rhizolysis of segmental nerves in the treatment of the intervertebral disc syndrome. Ann Gen Prac 1971; 16:126–127.

Roy C, Chatterjee N, Ganguly S, Sengupta R. Efficacy of combined treatment with medial branch radiofrequency neurotomy and steroid block in lumbar facet joint arthropathy. J Vasc Interv Radiol 2012; 23:1659–1664.

Rubinstein SM, van Tulder M. A best-evidence review of diagnostic procedures for neck and low-back pain. Best Pract Res Clin Rheumatol 2008; 22:471–482.

Schwarzer AC, Aprill C, Derby R, et al. Clinical features of patients with pain stemming from the lumbar zygapophysial joints. Is the lumbar facet syndrome a clinical entity? Spine 1994; 19:1132–1137.

Shealy CN. Facet denervation in the management of back and sciatic pain. Clin Orthop Relat Res 1976; 115:157–164.

Shealy CN. Percutaneous radiofrequency denervation of spinal facets. Treatment for chronic back pain and sciatica. J Neurosurg 1975; 43:448–451.

Szpalski M, Gunzburg R, Melot C, Aebi M. The aging of the population: a growing concern for spine care in the twenty-first century. In: Aebi M, Gunzburg R, Szpalski M (Eds). The Aging Spine. Heidelberg: Springer Verlag, 2003:1–8.

Tzaan WC, Tasker RR. Percutaeous radiofrequency facet rhizotomy experience with 118 procedures and reappraisal of its value. Can J Neurol Sci 2000; 27:125–130.

van Kleef M, Barendse GA, Kessels A, et al. Randomized trial of radiofrequency lumbar facet denervation for chronic low back pain. Spine 1999; 24:1937–1942.

van Wijk RM, Geurts JW, Wynne HJ, et al. Radiofrequency denervation of lumbar facet joints in the treatment of chronic low back pain: a randomized, double-blind, sham lesion-controlled trial. Clin J Pain 2005; 21:335–344.

Van Zundert J, Vanelderen P, Kessels A, van Kleef M. Radiofrequency treatment of facet-related pain: evidence and controversies. Curr Pain Headache Rep 2012; 16:19–25.

Varlotta GP, Lefkowitz TR, Schweitzer M, et al. The lumbar facet joint: a review of current knowledge: Part II: diagnosis and management. Skeletal Radiol 2011; 40:149–157.

Wetzel FT, LaRocca H. The failed posterior lumbar interbody fusion. Spine 1991; 16:839–845.

Yilmaz C, Kabatas S, Cansever T, et al. Radiofrequency facet joint neurotomy in treatment of facet syndrome. J Spinal Disord Tech 2010; 23:480–485.

（崔准 译，刘彦斌 校）

管狭窄[18]。

黄韧带

正常黄韧带的厚度是可变的，只要椎管没有受到侵犯，它的绝对厚度可能就不是发生异常的标志。Haig 等指出，尽管黄韧带会随着年龄的增长而增厚，但其他因素，包括临床诊断，疼痛和功能，似乎都与黄韧带的宽度不相关[19]。而另一方面，一个折叠的运动节段，常常与肥大的下关节突有关，可能导致黄韧带的折叠与病理性增厚。这会导致椎管侧壁在 MRI 的轴向图像上显示为三叶草畸形。有关这方面症状的发现，需要考虑作为一种治疗选择来被定义。

Aydin 以及 Ozer 等在一项前瞻性随机对照试验中表明，相比那些黄韧带被切除的病例，对黄韧带的保护能够显著减少硬膜外瘢痕的形成，并且能够降低再次手术的概率[20, 21]。而作者不知道任何有关经椎间孔镜行椎间盘切除术后硬膜囊会发生显著纤维化的研究。

椎管

在横断面上，椎管可能为圆形、卵形或三角形。Rapala 等在一项有关人体尸体的研究中，发现在椎管的平均矢状径上存在的微小差异，在 L3 水平平均为 (15.75 ± 0.886) mm，而到了 L5 水平为 (17.77 ± 1.619) mm[22]。椎弓根的平均大小在不同节段存在显著不同，由 L3 的 (24.75 ± 2.173) mm 增加到 L5 的 (34.57 ± 3.332) mm。椎管的平均横截面积在 L3 水平为 (277.2 ± 36.15) mm^2，L4 为 (297 ± 9.90) mm^2，L5 为 (386.5 ± 50.55) mm^2。

当椎管前后径为 10~13 mm 时，就存在相对狭窄[23]。当腰椎管前后径小于 10 mm 时，那么在解剖学上就存在绝对狭窄[18]。保险公司常常根据放射学专家的有关脊柱异常的报告对脊柱手术进行预授权。不幸的是，放射科医师常常使用不精确的术语，如相对、轻度、中度或重度来描述椎管狭窄。对图像上发现的东西进行描述也不能准确地提及脊柱运动节段的细微结构异常，而是几乎完全集中于像椎间盘这种在结构上更为显著的异常之上[24]。

椎管分为中央管和侧隐窝，Lee 等将腰椎管外侧分为入口区（侧隐窝）、中央区以及出口区（图 13.1）[25]。狭窄可以发生在以上的任意区域，并且外科医生必须深入地了解腰椎管狭窄的病理解剖，以使用最小的手术创伤解除神经压迫。侧隐窝前后的宽度平均约为 5 mm，而临床上认为小于 3~4 mm 的宽度即提示椎管存在狭窄。

神经根受压通常是由于椎间盘向后外侧突出或者小关节肥大所导致的[25]。根据突出程度及位置的不同，突出的椎间盘可能会压迫马尾或者特定的神经根。小关节的肥大及半脱位、黄韧带肥大以及脊柱运动节段的滑脱及不稳，这几种因素既可以单独造成椎管狭窄及神经根的卡压，也可以共同作用导致上述症状的发生。这些解剖学上的变异往往需要通过切除突出的椎间盘来达到一个令人满意的手术效果。

椎间孔

Hasegawa 等在尸体实验中确定了椎间孔的尺寸、神经根的尺寸、后侧椎间盘的高度、椎间孔大小与神经根之间的关系以及椎间盘高度与椎间孔高度之间的关系[26]。他们的研究揭示了越靠近尾部的椎间孔，神经根直径与椎间孔大小的比值越大，这也能够解释越靠近尾部的椎间孔，其神经根受压迫的频率越大。除了 L5-S1 椎间盘背侧高度明显较腹侧短以外，其余各椎间盘高度与椎间孔高度之间均无显著性差异。Stephens 等在对尸体脊柱的研究中发现，正常椎间孔的形状是椭圆形或者倒置的泪滴形，而前者更为常见[27]。在椎间盘和小关节退化的情况下，导致的泪滴形椎间孔更为常见。正常椎间孔的高度为 20~30 mm，上方宽度为 8~10 mm，面积约为 40~160 mm^2。Vamvanij 等以及 Chen 等，使用硅制模具测量了神经孔的体积，并用 CT 测量了椎间孔的面积[28, 29]。这些研究被用来确定在椎管狭窄的尸体标本中置入椎间融合器（BAK）后椎间孔体积以及椎间盘背侧高度的变化。作者不知道任何使用类似方法来确定正常椎间孔体

van Wijk RM, Geurts JW, Wynne HJ, et al. Radiofrequency denervation of lumbar facet joints in the treatment of chronic low back pain: a randomized, double-blind, sham lesion-controlled trial. Clin J Pain 2005; 21:335–344.

Van Zundert J, Vanelderen P, Kessels A, van Kleef M. Radiofrequency treatment of facet-related pain: evidence and controversies. Curr Pain Headache Rep 2012; 16:19–25.

Varlotta GP, Lefkowitz TR, Schweitzer M, et al. The lumbar facet joint: a review of current knowledge: Part II: diagnosis and management. Skeletal Radiol 2011; 40:149–157.

Wetzel FT, LaRocca H. The failed posterior lumbar interbody fusion. Spine 1991; 16:839–845.

Yilmaz C, Kabatas S, Cansever T, et al. Radiofrequency facet joint neurotomy in treatment of facet syndrome. J Spinal Disord Tech 2010; 23:480–485.

（崔准 译，刘彦斌 校）

第13章

内镜下行腰椎间盘切除术的病理解剖学证据

Pathoanatomic evidence in endoscopic lumbar discectomy

Said G Osman

引 言

绝大多数人在其一生中至少都会经历一次严重的下腰痛。腰椎间盘的疝出可能继发于青少年正常椎间盘的急性损伤，或继发于老年人退变的、没有明显损伤的椎间盘。在绝大多数病例中，即使不采取手术治疗，症状经过几周的时间都会减轻甚至消失。然而，小部分的情况需要外科介入，要么是选择性手术，要么是有严重神经系统缺陷的病例，比如马尾综合征。标准的外科治疗是除去导致症状发生的突出髓核组织，突出的髓核往往会挤压神经根，从而造成一系列神经受压迫的症状。近几十年来，切除突出椎间盘的疗法发生了很大变化，但在椎间盘水平，治疗方法本质上没有发生变化——都是切除造成症状的突出髓核组织。即使我们不考虑方法，临床效果也常常能够使医患双方都能满意。尽管如此，在解剖层面上，腰椎间盘会继续退变恶化，并且在未来再次复发。与此同时，腰椎活动节段也会加速退化，产生椎关节硬化以及椎管狭窄等一系列症状。术后退变加

速以及症状复发等一系列问题对脊柱外科医生提出了挑战，目前应用的先进技术能够阻止腰椎间盘进一步的退变及恶化，甚至可能恢复正常的解剖结构和功能。

现存在许多种外科手术方案[1-5]，绝大部分新方案较传统开放条件下行椎间盘切除术创伤都更小。随着新技术的层出不穷以及治疗费用的提高，脊柱疾病患者对有循证医学支持的治疗方案也有了更高的要求。要证明一种方法优于另一种，必须有已出版的报告作为依据。对高质量的前瞻性随机对照试验进行的 meta 分析（Ⅰ级证据）通常依靠报告，然而最近有关骨形成蛋白（BMP）的争论研究表明[6]，所有的随机对照试验并不相同，即使是由经过彻底优化设计的、能够完美指导科研的随机对照试验所提供的证据也不能使第三方确信一种手术方案相较另一种确实具有优势[7-9]。

在腰椎间盘突出以及其他涉及关节面复合体、脊柱以及黄韧带的病理解剖学上存在许多相关的解剖变异。这当中的每一个解剖结构都可能导致症状的发生，并且影响临床效果。这些共存的因素也能够使患者对于手术效果的感觉产生偏差并且影响满意度。

换句话说，腰椎微创手术之后应该考虑到病理解剖学的复杂程度以及相关技术，这些因素能够影响临床效果。现有的曾用于测量手术效果的度量方式是基于疾病的类型，而这种疾病的分类方式并非是一种全面的对脊柱活动节段的病理解剖学进行分级的方式。因此，即使是最好的随机对照试验，在治疗方案的选择上也会存在缺陷。

在本章，作者对已发表的各种有关微创椎间盘切除术的手术病理解剖学证据进行了综述，并且阐述了它们和各种开放手术、微创开放手术，基于微创拉钩的手术，以及经皮内镜手术之间的关系。

腰椎活动节段的病理解剖学

椎间盘

椎间盘是人体中最大的无血管结构，由经纤维环外缘及椎体终板的扩散而来的营养物质滋养[10]。尸体解剖研究表明，椎间盘早在成人时期就已经开始发生退变[11]。在退化级联的早期，组织学以及生化变化均显示髓核的含水量在减少[12, 13]。这些髓核内部的变化通常认为是导致髓核内发生破裂的原因，而这些改变最终导致纤维环破裂，椎间盘通过纤维环裂口疝出，尽管这一学说尚未被普遍接受[14, 15]。椎间盘最常见的突出部位是旁中央区。对这一情况发生的最合理解释与后纵韧带的解剖有关。

在椎间盘水平上，后纵韧带由横向和纵向的坚韧的纤维组成。纤维也从韧带的更深层横向延伸，并牢牢地附着在椎间孔区域椎间盘的纤维环上，而并非附着在纤维环的中央或旁中央。这是椎间盘最薄弱的区域，椎间盘从这里疝出最为常见。后纵韧带的纤维并不附着在椎体上，因此纤维环破裂后（游离碎片）疝出的组织既可以向头端移动也可能向尾端移动。纤维环有多层纤维构成，这些纤维组织以不同的角度相互交叉重叠构成了纤维环。纤维环使椎间盘能够坚强附着于椎体终板上，并且能够抵抗来自于髓核内部的张力。

Schollmeier 与 Lewandrowski 等在一篇有关人体椎间盘组织化学的研究中指出，构成纤维环的Ⅰ型胶原纤维具有三维形态，其常被描述为前半部分比后半部分更宽的"甜甜圈"[16]。这种构造支持了以下理论，即椎间盘的后方及侧后方是纤维环的薄弱环节，椎间盘突出常常在这里发生。而髓核常常位于肾形椎间盘结构中稍微靠后的位置。纤维环在后方及侧后方相当薄弱，这两个位置很容易破裂。硬膜囊从后纵韧带的旁侧及背侧延伸[17]。而它往往会被包裹在椎管内的游离髓核碎片所压迫。

在形态学上，椎间盘突出可能发生在正常或者退变的椎间盘。突出的髓核既可能包含在纤维环内（纤维环内），也可能被挤压出来（纤维环外）。被挤压出来的碎片组织可能从疝出部位（游离组织）迁移过来。在位置上，疝出的髓核可能位于椎管中央或者旁正中（硬膜囊前方、神经根腋下或前方），椎间孔内侧或者外侧。椎间盘病理组织学的分类以及治疗策略等细节将在下一章进行讨论。

关节突关节

关节突关节是由前外侧凸出的下关节突（IAS）和后内侧凹进的上关节突以及包围关节间隙的关节囊形成的双关节。关节突关节相对的关节软骨表面提供了一个低摩擦环境。当椎间盘突出发生在正常高度和构型的椎间盘时，小关节的解剖结构是正常的。另一方面，当椎间盘退变继而发生塌陷而小关节正常时，由于关节突关节向后倾斜以及正常关节软骨厚度的联合作用，椎间盘高度的丧失会导致一定程度的椎体后滑脱。与此相反，如果椎间盘的高度相对正常而关节面退化，随着关节间隙的丧失和椎体的前移，一种程度较轻的脊柱前滑脱会发生[18]。由于椎间盘突出的直接影响和椎间盘高度的进一步塌陷，一个退化、崩裂的椎间盘会疝出，并且使得原本已经十分狭窄的侧隐窝和椎间孔狭窄程度更为严重。肥大、上行移位的关节突关节以及椎间盘塌陷的联合作用是对出行根、椎间孔狭窄以及侧隐窝狭窄的刺激，它们能够影响各个横断面的神经根。膨出或者突出的椎间盘以及肥大的关节突的联合作用就是产生中央型的椎管狭窄[18]。

黄韧带

正常黄韧带的厚度是可变的,只要椎管没有受到侵犯,它的绝对厚度可能就不是发生异常的标志。Haig 等指出,尽管黄韧带会随着年龄的增长而增厚,但其他因素,包括临床诊断,疼痛和功能,似乎都与黄韧带的宽度不相关[19]。而另一方面,一个折叠的运动节段,常常与肥大的下关节突有关,可能导致黄韧带的折叠与病理性增厚。这会导致椎管侧壁在 MRI 的轴向图像上显示为三叶草畸形。有关这方面症状的发现,需要考虑作为一种治疗选择来被定义。

Aydin 以及 Ozer 等在一项前瞻性随机对照试验中表明,相比那些黄韧带被切除的病例,对黄韧带的保护能够显著减少硬膜外瘢痕的形成,并且能够降低再次手术的概率[20, 21]。而作者不知道任何有关经椎间孔镜行椎间盘切除术后硬膜囊会发生显著纤维化的研究。

椎管

在横断面上,椎管可能为圆形、卵形或三角形。Rapala 等在一项有关人体尸体的研究中,发现在椎管的平均矢状径上存在的微小差异,在 L3 水平平均为(15.75 ± 0.886)mm,而到了 L5 水平为(17.77 ± 1.619)mm[22]。椎弓根的平均大小在不同节段存在显著不同,由 L3 的(24.75 ± 2.173)mm 增加到 L5 的(34.57 ± 3.332)mm。椎管的平均横截面积在 L3 水平为(277.2±36.15)mm²,L4 为(297±9.90)mm²,L5 为(386.5±50.55)mm²。

当椎管前后径为 10~13 mm 时,就存在相对狭窄[23]。当腰椎管前后径小于 10 mm 时,那么在解剖学上就存在绝对狭窄[18]。保险公司常常根据放射学专家的有关脊柱异常的报告对脊柱手术进行预授权。不幸的是,放射科医师常常使用不精确的术语,如相对、轻度、中度或重度来描述椎管狭窄。对图像上发现的东西进行描述也不能准确地提及脊柱运动节段的细微结构异常,而是几乎完全集中于像椎间盘这种在结构上更为显著的异常之上[24]。

椎管分为中央管和侧隐窝,Lee 等将腰椎管外侧分为入口区(侧隐窝)、中央区以及出口区(图 13.1)[25]。狭窄可以发生在以上的任意区域,并且外科医生必须深入地了解腰椎管狭窄的病理解剖,以便用最小的手术创伤解除神经压迫。侧隐窝前后的宽度平均约为 5 mm,而临床上认为小于 3~4 mm 的宽度即提示椎管存在狭窄。

神经根受压通常是由于椎间盘向后外侧突出或者小关节肥大所导致的[25]。根据突出程度及位置的不同,突出的椎间盘可能会压迫马尾或者特定的神经根。小关节的肥大及半脱位、黄韧带肥大以及脊柱运动节段的滑脱及不稳,这几种因素既可以单独造成椎管狭窄及神经根的卡压,也可以共同作用导致上述症状的发生。这些解剖学上的变异往往需要通过切除突出的椎间盘来达到一个令人满意的手术效果。

椎间孔

Hasegawa 等在尸体实验中确定了椎间孔的尺寸、神经根的尺寸、后侧椎间盘的高度、椎间孔大小与神经根之间的关系以及椎间盘高度与椎间孔高度之间的关系[26]。他们的研究揭示了越靠近尾部的椎间孔,神经根直径与椎间孔大小的比值越大,这也能够解释越靠近尾部的椎间孔,其神经根受压迫的频率越大。除了 L5-S1 椎间盘背侧高度明显较腹侧短以外,其余各椎间盘高度与椎间孔高度之间均无显著性差异。Stephens 等在对尸体脊柱的研究中发现,正常椎间孔的形状是椭圆形或者倒置的泪滴形,而前者更为常见[27]。在椎间盘和小关节退化的情况下,导致的泪滴形椎间孔更为常见。正常椎间孔的高度为 20~30 mm,上方宽度为 8~10 mm,面积约为 40~160 mm²。Vamvanij 等以及 Chen 等,使用硅制模具测量了神经孔的体积,并用 CT 测量了椎间孔的面积[28, 29]。这些研究被用来确定在椎管狭窄的尸体标本中置入椎间融合器(BAK)后椎间孔体积以及椎间盘背侧高度的变化。作者不知道任何使用类似方法来确定正常椎间孔体

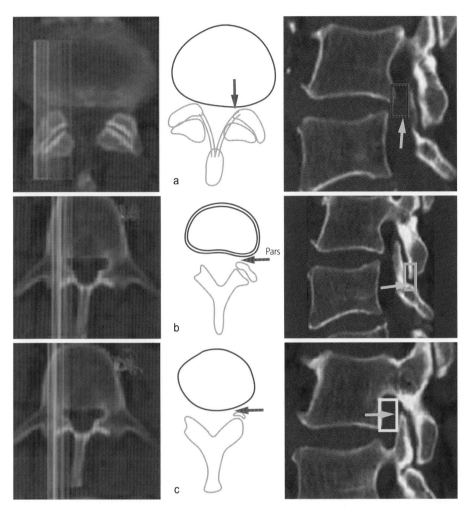

图 13.1 a. 入口区：前方的椎间盘以及后侧和后外侧的上关节突（SAP）；b. 侧隐窝的中间区：前方的椎体以及后方的峡部；c. 出口区：前方的椎体以及后方的上关节突（SAP）。

积的研究。对于出口根来说，前后位（AP）上的狭窄最容易造成压迫，因为它的尺寸近似于椎间孔的前后径。

如上所述，MRI 和 CT 很少对椎间孔、侧隐窝的尺寸或者专门适用于运动节段的病变结构成分进行测量和报告。而对于脊柱空间精确尺寸的测量，以及其是否正常的描述，有助于促进所有相关医疗人员在对患者治疗时进行一个恰当的选择。

神经结构

在成人的腰椎中，脊髓大概在 L1 椎体水平终于圆锥。马尾由腰骶神经根组成，由脊髓发出，在每一个脊柱水平上发出一对神经根。神经根从头侧硬膜囊的某一节段发出，到达出口所在平面。当神经根由马尾发出时，软脑膜、蛛网膜以及硬脊膜包绕在神经根周围，形成了神经根管。当神经根由椎间孔发出时，这个鞘与神经外膜融合。神经根发出后向尾侧及侧方移行，在椎间盘背侧和上关节突前方之间的侧隐窝穿出。在这个位置，神经根有被突出的椎间盘和/或肥大的上关节突及其附着的关节囊和韧带压迫的风险。出口根的背根及腹根分别从距下位椎弓根上方 1.5 mm 的椎间孔尾侧以及距上位椎弓根下方 5.3 mm 的椎间孔头侧进入椎间孔。硬膜囊距离椎弓根内侧的平均距离为 1.5 mm[30]。神经根在椎间孔或者小关节下方的间隙融合，并且以脊神经的形式从椎间孔发出。背根神经节（DRG）可能位于侧隐窝、椎间孔或者椎间孔外区域[31]。当其位于椎间孔或者孔外区域时，在行椎间孔镜手术，尤其是在椎间孔空间塌陷时，背根神经节有被压迫的风险，从而导致术后出现令人痛苦的感觉障碍。在尸体研究中，Osman、

SG 等确定了从环切部位的上缘到出行根下缘的距离为 2~3 mm（图 13.4）[32]。

轴性痛和放射痛的病理生理学基础

为了在治疗过程中有效地对疼痛进行干预，外科医生必须能够对产生疼痛的机械压迫作用[33, 34]以及生化刺激[35, 36]进行鉴别。即使没有突出椎间盘的物理性压迫，由椎间盘软骨细胞释放的肿瘤坏死因子所导致的化学刺激，受局部雪旺细胞和内膜细胞的上调，而与此同时，其他细胞因子如白介素 -6 也在坐骨神经痛的发生中起着重要的作用[37]。

Smyth 和 Wright 在对人类和动物的研究中证明，单纯压迫非刺激性神经能够产生运动和感觉缺陷，但不会产生根性痛[38]。

基于腰椎运动节段退变类型的治疗方案

作者最近描述了一种新的基于脊柱运动节段分类的治疗方案，其具体分类包括椎间盘异常（$D_0 \sim D_4$）、脊柱序列的异常（$A_0 \sim A_4$）、黄韧带异常（$L_0 \sim L_4$），以及小关节异常（$F_0 \sim F_4$），这样可以把遗漏其中每一种结构的显著变化的风险降到最低（表 13.1，图 13.2）[24]。

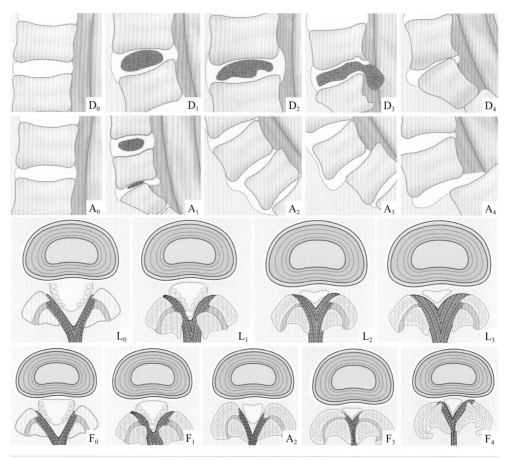

图 13.2 基于脊柱运动节段分类的治疗方案，包括椎间盘异常的分级。D_0，正常椎间盘；D_1，球形膨胀的椎间盘；D_2，纤维环内的椎间盘突出；D_3，纤维环外的椎间盘突出；D_4，椎间盘后方形成骨赘。A_0，正常排列的椎体；A_1，后滑脱；A_2，I 度滑脱；A_3，II 度滑脱；A_4，III 度及 IV 度滑脱。L_0，正常黄韧带；L_1，黄韧带轻度肥厚；L_2，黄韧带中度肥厚；L_3，黄韧带重度肥厚；L_4，黄韧带钙化。F_0，正常小关节；F_1，下关节突肥大；F_2，上关节突肥大；F_3，上、下关节突均肥大；F_4，上、下关节突均肥大同时伴有小关节滑膜囊肿。

表 13.2 显示了用于确定这些结构异常的可能组合的矩阵：有可能的组合共 494 种，尽管许多组合在临床上并不相干。表 13.3 显示了基于可用数据的最常见组合的流行病学分布情况。图 13.2 显示了作者能在图像上看到的脊柱运动节段的异常情况，包括 MRI 和 CT 扫描图像。作者将患者的特定条件和信息输入软件，然后利用软件进行分类，从而确定适合患者的最佳手术入路和方案。希望这种分类或者更改将普遍应用于所有的医学专业，包括放射科医师。通过对脊柱运动节段疾病中所有结构的异常进行分类，病理解剖学报告遗漏和不足的风险应尽可能减少。此外，此类软件将最为迅速地提供基于循证医学证据的可被普遍接受的治疗方案，可供保险公司和医疗人员使用，以便为患者提供最佳治疗方案。

表 13.1　脊柱排列、椎间盘病变、小关节退变和黄韧带肥大的疾病分期

脊柱排列（A）	椎间盘（D）	小关节（F）	黄韧带（L）
A_0=正常	D_0=正常	F_0=正常	L_0=正常
A_1=后滑脱	D_1=球形膨胀的椎间盘	F_1=下关节突肥大	L_1=黄韧带轻度肥厚
A_2=Ⅰ度滑脱	D_2=包容型椎间盘突出	F_2=上关节突肥大	L_2=黄韧带中度肥厚
A_3=Ⅱ度滑脱	D_3=游离型椎间盘突出	F_3=上、下关节突均肥大	L_3=黄韧带重度肥厚
A_4=Ⅲ度及Ⅳ度滑脱	D_4=椎间盘骨化形成赘生物	F_4=上、下关节突均肥大及滑膜囊肿	L_4=钙化/僵化

表 13.2　表内显示了可能的组合例子

	D_0（正常椎间盘）	D_1（球形膨胀的椎间盘）	D_2（纤维环内的椎间盘突出）	D_3（纤维环外的椎间盘突出）	D_4（椎间盘骨赘形成）	
F_0（正常小关节=正常椎间孔高度及前后径）	$D_0A_0L_0F_0$	$D_1A_0L_1F_0$	$D_2A_0L_2F_0$	$D_3A_0L_3F_0$	$D_4A_0L_4F_0$	A_0（正常排列）
F_1（下关节突肥大=侧隐窝前后径减小）	$D_0L_0A_0F_1$	$D_1L_1A_1F_1$	$D_2A_1L_2F_1$	$D_3A_1L_3F_1$	$D_4A_1L_4F_1$	A_1（后滑脱=椎间盘高度降低，球形膨胀的椎间盘）
F_2（上关节突肥大=椎间孔高度及前后径减小）	$D_0A_2L_0F_2$	$D_1A_2L_1F_2$	$D_2A_2L_2F_2$	$D_3A_2L_3F_2$	$D_4A_2L_4F_2$	A_2（Ⅰ度滑脱=轻到中度椎管及椎间孔狭窄）
F_3（上、下关节突均肥大=椎间孔高度、前后径以及侧隐窝前后径均减小）	$D_0A_3L_0F_3$	$D_1A_3L_1F_3$	$D_2A_3L_2F_3$	$D_3A_3L_3F_3$	$D_4A_3L_4F_3$	A_3（Ⅱ度滑脱=中到重度椎管及椎间孔狭窄）
F_4（上、下关节突均肥大+滑膜囊肿=椎间孔高度，椎间孔、侧隐窝以及中心椎管前后径均减小）	$D_0A_4L_0F_4$	$D_1A_4L_1F_4$	$D_2A_4L_2F_4$	$D_3A_4L_3F_4$	$D_4A_4L_4F_4$	A_4（Ⅲ度及Ⅳ度滑脱=极其严重的椎管及椎间孔狭窄）
	L_0（正常）	L_1（黄韧带轻度肥大）	L_2（黄韧带中度肥大）	L_3（黄韧带重度肥大）	L_4（肥大的黄韧带发生钙化）	

表 13.3　基于椎间盘、脊柱排列、黄韧带和小关节等异常的病理组合的发病率

代码	占比（%）	病理变化
$D_0A_0L_0F_0$	33.3	正常椎间盘，正常排列，正常黄韧带，正常小关节
$D_1A_0L_0F_0$	8.8	退化的球形膨胀椎间盘，正常排列，正常黄韧带，正常小关节
$D_2A_0L_0F_2$	6.9	纤维环内的椎间盘突出，正常排列，正常黄韧带，肥大的上关节突
$D_1A_0L_1F_3$	6.4	球形的膨胀椎间盘，正常排列，黄韧带轻度肥大，肥大的上下关节突
$D_1A_0L_1F_0$	3.9	球形的膨胀椎间盘，正常排列，黄韧带轻度肥大，正常小关节
$D_2A_0L_1F_0$	2.5	纤维环内的椎间盘突出，正常排列，黄韧带轻度肥大
$D_3A_0L_0F_0$	2.5	纤维环外的椎间盘突出，正常排列，正常黄韧带，正常小关节
$D_1A_0L_0F_3$	2	球形的膨胀椎间盘，正常排列，正常黄韧带，肥大的上下关节突
$D_1A_1L_0F_0$	2	球形的膨胀椎间盘，后滑脱，正常黄韧带，正常小关节
$D_2A_0L_0F_3$	2	纤维环内的椎间盘突出，正常排列，正常黄韧带，上、下关节突肥大
$D_2A_0L_1F_3$	2	纤维环内的椎间盘突出，正常排列，黄韧带轻度肥大，上、下关节突肥大
$D_1A_1L_1F_3$	3	球形的膨胀椎间盘，后滑脱，黄韧带轻度肥大，上、下关节突肥大
$D_1A_2L_1F_3$	3	球形的膨胀椎间盘，Ⅰ度滑脱，黄韧带轻度肥大，上、下关节突肥大

注：LF，黄韧带

腰椎椎间孔镜手术路径的解剖

经皮经椎间孔通道在到达椎间盘之前需要穿过多层组织。由于外科医生无法看到穿过的结构，因此初学者必须对该区域的解剖知识有明确的了解，以免损伤椎旁及椎管内的结构。图 13.3 显示了穿过的组织结构。

（1）皮肤及皮下组织：有静脉通道，如果穿孔，可能引起麻烦的出血。

（2）胸腰椎筋膜：这是纤维状的，并覆盖椎旁肌。在手术器械穿过皮肤后，继续穿透筋膜会遇到阻力。

（3）背阔肌：在下腰椎区域——L4 至骶骨。手术器械很可能穿过背阔肌腱膜，但从 L3 及其头侧，手术器械很可能向头侧及侧方斜向穿过肌纤维。

（4）下后锯肌（SPI）：在 L3 和 T11 之间的背阔肌深部，下后锯肌向头侧、向侧方斜向进入下 4 根肋骨。

（5）竖脊肌：在下后锯肌及背阔肌深部，由棘肌、最长肌及腰髂肋肌组成。大多数后外侧入路需要穿过最长肌或者髂肋肌。

（6）横突间肌：器械将穿过胸腰椎筋膜的深层、横突间肌以及横突间韧带进入椎间孔间隙。

（7）椎管：当操作正确时，纤维环在两侧的出行根之间与其接触；在其内侧为走行根，其尾部与椎体边缘平齐。

Kambin 三角

在作者和同事进行的一项尸体研究中，走行根至纤维环穿刺点内侧缘的距离范围在 9~14 mm[30]。纤维环穿刺点的上缘至出口根的距离范围在 2~3 mm 之间（图 13.4）。

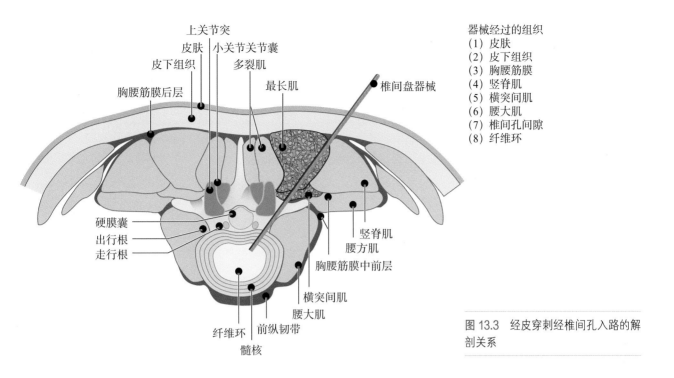

器械经过的组织
(1) 皮肤
(2) 皮下组织
(3) 胸腰筋膜
(4) 竖脊肌
(5) 横突间肌
(6) 腰大肌
(7) 椎间孔间隙
(8) 纤维环

图 13.3　经皮穿刺经椎间孔入路的解剖关系

经椎间孔器械的病理解剖学

椎间孔区域由上位椎弓根下缘和下位椎弓根上缘组成；内侧由走行根，硬膜囊以及硬膜外脂肪构成；侧方为腰大肌；背侧由椎弓根峡部、上关节突、小关节囊以及黄韧带构成；腹侧由上位椎体尾端后缘、椎间盘以及下位椎体头端后缘构成。

切口与后正中线的距离以及器械进入椎间孔区域的角度由患者身体习惯、椎间盘突出的位置及小关节的病理解剖学所决定。其目的是准确将器械置入 Kambin 三角——由出口根、走行根及下位椎体后上方边缘构成。作者自己进行的尸体研究为仪器的置入提供了一些指导性原则[23]。

器械由垂直方向（矢状面）成 40°~65° 的一个合适切口进入，能够到达纤维环后外侧——Kambin 三角内的安全工作空间，在大多数患者的下腰椎区域。器械以一个角度（与矢状面）> 65° 置入硬膜外间隙时，可能会有损伤硬膜囊和 / 或走行根的风险。对于中央型椎间盘突出而言，这种路径是必要的，可以切除更多的椎间盘，但是对于外科医生而言需要格外小心。器械置入椎间盘的安全角度随运动节段的水

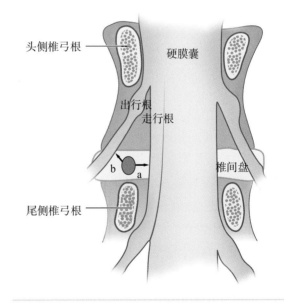

图 13.4　a：纤维环穿刺点外侧缘距走行根距离范围在 9~14 mm；b：纤维环穿刺点距出口根尾端边缘的距离范围在 2~3 mm。

平不同而发生变化。如果器械插入角度与脊柱矢状面 < 45° 时，有可能会错过 Kambin 三角并且会到达椎间盘的侧方，或者越过椎间盘到达出行根。已发表的有关腰椎显微椎间盘切除术的应用外科解剖的证据总结在表 13.4 中。

表 13.4　有关腰椎微创椎间盘切除术的解剖学证据的总结

腰椎微创椎间盘切除术的解剖学特征 / 参数
腰椎间盘
纤维环后方及侧后方是薄弱环节，椎间盘很容易从这里突出。髓核位于肾形椎间盘结构略靠后的位置。纤维环的后方及侧后方都很薄——容易破裂 [16]
硬膜外膜横向延伸，背侧后纵韧带的下方常常附着髓核的碎片 [17]
椎间盘塌陷以及椎间盘高度由于正常小关节退变、椎体后滑脱而造成的丢失，是由小关节后倾角和正常关节软骨厚度共同作用的结果 [18]
小关节
椎间盘高度正常的情况下，由于关节间隙丧失而造成小关节退变导致的椎体向前的轻度滑脱 [18]。
头侧肥大的上关节突与破裂的椎间盘对出行根的综合影响 [18]。
椎管
腰椎平均矢状径由 L3 水平的（15.75 ± 0.886）mm 到 L5 水平的（17.77 ± 1.619）mm[22]
椎弓根的平均内径由 L3 的（24.75 ± 2.173）mm 到 L5 的（34.57 ± 3.332）mm[22]
椎管平均横截面积在 L3 水平为（277.2 ± 36.15）mm^2，L4 为（297 ± 9.90）mm^2，L5 为（386.5 ± 50.55）mm^2[22]
椎管前后径测量值 ≤ 10 mm 时，腰椎管存在解剖结构上的绝对狭窄 [18]
椎管前后径测量值在 10~13 mm 时，腰椎管存在解剖结构上的相对狭窄 [23]
中央管狭窄是由膨出或突出的椎间盘与肥大的下关节突共同作用的结果 [18]
椎间孔
退变的小关节产生反向泪滴形的椎间孔。正常椎间孔高度为 20~30 mm，上宽为 8~10 mm，椎间孔面积为 40~160 mm^2
椎间孔狭窄和侧隐窝狭窄通常影响各自的神经根 [18]
侧隐窝
侧隐窝分为入口区、中间区和出口区 [25]。侧隐窝平均前后径为 5 mm。低于 3~4 mm 则被认为是临床相关狭窄的表现，并与超过 80% 的椎管狭窄患者的症状有关 [26]

在内镜下经椎间孔进入椎间盘避免了离断多裂肌，无需切除椎板及关节突关节，避免了器械进入椎管，也降低了硬膜囊撕裂及硬膜外出血的风险。此外，通过避免经椎管途径，能够避免复发性椎间盘突出导致的硬膜囊纤维化所产生的并发症。然而，由于靠近出行根的器械的存在，患者存在术后感觉障碍的风险，这通常可以在术后几周时间内得以解决。偶尔会发生局部疼痛综合征，这需要行交感神经阻滞。因此，必须注意避免压迫出行根。

经髂骨入路到达 L5-S1 椎间盘及椎间孔的解剖学研究

该入路在到达髂骨翼之前需穿过皮肤、皮下组织、臀大肌臀中肌（图 13.5a~d，图 13.6）[39]。经髂骨的操作窗口在距臀上神经血管束头侧约 4.8 cm 处，距髂嵴尾侧约 1.6 cm 处，髂后上棘腹外侧约 4.16 cm 处。适当放置的通道穿过骶骨翼及骶髂关节后侧。该通道通过髂腰韧带腹侧及 S1 椎体上关节突的头侧。

经髂骨入路与其他椎间孔镜的入路比较类似，除了穿透髂骨的情况（图 13.6）。只有在高髂嵴的情况下，采取这种通路才是必要的，能够避免经肌间隙通路到达腰骶关节，或者在病理情况下，即使髂嵴正常，也无法通过髂上入路到达目标病变。切口小于 1 cm。除了椎间孔和椎管的内容物之外，对于穿透髂骨的入路而言，没有重要的结构。切口和手术器械的错位可能导致如上文所讨论的神经损伤。经髂骨窗入路涉及需要在骶骨翼后方去除平均体积近 4 cm^3 的圆柱形骨钉。因为该过程没有从骨膜下剥离臀肌，所以其失血量最小，术后疼痛一般也小于经肌肉入路的手术。这种方法既避免了打开椎管，具有之前讨论的所有优点。

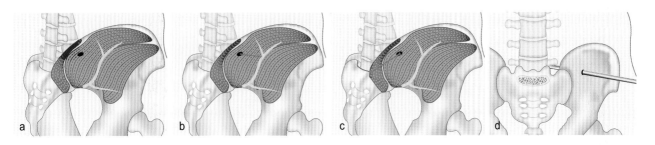

图 13.5　a. 穿过肌肉；b. 髂骨窗在臀血管神经束上方 4.8 cm 处；c. 髂骨窗在髂前上棘后上方；d. 经髂骨入路穿过骶骨背侧以及 S1 上关节突的头侧。

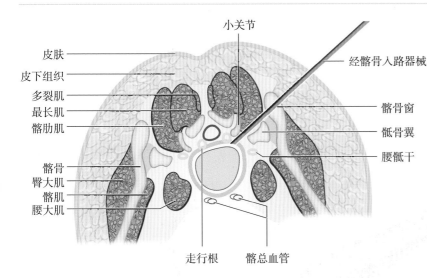

图 13.6　经皮经髂骨到达 L5-S1 椎间盘的通路（获得国际脊柱外科学会的许可。Osman et al. Endoscopic trans-iliac approach to L5 - S1 disc and foramen – a report on clinical experience. IJSS 2014；8：20 ）。

小关节

皮肤
皮下组织
多裂肌
最长肌
髂肋肌

髂骨
臀大肌
髂肌
腰大肌

经髂骨入路器械
髂骨窗
骶骨翼
腰骶干

走行根　　髂总血管

经椎板间入路到达腰椎间盘的解剖学

　　该入路经切口穿过皮肤、皮下组织、胸腰椎筋膜和多裂肌，然后到达椎板并进一步涉及黄韧带。椎板间入路侧方边缘是下关节突以及小关节囊。中线上的结构是棘突和棘间韧带。为了能够到达椎间盘，往往有必要切除部分椎板及小关节。当到达黄韧带深处时，有可能会有数量不定的硬膜外脂肪。在硬膜外脂肪和硬膜回缩后，能够看到神经根以及突出的髓核。

开放与微创椎间盘切除术病理解剖学的比较

　　各种内镜手术使用的都是皮肤切口，几乎总是小于开放腰椎间盘切除术的切口。作者使用横向切

口，尽量倾向于遵循自然皮肤褶皱，因此愈合后不会有十分明显的瘢痕。开放性后路椎间盘切除术包括骨膜下剥离和各种椎旁肌断流术（图 13.7）。

　　开放性后入路以及经椎板间内镜手术经过相同的解剖结构。不同之处在于为到达目标椎间盘所造成的组织损伤的数量。采用后路开放手术，根据患者身体状况，皮肤切口长度约为 5~10 cm。为了到达椎管后壁，需要剥离椎板上的多裂肌、小关节，以及后正中线上的结构。肌肉受到这样的牵拉可能会导致肌肉

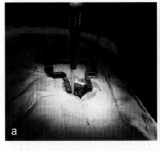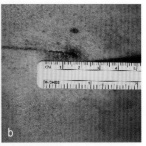

图 13.7　a. 后路开放手术；b. 内镜下椎间盘切除术的切口。

质量的丧失以及瘢痕组织的替代（图 13.8）。

　　图 13.5 列出了腰椎间盘切除术的不同入路以及有关手术入路的相关病理解剖学，包括肌肉损伤、骨的切除、小关节的切除、硬膜外瘢痕形成及误切硬膜囊的风险、术后不稳定以及椎间盘突出复发的风险。

Brock 等在一项随机对照研究中，将使用管状牵开器行微创经肌肉腰椎间盘切除术与利用带内镜的撑开器行经肌间隙及骨膜下的微创手术进行了比较[46]。除了骨膜下剥离 / 可膨胀牵开器组在麻醉药品的使用量上水平较高以外，两组的结果无显著性差异。

表 13.5　后路开放椎间盘切除术与微创手术入路之间的不同：病理解剖学证据

	开放后路手术	内镜下经椎间孔腰椎间盘切除术	内镜下经椎板间腰椎间盘切除术	内镜下经髂骨椎间盘切除术	参考资料
多裂肌断流术	是	否	否	否	Kim[40]
椎板切开术 / 椎板切除术	是	否	极少	否	
部分小关节切除	是	否	极少	否	
穿透硬膜外腔	是	否	是	否	
误切硬膜囊（主要为椎间盘切除术）	3.1%	0%	5%	0%	Desai[41], Perez-Cruet[42]
术后硬膜外瘢痕形成	37%	否	极少	否	Aydin 等[20], 椎间盘切除术中黄韧带切除
运动节段不稳定	0~30%	0%	0%	0%	Padua R 等[43], Faulhauer 等[44]
椎间盘突出复发	7.1%	3.3%	6.7%		Choi KC[45], Kim[40]

注：EILD，内镜下经椎板间腰椎间盘切除术；ETID，内镜下经髂骨椎间盘切除术；ETLD，内镜下经椎间孔腰椎间盘切除术。

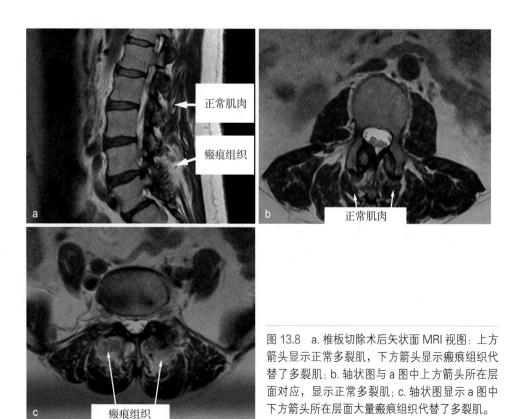

正常肌肉

瘢痕组织

正常肌肉

瘢痕组织

图 13.8　a. 椎板切除术后矢状面 MRI 视图：上方箭头显示正常多裂肌，下方箭头显示瘢痕组织代替了多裂肌；b. 轴状图与 a 图中上方箭头所在层面对应，显示正常多裂肌；c. 轴状图显示 a 图中下方箭头所在层面大量瘢痕组织代替了多裂肌。

讨 论

虽然在大多数情况下，切除突出的髓核能够立刻缓解根性症状和体征，但损伤的椎间盘从未在结构上恢复正常，而是继续沿着一个"退化级联"的包含所有运动节段元素（椎间盘、小关节、黄韧带以及脊柱的排列）的路径继续退变[12]。当进入的椎间盘与较少的骨质损伤相关时，会有更快及更为彻底的恢复趋势，并且并发症的发生率会减少。手术相关的不稳定性的风险也会减少，从而减少了需要进一步手术干预的必要。

尽管只有少量的随机对照试验，但有确凿的证据表明，后路开放腰椎间盘切除术比微创手术入路在临床上会出现更多不利的病理解剖学变化。至少有一项研究甚至建议降低积极的后续融合手术率[52]。这需要分析椎间盘切除术的病理改变，以便能够利用循证医学的方法来充分评价长期的临床效果资源利用的有效性，因为长期的疗效取决于在追求处理突出椎间盘时，与手术创伤相关的运动节段的结构性损伤的程度。不幸的是，腰椎间盘突出症手术治疗的这一非常重要的方面很少受到重视，因此似乎对手术预授权过程的影响不大。

后路开放椎间盘切除术后，阻断血供的多裂肌往往会退化成脂肪和瘢痕组织，从而造成一定程度上的肌肉功能障碍。硬膜外纤维化可能导致下腰痛和根性症状。经皮内镜的方案与微创通道下手术，从肌间隙进入脊柱，因此对于血管、神经以及肌肉结构的完整性保持的基本完好，并且瘢痕组织是最小的。开放性椎板切开术／椎板切除术包括切除数量不等的椎板以及小关节以便获得进入椎间盘的入口。骨量的切除通常是最少的，但从长期来看这些数量足以导致运动节段的不稳定[43, 44]。Osman 在一项尸体研究中证明，经椎间孔减压能够产生较大的椎间孔面积，对脊柱功能单元的柔韧性和灵活度没有影响，然而后路椎板切除术较前者而言对椎间孔面积的增加较少，并且在脊柱的伸展及轴向旋转方面还会增加其不稳定性[49]。

此外，对证明一种方案的有效性和优越性超越另一种的证据分析必须考虑到有关疾病的方方面面。在这方面，由外科医生根据疼痛发生部位所作出的准确诊断，再加上由放射科医师对患者脊柱影像学结果进行的详细解释，更加突出了基于病理解剖学对腰椎间盘突出的分类系统进行治疗的必要性[24]。

循证医学实践是根据已出版的临床证据来确定和评估的[47, 48]。本章对随机对照研究进行的 meta 分析进行的讨论是到目前为止最好的证据。这些证据应该用于与医疗资助者和政府审查委员会所进行的任何讨论中。此外，孤立地对腰椎间盘突出症手术治疗的优点进行判断，而不是结合患者长期失能状况以及外科医生的临床判断、经验和专业知识的背景下进行评价，都是不合适的。临床指南现在正越来越多地被资助者利用，但是其预授权过程可能缺乏最新的、高级别的临床研究支持，并且常常出现严重依赖腰椎 MRI 报告的情况——这往往缺乏对患者病理解剖学的充分描述，而这原本应该是一项整体性的诊断工作。最终，与患者腰椎运动节段的病理解剖学相关的症状应该根据腰椎椎间孔和侧隐窝的高度及宽度，以及在病理上出现压缩，从而导致患者出现椎管狭窄症状的节段的精确位置来描述。

现有的临床证据表明内镜下腰椎间盘切除术的临床结果至少与开放条件下的微创椎间盘切除术相似，并且在术前计划中应用病理解剖学的分析方法可以进一步改善临床结果，以减少因椎板切除而导致的硬膜外纤维化和脊柱不稳等术后并发症的风险。

参·考·文·献

1. White AH, von Rogov P, Zucherman J, et al. Lumbar laminectomy for herniated disc: A prospective controlled comparison with internal fixation fusion. Spine 1987; 12:305–307.

2. Soldner F, Hoelper BM, Wallenfang T, Behr R. The translaminar approach to canalicular and cranio-dorsolateral lumbar disc herniations. Acta Neurochir 2002; 144:315–320.

3. Tullberg T, Isacson J, Weidenhielm L. Does microscopic removal of lumbar disc herniation lead to better results than the standard procedure? Results of a one-year randomized study.

Spine 1993; 18:24–27.

4. Yeung AT, Tsou PM. Posterolateral endoscopic excision for lumbar disk herniation: Surgical technique, outcome, and complications in 307 consecutive cases. Spine 2002; 27:722–731.

5. Choi G, Prada N, Modi HN, et al. Percutaneous endoscopic lumbar herniectomy for high-grade down-migrated L4-L5 disc through an L5-S1 interlaminar approach: a technical note. Minim Invasive Neurosurg 2010; 53:147–152.

6. Carragee EJ, Hurwitz EL, Weiner BK. A critical review of recombinant human bone morphogenetic protein-2 trials in spinal surgery: emerging safety concerns and lessons learned. Spine J 2011; 11:471–491.

7. Ruetten S, Komp M, Merk H, Godolias G. Full-endoscopic interlaminar and transforaminal lumbar discectomy versus conventional microsurgical technique: a prospective, randomized, controlled study. Spine 2008; 33:931–939.

8. Rahman M, Summers LE, Richter B, Mimran RI, Jacob RP. Comparison of techniques for decompressive lumbar laminectomy: the minimally invasive versus the "classic" open approach. Minim Invasive Neurosurg 2008; 51:100–105.

9. Harrington JF, French P. Open versus minimally invasive lumbar microdiscectomy: comparison of operative times, length of hospital stay, narcotic use and complications. Minim Invasive Neurosurg 2008; 51:30–35.

10. Urban JP, Holm S, Maroudas A, Nachemson A. Nutrition of the intervertebral disc: effect of fluid flow on solute transport. Clin Orthop Relat Res 1982; 296–302.

11. Miller JAA, Schmatz C, Schultz AB. Lumbar disc degeneration: correlation with age, sex, and spine level in 600 autopsy specimens. Spine 1988; 13:173.

12. Kirkaldy-Willis WH. The epidemiology and natural history of low back pain and spinal degeneration. In: Managing Low Back Pain (2nd edn). Edinburgh: Churchill Livingstone 1988:3–13.

13. Adams P, Eyre DR, Muir H. Biochemical aspects of development and ageing of human lumbar intervertebral discs. Rheumatol Rehabilitation 1977; 16:22.

14. Adam MA, Hulton WC. Gradual disc prolapse. Spine 1985; 10:524.

15. Brinkmann P, Porter RW. A laboratory model of lumbar disc protrusion: fissure and fragment. Spine 1994; 19:228–235.

16. Schollmeier G, Lahr-Eigen R, Lewandrowski KU. Observations on fiber-forming collagens in the anulus fibrosus. Spine 2000; 25:2736–2741.

17. Dommissee G. Morphological aspects of the lumbar spine and lumbosacral regions. Ortho Clin North Am 1975; 6:163–175.

18. Kirkaldy-Willis WH, Wedge JH, Yong-Hing K, Reilly J. Pathology and pathogenesis of lumbar spondylosis and stenosis. Spine 1978; 3:319–328.

19. Haig AJ, Adewole A, Yamakawa KS, Kelemen B, Aagesen AL. The ligamentum flavum at L4-5: relationship with anthropomorphic factors and clinical findings in older persons with and without spinal disorders. PM R 2012; 4:23–29.

20. Aydin Y, Ziyal IM, Duman H, et al. Clinical and radiological results of lumbar microdiskectomy technique with preserving of ligamentum flavum comparing to the standard microdiskectomy technique. Surg Neurol 2002; 57:5–13.

21. Ozer AF, Oktenoglu T, Sasani M, et al. Preserving the ligamentum flavum in lumbar discectomy: a new technique that prevents scar tissue formation in the first 6 months postsurgery. Neurosurger 2006; 59:ONS126–133.

22. Rapała K, Chaberek S, Truszczyńska A, Łukawski S, Walczak P. Assessment of lumbar spinal canal morphology with digital computed tomography. Ortop Traumatol Rehabil 2009; 11:156–163.

23. Herbiest H. The significance and principles of computed axial tomography in the idiopathic developmental stenosis of the bony lumbar vertebral canal. Spine 1979; 4:369–378.

24. Osman SG, Narayanan M, Malik A, et al. Minimally invasive treatment-based classification of diseased lumbar spinal motion-segment. International Society for Advancement of Spine Surgery Annual Meeting, Vancouver, BC, Canada –April, 2013.

25. Lee CK, Rauschning W, Glenn W. Lateral lumbar spinal stenosis: Classification, pathologic anatomy and surgical decompression. Spine 1980; 13:313–320.

26. Hasegawa T, An HS, Haughton VM, Nowicki BH. Critical heights of the intervertebral discs and foramina. A cryomicrotome study in cadavera. JBJS (A) 1995; 77A:32–38.

27. Stephens MM, Evans JH, O'Brien JP. Lumbar intervertebral foramens. An in vitro study of their shape in relation to intervertebral disc pathology. Spine 1991; 16:525–529.

28. Vamvanij V, Ferrara LA, Hai Y, et al. Quantitative changes in spinal canal dimensions using interbody distraction for spondylolisthesis. Spine 2001; 26:E13–18.

29. Chen D, Fay LA, Lok J, et al. Increasing neuroforaminal volume by anterior interbody distraction in degenerative lumbar spine. Spine 1995; 20:74–79.

30. Ebraheim NA, XU R, Darwich M, Yeasting RA. Anatomic relation between the lumbar pedicle and the adjacent neural structures. Spine 1997; 15:2338–2341.

31. Hasue M, et al: Classification by position of dorsal root ganglia in the lumbosacral region. Spine 1989; 14:1261–1264.

32. Osman SG, Marsolais EB. Posterolateral arthroscopic discectomies of the thoracic and lumbar spine. Clinical Ortho Rel Res 1994; 304:122–129.

33. Olmarker K, Rydevik B, Nordborg C. Nutrition and function of the porcine cauda equina compressed in vivo. Acta Orthop Scand Suppl 1991; 242:1–27.

34. Olmarker K, Holm S, Rosenqvist AL, Rydevik B. Experimental nerve root compression: Experimental nerve root compression: A model of acute, graded compression of the porcine cauda equina and an analysis of neural and vascular anatomy. Spine 1991; 16:61–69.

35. Olmarker K, Rydevik B, Nordborg C. Autologous nucleus pulposus induces neurophysiologic and histologic changes in porcine cauda equina nerve roots. Spine 1993; 18:1425–1432.

36. Olmarker K, Nordborg C, Larsson K, Rydevik B. Ultra-structural changes in spinal nerve roots induced by autologous nucleus pulposus. Spine 1996; 21:411–414.

37. Olmarker K, Larsson K. Tumor necrosis factor alpha and nucleus-pulposus-induced nerve root injury. Spine 1998; 23:2538–2544.

38. Smyth MJ, Wright VJ. Sciatica and the intervertebral disc: An experimental study. J Bone Joint Surg AM 1958; 40A:1401–1418.

39. Osman SG, Marsolais EB. Endoscopic transiliac approach to L5-S1 disc and foramen – A cadaver study. Spine 1997; 22:1259–1263.

40. Kim CW. Scientific basis of minimally invasive spine surgery: prevention of multifidus muscle injury during posterior lumbar surgery. Spine 2010; 35:S281–286.

41. Desai A, Ball PA, Bekelis K, et al. Outcomes after incidental durotomy during first-time lumbar discectomy. J Neurosurg Spine 2011; 14:647–653.

42. Perez-Cruet MJ, Foley KT, Isaacs RE, et al. Microendoscopic lumbar discectomy: technical note. Neurosurgery 2002; 51:S129–136.

43. Padua R, Padua S, Romanini E, Padua L, de Santis E. Ten to 15-year outcome of surgery for lumbar disk herniation; Radiographic instability and clinical findings. Eur Spine J 1999; 8:70–74.

44. Faulhauer K, Manicke C. Fragment excision versus conventional removal in the microsurgical treatment of herniated lumbar disc. Acta Neurochir 1995; 133:107–111.

45. Choi KC, Kim JS, Ryu KS et al. Percutaneous endoscopic lumbar discectomy for l5-s1 disc herniation: transforaminal versus interlaminar approach. Pain Physician; 16:547–556.

46. Brock M, Kunkel P, Papavero L. Lumbar microdiscectomy: subperiosteal versus transmuscular approach and influence on the early postoperative analgesic consumption. Eur Spine J 2008; 17:518–522.

47. Guyatt HG. Evidence-based medicine. ACP J Club 1991; 114:A16.

48. Bhandari M, Joensson A. Evidence-based surgery defined. In: Clinical Research For Surgeon. Stuttgart: Thieme Medical Publishers, 2009:8–11.

49. Osman SG, Nibu K, Panjabi MM, Marsolais EB, Chaudhary R. Transforaminal and posterior decompressions of the lumbar spine. A comparative study of stability and intervertebral foramen area. Spine 1997; 22:1690–1695.

50. Kim MS, Park KW, Hwang C, et al. Recurrence rate of lumbar disc herniation after open discectomy in active young men. Spine 2009; 34:24–29.

51. Ruetten S, Komp M, Merk H, Godolias G. Recurrent lumbar disc herniation after conventional discectomy: a prospective, randomized study comparing full-endoscopic interlaminar and transforaminal versus microsurgical revision. J Spinal Disord Tech 2009; 22:122–129.

52. Birkenmaier C, Komp M, Leu HF, Wegener B, Ruetten S. The current state of endoscopic disc surgery: review of controlled studies comparing full-endoscopic procedures for disc herniations to standard procedures. Pain Physician 2013; 16:335–344.

（刘彦斌 译，付强 校）

第14章

脊柱内镜经椎间孔、椎板间及经髂骨入路治疗腰椎间盘突出症的比较

Comparing endoscopic transforaminal, interlaminar, and transiliac approaches for lumbar disc herniation

Said G Osman

引 言

目前有多种治疗腰椎间盘突出的手术入路，包括开放后入路，以及涵盖椎板间、肌间隙通道和内镜相关入路的微创入路[1-5]。本书的其他章节描述了这些入路的解剖学特征，本章则讨论不同入路的临床意义。

前瞻性随机对照研究提供的可靠数据可用以明确手术入路对腰椎间盘突出症治疗的有效性。在椎间盘突出症外科治疗的案例中，高质量的结果研究包括对病理解剖学、手术时间、并发症发生率、症状缓解程度、患者重返工作前的"停工时间"，以及患者的总体满意度的研究。高质量的随机对照实验往往存在不足。最近，大量随机对照实验结果已经证实了微创与传统开放手术相比治疗腰椎间盘突出症的有效性及优越性[6-8]。

腰椎间盘突出症的病理生理学

腰神经根的机械性压迫[9, 10]和化学刺激[11, 12]可引起神经根疼痛综合征。椎间盘软骨细胞产生的肿瘤坏死因子（TNF）、局部雪旺细胞和神经内膜细胞对TNF的上调以及其他细胞因子如白细胞介素-6等都在坐骨神经疼痛产生过程中发挥重要作用。在临床前期研究以及临床研究中，Smyth和Wright的研究表明无化学刺激、单纯性物理压迫神经根会导致运动和感觉缺陷，但不会产生根性疼痛[14]。

基于治疗的椎间盘病理学分类

最常见的腰椎间盘内镜入路是经椎间孔入路和椎板间入路。最近，作者介绍了经髂骨入路是一种通过髂骨的经椎间孔入路[15]。此外，作者还介绍了一种新的基于治疗的腰椎间盘突出症分类，描述其形态学和局部解剖学分类如下。

形态学

形态学上椎间盘可分为环内和环外撕裂，同时其他部分椎间盘信号正常（T1和T2）；内环或外环撕裂合并椎间盘退变信号（T4或T5），以及MRI上（图

14.1）显示椎间盘膨出合并退变（T3）。环外突出的椎间盘分为未移位和移位两类，并进一步分为纤维环后方移位（RA）、头侧移位（RD）、尾侧移位（CD）、硬膜囊后移位（RDD）或椎间孔移位（FD）（表 14.1）。

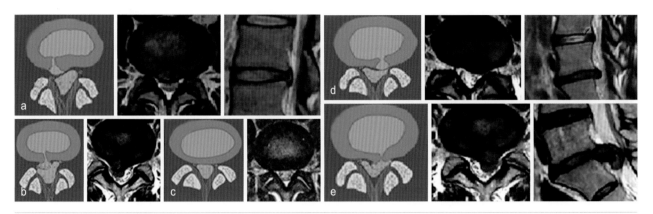

图 14.1　a. 急性环内撕裂（T1）；b. 急性环外撕裂（T2）；c. 椎间盘膨出（T3）；d. 环内突出合并椎间盘退变；e. 环外突出合并椎间盘变性（T5）

表 14.1　基于分类的手术入路策略：开放手术和微创手术（MIS）

椎间盘突出的类型	分级	治疗方案
环内椎间盘突出	T1，T4	利用内镜方法摘除突出的髓核，并保留剩余的椎间盘，尽可能减少额外损伤。首选内镜
中央型		
	L1	(1) 内镜经椎间孔入路：远后外侧入路，穿刺角度更小（接近冠状面），路线更平。工作管道等置于正位片上下椎弓根内侧缘连线。椎间盘内入路适用于包容性椎间盘突出。如果术者擅长此手术，可以选择以硬膜外为目的入路。可能需要做椎间孔成形，方便器械能到达椎管中央部位操作 (2) 内镜椎板间入路与其他椎板间入路微创技术 (3) 内镜下经骶骨入路用于某些 L4–L5 病例和 L5–S1 节段 (4) 后路开放
旁中央型		
硬膜囊前型	L2	(1) 内镜经椎间孔入路：远/中距后外侧入路，在椎间盘"赤道"线上，穿刺部位到达正位片上、下椎弓根投影中心连线。工作通道等置于正位片上、下椎弓根内侧缘连线。椎间盘内入路适用于包容性椎间盘突出。如果术者擅长此手术，可以选择以硬膜外为目的的入路。可能需要做椎间孔成形，方便器械能到达椎管中央部位操作 (2) 内镜椎板间入路与其他椎板间入路的微创技术 (3) 内镜下经骶骨入路用于某些 L4–L5 病例和 L5–S1 节段 (4) 后路开放
腋下型	L3	(1) 内镜经椎间孔入路：中距后外侧入路。工作通道等置于正位片椎弓根投影中心连线。椎间盘内或经硬膜外入路。可能需要做椎间孔成形 (2) 内镜椎板间入路与其他椎板间入路微创技术 (3) 内镜下经骶骨入路用于某些 L4–L5 病例和 L5–S1 节段 (4) 后路开放

（续表）

椎间盘突出的类型	分级	治疗方案
神经根前型	L4	(1) 内镜经椎间孔入路：中距后外侧入路。工作通道等置于正位片椎弓根投影中心连线。椎间盘内入路。鉴别和保护行走神经根 (2) 内镜与其他椎板间微创入路 (3) 内镜下经髂骨入路用于 L4-L5 和 L5-S1 节段 (4) 后路开放
椎间孔内/外型		
	L5	(1) 内镜经椎间孔入路：更靠内的后外侧入路。正位片椎弓根投影中心连线是突出的顶部位置。在椎间孔外鉴别和保护出口神经根；推荐单侧双通道操作 (2) 其他微创经椎间孔入路 (3) 经髂骨入路适用于高髂骨翼的 L5-S1 节段 (4) 开放经椎间孔入路（关节突切除术）
纤维环外突出	T2，T5	其策略是通过内镜经椎间孔硬膜外或椎板间去除游离髓核，以避免造成额外的椎间盘创伤
纤维环后型	RA	(1) 内镜经椎间孔入路：远后外侧入路。如果术者更擅长硬膜外入路，可将工作管道等置于正位片上下椎弓根内侧缘连线。可能需要做椎间孔成形去除上关节突部分骨质 (2) 内镜椎板间入路与其他椎板间入路微创技术 (3) 内镜下经髂骨入路用于某些 L4-L5 病例和 L5-S1 节段 (4) 后路开放
尾侧移位	CD	(1) 内镜经椎板间入路 (2) 内镜经椎间孔入路：远、中距后外侧入路，工作管道偏向尾侧。可能需要去除上关节突或下位椎弓根上缘部分骨质，还可以去除部分下位椎体的上终板。经硬膜外或经椎间盘入路。内镜经椎间孔入路方式可以避免去除骨质 (3) 内镜与其他椎板间入路微创技术 (4) 内镜下经髂骨入路用于 L4-L5 和 L5-S1 节段 (5) 后路开放
头侧移位	RD	(1) 内镜经椎板间入路——同侧双通道 (2) 内镜经椎间孔入路（硬镜）：远外侧切口，工作管道偏向头侧，经硬膜外或经椎间盘，松解神经根 (3) 内镜经椎间孔入路（软镜）：后外侧偏中间切口，经硬膜外入路。可能需要椎间孔成形（关节突外侧部分切除） (4) 内镜与其他椎板间入路微创技术 (5) 内镜下经髂骨入路用于 L4-L5 和 L5-S1 节段 (6) 后路开放
背侧移位	DRD	(1) 内镜经椎板间入路——同侧双通道，或者其他微创技术经椎板间入路 (2) 内镜经椎间孔入路：远后外侧入路，很有可能需要做椎间孔成形，经硬膜外入路 (3) 后路开放 (4) 可能很有必要选择内镜下经髂骨入路用于 L5-S1 节段
椎间孔内/外移位	FD	(1) 内镜经椎间孔入路：后外侧偏中央切口，正位片椎弓根投影中心连线是突出的顶部位置。保护椎间孔外出口神经根；推荐单侧双通道操作 (2) 其他经椎间孔入路微创技术 (3) 经髂骨入路适用于高髂骨翼的 L5-S1 节段 (4) 开放经椎间孔入路（关节突切除术）

注：MIS，微创外科技术；DF，椎间盘碎片；DH，椎间盘突出；LF，黄韧带

局部解剖学

在形态学上，椎间盘病变分为中央型（L1）、旁中央 - 硬膜囊前型（L2）、旁中央 - 腋下型（L3）、旁中央 - 神经根前型（L4）和椎间孔内/外型（L5）（图 14.2）。中央型腰椎间盘突出是对称的，旁中央 - 硬膜囊前型突出可从中心向任何一侧延伸，同时维持其在硬膜囊腹侧的位置。旁中央 - 腋下型突出占据硬膜囊和行走神经根间的空间。旁中央 - 神经根前型突出位于行走神经根的腹侧，腰部活动经常导致此神经根被包裹在突出髓核内。椎间孔内/外型突出发生于椎间孔内或其外侧，并有可能刺激出口神经根。

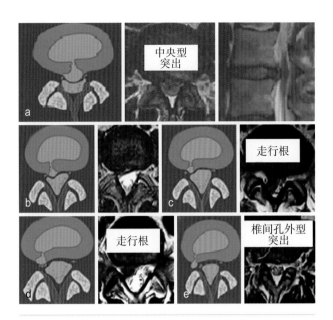

图 14.2　a. 中央型（L1）；b. 旁中央 - 硬膜囊前型（L2）；c. 旁中央 - 腋下型（L3）；d. 旁中央 - 神经根前型（L4）；e. 椎间孔内/外型（L5）。

临床表现

腰椎间盘突出的手术可包括单纯椎间盘髓核摘除术，椎间盘摘除 + 小关节部分切除术及融合术，或减压和动态稳定装置植入。手术的选择取决于与脊柱相关的症状和体征，影像学检查及患者其他临床表现。

在最简单的情况下，年轻、身体健康没有脊柱问题相关既往史的患者，在受伤后会出现急性背部疼痛和下肢的神经根症状。神经根症状包括特定的皮肤区域的尖锐、放射性疼痛，麻木及感觉异常，以及相关肌群肌力下降，伴或不伴有深部腱反射减弱。如果疼痛仅仅由椎间盘产生，那么坐位会加重腰背部及神经根性疼痛。在这种情况下，影像学检查例如 MRI 结果显示出椎间盘纤维环破裂，除此之外为正常脊柱影像。

老年人的临床症状会更加复杂。通常，这类患者长时间站立后会出现腰腿痛、肌力下降，体位变化无法缓解。检查结果显示是复杂的运动节段疾病，影像学检查可能表现为肥厚性小关节退变基础上发生的椎间盘破裂，序列排列异常和黄韧带（LF）肥厚，椎管狭窄。其他合并症可排除部分或全部手术干预的影响。因此，利用神经生理学、诊断和治疗性注射，以及影像学和实验室检验进行有针对性且经过深思熟虑的诊断性检查，对于确定最佳手术治疗方案至关重要。

治疗方案

非手术治疗

由于大部分患者不需要手术干预就可以自愈，故除患者出现严重的运动障碍和马尾综合征外，腰椎间盘突出症应采用全面的非手术治疗。缅因州腰椎组报道，患有坐骨神经痛的非手术组患者腿部或腰背部症状在发病后 1 年和 5 年的缓解率分别达到 43% 和 56%[16, 17]。另外还有研究显示，1 年和 5 年的队列研究中分别有 71% 和 70% 的患者症状得到缓解。非手术治疗通常包括短暂的卧床、调整活动、止痛药、口服类固醇、治疗性注射和康复。选择性的神经阻滞，即使不能达到长久的缓解，但仍可作为一种良好的术前诊断工具。这些措施足以治疗大多数腰椎间盘突出症患者，但如果在非手术治疗的数周内出现明显的根性疼痛，应建议患者考虑选择手术治疗。

手术治疗

腰椎间盘突出症的手术方式有多种选择。包括开放经后路椎间盘髓核摘除术、通道下椎板间入路、内镜下椎板间入路、内镜下经椎间孔入路，以及近年来的内镜下经髂骨入路和结合了经椎板间与经椎间孔入路的"全内镜"技术。根据椎间盘疾病的形态学和局部解剖学的微小变化，作者设计了一种新的基于治疗的分类，并根据椎间盘病变的特征构建了手术策略（表 14.1）。该分类系统基于以下事实：大多数腰椎间盘突出症可通过单一手术方法治疗，同时也没有忽视不同方法可能适合于不同病例的事实。本章在现有的临床数据下，阐述了各种内镜下腰椎间盘手术入路。

内镜下经椎间孔椎间盘髓核摘除术

经椎间孔入路的术前准备包括确认手术入路穿刺点，以及穿刺点至椎间盘突出部位的角度。术前使用轴位 MRI 或 CT 扫描椎间盘"赤道"部位（即轴位片椎间盘中心层面），从椎间盘病变部位做一直线，通过椎间孔，再经过皮肤。再从椎间盘中心做另一条直线，从后面穿出皮肤。两条线在皮肤上的距离，以及他们之间的夹角，即代表穿刺点距中线的距离和穿刺的角度。在 L5–S1 水平该线可穿过髂骨翼，故

可考虑经髂骨入路进入椎间盘（图 14.3）。

手术技术

该过程为患者俯卧在 Wilson 或 Kambin 架上，且手术台为射线可透。依据外科医生的偏好，手术可在局部麻醉或全麻进行。可考虑神经监测，但需在透视下引导。由后外侧和侧方从外向内抵达安全三角（Kambin 三角，是由行走神经根、出口神经根以及下位椎弓根围成的三角区域）。手术目的是解除神经压迫。

备皮后，应用具有宽孔、可暴露手术视野的透明手术单。微创手术的透明手术单能够让术者在 X 线透视机透视侧位时清楚地看到球管和脚踏开关的位置（图 14.4）。

不透射线的标记用于前后位或 Ferguson 位透视确定脊柱中线。透视时上、下终板平行，单边终板前后边界应当重叠，以椎间盘为目标的穿刺路线应当在椎间盘"赤道"线上。经术前标记的手术穿刺部位，用 0.5% 的布比卡因和肾上腺素局部皮肤浸润麻醉后，以 11 号尖刀刺破皮肤（图 14.5）。

拟定的穿刺入线应用 0.5% 布比卡因和肾上腺素局部浸润麻醉。如果进行椎间孔成形术，则需要使用少量局部麻醉剂浸润上关节突的骨膜。目前，存在来自不同制造商的若干脊柱内镜系统。作者使用 ASAP

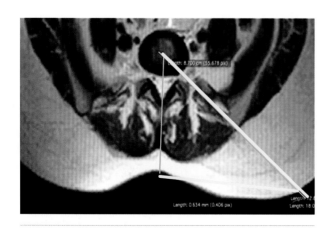

图 14.3 术前后外侧穿刺点和穿刺路线的确定，以及穿刺角度的测定（获得国际脊柱外科协会的许可[18]）。

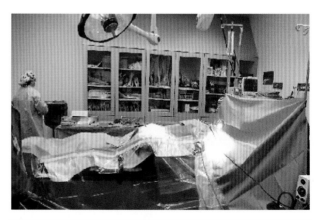

图 14.4 患者俯卧于 Kambin 架上，透明手术单能够让术者在 X 线透视机透视侧位时，清楚地看到脚踏开关在地上的位置。

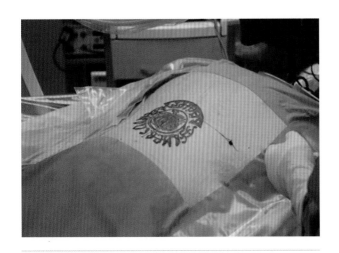

图 14.5　在脊柱左侧，从以椎间盘为目标的穿刺路线的皮肤处做切口。

图 14.6　德国 ASAP 内镜产品。1，椎间孔穿刺针；2，工作套管，40°斜面开口；3，导丝；4，扩张管；5，工作套管推进器；6，带硅胶垫骨锤；7，椭圆形 6.9 mm× 6.3 mm 和 8 mm 用于经皮斜侧路腰椎融合技术(OLLIF)的内镜；8，0.25 英寸和 0.1 英寸（1 英寸=2.54 cm）的绒线条；9，带有探查和冲洗功能的探针和剥离器；10，3.5 mm、5 mm、6.3 mm 环锯；11，3.5 mm、5 mm、6.8 mm 钝头骨钻和 T 形手柄；12，3.5 mm × 135°、4 mm × 135°、4 mm × 90° Kerrison 椎板咬骨钳；13，垂体钳；14，抓钳。

内镜系统（Umkirch，Germany）（图 14.6）。

　　将椎间孔穿刺针经距切口约 8 mm 的穿刺点穿入。依据以椎间盘病变为目标的穿刺路线，在前后正位片上，针尖到达上、下椎弓根投影中心点连线（椎间盘突出偏外侧）或上、下椎弓根投影内侧缘连线（更接近中央的椎间盘突出）。采用前后正位和侧位片透视来控制针的位置，一旦证实进入目标椎间盘内，即

可将内芯取出，在透视下注射造影剂和靛蓝胭脂红染色剂的混合物。这是为了确定染色剂的分布情况，以及便于内镜下将染色的椎间盘去除。随后按照导丝、扩张管、工作套管的先后顺序进行操作，建立工作通道（图 14.7）。

　　穿刺针放置位置对于能否顺利在 Kambin 三角建立工作通道至关重要。对于大多数未突破纤维环的椎

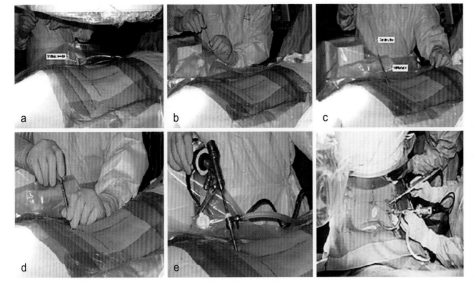

图 14.7　内镜下经椎间孔椎间盘髓核摘除术的操作顺序。a. 穿刺针到位；b. 通过穿刺针插入导丝；c. 去除穿刺针后将扩张管沿导丝置入到位；d. 沿扩张管和导丝置入工作套管；e. 在移除扩张管和导丝后，通过工作套管置入内镜；f. 双通道和单通道脊柱内镜。

间盘突出的病例，工作通道应位于正位片上、下椎弓根投影中心点连线或内侧缘连线（图14.8a，1~3）。

穿刺针超过椎弓根投影内侧缘连线可能会损伤行走神经根（图14.8b，4~6）。更加垂直的器械增加了出口神经根损伤的风险（图14.8c，7~9）。如果椎间盘病理变化引起上关节突肥大，进而导致器械入路受阻，术者很有必要进行椎间孔成形。导丝抵靠至上关节突（SAP），并且使用手动扩孔钻，在X线透视监控下去除上关节突肥大的骨质。必须注意避免在前后(PA)正位透视影像上使扩孔钻超出椎弓根内缘线。同时保证在侧位片上能够显示出上关节突。还应注意确保扩孔钻位于椎间盘水平的SAP的尾侧一半处，以解决侧方椎管入口问题。根据髓核游离的方向，扩孔钻可以指向头部或尾部。

电动磨钻可以在内镜下使用，或者在单侧双通道技术下应用（图14.9、图14.10）。Osman等在一项对尸体的研究中比较了经椎间孔减压与传统的椎板切除术和部分小关节切除术，结果发现前者椎间孔增大更加明显，并且与椎板切除相比较，椎间孔减压术后脊柱稳定性不受影响，而椎板切除术使脊柱伸展和轴向活动度增加[18]。

对于未突破纤维环的椎间盘突出，可经椎间盘内入路。套管通过或靠近突出部位。首先套管斜面朝向硬膜外，以确保挤出的髓核（如蓝色的染色所示）被完全去除。如果突出钙化或4号探针穿刺困难，则可能需要用到环锯。而后可以用垂体钳去除钙化的椎间盘。内镜置入后，在可视下使用垂体钳进一步行椎间盘摘除术。其他工具，包括激光或射频，可用于消

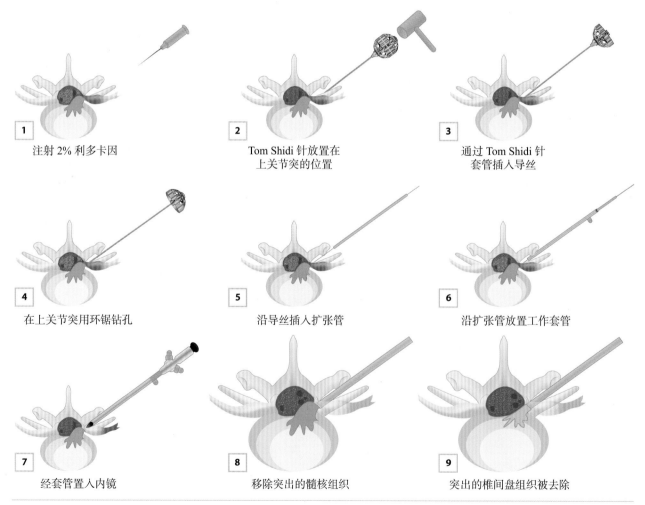

1 注射2%利多卡因

2 Tom Shidi针放置在上关节突的位置

3 通过Tom Shidi针套管插入导丝

4 在上关节突用环锯钻孔

5 沿导丝插入扩张管

6 沿扩张管放置工作套管

7 经套管置入内镜

8 移除突出的髓核组织

9 突出的椎间盘组织被去除

图14.8 适当的工作通道置入Kambin三角区域（1~3）。工作通道超过上、下椎弓根投影内侧缘连线可能损伤行走神经根（4~6）。工作通道偏于外侧可能会损伤出口神经根（7~9）。

融纤维环碎片或钙化的椎间盘突出。在椎间盘切除手术结束时，用射频探头进行纤维环瓣环成形以稳定瓣环并控制出血。在取出内镜和工作套管前，直视下检查出口和行走神经根，以确保充分减压。

采用经硬膜外入路足以处理伴有或不伴有移位的纤维环外椎间盘突出。远侧后外侧入路是必要的，外侧部分上关节突切除术也是必要的。如上所述，插入斜面套管，这种方法中的套管可能不需要进入椎间盘中。在突出的髓核显现之前可能会遇到硬膜外脂肪和血管网。可以烧灼脂肪和血管，以暴露突出的椎间盘（一个可弯曲的双极射频探针是该处所用重点工具）。垂体钳用于移除突出的髓核，并且必要时可从椎间盘内部进一步移除松散的髓核。在切除椎间盘时，应注意保护神经结构和硬膜。可以旋转套管斜面

的长舌，以在去除椎间盘髓核时屏蔽并保护神经根。其他工具例如 4 号探针，可用于处理松散的椎间盘组织，同时保护神经根。

经髂骨入路的内镜手术

经髂骨入路的外科解剖

进入髂骨翼前穿过皮肤、皮下组织，臀大肌 ± 臀中肌（图 14.11 和图 14.12）。髂骨入口位于臀上方 4.8 cm 处，臀上神经血管束上方。髂骨出口位于髂嵴尾部约 1.6 cm 处，髂后上棘腹外侧 4.16 cm 处。适当的通道路线应当通过骶骨和骶髂关节后面。该路线通

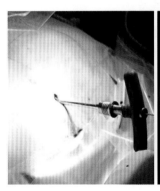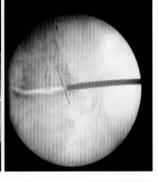

图 14.9　手动扩孔钻进行椎间孔成形术。扩孔钻应抵达纤维环（侧位透视），或在前后正位片上抵达内侧椎弓根投影内缘连线。

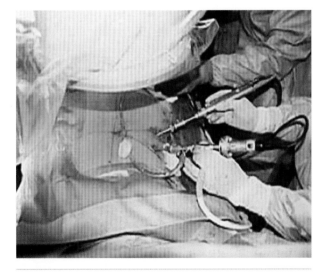

图 14.10　单侧双通道内镜手术是左手内镜、右手椎间孔成形术。

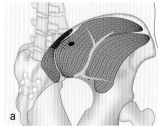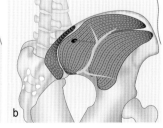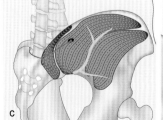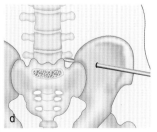

图 14.11　a. 在透视下确定切口位置，局部麻醉后，刺破皮肤；b. 技术前确定角度，导丝通过切口抵达髂骨；c. 在导丝引导下应用有柄环锯打开通过髂骨的通道；d. 操作器械经髂骨抵达 L5–S1 的椎间孔和椎间盘（经世界脊柱外科协会许可重新绘制，Osman 等 [18]）。

过髂腰韧带腹侧和偏向头侧抵达 S1 的上关节突。

经髂骨入路的适应证

- 高髂翼
- 小关节肥厚伴椎间孔狭窄
- 中央或旁中央椎间盘突出
- 内镜手术适应证（表 14.1）

术前准备

- 确定椎间盘突出的形态和局部解剖，纤维环内或纤维环外；中央、旁中央、腋下型，神经根前型，椎间孔内 / 外型
- 在目标腰椎间盘层面 MRI 轴位上确认皮肤穿刺部位和穿刺角度
- 依据皮肤穿刺部位和穿刺角度，决定是否经髂骨入路

手术技术

- 麻醉：手术通常在监护下镇静和局麻下进行，或有时候应用全麻，气管内麻醉
- 神经监测：用来监测操作通道附近神经根
- 连续加压装置用于术中预防深静脉血栓的形成
- 患者体位和手术铺巾同前述经椎间孔入路章节
- Ferguson 体位，在透视监控下，通过不透光物体在皮肤上标记椎间盘水平。L5 和 S1 终板必须平行，通过预定的穿刺路线标记皮肤切口（图 14.11a）

- 在穿刺通道上，应用局麻麻醉（0.5% 布比卡因＋肾上腺素）进入通道。应用尖刀扎破皮肤作为通道入口
- 通过 JamShiding 针或导丝引导的动力钻头沿着预定角度打透髂骨。方向是 L5 和 S1 椎间孔，目标是椎间盘或上突关节（图 14.11b）。正侧位透视用于引导导丝保持正确方向
- 空心动力钻或环锯沿导丝去除拟建通道周围的髂骨骨质（图 14.11c），环锯获得的骨柱可作为移植物使用

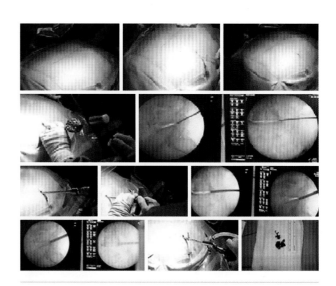

图 14.12　经脊柱内镜髂骨入路 L5–S1 椎间盘髓核摘除术的入路（图片引用获国际脊柱外科学会许可。Osman et al. Endoscopic transiliac approach to L5–S1 disc and foramen– a report on clinical experience. IJSS 2014；8：20）。

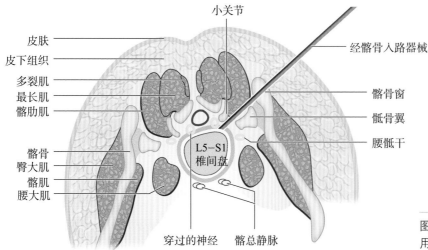

图 14.13　经髂骨入路示意图（图片引用获国际脊柱外科协会许可）。

• 一旦髂骨通道建立，如前述步骤行脊柱内镜下腰椎间盘髓核摘除术（图14.11d）。可以同时建立经髂骨上工作通道来配合经髂骨入路双通道处理L5-S1。图14.12和图14.13显示了经髂骨入路。

脊柱内镜经椎板间入路

适应证

适应证与前述类似：中央管狭窄，突出髓核尾侧，头侧和硬膜囊背侧移位。

椎板间入路解剖

在接触椎板和突破黄韧带之前，通道依次穿过皮肤、皮下组织、胸腰筋膜和多裂肌。外侧是上位脊椎部分骨结构和关节突关节囊。取决于患者个体病理状态，椎板可能重叠并且黄韧带可能肥大。骨赘增生的下关节突可能出现肥大。在黄韧带的深面，可能存在数量不等的硬膜外脂肪。可以通过去除硬膜外脂肪和推挡硬膜囊来分别显露硬膜囊和下面的椎间盘。整个椎间盘髓核摘除术在内镜可视化下进行。

手术技术

• 连续加压装置用于预防术中深静脉血栓的形成
• 患者俯卧位置于Wilson和Kambin架上，手术床可透射线。注意尽量减少腰椎间盘突出部位的腰椎前凸。注意俯卧位躯体各压力点的检查，确保安全
• 术野皮肤准备并使用带有小袋的透明手术单进行覆盖，并能容纳透视机球管在侧位透视位置。透明手术单还允许外科医生看到透视机脚踏板，包括地

板上的射频脚踏和其他自动化工具的脚踏开关，尤其是在透视机处于侧位透视位置的情况下
• 借助于不透射线的标记在皮肤上确定椎间盘的水平位置。再在皮肤上标记两个通道切口部位（此处为双通道做法）。器械通道切口在椎间盘水平，稍靠近棘突正中线，而内镜通道的切口更偏向头侧
• 经局麻浸润后，经切口穿刺，将钝头扩张管在透视引导下置入，并对黄韧带外椎板间孔的空间进行三角测量。将套管沿扩张管导入直至与椎板和黄韧带接触。如果使用斜面套管，内镜视野会被最大化
• 器械或射频消融去除椎板间孔上方的软组织，从而暴露黄韧带
• 使用球形磨钻头去除关节突内侧面和头侧椎板下缘部分骨质，用以暴露黄韧带的外侧边缘。同时注意避免损伤下方硬膜
• 用刨削刀头和小型椎板咬骨钳切清除黄韧带外侧部分（图14.14a）。将套管置入硬膜外腔。覆盖椎间盘突出部位的神经根，可以用改良的神经探钩活动松解（图14.14b）。一旦神经根变得安全，先应用锥形头的纤维环扩张管（应用在突出未突破纤维环的病例），再用垂体钳取出突出的髓核（图14.14c）

在无黄韧带肥厚且运动节段塌陷椎间孔变小的情况下，则可使用单切口操作脊柱内镜。在这种情况下，切口位于椎间隙水平，如上所述将套管置入椎板间后，清除黄韧带上的软组织，并可能有必要进行部分椎板切除。钝头斜面的锥形探头用于分离黄韧带的纤维组织，直到黄韧带破口足够扩张管和工作套管进入。此后开始椎间盘髓核摘除过程，步骤如下所述：
• 借助神经根拉钩，向内侧牵拉走神经根从而显露椎间盘
• 如果突出未突破纤维环，用一系列的锥形探针

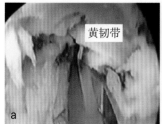
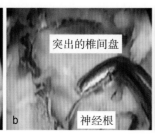
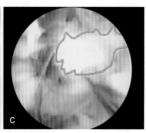

黄韧带　　突出的椎间盘　　神经根

图14.14　a.椎板咬骨钳被用来去除黄韧带和修整小关节内侧缘；b.推动神经根暴露神经根腹前椎间盘突出部位；c.突出髓核被去除。

切开纤维环，并使用垂体钳取出髓核。单极电凝用于控硬膜外止血

循证医学的临床证据：腰椎间盘突出内镜与开放显微镜手术的对比

Ⅰ级证据

Ruetten 等[6]发表了一些高评分临床研究报告，具体来说，作者通过大量前瞻性随机对照研究比较了内镜下与开放性椎间盘髓核摘除术。他们比较了内镜下经椎板间、经椎间孔入路的技术和传统的显微镜外科手段治疗腰椎间盘突出症的临床结果。在这项研究中，他们对 178 例患者进行 2 年的随访，并比较 VAS 评分、德国版北美脊柱学会评分、Oswestry 评分。作者报道，有 82% 的患者腿部疼痛完全缓解，只有 14% 的患者偶有疼痛。两组的临床结果相同，复发率均为 6.2%，无统计学差异。作者认为，全内镜技术有着显著的优势，包括腰痛减少、术后康复改善、并发症少，以及创伤小。他们证实无论是通过显微镜手术或通过内镜技术进行腰椎减压，临床结果均无差异。此外，Ruetten 等强调由腰椎间盘突出引起的椎管内外的神经压迫，全内镜技术可以安全有效地进行减压。

另一项临床随访的结果更加证实了上述研究结论[19]。通过对 87 例接受传统开放手术后复发，再度接受内镜或显微镜手术的腰椎间盘突出患者进行 2 年的随访，依据相同的临床疗效评判，作者报道 79% 的患者不再有腿部疼痛，16% 的患者偶尔出现疼痛，两组的临床结果相同，再复发率为 5.7%，组间无差异。

Ⅱ级证据

Birkenmeier 等通过临床试验的 meta 分析对内镜和显微镜外科技术治疗椎间盘突出进行了比较[20]。他的综述专注于现代化全内镜椎间盘手术，不论具体的手术入路（例如，经椎板间与经椎间孔），也不论脊柱节段。使用 Pubmed 和 Embase 搜索，截至 2013 年 1 月的目录，总共筛选并分类归纳了 504 条结果。

只有 4 项随机对照试验和 1 项对照研究可以考虑进行评估。对 5 篇文章的随机对照、纳入 / 排除标准、临床结果和并发症发生率等方面进行仔细分析，4 项随机对照试验显示内镜技术与显微镜外科技术相比手术时间更短、失血量更少、手术部位疼痛发生率更低，以及术后康复更快 / 住院时间更短 / 恢复工作更迅速等。无论进行何种试验，内镜和显微镜外科技术的主要临床结果均无显著差异。所有 5 项研究显示内镜手术的并发症更少，这在其中 2 项研究中具有统计学意义。有 1 项研究显示，内镜手术需要再次进行融合的翻修手术率更低。这些研究均表明，全内镜下椎间盘髓核摘除术可以在有症状的颈椎和腰椎间盘突出症中获得与标准显微镜外科手术相同的临床结果，但并发症的发生率较低。

至少有 1 项报道表明内镜术后融合翻修手术率较低。在由同一组外科医师进行（Ruetten 等）的 5 项研究里的 4 项中，作者认为这可能会限制其他经验不足的团队对这些临床结果的再现[6]。

最近 Cochrane 评价研究了新的微创椎间盘髓核摘除术（MID）相较于开放式椎间盘髓核摘除术（MD/OD）的潜在优势[21]。作者搜索了 Cochrane 对照试验中心登记册（2013 年 11 月），MEDLINE（1946 年至 2013 年 11 月）和 EMBASE（1974 年至 2013 年 11 月），未进行语言限定。另外，作者联系了该领域的专家进行了其他相关研究。仅选择随机对照研究（RCT）和半随机对照研究（QRCTs），比较了 MD/OD 与 MID（经皮内镜下经椎板间或经椎间孔椎间盘髓核摘除术，显微镜通道下椎间盘髓核摘除术和经皮腰椎间盘切吸术）治疗椎间盘突出继发腰椎神经根性疼痛症状的患者。评估的主要结果参数包括通过减少 VAS 测量的根性疼痛或腰痛（LBP）的缓解，以及坐骨神经特异性症状的改善，例如下肢的神经缺陷或肠 / 尿失禁以及包括日常活动在内的功能性结果或重返工作岗位的时间。次要结果参数包括并发症发生率、住院时间、术后阿片类药物的使用率、生活质量和患者满意度。其中 2 位作者检查了提取数据和纳入研究的文章。差异以协商一致的方式解决。使用标准的 Cochrane 协作方法进行数据提取。另外 2 位作者独立评估了偏倚风险。

所有结果都使用 95% 的置信区间（CI）表示的二分类结果的风险比（RR）和连续结果的平均差异（MD）。

最终分析纳入了 11 项研究，总共 1 172 例患者。有可信度较低的证据表明，在从 6 个月至 2 年的随访过程中（例如 1 年，$MD = 0.13$；$95\%CI = 0.09\sim0.16$），MID 与腿部疼痛的关系比 MD/OD 更为明显。但是差异很小（在 0~10 分的范围内小于 0.5 分），并没有达到具有临床意义所需要的标准阈值。有趣的是，在 Cochrane 评价中作者发现，只有可信度较低的证据表明 MID 在 6 个月的随访期间（$MD = 0.35$；$95\%CI = 0.19\sim0.51$）和 2 年时（$MD = 0.54$；$95\%CI = 0.29\sim0.79$）与 MD/OD 相比，腰痛症状更差。然而，在随访 1 年时却没有显著差异（0~10 级，$MD = 0.19$；$95\%CI = 0.22\sim0.59$）。统计学异质性从小到大（$I^{[2]} = 6$ 个月时为 35%，1 年时为 90%，2 年时为 65%）。

此外，作者从 Cochrane 评价中发现，Oswestry 功能障碍指数或神经功能缺损测量的功能障碍改善没有临床意义上的差异。

对于次要结果，MID 与手术部位和其他部位术后感染的风险较低相关，但由于椎间盘突出反复发作而导致再入院的风险升高。此外，MID 在一些生活质量指标上显示生活质量略低（100 分制上＜5 分），例如 36 项健康调查简表的一些具体项目。一些试验发现 MID 相比 MD/OD 住院时间较短，但结果并不一致。Cochrane 评价作者得出结论，MID 相比 MD/OD 对下肢疼痛缓解存在轻微劣势，但这种差异可能在临床上并不重要。MID 手术的优点包括手术部位感染风险更低。

Nellensteijin 等发表了另一篇文献综述，目的是评估经椎间孔内镜手术的有效性，并将其与开放显微镜下椎间盘髓核摘除术进行比较[22]。Nellensteijin 等报道使用 MEDLINE 和 EMBASE 进行全面系统文献检索后截至 2008 年 5 月的结果。作者发现了 1 项随机对照、7 项非随机试验和 31 项观察性研究。研究发现在患者选择、适应证、手术技术选择、随访时间和结果评估方面存在差异，并且大多数研究的方法学质量较差。8 项试验研究在经椎间孔内镜手术和开放显微镜术组间腿部疼痛减少（89% 和 87%），总体改善（84% 和 78%），再手术率（6.8% 和 4.7%）和并发症发生率（分别为 1.5% 和 1%）没有统计学差异。依据截至 2008 年的系统文献，Nellensteijin 等推断目前关于经椎间孔内镜手术有效性的证据很少。

Ⅲ级和Ⅳ级证据

Choi 等在一项回顾性研究中，比较了经椎间孔和经椎板间内镜下椎间盘髓核摘除术的结果，指出在 2 年的随访中，经椎间孔的复发率为 3.3%，而经椎板间复发率为 6.7%[23]。Kim 等对年轻男性开放性椎间盘髓核摘除术后进行随访研究，平均随访时间为 8.55 年，总复发率为 7.1%[24]。

Desai 等在一项大型、多中心、多国家的前瞻性研究中发现，偶发的硬膜破裂在腰椎间盘突出后路开放手术中的发生率为 3.1%[25]。对于复发的腰椎间盘突出，后路开放手术中硬膜破裂发生率可高达 17%。Perez-Cruet 等报道了一项规模较小的研究，结果发现早期使用椎间盘镜下椎间盘髓核摘除术（MED），偶发硬膜破裂的发生率为 5%[26]。通过经椎间孔内镜下造成硬膜破裂是可能的，但是作者没有使用此方式导致这种并发症的经历。

开放性与微创性手术证据

表 14.2 显示了各种椎间盘髓核摘除术的其他Ⅲ级证据。与开放式椎间盘髓核摘除术相比，微创手术的手术时间通常更短。内镜下经椎间孔椎间盘髓核摘除术的手术时间较长可能是学习曲线陡峭的反映[27]。与其他方法相比，开放性椎间盘髓核摘除术的失血更多。开放手术的住院时间更长。内镜下经椎板间和通道下椎板间入路手术的硬膜破裂的发生率比开放性椎间盘髓核摘除术更高，但经椎间孔入路的结果尚未有报道。正如预期的那样，开放性椎间盘髓核摘除术后硬膜外纤维化和运动片段的不稳定较其他方法更为常见。开放式和内镜下经椎板间入路椎间盘髓核摘除术的复发率平均约为 7%。目前，仍需要来自随机前瞻性研究的更多数据来支持当前研究中的大多数观察结果。

表 14.2　开放和微创手术的对比

	开放手术	MIS-管状牵开系统	ETLD	ETILD	EILLD	评论
手术时间（分钟）	60	50	93	41.7		Osman 等 [18]，Li 等 [27]，Kulkarni 等 [28]，Jiang[30]
失血量（ml）	190	30	30	<10	88	Osman 等 [18]，Li 等 [27]，Kulkarni 等 [29]，Huang 等 [31]，Jiang[30]
LOS（天）	5.9		3.1	0	3.6	Li 等 [27]，Huang 等 [31]，Jiang[30]
并发症发生率	更多	6.4%			少	Ruetten 等 [6]，Kulkarni 等 [29]
术后腰背部疼痛	更多		少		少	Ruetten 等 [6]，Jiang[30]
术后康复时间	长		短		短	Ruetten 等 [6]，Jiang[30]，Ruetten 等 [6]，Hermatin 等 [32]
术后麻醉持续时间	长		短		短	Hermatin 等 [32]
成本						
肌肉损伤	有	小	无	无	小	Ruetten 等 [6]，Kim 等 [24]
椎板切开术/椎板切除术	有	少	无	无	少	
硬膜破裂	3.1%	5%	0	0	5%	Desai[25]，Perez-Cruet[26]，Kulkarni[29]
术后硬膜纤维化	37%		无	无	少	Aydin 等 [28]
运动节段失稳	0~30%	0%	0%	0%	0%	Padua 等 [33]，Faulhauer 等 [34]
椎间盘突出复发	7.1%	3.7%	3.3%	0	6.7%	Choi[23]，Kim[24]，Kulkarni 等 [29]

注：MIS，微创手术；EILLD，脊柱内镜经椎板间椎间盘髓核摘除术；ETILD，脊柱内镜经髂骨椎间盘髓核摘除术；ETLD，脊柱内镜经椎间孔椎间盘髓核摘除术。

椎间盘突出症的社会和经济影响

在关于 LBP 治疗的讨论中，经常忽视对患者个体心理、社会和经济影响进行评估，而这些影响可能是长期的，甚至是永久性的。在进行适当的外科手术之前，患者经常被迫等待很长一段时间。然而在这段不确定的时期内，患者通常会依赖麻醉药物，并可能逐渐加深这种依赖。

患者可能不会在疾病早期就医，主治医生可能也不会马上将患者转为手术干预，而且这种预先授权手术的"不愿意"往往是导致手术延误的原因。这可能是因为尚未采用足够的非手术治疗方式；放射报告可能没有证实主治医师的评估；或者这一过程——如内镜手术——可能被一些医生认为是"实验性"的。

通过对等的同行评价制度，通常可以解决非手术治疗和影像学检查结果的问题。然而，在明确处理之前可能会出现明显延误，并可能导致直接和间接成本的显著增加。短期延迟适当治疗的后果包括收入损失、精神痛苦和麻醉药品依赖。如果延迟适当治疗后采用更具创伤性的开放手术，那么麻醉恢复和重返工作岗位的时间可能会延长，从而加重了负面影响。即使最初的恢复平安无事，未来出现问题（包括不稳定和狭窄）的风险也会更高。

授权过程

临床证据讨论被应用于论证内镜下椎间盘髓核摘除术是否为实验性的。医疗保险公司的临床程序准则可能并不是最新的，或者在某些情况下可能与北美脊柱协会（NASS）等专业组织发布的临床治疗指南不一致。审查腰椎间盘突出症手术治疗预授权请求的医疗主任通常不是脊柱外科医生，也没有脊柱手术或腰椎间盘突出症患者的管理经验。他/她受到保险公司的承保条款约束。外科医师可能会坚定地对这一不利决定进行上诉，但在上述委员会的脊柱外科医生往往是已退休或没有内镜手术经验的，所以有可能驳回上诉。因此，许多患者接受开放式椎间盘髓核摘除术，而不是更现代的微创内镜减压术。

医疗保险机构过时的指南存在明显区分，这种准则有利于既定的、创伤性的、开放式手术，而不是诸如内镜下椎间盘髓核摘除术等创伤较小的微创术式。

作者认为，在讨论微创内镜下例如椎间盘髓核摘除术的优点时，应与保险公司、政府机构和医院审查委员会施行以下措施：

• 利用椎间盘疾病标准化分类，可以用统一描述方式描述、交流病理性退行性改变，并可以用统一标准讨论患者的临床疼痛综合征，包括突出类型、突出位置和首选治疗

• 通过实际测量来获取椎间孔的高度、宽度和容积，以及剩余椎间盘后缘高度和侧隐窝的高度

• 利用三区法将椎间孔分为腰椎小关节复合体下的入口、中间和出口区域

• 近来前瞻性随机对照研究证实了内镜下椎间盘髓核摘除术相比传统的开放显微镜下椎间盘髓核摘除术在以下方面有着临床优势：手术时间、术中失血、手术创伤、住院时间、康复、并发症发生率、复发率、重返工作岗位时间、术前术中术后成本花费、潜在病情进展后的翻修手术

• 利用国家和国际社会组织等平台在不同的社会文化背景下来宣传微创进行椎间盘髓核摘除术的安全性和有效性

讨　论

椎间盘退行性变不是千篇一律的，具有显著的病理解剖学和病理生理学变化。椎间盘突出者有着不同的年龄、性别和BMI。同时合并症的存在都可能影响手术的选择。

第三方医疗保险将内镜技术视为"实验性"，对于支持内镜技术有效性和较传统技术的优越性的临床证据存在偏见。目前，已经从许多研究中证实了这些结论，包括已招募数千名患者的前瞻性随机对照试验。临床医生有足够证据表明微创治疗的有效性[6-8]。MIS术后出现严重并发症的风险更小[6, 24, 28]。还有一些证据表明，通过微创行椎间盘髓核摘除术能节省所有相关成本[35]。病理解剖学结果表明，通过微创方法行椎间盘髓核摘除术可以保留正常解剖结构，可以有效缩短住院时间和康复时间，并允许患者更早重返工作岗位。很明显，在经过适当评估和治疗的微创内镜下椎间盘髓核摘除术的病例中，患者、保险公司和整个社会都是受益者。

参·考·文·献

1. White AH, von Rogov P, Zucherman J, et al. Lumbar laminectomy for herniated disc: A prospective controlled comparison with internal fixation fusion. Spine 1987; 12:305–307.

2. Soldner F, Hoelper BM, Wallenfang T, Behr R. The translaminar approach to canalicular and cranio-dorsolateral lumbar disc herniations. Acta Neurochir 2002; 144:315–320.

3. Tullberg T, Isacson J, Weidenhielm L. Does microscopic removal of lumbar disc herniation lead to better results than the standard procedure? Results of a one-year randomized study. Spine 1993; 18:24–27.

4. Yeung AT, Tsou PM. Posterolateral endoscopic excision for lumbar disc herniation: Surgical technique, outcome, and complications in 307 consecutive cases. Spine 2002; 27:722–731.

5. Choi G, Prada N, Modi HN, et al. Percutaneous endoscopic lumbar herniectomy for high-grade down-migrated L4-L5 disc through an L5-S1 interlaminar approach: a technical note. Minim Invasive Neurosurg 2010; 53:147–152.

6. Ruetten S, Komp M, Merk H, Godolias G. Full-endoscopic interlaminar and transforaminal lumbar discectomy versus conventional microsurgical technique: a prospective, randomized, controlled study. Spine 2008; 33:931–939.

7. Rahman M, Summers LE, Richter B, Mimran RI, Jacob RP. Comparison of techniques for decompressive lumbar laminectomy: the minimally invasive versus the "classic" open

approach. Minim Invasive Neurosurg 2008; 51:100–105.

8. Harrington JF, French P. Open versus minimally invasive lumbar microdiscectomy: comparison of operative times, length of hospital stay, narcotic use and complications. Minim Invasive Neurosurg 2008; 51:30–35.

9. Olmarker K, Rydevik B, Nordborg C. Nutrition and function of the porcine cauda equna compressed in vivo. Acta Orthop Scand Suppl 1991; 242:1–27.

10. Olmarker K, Holm S, Rosenqvist AL, Rydevik B. Experimental nerve root compression: Experimental nerve root compression: A model of acute, graded compression of the porcine cauda equina and an analysis of neural and vascular anatomy. Spine 1991; 16:61–69.

11. Olmarker K, Rydevik B, Nordborg C. Autologous nucleus pulposus induces neurophysiologic and histologic changes in porcine cauda equina nerve roots. Spine 1993; 18:1425–1432.

12. Olmarker K, Nordborg C, Larsson K, Rydevik B. Ultra-structural changes in spinal nerve nerve roots induced by autologous nucleus pulposus. Spine 1996; 21:411–414.

13. Olmarker K, Larsson K. Tumor necrosis factor alpha and nucleous-pulposusinduced nerve root injury. Spine 1998; 23:2538–2544.

14. Smyth MJ, Wright VJ. Sciatica and the intervertebral disc: An experimental study. J Bone Joint Surg Am 1958; 40A:1401–1408.

15. Osman SG, Sherlekar S, Malik A, et al. Endoscopic trans-iliac approach to L5-S1 disc and foramen – a report of clinical experience. Int J Spine Surg 2014; 8.

16. Atlas SJ, Deyo RA, Keller RB, et al. The Maine Lumbar Spine Study, Part II. 1-year outcomes of surgical and nonsurgical management of sciatica. Spine 1996; 21:1777–1786.

17. Atlas SJ, Keller RB, Chang Y, Deyo RA, Singer DE. Surgical and nonsurgical management of sciatica secondary to a lumbar disc herniation: five-year outcomes from the Maine Lumbar Spine Study. Spine 2001; 26:1179–1187.

18. Osman SG, Nibu K, Panjabi MM, Marsolais EB, Chaudhary R. Transforaminal and posterior decompressions of the lumbar spine. A comparative study of stability and intervertebral foramen area. Spine 1997; 22:1690–1695.

19. Ruetten S, Komp M, Merk H, Godolias G. Recurrent lumbar disc herniation after conventional discectomy: a prospective, randomized study comparing full-endoscopic interlaminar and transforaminal versus microsurgical revision. J Spinal Disord Tech 2009; 22:122–129.

20. Birkenmaier C, Komp M, Leu HF, Wegener B, Ruetten S. The current state of endoscopic disc surgery: review of controlled studies comparing fullendoscopic procedures for disc herniations to standard procedures. Pain Physician 2013; 16:335–344.

21. Rasouli MR, Rahimi-Movaghar V, Shokraneh F, Moradi-Lakeh M, Chou R. Minimally invasive discectomy versus microdiscectomy/open discectomy for symptomatic lumbar disc herniation. Cochrane Database Syst Rev, 2014.

22. Nellensteijn J, Ostelo R, Bartels R, Peul W, van Royen B, van Tulder M. Transforaminal endoscopic surgery for symptomatic lumbar disc herniations: a systematic review of the literature. Eur Spine J 2010; 19:181–204.

23. Choi KC, Kim JS, Ryu KS, et al. percutaneous endoscopic lumbar discectomy for L5-S1 disc herniation: transforaminal versus interlaminar approach. Pain Physician 2013; 16:547–556.

24. Kim CW. Scientific basis of minimally invasive spine surgery: prevention of multifidus muscle injury during posterior lumbar surgery. Spine (Phila Pa 1976) 2010; 35:S281–286.

25. Desai A, Ball PA, Bekelis K, et al. Outcomes after incidental durotomy during first-time lumbar discectomy. J Neurosurg Spine 2011; 14:647–653.

26. Perez-Cruet MJ, Foley KT, Isaacs RE, et al. Microendoscopic lumbar discectomy: technical note. Neurosurgery 2002; 51:S129–136.

27. Li SH1, Li HZ, Zhao JR. Clinical comparison between micro-endoscopic discectomy (MED) and open discectomy for treatment of lumbar disc herniation. Zhongguo Gu Shang 2008; 21:349–351.

28. Aydin Y, Ziyal IM, Duman H, et al. Clinical and radiological results of lumbar microdiskectomy technique with preserving of ligamentum flavum comparing to the standard microdiskectomy technique. Surg Neurol 2002; 57:5–13.

29. Kulkarni AG, Bassi A, Dhruv A. Microendoscopic lumbar discectomy: Technique and results of 188 cases. Indian J Orthop 2014; 48:81–87.

30. Jiang Y, Song HW, Wang D, Yang ML. Treatment of lumbar intervertebral disc herniation and sciatica with percutaneous transforaminal endoscopic technique. Zhongguo Gu Shang 2013; 26:800–804.

31. Huang TJ, Hsu RW, Li YY, Cheng CC. Less systemic cytokine response in patients following microendoscopic versus open lumbar discectomy. J Orthop Res 2005; 23:406–411.

32. Hermantin FU, Peters T, Quartararo L, Kambin P. A prospective, randomized study comparing the results of open discectomy with those of videoassisted arthroscopic microdiscectomy. J Bone Joint Surg Am 1999; 81:958–965.

33. Padua R, Padua S, et al. Ten- to 15-year outcome of surgery for lumbar disc herniation; Radiographic instability and clinical findings. Eur Spine J 1999; 8:70–74.

34. Faulhauer K, Manicke C. Fragment excision versus conventional removal in the microsurgical treatment of herniated lumbar disc. Acta Neurochir 1995; 133:107–111.

35. Allen RT, Garfin SR. The economics of minimally invasive spine surgery: the value perspective. Spine 2010; 35:S375–382.

（虞攀峰 译，李忠海 校）

第15章

经皮内镜纤维环内韧带下椎间盘切除术

Percutaneous endoscopic intra-annular subligamentous herniotomy

Sang-Ha Shin, Sang-Ho Lee

引 言

1983，Kambin 等首次报道了腰椎间盘突出症（LDH）的微切口手术，但由于缺乏工作通道关节镜，早期内镜手术的应用受到限制[1]。1997 年，脊柱内镜出现，而后在 1998 年 3 月被 FDA 批准使用。自此以后，由于内镜设备的发展和患者需求的增加，内镜下椎间盘切除术在世界范围内迅速普及。

2002 年，Yeung 和 Tsou 报道了使用杨氏脊柱内镜系统（Yeung Endoscopic Spine System，YESS）治疗继发于椎管内腰椎间盘突出的神经根压迫症的手术效果[2]。这项研究主要涉及破裂型腰椎间盘突出患者，研究结果显示：在 219 例患者中，88.1% 效果为"优秀"或"良好"，在问卷小组中，这个比例达到 91.2%。这些初步结果表明，内镜手术可以获得与开放性微创手术同等的结果。Ahn 等在 2004 年报道了内镜下椎间盘切除术治疗复发性椎间盘突出症的手术方式和疗效。报告显示，81.4% 的患者的疗效"优秀"或"良好"[3]。因此作者推断，经皮内镜下腰椎间盘切除术对于某些复发性椎间盘突出的病例是有效的。目前，

内镜下椎间盘切除术正在应用于治疗几乎所有类型的 LDHs。此外，许多作者报道，LDH 的内镜手术与开放性腰椎间盘切除术的疗效相似[4-7]。

由于髓核组织的大量流失和突出部位纤维环组织的大块缺损，大椎间盘突出的患者在术后可能会出现慢性腰痛和脊柱不稳定[8, 9]。行双侧椎板切除的椎间盘切除术可能会损伤后方支撑结构，如小关节、韧带、肌肉和纤维环等[10, 11]。这些患者进行脊柱融合的必要性也是备受争议的话题[12, 13]。

经皮内镜下腰椎间盘切除术是一种微创脊柱技术，与开放性腰椎间盘切除术相比，具有许多优点：如术后恢复迅速，手术引起的组织损伤减少，简化了翻修手术以及相对保留椎间盘高度[14, 15]。由于这种手术方式不需要全身麻醉或住院治疗，故得到介入性疼痛治疗医生以及脊柱外科医生的广泛应用。

从本质上来说，大椎间盘突出症是一种更为不利的情况，因为它导致大的椎间盘组织脱垂和严重的纤维环缺损的可能性更大。临床前研究和临床研究已经提供了具有足够说服力的证据，证明了包括医源性损伤在内的正常的椎间盘组织切除可能会导致椎间盘高度的降低、节段不稳定和腰椎的后滑脱，从而导

致慢性术后疼痛[16~21]。

在本章中，作者阐述了单侧纤维环内韧带下入路经皮内镜椎间盘切除术，该技术通过使用纤维环内韧带下入路进行内镜下椎间盘切除术治疗较大的中央型椎间盘突出。这种式术的基本原理是通过避免切除椎间盘内正常髓核组织和纤维环组织，从而保留非病理性的椎间盘组织。

外科手术技术

手术在局麻下进行，患者以俯卧位被置于放射治疗床上。麻醉师采用清醒镇静的方式使患者在整个手术过程中能够不断地反馈信息。

为了确定合适的进针点，应进行术前影像学检查和术中透视。术前使用轴位磁共振成像（MRI）检查或计算机断层扫描（CT）来确定从中线到皮肤入口点的距离，以便以最佳路径推进工作套管。皮肤入口距离中线约 12~13 cm。进针角度与轴位截面上的水平面呈 15° 左右（图 15.1a），远小于传统的经皮椎间孔镜入路的角度[2, 22]（图 15.1b）。患者局麻后，插入一根 18 号脊髓针，以识别出神经根和硬膜外间隙，并使用适当的造影剂进行椎体造影。此时，推荐经椎间孔硬膜外阻滞以减少与手术入路相关的疼痛。针的正确位置正好在上关节突的表面下方通过。针尖的位置在正位片上位于椎弓根中线上，在侧位片上应位于纤维环后面。

将针插入椎间盘后，用靛蓝和造影剂混合进行椎间盘造影术，这种造影剂能够选择性的将退化的髓核组织染成蓝色，以识别病理性的椎间盘碎片。然后通过针管将导丝插入椎间隙，将针撤出后，使用连续扩张系统来扩大通道，并且如在正位（AP）视图上所观察到的那样，将扩张器沿导丝推进，直到其尖端而到达中线位置，然后将 8 mm 的工作套管穿过通道。取出扩张器和导丝后，将内镜（YESS Ⅱ 系统；Richard Wolf, Knittlingen, Germany）置于纤维环缺损部位。在内镜下，外科医生可以识别出蓝染的纤维环和硬膜外脂肪的交界面。在去除突出的椎间盘之前，可采用侧射钕激光——YAG 激光（Lumenis Inc. NY）释放被纤维环禁锢的突出碎片。外科医生可以

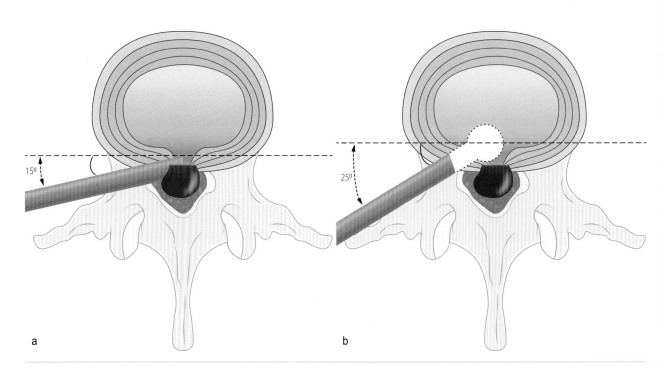

图 15.1 a. 经皮内镜下纤维环内韧带下椎间盘切除术。进针角度在轴位片上与水平面约呈 15° 角；b. 传统经皮椎间孔镜入路。进针角度明显大于纤维环内韧带下椎间盘切除术的进针角度。

在纤维环下区域进行椎间盘突出切除术，手术通道平行于纤维环的后外层，用激光或双极射频选择性地切除突出椎间盘的碎片（Elliquence International, Hewlett, NY）。扩大后纵韧带切口后，工作套管可在内侧向前推进，在硬膜外间隙向下进入椎管，即可以看到突出的椎间盘碎片。通过拉动碎块的尖端，可将碎块拉至椎管内区域。然后用双极射频热凝纤维环裂口。通过识别硬膜外游离脂肪的搏动，可以实现完全减压。

结果

在 2011 年 1 月至 6 月间，研究者对 6 例较大的中央型椎间盘突出的患者行单侧纤维环内韧带下椎间盘切除术治疗。使用 Macnab 标准评估临床结果。椎间盘高度的测量是取前、后部分的平均高度，椎间盘高度表示为下一个椎体的上终板宽度的百分比[19]。人口统计学资料和临床及放射学结果见表15.1。

表 15.1　人口统计学资料、临床及影像学结果

年龄（岁）	性别	节段	症状	术后即时 MRI	术前 DHI（%）	术后 DHI（%）	效果*	随访期限（月）
50	女	L4–L5	腰背、右下肢疼痛无力	CR	23.9	22.6	优秀	18
24	男	L4–L5	左下肢疼痛无力	CR	30.2	29.0	优秀	18
34	女	L4–L5	腰背、右下肢疼痛	CR	27.6	23.2	良好	9
47	女	L5–S1	左下肢疼痛	CR	24.0	22.9	优秀	12
19	女	L4–L5	腰背、左下肢疼痛	CR	27.9	26.6	优秀	14
23	男	L4–L5	腰背及下肢疼痛	CR	20.4	18.6	优秀	18

注：* 临床效果以 Macnab 标准评价。CR：完全切除；DHI：椎间盘高度指数；MRI：磁共振

病例展示

• 病例 1

一名 20 岁男子出现右下肢疼痛并向后外侧放射，持续 3 个月。MRI 显示较大的中央型椎间盘突出，压迫 L4 – L5 的神经结构（图 15.2a）。行 IASH（图15.2b、c）手术后，患者症状缓解，复查 MRI 显示突出的椎间盘被完全去除（图 15.2d），6 个月后，患者向作者发送了 6 个月的随访 MRI，显示纤维环中断已修复。

• 病例 2

一名 22 岁男子出现双下肢疼痛并向后外侧放射（左侧为重）。MRI 显示中央型椎间盘突出，L4–L5 水平神经严重受压（图 15.3a）。患者经右侧行 IASH 手术，术后患者症状缓解。术后 MRI 证实减压完全。

临床证据

⬥

越来越多的文献表明，髓核内的持续的流体静压有助于维持椎间盘的完整性。椎间盘退行性病变已被证实可通过超负荷和损伤纤维环而导致椎间盘内压力降低，进而增加椎间盘突出症的风险，而椎间盘突出切除术的治疗可能会因进一步降低流体静压而加重椎间盘退变。因此，临床研究已经调查了在椎间盘切除术中各种纤维环切开和纤维环修复技术的影响。

I 级证据

在作者的知识范围内，目前尚没有 I 级临床数据对椎间盘切除术中纤维环内椎间盘切除术和其他的纤维环切开以及纤维环修复技术进行比较。

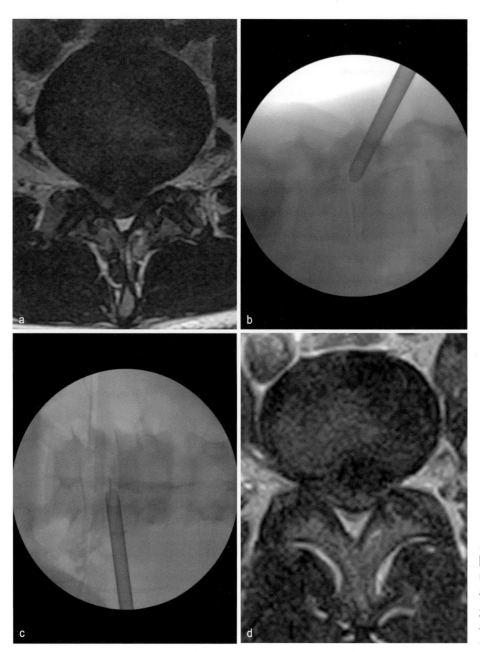

图 15.2 a. 术前 MRI 显示大的中央型椎间盘突出；b、c. 术中 C 臂图像：进针角度在轴位片上与水平面约呈 15°角；d. 术后 MRI 证实突出的椎间盘被显著切除。

Ⅱ级证据

2013 年，Rajasekaran 等发布了一项前瞻性多模态研究的结果，包括临床发现、放射学发现（MRI 增强扫描）、术中发现以及一项组织病理学研究，目的是在体内记录 LDH 解剖结构异常的部位。作者研究了 181 例接受单节段腰椎间盘切除术（LMD）的患者。采用 X 线片、薄层 CT 扫描、MRI（增强扫描或非增强）、术中检查及组织学检查对手术节段（实验组椎间盘）及其他邻近椎间盘（对照组椎间盘）的终板和纤维环进行形态学评估。作者将椎间盘突出分为Ⅰ型［端板连接障碍型（EPJF）突出］和Ⅱ型（纤维环型突出）。结果显示，EPJF 引起的腰椎间盘突出较纤维环损伤引起的腰椎间盘突出更为常见，有 117 例，占患者总数的 65%。此外，椎间盘突出的 EPJF 发生率明显高于对照组（$P < 0.0001$）。EPJF 在影像学上表现为椎体角缺损 30 例，边缘撕脱 46 例，直接骨性撕脱 24 例，上下终板撕脱 4 例。13 例影像学显示终板正常的椎间盘在术中发现软骨撕脱或骨性撕脱。64 例椎间盘（35%）具有完整的终板，其中 21

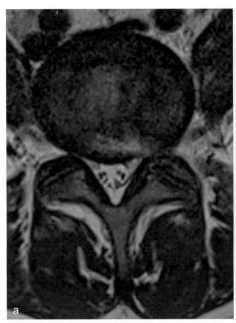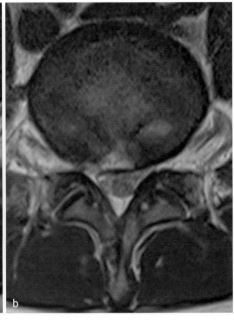

图 15.3　a. 术前 MRI 显示大的中央型椎间盘突出并压迫神经结构；b. 术后 MRI 证实突出的椎间盘被显著切除。

例（11%）存在环形高密度区，提示纤维环破裂（Ⅱ型椎间盘突出）。20 例患者的磁共振增强扫描图像显示，终板结（EPJ）处染色剂渗漏，提示 EPJF 是 LDH 的主要原因。Rajasekaran 的研究表明 EPJF 异常比纤维环异常更为常见，建议开展进一步的临床研究来评估其对纤维环修复的影响。

Choi 等对经皮内镜下腰椎间盘摘除成形术术后和瓣膜成形术术后（PELDA）出现腰背痛的诱发因素进行了评估。作者指出，PELDA 术后下肢疼痛减轻很常见，但其是否能缓解腰背部疼痛却很难预测。在针对 58 例 LDH 具有下肢痛和背痛患者的前瞻性研究中，作者将患者分为两组："不利组和有利组"，并分析了 PELDA 术后结果。如果视觉模拟疼痛量表（VAS）评估的术后腰背痛疼痛改善百分比小于 50%，或者 Oswestry 功能障碍指数（ODI）在术后 24 个月为大于 20%，则判定患者预后不良。作者对各组术前的人口学、临床和影像学因素进行统计学分析，最终让 52 例患者参与了他们的研究。在 24 个月的随访中，腰背痛的平均 VAS 和 ODI 评分从术前的 6.6% 和 55.9% 显著改善到 2.5% 和 12.7%。最终随访显示手术满意率为 78.4%，18 例（34.6%）疗效不佳。中度椎间盘退变的患者手术效果明显比轻度椎间盘退变的患者差 [优势比（*OR*）=6.316；95% 置信区间

（*CI*）=1.25~31.86，*P* < 0.05]。术后腰背痛严重程度与手术满意度呈负相关（相关系数= 0.564；*P*=0.00）。作者推断 PELDA 能够改善由于直接减压和对纤维环缺损的热消融而导致的腰背部疼痛和下肢疼痛，但同时也应注意，在重度退行性椎间盘疾病患者中，由于持续性腰背痛导致患者满意度降低的情况很常见。

Chang 等最近发表了一篇关于微创椎间盘切除术（MID）和标准开放显微椎间盘切除术的临床结果的 meta 分析。此外，作者还研究了 MID 手术是否能降低 LDH 的复发率。作者在 PubMed、EMBASE、Web of Science、Cochrane Library 和中国生物医学数据库中进行了全面的文献检索，日期截至 2014 年 2 月。他们仅纳入随机对照试验（RCT），以比较 MID 和显微椎间盘切除术治疗 LDH 的疗效。根据 Cochrane 协作指南，两位作者各自独立提取数据并评估了这些试验的质量。作者搜集和汇总了患者的年龄、切口大小、手术时间、术后 VAS 评分、住院时间、椎间盘突出复发情况、X 射线暴露情况和手术费用等数据，用 RevMan 5.2. 软件进行 meta 分析。用 Stata12.0 分析文献主要结果（术后 VAS 评分和椎间盘突出复发率）的偏倚。作者共找出 16 组临床实验，患者总数为 2 139 例。他们的分析显示，行 MID 手术的患者 LDH 复发率更高 [相对危险度（*RR*）=

1.95；95% *CI*=1.19~3.19；*P*=0.008〕。但是，MID 的手术切口总体上较小〔平均差值（*MD*）= –1.91；95% *CI*=–3.33~0.50；*P*=0.008〕。此外，MID 手术的住院时间较短而手术时间较长（*MD*=11.03；95% *CI*=6.62~15.44；*P* < 0.000 01），术中出血量较少（*MD*=–13.56；95% *CI* =–22.26~–4.87；*P*=0.002）。Chang 等在患者年龄、术后 VAS、术中 X 线暴露、手术费用等方面均未发现统计学差异。作者推断 MID 更容易让患者接受，术后恢复运动更快，同时具有相似的临床结果。他们建议进一步研究 LDH 复发增加的问题。

Dasenbrock 等对最近发表的大型随机对照试验研究进行了类似的 meta 分析，比较了开放椎间盘切除术（OD）和 MID 手术的术后并发症和下肢痛的缓解情况。作者使用 Medline 和 EMBASE 搜索了 1990 年 1 月至 2011 年 1 月之间发表的研究。只选择在 MID 术中使用 tubuler 牵开系统，最小随访时间为 1 年，且使用 VAS 评分量化疼痛的研究。并排除了仅针对复发性椎间盘突出患者进行评估的临床试验。两名研究人员提取了手术参数、并发症和 VAS 评分的数据。作者共纳入 6 个试验，涉及 837 例患者，其中 388 例被随机分配到 MID 手术组，449 例被分配到 OD 手术组。患者的平均手术时间无统计学差异（MID 手术 49 分钟，OD 手术 44 分钟），但是 MID 手术意外开放硬膜的概率明显大于 OD 手术（MID 手术 5.67%，OD 手术 2.90%，*RR*=2.05，95% *CI*=1.05~3.98）。作者发现，术中并发症（意外的硬膜开放和神经根损伤）的发生率在 MID 组患者中也显著增加（*RR*=2.01；95% *CI*=1.07~3.77）。术前患者下肢疼痛的平均 VAS 评分为 6.9 分，其中 MID 组为 6.9 分，OD 组为 7.2 分。经长期随访（术后 1~2年），术后平均 VAS 评分在 MID 组和 OD 组均改善到 1.6 分。无论是短期随访（术后 2~3 个月，VAS 评分为 0.81 分；95% *CI*=–4.71~6.32），还是长期随访（VAS 评分为 2.64 分；95% *CI*=–2.15~7.43），两种方法对下肢痛的缓解均无显著差异。MID 组因椎间盘突出复发再手术的概率更高（MID 组 8.50%，OD 组 5.35%），但两组数据之间无统计学意义（*RR*=1.56；95% *CI*=0.92~2.66）。总的并发症发生率在两组手术

中没有明显差异（*RR*=1.50；95% *CI*=0.97~2.33）。在这些研究发现的基础上，作者得出结论，OD 和 MID 都可以长期有效地改善下肢疼痛。作者指出，不管椎间盘摘除术是采用 OD 还是 MID 技术进行，下肢疼痛的缓解与充分减压是直接相关的。虽然术中意外的硬膜开放与 MID 的相关性更明显，但并发症总数在这两种不同的技术之间并无差异。

Parker 等进行了一项前瞻性队列研究，用以评估纤维环闭合装置的安全性和有效性，目的是减少同节段的椎间盘突出复发、减少椎间盘切除术后的椎体塌陷，或以任何方式改善 LMD 后的临床效果。他们在两家机构对 46 例连续的椎间盘突出患者进行了单节段椎间盘切除术。其中对照组患者在术后 6 周、3 个月、6 个月、12 个月、24 个月后分别进行临床和影像学评估。第二组患者为 30 例连续的患者，他们接受了总共 31 个节段的腰椎间盘切除术，并植入了纤维环闭合装置，同时以相同的方式随访。作者在每次随访中评估了椎间盘突出复发情况、椎间盘高度下降情况、下肢和背部疼痛情况（根据 VAS 评分）和 ODI 的发生率。在对照组中，3 例（6.5%）患者出现了同节段的复发性椎间盘突出，而纤维环修复组椎间盘突出复发率为 0%（*P*=0.27）。作者在随访中还发现纤维环修复组较对照组能够更好地保留椎间盘高度，分别为：术后 3 个月（修复组 7.9 mm，对照组 7.27 mm，*P*=0.08），6 个月（修复组 7.81 mm，对照组 7.18 mm；*P*=0.09），12 个月（修复组 7.63 mm，对照组 6.9 mm；*P*=0.06）。术后 1 年的随访显示，纤维环修复组的下肢疼痛评分较低（下肢 VAS 评分：修复组 5 分，对照组 16 分，*P* < 0.01），腰背痛较轻（腰背 VAS 评分：修复组 13 分，对照组 22 分，*P* < 0.05），残障程度较轻（ODI 评分：修复组 16 分，对照组 22 分）。作者推断纤维环的修复与椎间盘高度的维持和术后 1年下肢痛、背痛和腰痛的改善程度有关。更重要的是，纤维环修复组没有出现椎间盘突出复发，这表明腰椎间盘切除术后修复纤维环缺损可能有助于维持椎间盘的生理功能，防止椎间盘高度的丢失和与之相关的腰背部和下肢疼痛。

Ⅲ 级证据

Manchikanti 等研究了与传统显微椎间盘切除术相比，自体和激光切除术发生非破裂型腰椎间盘突出的情况。作者使用 Pubmed 和 EMBASE 检索了 1966 年至 2012 年 9 月间的文献，并手动搜索了经皮腰椎间盘切除术对慢性腰痛和下肢疼痛的治疗效果。基于 Cochrane 肌肉骨骼检查组为介入性治疗随机对照试验制定质量评估和临床相关性标准，以及为观察性研究制定了纽卡斯尔渥太华测量指标，作者根据美国预防服务工作组（USPSTF）开发的证据质量量表（evidence scale），将证据水平分为优秀、良好、一般或差 4 个等级。主要的结果评价指标是疼痛缓解、功能改善、心理状况改善、阿片类药物摄入水平和重返工作的速度。短期有效性定义为持续 ≤ 1 年，长期有效性定义为持续 ≥ 1 年。作者纳入了 19 项随机试验和观察性研究，均满足了方法质量评估的纳入标准。这些研究共包括 5 515 例患者，其中 4 412 例（80%）患者在 1 年或更长时间内获得临床改善。作者还报道了基于 USPSTF 标准的经皮腰椎间盘切除术的短期和长期疼痛缓解的部分证据。Manchikanti 等提出由于缺乏对照随机试验，目前经自体皮腰椎间盘切除术治疗的相关证据有限。然而，这种术式确实使疼痛缓解明显，这与常规开放技术观察到的相似。作者使用类似的文献综述中的技术，通过对 Dekompressor 系统的回顾也得出了类似的结论。

讨 论

▲

作者通过采用纤维环内的同心圆环工作通道来保留非病变的椎间盘内髓核。正常的椎间盘组织的切除可能导致节段不稳[8-10]。所以在此过程中，应尽可能避免对椎间盘内空间的侵犯。随访显示，无术后脊柱不稳病例，盘内空间维持良好，对腰背部和下肢疼痛均有良好的临床疗效。

目前的手术操作是，将椎间盘碎片的尖端通过纤维环隧道拉出，以切除位于椎管内的椎间盘组织。在纤维环通道内，可以将套管直接放置在纤维环的切口上，识别并找出病理椎间盘组织。特别指出的是，在纤维环的纤维之间的突出碎片可能是导致随后与伤害感受器致敏相关的疼痛残留的一个原因[23, 24]。

当前的这种技术几乎不会损伤神经结构。针尖指向侧位影像上椎体线的后缘，而硬膜外间隙、硬膜囊、神经根则因椎间盘的突出而处在背侧。这种技术可以应用于被后纵韧带所包围的半月形的中央型椎间盘突出患者，作者不推荐将这种技术用于被挤压的椎间盘碎片已穿破后纵韧带、大块游离于椎间盘空间之外，或者伴有椎间孔及盘内空间狭窄的椎间盘突出患者。这种手术的目的是在切除非破裂型中央型椎间盘病变组织的同时，保持椎间盘结构的完整性，避免术后脊柱不稳定、椎间盘塌陷、硬膜外血肿和神经根损伤发生的可能性，而这些风险都被其他的研究者报道过[25, 26]。正如本章所讨论的，文献中有充分的证据表明，将纤维环损伤最小化并在椎间盘切除后进行纤维环修复的技术优于传统的显微椎间盘切除技术。纤维环内椎间盘切除术治疗巨大中央非破裂型腰椎间盘突出的主要优势是能够维持椎间盘的生理功能，防止长期的椎间盘高度损失和与之相关的腰背部和下肢疼痛[27-33]。

结 论

▲

本章的病例研究显示，经皮内镜下单侧纤维环内韧带下椎间盘切除技术是一种安全有效的微创治疗较大的中央型椎间盘突出的方法。作者建议在一项随机对照前瞻性长期临床试验中，将该技术的临床结果与开放手术的临床结果进行比较，以进一步分析临床证据对该技术的支持程度。

参·考·文·献

1. Kambin P, Gellman H. Percutaneous lateral discectomy of the lumbar spine. Clin Orthop 1983; 174:172–132.

2. Yeung AT, Tsou PM. Posterolateral endoscopic excision for lumbar disc herniation: surgical technique, outcome, and compications in 307 consecutive cases. Spine 2002; 27:722–731.

3. Ahn Y, Lee SH, Park WM, et al. Percutaneous endoscopic lumbar discectomy for recurrent disc herniation: surgical technique, outcome, and prognostic factors of 43 consecutive cases. Spine 2004; 29:E326–332.

4. Kambin P, Gennarelli T, Hermantin F. Minimally invasive techniques in spinal surgery: current practice. Neurosurg Focus 1998; 4:1–10.

5. Kambin P, O'Brien E, Zhou L, Schaffer JL. Arthroscopic microdiscectomy and selective Fragmentectomy. Clin Orthop Relat Res 1998; 347:150–167.

6. Yeung AT. Minimally invasive disc surgery with the Yeung Endoscopic Spine System (YESSTM). Surg Technol Int 1999; 8:267–277.

7. Hermantin FU, Peters T, Quartararo L, Kambin P. A prospective, randomized study comparing the results of open discectomy with those of video-assisted arthroscopic microdiscectomy. J Bone Joint Surg Am 1999; 81:958–965.

8. Knop-Jergas BM, Zucherman JF, Hsu KY, et al. Anatomic position of a herniated nucleus pulposus predicts the outcome of lumbar discectomy. J Spinal Disord 1996; 9:246–250.

9. Walker JL, Schulak D, Murtagh R. Midline disk herniations of the lumbar spine. South Med J 1993; 86:13–37.

10. Ethier DB, Cain JE, Yaszemski MJ, et al. The influence of annulotomy selection on disc competence. A radiographic, biomechanical, and histologic analysis. Spine 1994; 19:2071–2076.

11. Lu WW, Luk KD, Ruan DK, et al. Stability of the whole lumbar spine after multilevel fenestration and discectomy. Spine 1999; 24:1277–1282.

12. Satoh I, Yonenobu K, Hosono N, et al. Indication of posterior lumbar interbody fusion for lumbar disc herniation. J Spinal Disord Tech 2006; 19:104–108.

13. Takeshima T, Kambara K, Miyata S, et al. Clinical and radiographic evaluation of disc excision for lumbar disc herniation with and without posterolateral fusion. Spine 2000; 25:450–456.

14. Ruetten S, Komp M, Merk H, et al. Full-endoscopic anterior decompression versus conventional anterior decompression and fusion in cervical disc herniations. Int Orthop 2009; 33:1677–1682.

15. Lee SH, Chung SE, Ahn Y, et al. Comparative radiologic evaluation of percutaneous endoscopic lumbar discectomy and open microdiscectomy: a matched cohort analysis. Mt Sinai J Med 2006; 73:795–801.

16. Barth M, Diepers M, Weiss C, et al. Two-year outcome after lumbar microdiscectomy versus microscopic sequestrectomy: part 2: radiographic evaluation and correlation with clinical outcome. Spine 2008; 33:273–279.

17. Barth M, Weiss C, Thome C. Two-year outcome after lumbar microdiscectomy versus microscopic sequestrectomy: part 1: evaluation of clinical outcome. Spine 2008; 33:265–272.

18. Carragee EJ, Spinnickie AO, Alamin TF, et al. A prospective controlled study of limited versus subtotal posterior discectomy: short-term outcomes in patients with herniated lumbar intervertebral discs and large posterior annular defect. Spine 2006; 31:653–657.

19. Faulhauer K, Manicke C. Fragment excision versus conventional disc removal in the microsurgical treatment of herniated lumbar disc. Acta Neurochir 1995; 133:07–11.

20. Goel VK, Nishiyama K, Weinstein JN, et al. Mehanical properties of lumbar spinal motion segments as affected by partial disc removal. Spine 1986; 11:1008–1012.

21. Mochida J, Nishimura K, Nomura T, et al. The importance of preserving disc structure in surgical approaches to lumbar disc herniation. Spine 1996; 21:1556–1563.

22. Lee SH, Kang BU, Ahn Y, et al. Operative failure of percutaneous endoscopic lumbar discectomy: a radiographic analysis of 55 cases. Spine 2006; 31:E285–290.

23. Mulholland RC, Sengupta DK. Rationale, principles and experimental evaluation of the concept of soft stabilization. Eur Spine J 2002; 11:S198–205.

24. Sengupta DK. Dynamic stabilization devices in the treatment of low back pain. Neurol India 2005; 53:466–474.

25. Ruetten S, Komp M, Merk H, et al. Use of newly developed instruments and endoscopes: full-endoscopic resection of lumbar disc herniations via the interlaminar and lateral transforaminal approach. J Neurosurg Spine 2007; 6:521–530.

26. Hoogland T, Hallbauer J. Endoscopical foraminal removal of disc herniation. Presented at the 4th International Spine Symposium, München; 1995.

27. Rajasekaran S1, Bajaj N, Tubaki V, Kanna RM, Shetty AP. ISSLS Prize winner: The anatomy of failure in lumbar disc herniation: an in vivo, multimodal, prospective study of 181 subjects. Spine (Phila Pa 1976) 2013; 38:1491–1500.

28. Choi KC, Kim JS, Kang BU, Lee CD, Lee SH. Changes in back pain after percutaneous endoscopic lumbar discectomy and annuloplasty for lumbar disc herniation: a prospective study. Pain Med 2011; 12:1615–1621.

29. Chang X, Chen B, Li HY, et al. The safety and efficacy of minimally invasive discectomy: a meta-analysis of prospective randomised controlled trials. Int Orthop 2014; 38:1225–1234.

30. Dasenbrock HH, Juraschek SP, Schultz LR, et al. The efficacy of minimally invasive discectomy compared with open discectomy: a meta-analysis of prospective randomized controlled trials. J Neurosurg Spine 2012; 16:452–462.

31. Manchikanti L, Singh V, Falco FJ, et al. An updated review of automated percutaneous mechanical lumbar discectomy for the contained herniated lumbar disc. Physician 2013; 16:SE151–184.

32. Manchikanti L, Singh V, Calodney AK, et al. Percutaneous lumbar mechanical disc decompression utilizing Dekompressor®: an update of current evidence. Pain Physician. 2013; 16:SE1–24.

33. Parker SL, Grahovac G, Vukas D, et al. Effect of an annular closure device (barricaid) on same level recurrent disc herniation and disc height loss after primary lumbar discectomy: two-year results of a multi-center prospective cohort study. Clin Spine Surg 2016; 29:454–460.

（马胜忠 译，李忠海 校）

第16章

腰椎管狭窄棘突间显微通道减压

Interspinous microscopic tubular decompression for lumbar spinal stenosis

José Antonio Soriano-Sánchez, Jun Seok Bae, Javier Quillo-Olvera, Sergio Soriano-Solis, Ramsés Uriel Ortíz Leyva, Carlos Francisco Gutierrez-Partida, Manuel Rodríguez-García, Miroslava-Elizabeth Soriano-López, Sang-Ho Lee

引 言

腰椎管狭窄症（LSS）是一种具有重大社会经济影响的疾病。在美国，每年超过20万人受到腰椎管狭窄症的影响，导致持续的疼痛和残疾（Deyo等，2010）。

腰椎管狭窄症的临床表现为臀部或下肢的疼痛，可伴或不伴腰部疼痛，这与腰椎神经和血管所处的空间减小有关（Watters等，2008）。定义腰椎管狭窄症的关键点为腰椎中央管或神经根管的狭窄。在对疾病引起的结构变化进行研究时发现了黄韧带肥厚、小关节退行性变以及膨出的椎间盘。

1803年，Portal首次对LSS进行了描述。1911年，Dejerine发表文章"*Sémiologie des affections du système nerveux*"，记录了神经性间歇性跛行及其症状。直到1954年，Henk Verbiest（Verbiest & Holland 1954）首次引进了LSS的概念，明确了其病理学变化，并首创了椎板切除术治疗该病。此后，腰椎管减压技术不断在文献中报道并应用于临床，Verbiest首次提到需要尽量避免传统椎板切除术引起的脊柱不稳

定，随后Johnsson（1986）、Lee（1983）等也提到这一点。保守治疗用于初期LSS患者的治疗，然而若症状持续存在，手术则是治疗的"金标准"（Negrini等，2010）。

LSS手术治疗的主要目的是减轻对椎管内神经组织的压迫。具体的手术入路应依据腰椎管狭窄的部位、受影响的节段数、相关畸形和不稳定、既往手术史，以及术者的手术技术和知识等因素（Lurie & Tomkins-Lane，2016）。本章节的主要目的是介绍一种基于显微镜辅助通道的新技术，通过头侧和尾侧棘突之间的解剖间隙进入椎管内，进而达到神经减压的目的。

背 景

LSS的发病机制是一系列复杂、多因素相关的退行性病变。其定义是由于椎管有效空间失衡，任何形式的腰椎管狭窄所导致的椎管内容物受压。这一系列变化从年轻时就开始，当椎间盘缺少足够的血供，缺乏足够的营养供应弥散到髓核内后开始退变过程。

随后会出现脱水性变，蛋白聚糖基质改变，从而导致腰椎间盘机械性质以及周围压力分布的改变，具体表现为间盘的膨出以及间盘高度的丢失。上述这些级联反应将会导致脊柱局部性和节段性力学失衡，并导致小关节、骨骼及韧带的继发性改变（Dickerman，2011）。

黄韧带是椎管狭窄中与神经组织受压最相关的结构之一。Sairyo 等（2005）分析了 308 个腰椎管狭窄症患者的黄韧带标本，推断人体老化过程中积累的机械应力，尤其在黄韧带的背侧，是黄韧带肥厚和纤维化的主要原因。此外，内皮细胞分泌的转化生长因子-β（TGF-β）会刺激黄韧带肥厚的初期过程。

随着年龄增长，腹部肌肉和椎旁肌肉的肌张力出现下降，除了上述已经提到的病理变化外，还会造成脊柱结构失衡，例如韧带和小关节肥厚、椎体骨赘形成，最终会导致 LSS。L4-L5 节段受影响最常见，其次是 L3-L4（Dickerman，2011）。

LSS 也是老年人群中最常见的脊柱疾病之一（Ikuta 等，2005）。由于退行性、发育性或者先天性病变（Botwin 等，2007），造成对神经根或马尾的直接性机械压迫或间接性血管压迫促使症状产生（Epstein 等，1998）。大多数 LSS 是获得性退行性病变，发病原因为脊柱老化、手术或感染（Chad，2007，Ciricillo & Weinstein，1993）。如上所述，由于椎间盘、小关节和椎管周围韧带的关节改变，获得性退行性病变在 50~60 岁的患者中最常见（Alvarez & Hardy，1998）。腰椎管狭窄症已成为骨科和神经外科临床中最为常见的疾病之一，同时也是 65 岁以上患者接受脊柱手术最常见的原因（Deyo 等，2011；Deyo & Mirza，2006）。因此，随着老年人口的逐渐增多，此种疾病的影响持续增长，故基于临床和科学证据，选择正确的治疗方案是非常重要的。

目前已经报道了疾病的多种症状，主要包括下肢疼痛、经典的神经性间歇性跛行、麻木、刺痛、肌力减弱、站立时放射至踝部的疼痛（de Graaf 等，2006）。然而，中央管狭窄会伴有神经源性间歇性跛行，侧隐窝狭窄会伴有神经根性症状，其他症候群也会伴有结构改变如不稳定或侧弯，表明 LSS 的症状

和影像诊断具有多样性，造成治疗方案的确定十分困难。一些医生倾向于保守治疗，包括使用非甾体类抗炎药、物理治疗、椎管内注射、生活方式改善以及综合康复训练（Lurie & Tomkins-Lane，2016），当保守治疗无效时应直接进行手术减压（Kovacs 等，2011）。腰椎减压术近年来不断发展成为微创技术。大多数微创技术可避免术中对腰椎后方结构的损伤，如椎旁肌肉、韧带、腰椎后弓结构（包括棘突和小关节）。与开放椎板切除术相比，微创技术（MIS）保留了与术后脊柱排列和 / 或小关节和椎间盘退变加速相关的后脊柱结构（Bresnahan 等，2009；Crock 1981；Hatta 等，2009；Lee 等，2010）。

腰椎微创减压的基本原理

腰椎微创减压技术最重要的优势是在保留小关节和腰背部肌肉的同时进行充分的神经减压，避免造成脊柱不稳定（Hasegawa 等，2013）。很多文章已经证实了腰椎微创减压技术的优势。1977 年，Spetzger 首次描述了单侧椎板切开术进行对侧减压技术的解剖路径和临床结果（Spetzger 等，1997a 与 1997b）。Mayer 等（1989）报道了开放减压技术对腰背部伸肌群的分离会造成术后椎旁肌肉力量下降及萎缩。Guiot 等（2002）通过人尸体模型证实了显微内镜椎板切开术和开放椎板切开术的效果是一致的。McCulloch（1991）报道了显微内镜腰椎减压技术的临床结果与标准的椎板切开术是一致的。Weiner 等（1999）报道了基于腰椎棘突截骨的腰椎管减压技术的显著效果，Kleeman 等（2000）报道了类似的"孔道"（port-hole）技术。所有的技术开启了棘突间解剖间隙入路的序幕。实际上，目前已经有很多进行腰椎管减压的微创技术，其中 2009 年 Hatta 等报道的保留肌肉椎板间减压术（MILD）被认为是最为有效的腰椎减压技术，其对小关节和腰背部肌肉尤其是多裂肌的损伤小。此种技术的另一个优势是可以保留腰椎的稳定结构，如胸腰筋膜，是腰椎一种重要的动态稳定结构，连接腰椎棘突和腰部肌肉，如背阔肌、腹横肌、

竖脊肌，同时在中线位置混入棘上韧带和棘间韧带（Bogduk 等，1998a 与 1998b）。

生物力学研究证实，在减压过程中应尽可能地保留小关节的结构，如关节囊。另一些研究证实小关节内侧切除不影响腰椎的稳定性，但小关节完全切除，即使是单侧切除也会造成腰椎不稳定（Abumi 等，1990）。

Hasegawa 等（2013）在研究中比较了显微内镜后路减压、MILD、双侧小关节内侧切除 3 种方式术后的脊柱稳定性，结果发现 MILD 技术对于脊柱稳定性影响最小，其次是显微内镜后路减压，而双侧小关节内侧切除对脊柱稳定性影响最大。MILD 技术可通过保留小关节的完整性，避免术后的医源性脊柱节段不稳定，故其在理论上优于传统的减压技术以及显微内镜后路减压技术。

本章节中 Hatta 等（2009）提出在该项技术中加入管状通道（tubular retractor）的使用，这样可以使减压过程更舒适、更迅速、更安全，也可以减少对皮肤、胸腰筋膜、棘上韧带以及棘间韧带的损伤，此外，还能减少对椎旁肌肉的牵拉。目前，使用显微镜和 / 或内镜来进行腰椎管狭窄微创减压变得越来越热门。全程使用显微内镜进行辅助对于在黄韧带和硬膜囊之间进行精确的分割至关重要。脊柱手术中应用通道技术是非常安全的，术后伤口疼痛轻，术后恢复时间短，临床效果好（Pao 等，2009；Wu 等，2010）。

Hatta 等报道了 105 例患者的临床结果，均未使用管状通道，在这之中没有 1 例出现伤口感染及神经损伤。Jalil 等（2014）报道了 106 例使用显微内镜辅助下棘突间入路进行腰椎管狭窄症的减压手术而并未使用管状通道的患者。结果发现，在长达 5 年之后，该技术症状改善效果好，维持时间长，影像学数据还显示该入路并未影响脊柱的稳定性。

适应证

棘突间椎管减压术的适应证为：
- 中央管和侧隐窝狭窄
- 狭窄伴有轻度的退行性腰椎前滑脱（≤ Ⅰ度滑脱）
- 狭窄伴有腰椎后滑脱
- 狭窄伴有轻度不稳定（间盘退行性病变，真空间盘，小关节病）
- 狭窄伴有腰椎间盘突出
- 内固定相邻节段的病变

在临床实践中，由于该技术保留了与椎板切除术后的脊柱稳定性紧密相关的小关节复合体，故这种减压术式最适于伴有小关节病及轻度退行性腰椎滑脱的腰椎管狭窄症患者。

手术技术

本章中提到的棘突间通道入路减压技术，不论受累节段数目多少，可用于腰椎中央管或外侧管狭窄的患者。对于不稳定的患者，可以加用内固定技术。

如果 LSS 临床主要表现为机械性腰痛、脊柱不稳定、脊柱侧弯伴有前滑脱等，则需要考虑是否可以使用该技术。

患者需要进行全麻，俯卧于手术床上。作者更倾向于将患者放置在 Wilson 架上，目的是加大腰椎前凸以便于术中减压。患者肩部应外展超过 90°，以免臂丛神经牵拉。肘关节应固定在 90°。应确保患者的乳腺和生殖器不受到明显压迫。应仔细清洁患者的背部。

然后进行正侧位透视确认中线位置，以及需要减压的棘突间节段（图 16.1）。此后的所有步骤都需要在手术显微镜下进行。

在需要减压的节段棘突间中线处，切开 2 cm 皮肤切口（图 16.2）。在中线处纵向切开胸腰筋膜、棘上韧带、棘间韧带。在上位椎体棘突的下 1/3 到下位椎体棘突的上 1/3 的范围内进行骨膜下分离。

使用高速磨钻去除上位椎体棘突的下 1/3 部分以及下位椎体棘突的上 1/3 部分（图 16.3）。然后将管状通道放入之前扩大的棘突间的间隙中（图 16.4）。之后，磨除上位椎板的下缘以及下位椎板的上缘，完

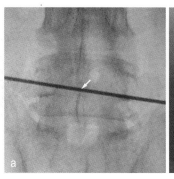
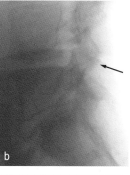

图 16.1 影像引导下确定切口。a.正位标记需要减压的棘突间节段；b.侧位确认棘突间节段。

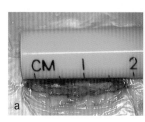
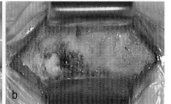

图 16.2 a.2 cm 皮肤切口；b.暴露胸腰筋膜并进行分离。

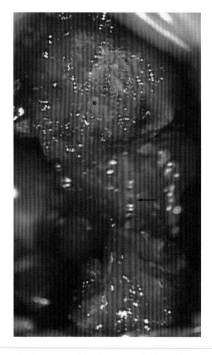

图 16.3 暴露上、下 2 个腰椎棘突。解剖图像显示分离的上位椎体下 1/3 棘突（*）和下位椎体上 1/3 棘突。黑箭头指引的方向是在磨掉棘突后需要扩大的区域。

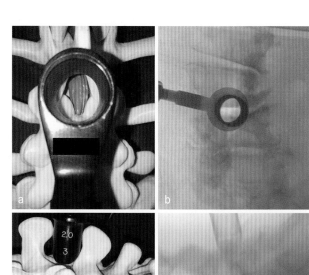

图 16.4 棘突间的间隙中的管状系统。a、c.原理图演示如何把通道放在棘突间的间隙；b、d.术中 X 线显示通道置于棘突间的间隙。

全暴露黄韧带。

作者使用神经探钩放入硬膜外间隙以分离黄韧带。然后使用咬骨钳完全去除黄韧带（图 16.5）。此外，也可以进行黄韧带成形术。切除双侧小关节内侧，暴露外侧边缘的黄韧带，然后同样用一个小的咬骨钳去除。

这一阶段可以倾斜每一侧的管状通道，以便于更好的观察中央管、侧隐窝、硬膜囊的外侧，以及行走神经根和出口神经根（图 16.6）。最终在充分减压

后，逐层关闭切口。作者并未常规使用伤口引流，但在某些情况下引流是很有必要的。对于多节段减压，手术技术基本相似，可通过位于中线的连续微创切口来进行。

临床病例

一位 58 岁的中年女性，临床症状为腰痛、神

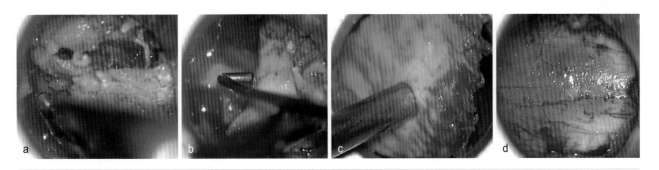

图 16.5　显微镜辅助通道减压。a.上方和下方黄韧带止点处使用咬骨钳进行游离；b.用神经探钩分离黄韧带；c.取出黄韧带；d.腰椎管减压后硬膜囊充分显露。

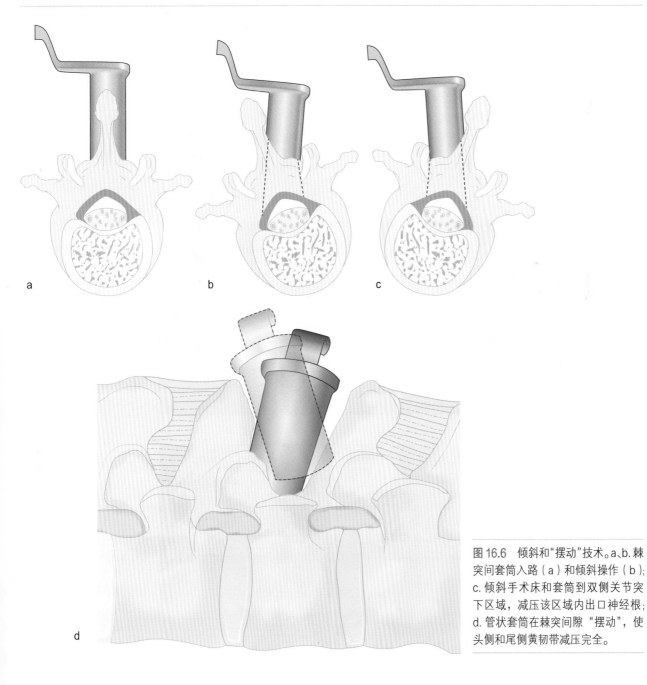

图 16.6　倾斜和"摆动"技术。a、b.棘突间套筒入路（a）和倾斜操作（b）；c.倾斜手术床和套筒到双侧关节突下区域，减压该区域内出口神经根；d.管状套筒在棘突间隙"摆动"，使头侧和尾侧黄韧带减压完全。

经性间歇性跛行、双侧臀部及下肢外侧疼痛 6 个月。查体未见任何异常，但腰椎正侧伸屈位 X 线片显示腰椎管狭窄伴有 L4-L5 节段 I 度腰椎滑脱，但脊柱稳定性良好。腰椎磁共振（MRI）显示 L4-L5 小关节病变，中央管和双侧侧隐窝狭窄。该患者通过棘突间隙进行了显微镜下棘突间黄韧带切除双侧椎管减压手术。术后影像显示腰椎管狭窄得到充分减压（图 16.7 和 图 16.8）。手术持续了 30 分钟，术中出血量大约为 50 ml。患者在术后 4 天后出院，症状得到缓解。

技术优势

显微镜下棘突间入路有以下优势：

- 由于 Gelpi 自保持系统（Gelpi self-retaining system）或 Caspar 牵开系统（Caspar retractor system）不能固定在手术床上进行支撑，故在棘突间隙应用管状通道相对操作简单

- 对于单节段减压只需要 2 cm 皮肤切口

- 由于不需要过多的分离棘上韧带和棘突间韧带，故棘突间通道入路手术更迅速

- 可以通过重新摆放管状通道的方向来有效进行外侧和头尾侧的减压，可以通过"翻转"（"over-the-top"）技术到达黄韧带的上方、下方以及侧方止点处

- 此技术学习曲线比其他微创技术学习曲线迅速

- 减压过程中可以移除黄韧带，同时保留了小关节，从而避免了医源性脊柱不稳定所需的融合手术

- 使用微型管状牵开器可以增加腰椎中央管和侧隐窝的空间，保留后方张力带和大部分腰椎棘突

- 该技术可使患者早期下床活动，术后疼痛轻，术后镇痛药物使用少，术后并发症如深静脉血栓、尿路感染、肺炎等发生概率降低

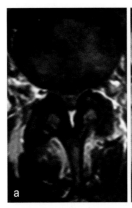 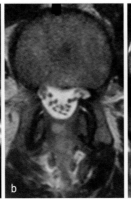 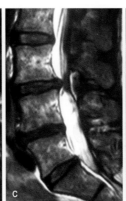 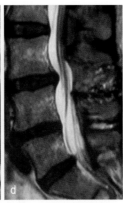

图 16.7　腰椎脊髓狭窄病例。a、c. 术前 MRI 显示 L3-L4 腰椎管狭窄；b. 轴位 MRI T2 加权相显示腰椎管狭窄获得减压；d. 矢状位 MRI T2 加权相显示 L3-L4 棘突术后变化。

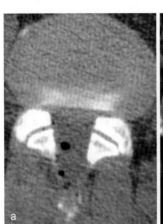 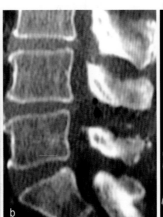 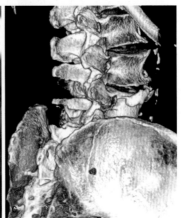

图 16.8　减压术后 CT 扫描。a. 轴位 CT 显示减压后小关节仍完整保留；b. 矢状位显示被骨钻磨除的部分 L3-L4 棘突；c. 三维 CT 扫描显示中线通道入路后 L3-L4 棘突间隙扩大。

- 小关节内侧切除技术（undercutting technique）引起医源性脊柱不稳定的可能性较小

临床结果

患者人群

研究主要纳入标准为使用显微镜辅助棘突间通道入路手术进行 LSS 的患者，可伴有 I 度腰椎滑脱，排除 II 度及更严重的腰椎滑脱的患者。

记录患者的基本资料，包括年龄、性别、体重指数（BMI）。回顾住院患者的手术记录和住院记录、处理的节段、ESL、可能的并发症、手术时间以及住院时间。

术后每一个患者都至少随访 1 年，临床评价手段包括术前和术后末次随访时的功能障碍指数（ODI）以及腰部和下肢的疼痛评分（VAS）。比较和分析术前和术后的资料。所有数据使用 IBM 公司的 SPSS 统计软件（version 21）来进行。

临床资料

总共 16 例患者纳入本研究。其中 5 例患者（31.30%）为男性，11 例（68.80%）为女性，平均年龄为（76.00±8.74）岁，平均体重指数为（27.08±6.02）kg/m^2（表 16.1）。

16 例患者中，棘突间腰椎减压技术处理了 21 个棘突间节段，最常处理的手术节段为 L4–L5，共 13 例（61.9%），其次是 L3–L4，共 6 例（28.6%）。L2–L3 仅处理 2 例（9.5%）。

11 例（68.75%）患者只处理了 1 个节段，5 例（31.25%）患者处理了 2 个节段。

单节段手术平均出血量为 40 ml，双节段手术患者平均出血量为 60 ml。单节段手术患者平均手术时间为 110 分钟，双节段为 120 分钟。患者术后数小时即可活动，但一般在术后第一天活动（表 16.2）。平均随访时间为（10.68±1.88）个月。所有患者都未出现并发症。所有患者都由同一组医生进行手术。

术前下肢平均 VAS 疼痛评分为（7.06±1.73）分，术后末次随访时为（0.81±1.04）分，88.52% 的患者认为手术是成功。术前腰部平均 VAS 疼痛评分为（6.93±1.48）分，术后末次随访时为（0.31±0.47）分，95.52% 的患者认为手术成功。平均 Oswestry 功能障碍评分（ODI）从术前 48 分降至末次随访时的 2.5 分（表 16.3）。

表 16.1　16 例接受棘突间腰椎减压术的患者的术前资料总结

分类	结果
平均年龄（年）*	76 ± 8.74
男性（例 %）	5（31.30%）
女性（例 %）	11（68.80%）
平均身体质量指数（kg/m^2）*	27.08 ± 6.02

注：* 表示为"平均值 ± 标准差"

表 16.2　16 例接受棘突间腰椎减压术的患者手术资料总结（共处理了 21 个节段，每例减压 1 或 2 个节段）

节段	节段 / 患者数量（%）
L2–L3	2（9.5%）
L3–L4	6（28.6%）
L4–L5	13（61.9%）
处理的节段数	**患者数量（%）**
1 个节段	11（68.75%）
2 个节段	5（31.25%）
每节段出血量	**ml（最小；最大）**
单节段	40；100
双节段	30；150
每节段手术时间	**分钟（最小；最大）**
单节段	110（70；150）
双节段	120（100；180）
住院时间（天）	2（2；3）

表 16.3　16 位患者的临床结果总结（VAS 评分和 ODI 评分）平均随访时间为（10.68±1.88）个月，中位随访时间为 12 个月（最大值 6；最小值 12）

结果测量		术前	术后
VAS 疼痛评分（分）	腿痛 *	7.06 ± 1.73	0.81 ± 1.04
	腰痛 *	6.93 ± 1.48	0.31 ± 0.47
ODI（分）	平均值 ± 标准差	48 ± 15.83	2.5 ± 5.4
	中位数（最小值；最大值）	46.75（20；70）	4.81（0；14）

注：VAS，视觉模拟评分；ODI，Oswestry 功能障碍评分。* 表示为"平均值 ± 标准差"

技术陷阱和并发症

尽管在作者的研究中并没有出现并发症，但他们认为最容易发生的并发症应该是偶发硬膜囊破裂。他们建议对此进行处理的方法和传统手术一样。值得注意的是，使用微创技术时内部的死腔更少，因此可限制症状性假性脊膜膨出形成（Schwender 等，2009）。

作者推荐使用带有可吸收明胶海绵以及水密封闭（watertight closure）的纤维密封补片。对于这种情况，建议患者绝对卧床 24 小时，床头升高不要超过 30°，并密切监测伤口情况。不提倡常规使用伤口引流。

神经损伤并不常见，但时有发生。通过仔细操作尽可能减少出血，如小心地将患者放置在脊柱前凸架上以减小腹压，在切割硬膜外血管前使用双极电凝镊进行电凝，在骨面或硬膜表面适当地使用骨蜡和凝血酶浸润止血绵。

此外，作者建议尽量避免在超出减压手术范围的非必要解剖区域进行操作。而"翻转（over-the-top）"技术的使用也可以进一步减少术中暴露。

最后，手术显微镜和手术床应调节到可以到达所有要减压的部位和方向，包括头尾侧和内外侧。在通道内使用较长的手术器械时，如高速磨钻系统、双极电凝镊、髓核钳及咬骨钳，术者的双手应在患者身上找到一个支撑点（图 16.9）。

临床证据分级

Ⅰ 级证据

2009 年，Yagi 等进行了一个前瞻性随机对照试验，比较了 41 例患者进行传统开放椎板切除术（open laminectomy）及显微内镜减压术（MED）时双侧减压的效果。只要正侧屈伸位未显示脊柱不稳定，所有 LSS 伴或不伴 Ⅰ 度腰椎滑脱患者都可进行单节段的腰

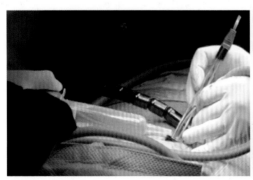
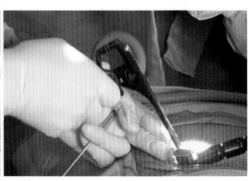

图 16.9　在工作套筒内使用长器械时的建议：外科医生需要始终注意，使用长器械时应在患者身上找到一个支撑点。

椎管减压。作者将术前和术后的影像、VAS 疼痛评分、JOA 评分、椎旁肌肉断层面积、肌酸激酶 MM 亚型（CPK-MM）等作为评价肌肉损伤程度的指标。显微内镜减压（MED）组的平均手术时间（63.6 分钟）明显短于开放椎板切除组（71.1 分钟）。MED 组的平均术中出血（37 ml）也少于开放椎板切除组（71 ml）。MED 组患者术后止痛药物的使用量相较于开放椎板切除组也明显减少。此外，MED 组患者术后肌酸激酶 MM 亚型水平较低，表明其对肌肉的损伤更小。最后，术后 1 年随访显示 MED 组椎旁肌肉萎缩较少，并且整体的功能改善评分较高。MED 组减压术后患者并没有出现新发腰椎滑脱，然而，2 例接受开放椎板切除术的患者术后出现了此种情况，故作者推断 MED 相比于开放椎板切除术更有效、更安全。

II 级证据

2009 年，Wang 等将 50 例具有腰痛（70%）和神经根性症状（60%）且将来至少持续生存 30 个月的患者纳入研究，使用单侧 MED 技术进行双侧腰椎管减压。作者进行了单节段的减压手术，平均手术时间为 94.3 分钟，住院天数为 3.16 天。患者术后随访到 48 个月，但仅有术后 6 个月的临床资料数据。作者注意到患者术后腰部 VAS 评分显著减少 2.6 分（$P < 0.01$），腿部 VAS 评分显著减少 6.8 分（$P < 0.01$）。此外，作者还发现术后平均 ODI 评分减少了 36.82 分（$P < 0.01$）。腰椎改良 MacNab 功能评分显示，72% 的患者认为行走耐力得到改善，82% 的患者对手术结果表示满意。报道显示并发症发生率为 16%，主要是 5 位患者出现了硬膜囊破裂。

2009 年，Pao 等报道了一项 60 位行多节段 MED 手术的腰椎管狭窄症患者的前瞻性研究，并收集了术后 2 年的随访数据。其中 13 例患者伴有腰椎滑脱，另外 4 例患者患有脊柱侧弯。作者排除了诊断为机械性腰痛，以及腰椎动态屈伸位 X 线片显示脊柱明显不稳定的患者。研究显示平均手术时间为 126.7 分钟，平均术中出血为 104.5 ml。术后患者功能恢复良好，平均 ODI 评分从术前 64.3 分降至术后 16.7 分，平均 JOA 评分从 9.4 分改善到 24.2 分。85% 的患者对手

术结果表示满意。大部分患者（53/60）平均随访时间为 15 个月。5 例患者发生了硬膜囊破裂和脑脊液漏，2 例患者手术节段处理错误。仅有 1 例患者术后出现了新发腰椎滑脱，这可能与切除了过多的小关节有关。Pao 的研究具有显著意义，证明 MED 技术对伴有腰椎滑脱或脊柱侧弯的患者同样有效。作者明确提出即使不使用额外的内固定或融合，单纯减压术后效果也同样可靠。

2011 年，Kim 在一个教学论坛中通过回顾最新文献的方法发表了对脊柱微创手术（MISS）的总结陈述。作者总结了目前脊柱微创手术的基本原则：①通过限制使用自保持（self-retaining）牵开器使肌肉损伤最小化；②保留韧带的止点——尤其是多裂肌在棘突上的止点；③利用神经间和血管间的解剖平面；④通过减少手术暴露范围使软组织损伤最小化。显而易见，正中切口进行腰椎暴露并没有遵循上述微创原则。作者推断，在利用多裂肌或其他稳定肌群缩窄的手术入路中使用管状通道时，不必将多裂肌或其他稳定肌群从手术部位上分离下来，故可使肌肉损伤最小化。这不仅避免了肌肉肌腱复合体和神经血管束的损伤，术中出血量、术后疼痛和手术并发症等方面也都得到显著改善。作者还提到 MIS 有学习曲线，对于"新手"来说初期并发症发生率升高。

III 级证据

2002 年，Khoo 和 Fessler 首先描述了在显微内镜间盘切除术（MED）中使用管状套筒治疗腰椎管狭窄症。作者评估并比较了连续 25 例接受了 MED 减压手术的患者与 25 例连续的接受开放椎板切除术的患者。术中平均出血量分别为 68 ml 和 193 ml，术后镇痛药物的使用量分别为 31.8 eq（当量）和 73.7 eq，均有显著减低。MED 组的住院时间也比开放减压组的少（42 小时 vs 94 小时）。临床结果评估显示，MED 组 90% 的患者在随访 1 年后症状改善或疼痛完全消失。

2005 年，Ikuta 等发表了 MED 手术和开放手术治疗不伴有腰椎滑脱的腰椎管狭窄症的回顾性对比研究结果。作者比较了两组的临床结果和术前资料。

MED 组纳入了 47 例患者,开放椎板切除术组纳入了 29 例患者。手术时间 MED 组(124 分钟)较开放椎板切除术组(110 分钟)长。然而,MED 组(69 ml)的术中出血量比开放椎板切除术组(110 ml)的少。作者报道 MED 手术初期出现了 4 例硬膜破裂,3 例小关节骨折,1 例硬膜外血肿,表明 MED 手术具有较长的学习曲线。在之后的患者中,没有一例患者出现并发症和伤口感染。MED 组在住院时间和术后镇痛药物使用等方面都有优势,末次随访时 JOA 评分和 VAS 评分的改善率分别为 72% 和 70.6%。作者报道,术后正、侧伸屈位 X 线片未显示有脊柱不稳定的患者平均椎管面积从 68 mm^2 增大至 145 mm^2,包括术前有腰椎滑脱的患者。该研究组随后报道了 MED 手术治疗腰椎滑脱的优势(Ikuta 等,2008)。总计 37 例腰椎滑脱患者接受了 MED 手术,平均随访时间为 38 个月。结果评价指标为 JOA 评分和 VAS 评分。结果发现 JOA 评分从术前的 14.1 分增长至术后的 23.5 分。术后 VAS 评分较术前减少了 33%。术后影像学研究证实椎管横截面积从 45 mm^2 增大至 142 mm^2。术后腰椎正侧伸屈位 X 线片提示没有患者出现术后脊柱不稳定加重的情况。73% 的患者表示术后效果极好或良好,1 例患者出现了无症状的脑脊液漏。

2008 年,Rahman 等发表了 126 例患者的 MED 和开放椎板切除术的回顾性研究。再一次证实了与开放椎板切除术相比,MED 组患者术中出血量更少,手术时间更短,住院时间更短。3 个节段的开放椎板切除术的术中出血量为 194 ml,大于 MED 组。MED 组患者平均住院时间为 0.75 天,而开放椎板切开术组的患者平均住院时间要延长 2.52 天。MED 组的并发症发生率(7.9%)也低于开放椎板切除术组(16.1%)。对于开放椎板切除术组,有 2 例硬膜囊破裂,3 例脑脊液漏,3 例伤口感染,1 例死于术后脓毒血症。而 MED 组仅有 1 例术后感染和 1 例脑脊液漏。

2007 年,Asgarzadie 和 Khoo 发表了一个对照研究,比较了 48 例接受 MED 患者和 32 例接受开放椎板切开术患者长达 4 年随访结果。研究结果与上述相同,MED 组出血量(25 ml)相较于开放椎板切除术组(193 ml)更少。MED 组术后 3 年 ODI 评分从术前 46 分降至 26 分。MED 组平均住院时间(36 小时)短于开放椎板切除术组(94 小时)。MED 组只有 4% 的患者出现了硬膜破裂。

2010 年,Wada 等报道了 15 例平均年龄 72 岁的患者的回顾性研究。所有患者都进行了 MED 椎管减压术。平均 JOA 评分从术前 17.0 分改善到术后 23.3 分,平均手术时间为 144 分钟,平均术中出血量为 60.2 ml。影像学研究显示硬膜囊直径从术前 32.7 mm 增长到术后 137.6 mm,改善率为 408%。

2010 年,Xu 等调查了通过"摆动"管状通道至对侧来完成使用单侧开窗术达到双侧椎管减压的可行性。作者回顾了 32 例接受了双侧 MED 手术的 LSS 患者。平均手术时间为 70 分钟,平均术中出血量为 150 ml。2 例患者出现了硬膜破裂,且均为症状性脑脊液漏。在使用 Macnab 评价标准进行评价时,21 例患者表示效果"极好",11 例患者表示效果"好"。Palmer 等(2002a)也引进了这个概念,并对伴有腰椎滑脱的 LSS 患者进行了验证。实验组报道了 8 例椎管狭窄的患者,同时还为 8 个不同脊柱节段,对其使用了 METRx-MD 系统单侧入路进行单节段双侧腰椎管减压。此外还选择了一位非腰椎滑脱患者进行了腰椎管狭窄减压。平均手术时间为 92 分钟,平均术中出血量为每个节段 33 ml。术后 3 例患者的腰椎正侧伸屈位显示有不稳定,但术后 3 个月复查时并未进一步加重。该研究组还提出在减压过程中使用了 METRx-MD 系统的 13 例患者在术后 3 个月并没有获得任何临床效果(Palmer 等,2002b)。然而,1 例患者末次随访时出现了腰椎滑脱。

讨 论

文献中报道过几种治疗 LSS 的入路(Bresnahan 等,2009;Caspar 等,1991;Dickerman,2011;Faubert & Caspar,1991;Foley & Smith,1997;Hatta 等,2009;Ikuta 等,2005;Jalil 等,2014;Kleeman 等,

2000；Kovacs 等，2011；Lee，1983；Lee 等，2010；McCulloch，1991）。目前一致认为当药物治疗无效时，LSS 需要进行减压手术（Ikuta 等，2005）。腰椎微创技术具有重要意义的历史事件如下所述：1954 年，Verbiest 和 Holland 首次对 LSS 进行了广泛的椎板切除术；1934 年，Mixter 和 Barr 提出可通过后正中入路去除由后外侧椎间盘突出引起的椎管狭窄；1991 年，Caspar 及其同事提出使用微创镜面牵开器行椎间盘切除术（Caspar 等，1991；Faubert & Caspar，1991）；1997 年，Foley 和 Smith 提出使用显微内镜辅助通道下行腰椎间盘切除术。自此以后，脊柱微创手术的大量优势不断被证实。

脊柱微创技术彻底改变了脊柱源性疾病的治疗方法，以使保证创伤最小化的同时患者明显受益。微创脊柱手术减小了手术入路相关的创伤，同时可以获得与传统开放手术相当的减压效果。已证实显微镜辅助的腰椎减压手术可以减少 50% 术中出血量、住院时间、手术时间以及并发症发生率。在使用微创技术时需要考虑一些相关要素，如脊柱的三维解剖以及进一步加深对影像解剖学的理解以获得正确影像引导（Dickerman，2011；Schwender 等，2009）。

使用管状通道系统的微创减压手术优势已被广泛证实，因此在常规的临床手术中是使用棘突间入路还是其他的微创入路方式无关紧要。但在一些特殊的情况下，微创技术的长期结果可能优于开放椎板切除术。尤其对于术前诊断为腰椎滑脱的患者，微创技术可减少术后发展为明显脊柱不稳定的风险。术后脊柱不稳定性一直是开放椎板切除术的主要问题，该问题的存在导致脊柱融合手术增多，尤其是对于伴有腰椎滑脱的患者。目前腰椎滑脱的手术治疗方式包括椎板切开术和椎板切除术，但最好同时进行内融合内固定。然而，目前脊柱融合内固定仪器问题尚存在争议。

结　论

后正中棘突间显微镜通道入路处理 LSS 是 Hatta 提出的 MILD（Hatta 等，2009）的一种改良技术。生物力学研究证实 MILD 技术可以保持腰椎减压术后的脊柱稳定性。该技术的临床效果已得到了广泛认可。管状通道的使用使得这项技术具备了微创脊柱手术的所有优点。后正中棘突间显微镜通道入路是治疗 LSS 的一种有效入路，它可以在短时间内有效地进入腰椎棘突间间隙，同时建立椎板间工作通道。本章中提到的关于该技术的临床证据非常充足且可信度高，表明可将棘突间通道减压技术作为治疗 LSS 的一种新型微创术式。

参·考·阅·读

Abumi K, Panjabi MM, Kramer KM, et al. Biomechanical evaluation of lumbar spinal stability after graded facetectomies. Spine (Phila Pa 1976) 1990; 15:1142–1147.

Alvarez JA, Hardy RH Jr. Lumbar spine stenosis: a common cause of back and leg pain. Am Fam Physician 1998; 57:1825–1840.

Asgarzadie F, Khoo LT. Minimally invasive operative management for lumbar spinal stenosis: overview of early and long-term outcomes. Orthopedic Clin North Am 2007; 387–399.

Bogduk N, Johnson G, Spalding D. The morphology and biomechanics of latissimus dorsi. Clin Biomech (Bristol, Avon) 1998a; 13:377–385.

Bogduk N, Macintosh JE. The applied anatomy of the thoracolumbar fascia. Spine (Phila Pa 1976) 1998b; 9:164–170.

Botwin K, Brown LA, Fishman M, Rao S. Fluoroscopically guided caudal epidural steroid injections in degenerative lumbar spine stenosis. Pain Physician 2007; 10:547–548.

Bresnahan L, Ogden AT, Natarajan RN, Fessler RG. A biomechanical evaluation of graded posterior element removal for treatment of lumbar stenosis: comparison of a minimally invasive approach with two standard laminectomy techniques. Spine (Phila Pa 1976) 2009; 34:17–23.

Caspar W, Campbell B, Barbier DD, Kretschmmer R, Gotfried Y. The Caspar microsurgical discectomy and comparison with a conventional standard lumbar disc procedure. Neurosurgery 1991; 28:78–87.

Chad DA. Lumbar spinal stenosis. Neurologic Clinics 2007; 25:407–418.

Ciricillo SF, Weinstein PR. Lumbar spinal stenosis. West J Med 1993; 158:171–77.

Crock HV. Normal and pathological anatomy of the lumbar spinal canal nerve root canal. J Bone Joint Surg Br 1981; 63:487–490.

de Graaf I, Prak A, Bierma-Zeinstra S, et al. Diagnosis of lumbar spinal stenosis. Spine (Phila Pa 1976) 2006; 31:1168–1176.

Dejerine J. Sémiologie des Affections du Système nerveux. Paris: Masson, 1911:267.

Deyo RA, Mirza SK. Trends and variations in the use of spine surgery. Clin Orthop Relat Res 2006; 443:139–146.

Deyo RA, Mirza SK, Martin BI, et al. Trends, major medical complications, and charges associated with surgery for lumbar spinal stenosis in older adults. JAMA 2010; 303:1259–1265.

Deyo RA, Mirza SK, Martin BI. Error in trends, major medical complications, and charges associated with surgery for lumbar spinal stenosis in older adults. JAMA 2011; 306:1088.

Dickerman RD. Spinal stenosis without spondylolisthesis. In: Yue JJ, Guyer RD, Johnson JP, Khoo LT, Hochschuler SH (Eds). The Comprehensive Treatment of the Aging Spine. Minimally Invasive and Advanced Techniques, 1st edn. Philadelphia: Saunders, 2011:79–81.

Epstein NE, Maldonado VC, Cuisck JF. Symptomatic lumbar spinal stenosis. Surg Neurol 1998; 50:3–10.

Faubert C, Caspar W. Lumbar percutaneous discectomy. Initial experience in 28 cases. Neuroradiology 1991; 33:407–410.

Foley KT, Smith MM. Microendoscopic discectomy. Tech Neurosurg 1997; 3:301–307.

Guiot BH, Khoo LT, Fessler RG. A minimally invasive technique for decompression of the lumbar spine. Spine (Phila Pa 1976) 2002; 27:432–438.

Hasegawa K, Kitahara K, Shimoda H, Hara T. Biomechanical evaluation of destabilization following minimally invasive decompression for lumbar spinal canal stenosis. J Neurosurg Spine 2013; 18:504–510.

Hatta Y, Shiraishi T, Sakamoto A, et al. Muscle-preserving interlaminar decompression for the lumbar spine. Spine (Phila Pa 1976) 2009; 34:E276–280.

Ikuta K, Arima J, Tanaka T, et al. Short-term results of microendoscopic posterior decompression for lumbar spinal stenosis. J Neurosurgery Spine 2005; 2:624–633.

Ikuta K, O. Tono O, Oga M. Clinical outcome of microendoscopic posterior decompression for spinal stenosis associated with degenerative spondylolisthesis—minimum 2-year outcome of 37 patients. Minim Invasive Neurosurg 2008; 51:267–271.

Jalil Y, Carvalho C, Becker R. Long-term clinical and radiological postoperative outcomes after an interspinous microdecompression of degenerative lumbar spinal stenosis. Spine (Phila Pa 1976) 2014; 39:368–373.

Johnsson KE, Willner S, Johnsson K. Postoperative instability after decompression for lumbar spinal stenosis. Spine (Phila Pa 1976) 1986; 11:107–110.

Khoo LT, Fessler RG. Microendoscopic decompressive laminotomy for the treatment of lumbar stenosis. Neurosurgery 2002; 5:S146–154.

Kim CW, Siemionow K, Anderson DG, Phillips FM. The current state of minimally invasive spine surgery. Instr Course Lect 2011; 60:353–370.

Kleeman TJ, Hiscoe AC, Berg EE. Patient outcomes after minimally destabilizing lumbar stenosis decompression: the "port-hole" technique. Spine (Phila Pa 1976) 2000; 25:865–870.

Kovacs FM, Urrútia G, Alarcón JD. Surgery versus conservative treatment for symptomatic lumbar spinal stenosis: a systematic review of randomized controlled trials. Spine (Phila Pa 1976) 2011; 36:E1335–1351.

Lee CK. Lumbar spinal instability (olisthesis) after extensive posterior spinal decompression. Spine (Phila Pa 1976) 1983; 8:429–433.

Lee MJ, Bransford RJ, Bellabarba C, et al. The effect of bilateral laminotomy versus laminectomy on the motion and stiffness of the human lumbar spine: a biomechanical comparison. Spine (Phila Pa 1976) 2010; 35:1789–1793.

Lurie J, Tomkins-Lane C. Management of lumbar spinal stenosis. BMJ 2016; 4:352:h6234.

Mayer TG, Vanharanta H, Gatchel RJ, et al. Comparison of CT scan muscle measurements and isokinetic trunk strength in postoperative patients. Spine (Phila Pa 1976) 1989; 14:33–36.

McCulloch JA: Microsurgical spinal laminotomies. In: Frymoyer JW (Ed). The Adult Spine: Principles and Practice 1st edn. New York: Raven Press., 1991:1821–1831.

Mixter WJ, Barr JS. Rupture of the intervertebral disc with involvement of the spinal canal. N Engl J Med 1934; 211:210–215.

Negrini S, Zaina F, Romano M, et al. Rehabilitation of lumbar spine disorders: an evidence-based clinical practice approach. In: Frontera WR, Delisa JA, Gans BM, Walsh NE, Robinson LR editor(s). DeLisa's Physical and Rehabilitation – Principles and Practice, 5th edn. Philadelphia: Lippincott Williams & Wilkins, 2010:837–882.

Palmer S, Turner R, Palmer R. Bilateral decompressive surgery in lumbar spinal stenosis associated with spondylolisthesis: unilateral approach and use of a microscope and tubular retractor system. Neurosurg Focus 2002a; 13:E4.

Palmer S, Turner R, Palmer R. Bilateral decompression of lumbar spinal stenosis involving a unilateral approach with microscope and tubular retractor system. J Neurosurg 2002b; 97:213–217.

Pao JL, Chen WC, Chen PQ. Clinical outcomes of microendoscopic decompressive laminotomy for degenerative lumbar spinal stenosis. Eur Spine J 2009; 18:672–678.

Portal A. Cours d'Anatomie médicale et Eléments de l'Anatomie de l'Homme. Paris: Baudoin, 1803; 1:299.

Rahman M, Summers LE, Richter B, Mimran RI, Jacob RP. Comparison of techniques for decompressive lumbar laminectomy: the minimally invasive versus the "classic" open approach. Minim Invasive Neurosurg 2008; 51:100–105.

Sairyo K, Biyani A, Goel V, et al. Pathomechanism of ligamentum flavum hypertrophy: a multidisciplinary investigation based on clinical, biomechanical, histologic, and biologic assessments. Spine (Phila Pa 1976) 2005; 30:2649–2656.

Schwender JD, Foley KT, Holly LT. Minimally Invasive Posterior Surgical Approaches to the lumbar spine through tubular retractors. In: Vaccaro AR, Albert TJ (Eds). Spine Surgery Tricks of the Trade 2nd edn. Stuttgart: Thieme Medical Publishers, Inc., 2009:445–449.

Spetzger U, Bertalanffy H, Naujokat C, von Keyserlingk DG, Gilsbach JM. Unilateral laminotomy for bilateral decompression of lumbar spinal stenosis. Part I: Anatomic and surgical considerations. Acta Neurochir (Wien) 1997a; 139:392–396.

Spetzger U, Bertalanffy H, Reinges MH, Gilsbach JM. Unilateral laminotomy for bilateral decompression of lumbar spinal stenosis. Part II: Clinical experiences. Acta Neurochir (Wien) 1997b; 139:397–403.

Verbiest H, Holland U. A radicular syndrome from development narrowing of the lumbar vertebral canal. J Bone Joint Surg Br 1954; 36:230–237.

Wada K, Sairyo K, Sakai T, Yasui N. Minimally invasive endoscopic bilateral decompression with a unilateral approach (endo-BiDUA) for elderly patients with lumbar spinal canal stenosis. Minim Invasive Neurosurg 2010; 53:65–68.

Wang MY, Bravo-Ricoy JA, Casal-Moro R, et al. Midterm outcome after microendoscopic decompressive laminotomy for lumbar spinal stenosis: 4-Year prospective study—commentary. Neurosurgery 2009:100–110.

Watters WC, Baisden J, Gilbert TJ, et al. Degenerative lumbar spinal stenosis: an evidence-based clinical guideline for the diagnosis and treatment of degenerative lumbar spinal stenosis. Spine J 2008; 8:305–310.

Weiner BK, Fraser RD, Peterson M. Spinous process osteotomies to facilitate lumbar decompressive surgery. Spine (Phila Pa 1976) 1999; 24:62–66.

Wu RH, Fraser JF, Härtl R. Minimal access versus open transforaminal lumbar interbody fusion: meta-analysis of fusion rates. Spine (Phila Pa 1976) 2010; 35:2273–2281.

Xu BS, Tan QS, Xia Q, Ji N, Hu YC. Bilateral decompression via unilateral fenestration using mobile microendoscopic discectomy technique for lumbar spinal stenosis. Orthop Surg 2010; 2:106–110.

Yagi M, Okada E, Ninomiya K, Kihara M. Postoperative outcome after modified unilateral-approach microendoscopic midline decompression for degenerative spinal stenosis: clinical article. J Neurosurg Spine 2009; 10:293–299.

（黄鑫 祝斌 译，刘晓光 校）

第17章

棘突间撑开装置治疗腰椎管狭窄症

Interspinous process distraction systems for lumbar spinal stenosis

Manish K Kasliwal, Lee A Tan, Richard G Fessler

引 言

椎管狭窄症是由神经周围骨性和软组织增生导致椎管变窄进而对其产生压迫所导致。腰椎管狭窄（LSS）的病理生理改变主要是腰骶部神经根受到来自狭窄的侧隐窝及中央管的卡压，这种卡压导致神经根缺血，进而引起症状。卡压通常来源于骨关节炎所引起的关节突关节增生、黄韧带的皱褶及退变所致的椎间盘突出。腰椎管狭窄症常表现为症状、体征及影像学表现不统一，部分影像学表现为严重狭窄的患者可无临床症状。腰椎管狭窄症的症状通常表现为在行走和长时间站立时，臀部、大腿或小腿等部位出现疼痛/无力，同时具有神经间歇性跛行（即臀部或下肢在步行或站立时出现疼痛，而在坐下或腰部屈曲时可缓解），症状可位于双侧也可为单侧。腰椎管狭窄症的症状对患者生理功能、生活质量有明显影响，也显著增加老年人对照护的需求[1]。值得注意的是，有部分影像学显示腰椎管狭窄的患者可能并无临床症状。腰椎管狭窄症的自然史显示有高达50%的轻度至中度狭窄症患者预后良好。然而，预测哪些狭窄患者随着时间的推移会出现症状恶化的情况是不可能的[1-3]。大多数脊柱外科医生认为，椎管狭窄患者很少出现急性症状加重[3]。因此，最初的治疗通常是非手术的，包括非甾体类抗炎药、理疗和硬膜外类固醇注射。尽管缺乏支持非手术治疗LSS有效性的高质量证据，但大约1/3的患者可以通过保守治疗即可使症状得到有效缓解，以至于不需要进行手术治疗[1,4]。但是相反地，一些高质量的研究已经清楚地证实了手术治疗相较于保守治疗而言，可使LSS患者取得更好的疗效[3,5,6]。近期，一篇针对症状性LSS患者治疗方式的系统综述指出：对经3~6个月保守治疗无效的患者，在内植物手术或减压手术中，无论是否进行脊柱融合，疗效均优于继续保守治疗。

椎管狭窄症的手术方式包括开放或微创的单纯椎板切除术，椎板切除＋融合术，或置入棘突间撑开装置[2,3,7,8]。棘突间撑开装置（ISP）是一种相对较新的技术，为偏好微创手术的患者，以及无法耐受较大手术的患者提供了另一种选择[9]。早期生物力学和临床研究显示，棘突间撑开装置可短期内有效缓解腰椎管狭窄症所引起的间歇性跛行[10-14]，但是尚缺乏高质量的、长期性的证据，尤其是在症状缓解可维持的时间方面及装置移动或脱位的风险方面尚待进一步研究。本章重点介绍使用棘突间撑开装置治疗伴或不伴退变性滑脱的腰椎管狭窄症，并对相关的有力证据进行综述。

棘突间撑开装置使用的基本原理

腰椎管狭窄症患者的间歇性跛行与姿势有关，这种姿势的相关性是由脊柱屈、伸对椎管及椎间孔的形态改变所致[9]。椎管横截面面积在脊柱屈曲时增加而在后伸时减小。在脊柱后伸时，患者黄韧带皱褶并突向前方，同时纤维环向后方膨隆，导致中央管和侧隐窝横截面积减小；与此同时，下位椎节的上关节突将关节囊推挤向前方，导致椎间孔狭窄。相反地，脊柱屈曲时缓解了黄韧带的皱缩及纤维环的膨隆，因此可相对增加椎管横截面积[9, 15]。除此之外，硬膜囊压力在脊柱后伸时增大，使得神经缺血产生功能障碍，从而产生神经源性间歇性跛行症状。腰椎管狭窄症患者的典型表现是在行走时上半身前倾，当坐下时下肢症状缓解。

棘突间撑开装置是为缓解症状而设计的，可保留脊柱节段的运动，适用于那些不需要进行融合术的患者。多数腰椎管狭窄症患者症状与脊柱姿势相关，在过伸时加重而在屈曲时减轻。棘突间撑开装置利用了这一特点，在后路腰椎手术有限暴露情况下置入相邻的棘突间，可使治疗节段轻度后凸。该装置可在限制手术节段后伸的同时保留旋转和侧屈运动。当患者站立时，因治疗节段的后伸受到了限制，从而减少了神经结构受到的压迫（图 17.1）。

Richards 等将 X-STOP 置入 8 具尸体标本的 L3-L4 节段，并对置入前后标本 L2-L5 行磁共振（MRI）扫描分析[16]。当腰椎位于屈曲位 15° 和伸展位 15° 时，测量椎管及椎间孔的大小。研究结果显示：当脊柱处于伸展位时，置入 X-STOP 的脊柱节段与未置入节段比较，硬膜囊横截面积增大 18%，侧隐窝矢状径增加 50%，椎管直径增加 10%，椎间孔面积增加 25%，椎间孔宽度增加 41%。Lee 等比较了 10 例患者在 X-STOP 手术前后的 MRI[17]，结果发现术后硬膜囊横截面积增加了 23%，椎间孔面积增加了 36%。Siddiqui 等采用脊柱功能位 MRI 检查，评估了患者在手术前后在坐位、站立位、过伸和过屈位，以及中立位时的相关参数。术后 2 个月及 6 个月的随访结果显示，患者在站立位时硬膜囊面积从 77.8 mm^2 增加到了 93.4 mm^2，椎间孔也有增大，但腰椎总体前凸无明显变化。

手术操作的便捷性使棘突间撑开装置受到欢迎，但其术后带来的局部后凸一直受到关注。然而，虽然棘突间撑开装置的置入使狭窄最重的腰椎节段后凸，但其余节段仍可保留生理性运动，从而在一定程度上代偿了腰椎整体前凸的丢失。实际上，基于临床研究也证实了棘突间撑开装置对于腰椎前凸的影响并不大。Siddiqui 等对 12 例患者（共置入 17 枚撑开装置）进行研究，在对比了患者手术前、后的 MRI 影像后

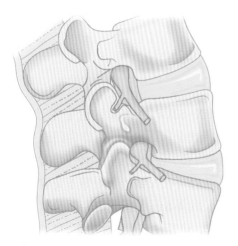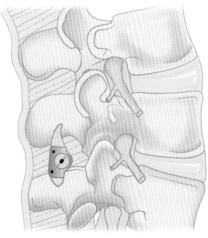

图 17.1　置入 X-STOP 后椎管面积增大，神经压力减少。

发现：脊柱过伸位时，平均椎间角变化为 0.83°，腰椎总体前突凸改变为 0.08°，这种前凸的改变无统计学意义[18]。在一项呈交 FDA 的重要研究中也得出了相似的结论，认为棘突间撑开装置对腰椎前凸影响不大[14]。

Wiseman 等在人类尸体的腰椎 (L2-L5) 标本上对置入棘突间撑开装置后关节突关节的载荷改变进行了研究。他们将压敏膜放在置入撑开装置的节段及其邻近节段的关节突关节中。压敏膜可以记录接触面积、平均作用力、平均压力，以及峰值压力。研究结果显示，置入棘突间撑开装置的节段关节突关节接触面积减少 47%，平均作用力减少 68%，平均压力减少 39%，峰值压强减少 55%。邻近节段关节突关节压强无明显变化[15]。生物力学研究结果为棘突间撑开装置可能对关节突源性、椎间盘源性及退变引起的腰背痛有帮助这一假设提供了的基础。然而，上述的文献仅为生物力学研究，并未对棘突间撑开装置的临床疗效做出评价。

棘突间撑开装置的另一个研究方向是关于腰椎中手术节段与非手术节段的动态平衡及载荷分享。Swanson 等报道了一项在 8 具人类尸体腰椎的研究，他们测量了在置入棘突间撑开装置前、后的椎间盘内压力[20]。在实验中，压力传感器被放置于髓核的前方和后方，测量腰椎处于屈曲位、中立位及后伸位时的压力。结果显示置入棘突间撑开装置的节段在后伸位及中立位时呈载荷分享状态，使得纤维环后方及髓核的压力降低，而邻近节段椎间盘内压力无明显变化。

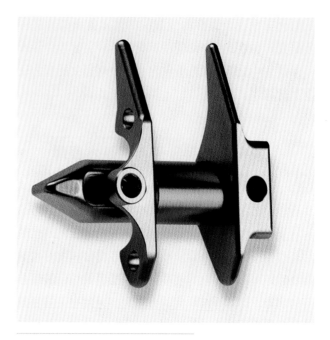

图 17.2 X-STOP 棘突间撑开装置。

批准的唯一可用棘突间撑开装置[9, 14]。该装置的禁忌证包括：狭窄节段强直，严重骨质疏松合并骨折病史，严重脊柱侧凸畸形，大于 25% 的滑脱等。其他的棘突间撑开装置包括 Coflex、DIAM、Wallis、APERIUS 和 PercLID，但在美国，它们被认为尚处于研究阶段[9]。虽然上述的装置在欧洲有较为广泛的临床应用经验，但尚未提出确切的手术指征。总体上讲，严重的骨质疏松和脊柱不稳是所有棘突间撑开装置的禁忌证。与传统的坚强内植物相比，棘突间撑开装置被认为是"动态稳定"，患者手术创伤更小，可能对减少邻近节段退变有利，但还需要临床研究证实上述观点。

装置与适应证

从理论上讲，棘突间撑开装置的适应证包括腰椎管狭窄症（伴或不伴退变性滑脱）及慢性椎间盘源性下腰痛。目前，对于 50 岁以上的神经源性间歇性跛行患者，经 6 个月保守治疗无效且影像学显示腰椎管狭窄并伴中度功能障碍，X-STOP（图 17.2）(Medtronics Inc.，Minneapolis，MN) 是获得 FDA

手术技术

这里作者以 X-STOP 为例来讨论手术技术。X-STOP 可在局麻或全麻下置入，可作为门诊手术开展。患者采用俯卧位，使腰椎屈曲以便于装置的置入。切口位置的选择可在 X 线透射引导下完成。采用中线纵切口，长约 4~6 cm，沿棘突两侧分离，应注意保留棘上韧带。切开棘突侧方的筋膜，钝性分离到棘突基底部。在棘突之间放入牵开器，用于测量将要置入的棘突间撑开装置的尺寸。此时，再次进行 X 线透视，以确认置入节段。在透视时棘突间通常显影不如椎间隙，不易看清。在放入牵开器后，经棘间韧带置入 X-STOP，该装置两侧的翼状结构可将装置固定。手术医生需留意椎间隙的变化，再次确认置入节段。对大多数棘突间撑开装置来说，置入的位置应该尽量靠近前方，对位置的规划和确认均需在图像引导下完成。

临床证据

棘突间撑开装置的出现为脊柱外科医生在治疗退变性腰椎管狭窄症（尤其是高龄伴疼痛和间歇性跛行的患者）时提供了新的工具。虽然有不同类型棘突间撑开装置可供临床选择，但其与传统减压手术孰优孰劣在不同文献报道中尚存争议。

Ⅰ级证据

表 17.1 总结了关于棘突间撑开装置治疗腰椎管狭窄症的临床随机对照研究（RCTs），具体内容将在后文中进行呈现。Zucherman 等进行的多中心随机研究共纳入 191 例腰椎管狭窄症患者[14]，纳入标准如下：年龄大于 50 岁；跛行距离不低于 50 英尺（约 15 米），坐位休息症状可缓解；狭窄不超过椎管直径的一半，经 6 个月保守治疗无效。X-STOP 治疗组 100 人，对照组（保守治疗）91 人。手术节段主要为 L3-L4、L4-L5。术后 2 年随访结果显示，与基线值对比，X-STOP 组患者症状评分改善率为 45.4%，对照组改善率为 7.4%。功能评分在 X-STOP 组的改善率为 44.3%，在对照组为 0.4%。满意度在 X-STOP 组患者为 73%，对照组为 35.9%。值得注意的是，这个研究的资助来源于器械公司，至少有一位作者声明了可能存在相关利益冲突。

Kondrashov 报道了 18 例患者（33% 有Ⅰ度腰椎滑脱）接受 X-STOP 治疗后的长期随访（4 年）研究，该研究也作为 FDA 器械临床研究豁免（IDE）材料的一部分[21]。研究者将 Oswestry 功能障碍评分（ODI）较基线改善 15 分作为手术成功的标准，结果显示 14 例（78%）患者获得手术成功。Hsu 等进行的多中心随机研究比较了腰椎管狭窄症神经源性间歇性跛行患者经 X-STOP 治疗和保守治疗后的生活质量[22]。研究结果显示，相比于保守治疗，X-STOP 可明显改善腰椎管狭窄症患者的生活质量，为患者提供了除保守治疗和传统手术外的另一种有效的治疗手段。

Stromquist 等报道了一项关于 X-STOP 与传统减压手术治疗腰椎管狭窄症神经源性间歇性跛行的前瞻性随机对照研究[23]。研究纳入 1~2 个节段的腰椎管狭窄症患者，症状为神经源性间歇性跛行，可在腰椎屈曲时缓解。主要的结果评价指标是 Zürich 间歇性跛行问卷（ZCQ），次要的结果评价指标包括 VAS 评分、SF-36、并发症及再手术率。两组患者的主要及次要结果评价指标在术后均有显著改善。两组患者的上述结果在 6、12、24 个月近似，差异无统计学意义。患者再手术情况：减压手术组 3 名（6%），X-STOP 组 13 名（26%），差异有统计学意义（P=0.04）。意向性治疗和接受治疗分析（intention-to-treat and as-treated analyses）得出相同结果。研究结论显示，对于腰椎管狭窄症间歇性跛行患者传统减压手术与 X-STOP 均为恰当的治疗方案，但在 X-STOP 组中有较高的再手术率。

Moojen 等采用 RCT 对棘突间撑开装置与传统减压手术在治疗腰椎管狭窄症神经源性间歇性跛行时的短期疗效进行了研究[11]。作者纳入了 1~2 个节段腰椎管狭窄症导致神经源性间歇性跛行的患者 159 例，所纳入的均为有手术指征的患者。采用随机的方式将患者分为两组。短期(8 周)和长期(1 年)的主要结果采用 ZCQ 评分。结果显示：术后 8 周手术成功率在棘突间撑开装置组为 63%（95% 置信区间为 51%~73%），传统减压手术组为 72%（95% 置信区间为 60%~81%），两组无显著差异。有意思的是，在手术后早期，在棘突间撑开装置组的再手术率在相当程度上要高于传统减压手术组（棘突间撑开装置组 21 例，29%；传统减压手术 6 例，8%；

$P < 0.001$）。

Patel 等报道了一项持续 2 年的具有前瞻性、多中心、FDA-IDE 随机控制的重要实验，该实验采用 Superion 棘突间撑开装置（Vertiflex，Inc，San Clemente，CA）治疗中等程度的腰椎管狭窄症神经源性间歇性跛行患者[12]。研究从 2008 年 8 月到 2011 年 12 月在美国境内的 29 个中心进行，共纳入 391 例患者，随机分为 Superion 棘突间撑开装置组 190 例，对照组（置入对照棘突间撑开装置）201 例。手术置入成功率在 Superion 组和对照组分别为 99.5% 和 99.0%。研究在主要复合终点结束，结果显示 Superion 效果不劣于 X-STOP，两组再手术率与并发症无差异。

Miller 等关于棘突间撑开装置治疗腰椎管狭窄症患者的多中心随机对照研究显示，对于保守治疗无效的中度腰椎管狭窄症患者，Superion 与 X-STOP 均可有效缓解其疼痛，提高腰背部功能[24]。该研究对比了使用 Superion 与 X-STOP 患者的临床疗效。采用随机的方式将 166 例保守治疗无效的中度腰椎管狭窄症患者 80 例分配至 Superion 组，86 例分配至 X-STOP 组。对所有患者进行为期 6 个月的术后随访。结果显示：ZCQ 症状严重程度评分在 Superion 组的改善率为 30%，在 X-STOP 组为 25%（$P < 0.001$）。同样的趋势也表现在 ZCQ 生理功能评分，Superion 组的改善率为 32%，在 X-STOP 组为 27%（$P < 0.001$）。两组患者的所有随访中，平均 ZCQ 满意度评分均在 1.7~2.0 之间。以 ZCQ 大于 2 分为手术成功标准（满分 3 分），Superion 组与 X-STOP 组的成功率分别为 75% 和 67%。术后 6 个月疼痛评分与术前相比有了明显改善：对于轴性痛来讲，Superion 组从（55 ± 27）mm 下降到了（22 ± 26）mm（$P < 0.001$），X-STOP 组从（54 ± 29）mm 下降到了（32 ± 31）mm（$P < 0.001$）；对于下肢痛来讲，Superion 组从（61 ± 26）mm 下降到了（18 ± 27）mm（$P < 0.001$），X-STOP 组从（64 ± 26）mm 下降到了（22 ± 30）mm（$P < 0.001$）。腰背功能障碍改善方面，Superion 组从（38 ± 13）% 降至（21 ± 19）%（$P < 0.001$），X-STOP 组从（40 ± 13）% 降至（25 ± 16）%（$P < 0.001$）。

Ⅱ 级证据

Richter 等进行的前瞻性对照研究评估了腰椎单纯减压与减压联合置入 Coflex 椎间撑开装置（Paradigm Spine，LCC，New York）对症状性 LSS 患者的手术疗效[25]。单纯减压组纳入 62 例患者，减压联合 Coflex 组纳入 31 例患者。手术前、后的疼痛及功能情况采用 ODI、Roland-Morris 伤残问卷（RDQ）、VAS 评分及无痛行走距离。在 ODI、RD、VAS 评分及无痛行走距离方面，两组患者在各个时间点均较基线值有显著改善。术后 2 年，两组患者间在各评价指标上，包括患者满意度即主观手术意愿，均无显著差异。

Lonne 等的多中心前瞻性随机研究中，比较了微创减压术（MID）与 X-STOP 对于腰椎管狭窄症患者的疗效[26]。研究纳入 96 名年龄在 50~85 岁的 1~2 个节段的腰椎管狭窄症神经源性间歇性跛行患者，所有患者的跛行距离均在 250 米以内。患者被随机分配至 MID 组与 X-STOP 组。主要结果指标是该治疗意向性研究的 ZCQ。结果显示，两组间 ZCQ 在任意随访时间点均无显著差异。两组患者的症状在术后 6 周至 2 年的随访期内均获得良好的缓解。

Byer 等的前瞻性非随机研究比较了经皮棘突撑开装置与开放减压术的临床疗效及生活质量，研究为期 2 年[27]。研究共纳入 45 例患者，分为 2 组。第一组 12 例，接受 Aperius PercLID 经皮棘突间撑开器（Medtronic，Minneapolis，MN）置入；第二组 33 例接受显微镜减压术（L3-L4、L4-L5）。结果显示：第一组中有 5 例患者在随访时需行翻修手术移除撑开装置并行减压术，1 例患者失访；第二组 7 例患者失访。术后 2 年腰痛、腿痛、ODI 及 QoL 在第二组患者中均获得显著改善。第一组中剩余 6 例患者的上述随访指标恶化。2 组患者术后行走距离均显著增加。本研究表明单纯棘突间撑开器置入疗效不及减压术，且具有较高的治疗失败率。

Postacchini 等对 Aperius 与开放手术减压对中度至重度腰椎间狭窄症的治疗[28]进行了队列研究。该队列由 36 例置入 Aperius 的患者和 35 例开放减压患者组成，对两组均进行长期随访。Aperius 组在 2~17 个月之间有 6 例患者疗效不佳，进行了后续翻修手术，移除棘突间撑开装置并行手术减压。末次随访结果显示：Aperius 置入后患者手术疗效良好率总体为 47%，中度狭窄患者中为 60%，重度狭窄患者中为 31%。在未进行翻修手术的患者中，手术疗效良好率为 57%。然而，如果仅将 ZCQ 中关于手术满意度的评分纳入评价，则 Aperius 置入后患者满意率为 67%。在单纯间歇性跛行患者与休息可缓解的下肢症状患者间，无显著差异。开放减压手术的队列中，手术疗效良好率为 80%，20% 患者疗效不佳。重度狭窄患者亚组的满意度为 69%，与置入 Aperius 的患者比较，每个亚组的均无显著差异。对于严重的腰椎管狭窄患者，开放手术减压组的良好率达 89%，显著高于 Aperius 治疗组的同类型患者（$P < 0.0001$）。该研究结果显示，Aperius 棘突间撑开装置可能对于严重的腰椎管狭窄症并不适合，而更适用于中等的狭窄患者。

Wu 等对棘突间撑开装置与传统减压融合手术治疗腰椎管狭窄症方面的研究进行了系统综述 [29]。他们纳入文献的标准如下：RCT 或前瞻性非随机对照研究；以对比棘突间撑开装置与传统减压融合手术为内容；入组患者不少于 30 例；随访时间至少 1 年。最终纳入 2 篇 RCT 和 3 篇非随机前瞻性研究，共 204 例患者置入接受棘突间撑开装置，217 例患者接受传统减压手术。结果显示：棘突间撑开装置与传统减压手术治疗下腰痛时，在如下方面无显著差异，包括腿痛、ODI、RDQ 或并发症。传统减压手术的再手术率明显低于棘突间撑开装置（RR=3.34；95% CI =1.77~6.31；P=0.60；I^2=0%）。该系统综述的局限性在于仅纳入了 5 篇相关文献。

Ⅲ级证据

Anderson 等对 75 例既往诊断为 Ⅰ 度腰椎滑脱的亚组患者进行了再次研究 [30]。该亚组患者与最初之前的研究结论类似，在 6 周的随访和 2 年显示出明显疼痛缓解，生理功能恢复。除此之外，研究组未出现滑脱程度加重。疗效采用如下以下 3 种指标度量：ZCQ、SF-36 和影像学参数。研究结果显示：在 6 周

到 2 年的随访研究期间，手术组在疼痛改善及生理功能恢复两方面表现更佳。

Kuchta 等对经棘突间撑开装置（X-STOP）治疗的 175 例腰椎管狭窄症间歇性跛行患者进行了 2 年随访研究 [31]。从 2003 年 2 月到 2007 年 6 月的 4 年随访期间，研究者对这 175 例患者的 VAS 腿痛评分及 ODI 进行了规律地随访。在术后 6 周的第一次随访时，患者的 VAS 腿痛评分从 61.2% 下降到 39.0%。术后 24 个月的平均 VAS 评分为 39%。平均 ODI 评分在术后即刻为 32.6%，术后 6 周为 22.7%，术后 24 个月为 20.3%。

Brussee 等在 2003—2006 年采用 X-STOP 治疗 65 例典型的腰椎管狭窄症间歇性跛行患者并进行随访 [32]。所有患者术前均完成 SF-36、健康调查问卷及 Zürich 问卷。结果显示，31.1% 得患者获得良好效果，稍低于之前的研究结果。

另一项队列研究纳入了 12 例由退变性滑脱引起的症状性腰椎管狭窄症患者，治疗方法采用置入 X-STOP 棘突间撑开装置 [33]。该队列患者平均术前椎体滑移量为 19.6%。结果显示：8 例患者术后获得症状的完全缓解，4 例患者症状没有得到缓解。3 例患者在 24 个月内出现了疼痛的复发，神经源性间歇性跛行及神经症状加重。术后影像学检查（X 线片、MRI）未见滑移程度或椎管直径的改变。最终在 24 个月内有 7 例（58%）患者行减压后并外侧融合术。本研究基于 X-STOP 棘突间撑开装置，显示出该装置用于退变性滑脱引起的椎管狭窄时有很高的手术失败率（手术失败的定义为术后短期内需要再次手术）。

Tamburrelli 等分析了置入棘突间撑开装置后残留疼痛症状的 19 例患者的手术失败原因 [34]。纳入标准为：下腰痛和 / 或神经根性疼痛在置入棘突间撑开装置后症状不缓解、根性痛伴随感觉及运动障碍、神经源性间歇性跛行、感染。在对临床及影像数据进行分析后得出手术失败的 3 个原因，分别是：手术指征错误、技术差错，以及棘突间撑开装置的结构性失败。其中，最常见的是手术指征错误。

Siddiqui 等报道了另一项关于 X-STOP 的前瞻性研究。该研究对 40 例置入 X-STOP 患者进行了 1

年的随访[35]。完整填写问卷的患者中有 54% 的临床症状明显缓解，71% 的患者对手术表示满意。值得注意的是，有 29% 的患者在术后 12 个月神经源性间歇性跛行症状复发需要硬膜外激素注射。Nandakumar 等报道了上一项研究相同人群的 2 年随访结果[36]。57 例经影像学证实的下腰痛患者接受 X–STOP 治疗，其中 54 例在完成术后 1 年 ZCQ 随访，46 例完成术后 2 年 ZCQ 随访。65% 患者在术后 1 年获得临床症状显著缓解，70% 患者术后 2 年对手术结果满意。单节段和双节段置入患者临床效果无显著差异。该研究显示，用 ZCQ 评分作为首要预后指标，X–STOP 置入对临床疗效的改善在术后 2 年仍然持续。

近期的一项关于 46 例患者的回顾性研究显示，术后 40 个月 X–STOP 的总体手术成功率为 36%[37]。该研究中患者的翻修率高达 30.4%。大多数的翻修率（14 例患者中的 11 例）都发生于术后 1 年内，多是因为症状不缓解。与其他患者相比，这些"早期失败"的患者在术后 6 周的早期预后评分也较低。14 例翻修患者中有 6 例存在脊柱滑脱。这也正好印证了 Verhoof 等的研究结果，他们发现在存在滑脱的腰椎管狭窄症患者中，棘突间撑开装置的失败率和并发症率均较高[33]。许多研究显示了棘突间撑开装置在 I 度腰椎滑脱症患者中使用的安全性，作者在表 17.2 中总结了这些研究的并发症情况。Boem 等报道了 6 例 I 度腰椎滑脱症患者因术后症状加重或复发而需进行棘突间撑开装置取出术[38]。

结 论

棘突间撑开装置虽然曾经风靡一时，但是 X–STOP 的成功仍然是一件有争议的事情，其使用或许已经日渐减少。棘突间撑开装置的主要优点是手术创伤较小，可在局麻或全麻下置入。这对于高龄患者较为有利，尤其是对于那些有较多合并症的患者。虽然，患者可能从微创置入棘突间撑开装置获益，但是其翻修率高，增加了疾病的总体花销。目前尚缺乏 I 级证据支持对棘突间撑开装置的最终推荐，虽然其安全性在数项 RCT 中得以证实。相反的是，一些双盲试验未发现棘突间撑开装置较传统单纯减压手术的优势，甚至翻修率还高于传统手术。虽然棘突间撑开装置在近几年使用较为普遍，但尚无针对临床疗效和影像学的随访证明其有效性和耐用性。然而，对于其高翻修率和症状复发、进展的报道却屡见不鲜。因此，在施行棘突间撑开装置手术之前，需要充分评估手术的适应证、风险和收益。尤其是在面对腰椎 I 度滑脱的患者时，医生应警惕在该类患者中置入棘突间撑开装置后可能出现的高手术失败率。

然而，如果把握手术指征，棘突间撑开装置对缓解不伴滑脱的单 / 双节段腰椎管狭窄症患者的间歇性跛症状行尚有用武之地，特别是针对有多种合并症的高龄患者，可使患者免于脊柱大手术所带来的并发症。

表 17.1　棘突间撑开装置治疗腰椎管狭窄症的随机对照研究总结

研究者	设计	患者数（例）	对照组	结果
Zucherman 等[14]	RCT	191	X–STOP 与非手术	术后 2 年患者症状严重程度评分与基线相比在 X–STOP 组与对照组分别提高 45.4% 和 7.4%。平均生理功能评分改变分别为 44.3% 和 −0.4%
Hsu 等[22]	RCT	191	X–STOP 与非手术	在术后所有时间点：①术后 2 年平均评分在 X–STOP 治疗组均高于保守治疗组，除了平均健康、情绪及精神心理健康评分；②治疗后评分的均值在 X–STOP 组高于术前，除了在 6、12 及 24 个月的平均整体健康评分
Stromqvist 等[23]	RCT	100	X–STOP 与减压手术	对于腰椎管狭窄症间歇性跛行患者，X–STOP 和减压手术均为恰当治疗方式，然而 X–STOP 具有更高的再手术率

（续表）

研究者	设计	患者数（例）	对照组	结果
Moojen 等[11]	RCT	159	Coflex 与减压手术	两组患者伤残情况（ZCQ; P=0.44）或其他预后指标在第一年未见差异。棘突间撑开装置组较传统手术组再手术率高，分别为 21 例（29%）和 6 例（8%）差异有统计学意义（$P<0.001$）
Patel 等[12]	RCT	391	Superion 与其他棘突间撑开装置	Superion 效果非劣于 X-STOP，两组患者在术后 2 年腿痛严重程度下降了 70%。术后 2 年时，以疼痛改善大于 20 mm 作为治疗成功的标志，则有 68% 腿痛患者和 65% 腰痛患者获得治疗成功。两组间再手术率无差异
Lonne 等[26]	RCT	96	微创减压手术与 X-STOP	两组 ZCQ 无差异。X-STOP 组患者再手术率更高（因症状持续或复发），OR=6.5（95% CI: 1.3~1.9）。并发症率两组相似，微创减压组程度更重

表 17.2　棘突间撑开装置治疗伴 I 度滑脱的腰椎管狭窄症的相关研究

研究	时间	类型	I 度滑脱患者人数	结果
Zucherman 等[14]	2005	RCT	34	临床成功率在有 I 度滑脱和无滑脱的患者分别为 55.9%（19/34）和 44.1%（26/59）。作者的结论是：是否存在 I 度滑脱与预后关系不大
Kondrashov 等[21]（与 Zucherman 等的研究对象相同）	2006	RCT	6	I 度滑脱的 6 例患者中有 5 例成功，不合并滑脱的患者 12 例中有 9 例成功
Anderson 等[30]	2006	RCT	42	术后 2 年 X-STOP 组的临床成功率为 63.4%。对于腰椎管狭窄症间歇性跛行患者，伴有 I 度滑脱，X-STOP 较硬膜外激素注射更能改善患者的疼痛及满意度
Bowers 等[39]	2010	回顾性研究	5	再手术率在有 I 度滑脱的患者中为 80%（4/5），在无滑脱的患者中为 87.5%（7/8）
Verhoof 等[33]	2008	回顾性研究	9	67%（6/9）需要再手术。作者指出：伴有 I 度滑脱的腰椎管狭窄症是 X-STOP 的禁忌证
Barbagallo 等[40]	2009	回顾性研究	2	8 例行 X-STOP 的患者中，有 2 例合并 I 度滑脱
Kim 等[41]	2012	前瞻性研究	20	55%（11/20）的合并 I 度滑脱的患者在 6 个月内出现棘突骨折，这种患者在 1 年随访的预后较差。作者指出脊柱 I 度滑脱与置入棘突间撑开装置后棘突骨折高度相关
Nandakumar 等[36]	2013	前瞻性研究	15	合并脊柱滑脱得腰椎管狭窄症患者的 1 年手术成功率为 67%（10/15），2 年手术成功率为 60%（6/10）。不合并 I 度滑脱的患者 1 年手术成功为 67%（14/22），2 年手术成功率为 52%（11/21）
Stromqvist 等[23]	2013	RCT	10	伴有 I 度滑脱或不伴有的患者临床预后相似

（续表）

研究	时间	类型	Ⅰ度滑脱患者人数	结果
Tuschel 等[37]	2014	回顾性研究	共纳入 46 例，合并脊柱Ⅰ度滑脱人数不清	脊柱Ⅰ度滑脱不增加再手术率
Patel 等[12]	2014	RCT	36	术后2年有23.5%合并Ⅰ度滑脱的患者需要再手术。然而，作者得出的结论是：合并滑脱与否对远期疗效无影响
Puzilli 等[42]	2014	RCT	16	6个月疼痛改善87.5%，31.3%（5/16）患者由于神经症状恶化再手术

───── 参·考·文·献 ─────

1. Ammendolia C, Stuber KJ, Rok E, et al. Nonoperative treatment for lumbar spinal stenosis with neurogenic claudication. Cochrane Database of Syst Rev 2013; 8:CD010712.

2. Kovacs FM, Urrutia G, Alarcon JD. Surgery versus conservative treatment for symptomatic lumbar spinal stenosis: a systematic review of randomized controlled trials. Spine 2011; 36:E1335–1351.

3. Weinstein JN, Lurie JD, Tosteson TD, et al. Surgical versus nonoperative treatment for lumbar disc herniation: four-year results for the Spine Patient Outcomes Research Trial (SPORT). Spine 2008; 33:2789–800.

4. Amundsen T, Weber H, Nordal HJ, Magnaes B, Abdelnoor M, Lilleas F. Lumbar spinal stenosis: conservative or surgical management?: A prospective 10-year study. Spine 2000; 25:1424–1435.

5. Atlas SJ, Deyo RA, Keller RB, et al. The Maine Lumbar Spine Study, Part III. 1-year outcomes of surgical and nonsurgical management of lumbar spinal stenosis. Spine 1996; 21:1787–1794.

6. Jonsson B, Annertz M, Sjoberg C, Stromqvist B. A prospective and consecutive study of surgically treated lumbar spinal stenosis. Part II: Five-year follow-up by an independent observer. Spine 1997; 22:2938–2944.

7. Katz JN, Lipson SJ, Lew RA, et al. Lumbar laminectomy alone or with instrumented or noninstrumented arthrodesis in degenerative lumbar spinal stenosis. Patient selection, costs, and surgical outcomes. Spine 1997; 22:1123–1131.

8. Sobottke R, Schluter-Brust K, Kaulhausen T, et al. Interspinous implants (X Stop, Wallis, Diam) for the treatment of LSS: is there a correlation between radiological parameters and clinical outcome? Eur Spine J 2009; 18:1494–1503.

9. Kim DH, Albert TJ. Interspinous process spacers. J Am Acad Orthop Surg 2007; 15:200–207.

10. Kreiner DS, MacVicar J, Duszynski B, Nampiaparampil DE. The mild(R) procedure: a systematic review of the current literature. Pain medicine (Malden, Mass) 2014; 15:196–205.

11. Moojen WA, Arts MP, Jacobs WC, et al. Interspinous process device versus standard conventional surgical decompression for lumbar spinal stenosis: randomized controlled trial. BMJ 2013; 347:f6415.

12. Patel VV, Whang PG, Haley TR, et al. Superion interspinous process spacer for intermittent neurogenic claudication secondary to moderate lumbar spinal stenosis: two-year results from a randomized controlled FDA-IDE pivotal trial. Spine 2015; 40:275–282.

13. Richter A, Schutz C, Hauck M, Halm H. Does an interspinous device (Coflex) improve the outcome of decompressive surgery in lumbar spinal stenosis? One-year follow up of a prospective case control study of 60 patients. Eur Spine J 2010; 19:283–289.

14. Zucherman JF, Hsu KY, Hartjen CA, et al. A multicenter, prospective, randomized trial evaluating the X STOP interspinous process decompression system for the treatment of neurogenic intermittent claudication: two-year follow-up results. Spine 2005; 30:1351–1358.

15. Wiseman CM, Lindsey DP, Fredrick AD, Yerby SA. The effect of an interspinous process implant on facet loading during extension. Spine 2005; 30:903–907.

16. Richards JC, Majumdar S, Lindsey DP, Beaupre GS, Yerby SA. The treatment mechanism of an interspinous process implant for lumbar neurogenic intermittent claudication. Spine 2005; 30:744–749.

17. Lee J, Hida K, Seki T, Iwasaki Y, Minoru A. An interspinous process distractor (X STOP) for lumbar spinal stenosis in elderly patients: preliminary experiences in 10 consecutive cases. J Spinal Disord Tech 2004; 17:72–77.

18. Siddiqui M, Karadimas E, Nicol M, Smith FW, Wardlaw D. Influence of X Stop on neural foramina and spinal canal area in spinal stenosis. Spine 2006; 31:2958–2962.

19. Siddiqui M, Nicol M, Karadimas E, Smith F, Wardlaw D. The positional magnetic resonance imaging changes in the lumbar spine following insertion of a novel interspinous process distraction device. Spine 2005; 30:2677–2682.

20. Swanson KE, Lindsey DP, Hsu KY, Zucherman JF, Yerby SA. The effects of an interspinous implant on intervertebral disc pressures. Spine 2003; 28:26–32.

21. Kondrashov DG, Hannibal M, Hsu KY, Zucherman JF. Interspinous process decompression with the X-STOP device for lumbar spinal stenosis: a 4-year follow-up study. J Spinal Disord Tech 2006; 19:323–327.

22. Hsu KY, Zucherman JF, Hartjen CA, et al. Quality of life of lumbar stenosis-treated patients in whom the X STOP interspinous device was implanted. J Neurosurg Spine 2006; 5:500–507.

23. Stromqvist BH, Berg S, Gerdhem P, et al. X-STOP versus decompressive surgery for lumbar neurogenic intermittent claudication: randomized controlled trial with 2-year follow-up. Spine 2013; 38:1436–1442.

24. Miller LE, Block JE. Interspinous spacer implant in patients

with lumbar spinal stenosis: preliminary results of a multicenter, randomized, controlled trial. Pain Res Treat 2012; 2012:823509.

25. Richter A, Halm HF, Hauck M, Quante M. Two-year follow-up after decompressive surgery with and without implantation of an interspinous device for lumbar spinal stenosis: a prospective controlled study. J Spinal Disord Tech 2014; 27:336–341.

26. Lonne G, Johnsen LG, Rossvoll I, et al. Minimally invasive decompression versus X-STOP in lumbar spinal stenosis: a randomized controlled multicenter study. Spine 2015; 40:77–85.

27. Beyer F, Yagdiran A, Neu P, et al. Percutaneous interspinous spacer versus open decompression: a 2-year follow-up of clinical outcome and quality of life. Eur Spine J 2013; 22:2015–2021.

28. Postacchini R, Ferrari E, Cinotti G, Menchetti PP, Postacchini F. Aperius interspinous implant versus open surgical decompression in lumbar spinal stenosis. Spine J 2011; 11:933–939.

29. Wu AM, Zhou Y, Li QL, et al. Interspinous spacer versus traditional decompressive surgery for lumbar spinal stenosis: a systematic review and meta-analysis. PloS one 2014; 9:e97142.

30. Anderson PA, Tribus CB, Kitchel SH. Treatment of neurogenic claudication by interspinous decompression: application of the X STOP device in patients with lumbar degenerative spondylolisthesis. J Neurosurg Spine 2006; 4:463–471.

31. Kuchta J, Sobottke R, Eysel P, Simons P. Two-year results of interspinous spacer (X-STOP) implantation in 175 patients with neurologic intermittent claudication due to lumbar spinal stenosis. Eur Spine J 2009; 18:823–829.

32. Brussee P, Hauth J, Donk RD, Verbeek AL, Bartels RH. Self-rated evaluation of outcome of the implantation of interspinous process distraction (X-STOP) for neurogenic claudication. Eur Spine J 2008; 17:200–203.

33. Verhoof OJ, Bron JL, Wapstra FH, van Royen BJ. High failure rate of the interspinous distraction device (X-STOP) for the treatment of lumbar spinal stenosis caused by degenerative

spondylolisthesis. Eur Spine J 2008; 17:188–192.

34. Tamburrelli FC, Proietti L, Logroscino CA. Critical analysis of lumbar interspinous devices failures: a retrospective study. Eur Spine J 2011; 20:S27–35.

35. Siddiqui M, Smith FW, Wardlaw D. One-year results of X STOP interspinous implant for the treatment of lumbar spinal stenosis. Spine 2007; 32:1345–1348.

36. Nandakumar A, Clark NA, Smith FW, Wardlaw D. Two-year results of X-STOP interspinous implant for the treatment of lumbar spinal stenosis: a prospective study. J Spinal Disord Tech 2013; 26:1–7.

37. Tuschel A, Chavanne A, Eder C, Meissl M, Becker P, Ogon M. Implant survival analysis and failure modes of the X-STOP interspinous distraction device. Spine 2013; 38:1826–1831.

38. Bohm PE, Anderson KK, Friis EA, Anold PM. Grade 1 spondylolisthesis and interspinous device placement: removal in six patients and analysis of curent data. Surg Neurol Int 2015; 6:54.

39. Bowers C, Amini A, Dailey AT, Schmidt MH. Dynamic interspinous process stabilization: Review of complications associated with the X-STOP device. Neurosurg Focus 2010; 28:E8.

40. Barbagallo GM, Corbino LA, et al. The 'sandwich phenomenon': A rare complication in adjacent, double-level X-STOP surgery: Report of three cases and review of the literature. Spine (Phila Pa 1976) 2010; 35:E96–100.

41. Kim DH, Shanti N, Tantorski ME, et al. Association between degenerative spondylolisthesis and spinous process fracture after interspinous process spacer surgery. Spine J 2012; 12:466–472.

42. Puzzilli F, Gazzeri R, Galarza M, et al. Interspinous spacer decompression (X-STOP) for lumbar spinal stenosis and degenerative disk disease: A multicenter study with a minimum 3-year follow-up. Clin Neurol Neurosurg 2014; 124:166–174.

（王贤帝 译，曾建成 校）

第18章

微创脊柱手术治疗腰椎退行性疾病

Justifying minimally invasive spine surgery for lumbar degenerative disorders

Manish K Kasliwal, Richard G Fessler

简　介

微创脊柱手术（MISS）在过去十年中经历了指数式增长，并且许多曾经需要使用传统手术方法大面积显露来治疗的病变现在也适用。随着手术选项的不断增多，MISS 技术正在改变整个脊柱外科领域的治疗模式。虽然 MISS 的治疗目的与传统的开放式方法没有差异，但是该方法对预防周围正常肌肉和韧带组织的附带损伤的同时，以病变位置为靶点仍是 MISS 技术背后的理念[1]。由于减少了对肌肉和软组织的损伤（与开放术式相比），MISS 理念的益处可以概括如下[1-6]：

- 更少的术后疼痛和更少的术后镇痛药物依赖
- 更小的皮肤切口带来更好的美容效果
- 更少的手术失血
- 由于更少或不需要切割肌肉而降低的肌肉损伤风险
- 感染风险的降低和术后疼痛的减少
- 更快的术后恢复和更少的康复需求
- 手术时间和住院时间的减少及随之而来的总花费降低

另一种目前流行的概念是"循证医学"，可以将其定义为在对患者个体的治疗作决定时，认真、明确和明智地使用的当前的最佳证据。尽管 MISS 的最初应用仅限于椎间盘切除术和减压术等情况[4,7]，但现在这些技术可用于治疗诸如脊柱和脊髓恶性肿瘤、脊柱创伤和脊柱侧凸等复杂病变[8-12]。

寻求 MISS 治疗脊柱疾病的患者需求也在增加。另一方面，采用任何新技术都取决于证明其安全性和有效性的证据。这需要开展适当的研究，特别是在有成本意识和循证医学的时代。然而，引入新的 MISS 治疗也取决于是否有先进的设备，其应用于常规临床实践可能因监管问题和高昂的成本而受到阻碍。例如，器械临床研究豁免（IDE）研究的强制性多组前瞻性随机试验要求通常会排除它们。尽管 IDE 旨在允许将研究性器械用于临床研究，以收集安全性和有效性数据，但它们无意中似乎引发了 III 级或更低级别研究的启动。而 IDE 则需要向美国食品和药物管理局（FDA）提交上市前审批申请，无论是临床前或临床回顾性或病例队列研究经常耗尽替代的监管途径，例如售前市场通知"510（k）"，表明要上市的设备与另一种合法上市的设备相比至少是安全并且有效的（即大致上相当）。这至少可以部分解释为什么大多数 MISS 规程很少获得 I 级和 II 级研究的支持。

MISS 的基本原理

MISS 的主要目标是减少相关手术方法造成的组织损伤和并发症，从而减少术后疼痛、失血和恢复时间，同时仍实现相同的临床效果 [4, 5]。临床前的组织学、血清学、放射学和临床结果数据均显示严重的医源性组织损伤与典型的开放式脊柱后路入路相关 [13]。进一步的证据表明，与开放性腰椎融合术相比，MISS 技术的肌肉损伤、疼痛和残疾率显著减少 [14]。传统的开放式后路中线腰椎减压术对棘旁软组织的广泛损伤很常见，而中线的韧带则完全被切除。对患者正常解剖结构造成的这些伤害会导致严重的疼痛和肌肉萎缩 [15, 16]。正如研究证明，椎旁肌肉损伤的不良影响包括无力、残疾和疼痛。与开放式方法相比，对脊柱旁肌肉破坏较小的 MISS 有可能带来更好的临床结果。虽然对于医疗团队，特别是微创经皮操作的外科医生的有效辐射暴露剂量会提高 [17]，但是，应用更广泛适用的术中三维锥形束计算机断层扫描（美敦力 O 型臂系统，Stealth Navigation，Medtronic，Minneapolis，MN）用于放置微创脊柱器械可以抵消这种风险。Tabaraee 等在尸体研究中显示了使用 O-ARM 来降低外科医生辐射暴露的风险的益处 [18]。本章总结和评价支持 MISS 技术治疗常见退行性脊柱病变的最佳证据，包括腰椎显微椎间盘切除术、腰椎椎板切除术、腰椎间融合术和成人畸形。

腰椎间盘切除术

坐骨神经痛是全球性的主要发病因素。手术干预是解决该问题的一种非常成功的治疗方法，其中最常见的是小切口腰椎间盘切除术。最近一项前瞻性随机对照试验（RCT）报道了手术对腰椎间盘突出症患

者的益处 [19]。这可能是一个事实的解释，即仅在美国，每年就会进行近 30 万次的椎间盘切除术 [20]。虽然使用 / 不使用手术显微镜（称为显微椎间盘切除术）的开放椎间盘切除术（OD）仍然是处理腰椎间盘的标准方法 [21, 22]，但管状牵开器正变得越来越流行。这种技术的潜在收益包括更少的肌肉损伤，减少术后疼痛和更快的手术后恢复 [23-27]。鉴于很多研究比较了开放与微创显微间盘切除术，本章的讨论仅限于较高质量的研究。

I 级证据

Righesso 等对 40 例保守治疗无效的腰椎间盘突出引起坐骨神经痛的患者进行了前瞻性随机对照研究，患者接受了 OD 或腰椎间盘镜下间盘切除术（MED）并随访 2~4 个月 [28]。他们发现，尽管经 MED 治疗的患者与 OD 组的患者在统计学上有些指标存在显著差异（切口较小、住院时间较短等），但两组的最终临床和神经学上的结果同样令人满意。

Ruetten 等进行了一项前瞻性随机对照研究，对腰椎间盘突出症患者进行了全内镜或显微外科手术 [29]。手术后，82% 的患者不再有腿痛，14% 有偶尔疼痛。两组的临床结果相同。

Ryang 等进行了一项前瞻性随机研究，比较标准开放显微外科椎间盘摘除术与使用 11.5 mm 套管针系统来实现脊柱微创的显微外科椎间盘切除术治疗腰椎间盘突出症的疗效、安全性和结果 [30]。60 例患者被随机分为两组，每组 30 例。组 1 采用 OD 治疗，组 2 采用微创技术治疗。术后通过视觉模拟量表（VAS）、Oswestry 功能障碍指数（ODI）和健康调查简表（SF-36）评分测量，两组患者神经症状和疼痛均达到显著改善。微创组的手术时间、术中失血量和并发症发生率略低一些。

值得注意的是，在 Arts 等对微创椎间盘切除术（MID）与 OD 进行比较的最大的一个实验中 [7]，无改善的现象出现在微创技术而不是开放技术治疗的患者中，其结论支持开放手术优于微创。使用 Roland-Morris 残疾问卷对随机分配到 OD 的患者的调查结果显示，其腿部疼痛缓解显著。同组的 2 年

观察结果与第一项研究的结果相呼应，根据 Roland-Morris 残疾问卷调查显示，坐骨神经痛评分在管状通道下椎间盘切除与传统椎间盘摘除术无显著差异[31]。随访 2 年时，71% 的管状椎间盘切除术患者恢复良好，而传统微切除术患者中有 77%（OR=0.76；95%CI 0.45~1.28；P=0.35）。Teli 等报道了腰椎显微内镜椎间盘切除术后有较高的硬膜撕裂和突出复发的风险[32]。240 例年龄在 18~65 岁，受腰椎间盘突出症困扰，且保守治疗 6 周以上的患者被随机分配到显微内镜、显微或开放式椎间盘切除术组。在 24 个月的随访中，各组在临床和统计学上都显著改善。虽然背部和腿部的 VAS 评分、ODI 和 SF-36 评分组间没有差异，但硬膜撕裂、神经根损伤和突出复发在显微内镜组中明显更普遍。作者的结论是，虽然每种技术的观测指标 2 年后相近，但是微创内镜的并发症可能更严重，成本更高。

同样的，Dakenbrock 等最近的一项 meta 分析研究包括了 837 例患者（其中 388 例随机分配至 MID 组，449 例随机分配至 OD 组）的 6 项随机试验的结果，27 例 MID 组的患者与 OD 组相比未能显示 MID 的任何优势，并报道到术中并发症（偶发的硬膜损伤和神经根损伤）在接受 MID 治疗的患者中更为常见（RR 2.01；95%CI 1.07~3.77）。两种方法在减轻腿痛方面无论是短期还是长期随访均无显著差异。

Huang 等在一项随机试验中发现，与开放性腰椎间盘切除术相比，显微内镜下椎间盘切除术（MED）后患者的全身细胞因子反应较少[33]。在两组中，C- 反应蛋白（CRP）水平在 24 小时达到峰值，并且 OD 患者术后血清 CRP 明显更高［平均（27.78±15.02）mg/L 与（13.84±6.25）mg/L；P=0.026］。MED 术后血清白介素 -6（IL-6）水平的增加显著低于 OD 术后，且 IL-6 和 CRP 值之间具有显著的统计学相关性（r=0.79）。系统性细胞因子反应的差异可能可以支持 MED 术式对患者创伤更小的理论。

与这些结论相反，最近 Cochrane 系统评价提示 MID 在减轻腿痛、下腰痛和再住院方面可能较差。并且，疼痛缓解的差异似乎很小，可能在临床上并不重要[34]。虽然，MID 具有手术部位和其他感染风险

较低，以及住院时间较短方面的潜在优势，但证据并不一致，从而得出的结论是，如果要作为标准 OD 的替代，MID 还需要更多的研究来确定其适宜适应证。

总之，这些矛盾的随机对照试验和 meta 分析表明，即使为了产生高水平的数据付出了艰辛的努力，结果可能仍会令人困惑且难以解释。迄今为止进行的随机对照试验缺乏共识，原因是多方面的。大多数研究得出结论认为，这两种手术可获得相同的术后腿部疼痛改善，但这些研究样本量相对较小（n=22~200 例），他们的效力不足以检测两种手术之间潜在的临床相关性差异。最终，MISS 技术的真正益处不太可能在已具有低发病率和快速恢复率的手术领域实现。了解 MID 的真实影响需要考虑外科医生的经验、患者的个体差异（如肥胖、合并症），以及所施行的手术的类型。只有这样才能设计出恰当的研究来解决最实际的临床问题。作者的团队常规通过微创术进行腰椎显微椎间盘切除术，所有患者均在手术当天出院并取得良好的临床效果，没有出现并发症增加的情况。同时，有资深作者发表了微创管状通道下显微椎间盘切除术（4级）的临床经验[35]。从 2005—2010 年，对 109 例行选择性腰椎间盘切除术的患者进行了中央型或旁中央型椎间盘突出症的分析。在这项研究中，管状通道下椎间盘切除术与硬膜破裂、神经根损伤、伤口并发症或需要额外手术的复发性椎间盘突出的发生率增加无关。与传统的开放式显微椎间盘切除术相比，腰椎管状通道下微创椎间盘切除术带来了微小却有统计学意义的住院时间（LOS）缩短。当考虑到美国和全世界患者接受椎间盘切除术的总例数时，随着总时间的延长，少量但实质性的经济节约是不容忽视的。

微创减压与椎板切除术

腰椎管狭窄

腰椎管狭窄症的手术治疗仍然是最令人满意的脊柱外科手术之一。支持对腰椎管狭窄症患者，尤其是有下肢症状者行腰椎减压术的高质量证据已被大

型前瞻性研究及预后研究试验（SPORT）的 I 级数据证实。

Guiot 等比较了 4 种不同技术的生物力学和放射学结果：以单侧椎间盘内镜椎管狭窄减压术法（MEDS）行双侧减压、以单侧开放椎板切除术法行双侧减压术、以双侧 MEDS 行双侧减压术，以及以双侧开放椎板切开术法行双侧减压术。

他们的研究结果为减压后的神经组织提供了很好的可视化和放射学证据。单侧 MEDS 方法在解剖结构影响最小的同时得到了类似结果，该技术的临床应用取得了非常好的成果[38]。尽管微创腰椎减压术是自 Khoo & Fessler 和 Palmer 等首次描述以来脊柱外科医生实施的最常见的手术之一，但仍然没有大的前瞻性、随机性研究比较开放手术与 MISS 减压椎管狭窄的临床效果[4, 39]。大多数比较开放性腰椎减压术与微创腰椎减压术成果的证据是 II 级或 III 级。尽管如此，在腰椎管狭窄的手术治疗中，不仅单侧椎板切除术/内部椎板切除术法双侧减压的出现成为微创手术（MIS）的选择，而且一些有中期至远期结果的前瞻性和回顾性研究表明，这种方法与开放椎板切除术相比总体临床成功率更高。

- **I 级证据**

  在腰椎管狭窄症的治疗中，缺乏 I 级证据支持一种技术优于另一种技术。

- **II 级证据**

  在最近由 Mobbs 等进行的前瞻性随机临床研究中[40]，比较微创单侧椎板切除术法进行双侧减压术（ULBD）和开放性椎板切除术，发现显微 ULBD 在改善功能方面（通过 ODI 评分的提升评估）与开放减压一样有效，并具有疼痛程度（VAS 评分减少）、术后恢复时间、术后开始活动所需时间、阿片类药物使用量等显著减少的额外收益。2007—2009 年，共有 79 例患者参加了研究，54 例患者（每组有 27 例患者）获得了足够供分析的数据。采用开放和 ULBD 干预都观察到了 ODI 和 VAS 评分显著改善（$P < 0.001$）。

- **III 级证据**

  Rahman 等回顾性比较微创组与开放式椎板切除

术组各种参数，如手术时间[41]、估计失血量（EBL）、LOS、并发症等，结果显示微创组手术时间更短、EBL 更少、LOS 更短、并发症更少。

Asgarzadie 和 Khoo 比较了 48 例 MEDS 患者和 32 例接受开放椎板切除术的患者，并随访 4 年[42]。发现 MEDS 组的平均 EBL 为 25 ml，而开放椎板切除组的平均 EBL 为 193 ml。MEDS 组的术前 ODI 评分为 46 分，在术后 3 年时为 26 分。MEDS 组的平均住院时间为 36 小时，与之对应的开放椎板切除组为 94 小时。MEDS 组的硬膜破裂率为 4%。

- **IV 级证据**

  2002 年，Khoo & Fessler 成为第一批描述 MEDS 治疗腰椎管狭窄症的作者[4]。他们对连续的 25 例患者接受 MEDS 治疗与连续的 25 例开放椎板减压术患者的历史对照组进行回顾性对照分析。MEDS 组与开放椎板切除组相比，手术失血量（68 ml vs 193 ml），术后麻醉药需求量（31.8 eq vs 73.7 eq）和住院时间（42 h vs 94 h）的下降有统计学意义。经过 1 年的随访，MEDS 组 90% 的患者疼痛症状得到改善或完全缓解。

  Komp 等的一组 72 例通过全内镜椎板间单侧入路技术进行腰椎退变性中央椎管狭窄双侧减压术治疗的患者，在 2 年随访中显示其临床效果非常好，约 70% 的患者没有腿痛，只有 22.2% 只是偶尔疼痛[43]。

  由于开放式腰椎椎板切除术成为治疗的标准术式已长达几十年，因此比较开放与微创椎板切除术之研究的远期疗效可能没有显著差异，这结果并不令人惊讶。然而，术后早期 MIS 的即刻优势不容忽视[44]。此外，在一些特定情况下，MISS 方法的远期疗效优于开放椎板切除术。理论上，通过管状牵开器用 MISS 方法维持后张力带，可以降低发生术后脊柱不稳定的可能性。

退行性腰椎滑脱（DS）伴椎管狭窄

退行性腰椎滑脱（DS）伴椎管狭窄的治疗存在争议。一般建议是减压和融合。然而，需要指出的是，几乎所有 DS 患者的主要症状都是椎管狭窄，并且在 DS 的手术治疗时常规伴随融合术的做法存在争议。对于因腰椎管狭窄症进行椎板切除术患者，术后脊柱长期不稳定是一个真正的问题，尤其是如果患者术前有腰椎滑脱。文献回顾显示，术前脊椎滑脱患者在术后长期随访中动力位 X 线片不稳定性进展率更高（40%~100%）[45]。Bridwell 等对 44 例术前腰椎滑脱的患者进行减压术，46 个节段采用自体髂嵴植骨和椎弓根螺钉内固定器械进行原位融合或者减压横突融合。术后平均随访 38 个月，其腰椎滑脱进展率分别为：单纯减压术 44%，减压加关节融合术 70%，减压加关节融合及器械内固定术 4.1%。

在术前腰椎滑脱患者中，正如各种腰椎标本的生物力学模型所示，MISS 方法可以通过保持完整的后张力带和小关节，最大限度地减少术后脊柱不稳进展的可能性，如果在其中任何一个节段 > 50% 的小关节被切除，则腰椎滑脱进展的放射学证据便会显现[47]。各种其他研究已经证明屈曲时棘上韧带和棘间韧带显著的吸收载荷[48, 49]。MEDS 术中保留这些韧带具有生物力学上的吸引力，以减少继发于 DS 的椎管狭窄患者的滑脱进展的机会。

Hamasaki 等进行尸体腰部标本的生物力学研究，并以系统的方法去除不同分级部分的后部结构时评估压力"稳定性"，并评估多种 MISS 方法[50]：单侧减压、单侧入路双侧减压、双侧减压部分内侧关节突切除和双侧减压关节突切除术。他们发现，与大的双侧减压关节突切除术相比，单侧 MISS 入路双侧减压保留完整关节突，此举可保持原有解剖学"僵硬度"的 80%。这种生物力学原理不仅仅是理论上的，因为越来越多的研究证明了微创减压术在这一亚群患者中的价值。然而，支持微创方法在这些亚组中应用的证据除了一个单节段的 II 级证据外，仍然限于 III 级和 IV 级证据，总结如下。

- I 级证据

在治疗退变性腰椎滑脱伴椎管狭窄时，缺乏 I 级证据支持一项技术优于另一项技术。

- II 级证据

Yagi 等进行了一项在 41 例患者中对照传统开放椎板切除术和 MEDS 双侧减压治疗腰椎管狭窄症方面的前瞻性随机试验。该试验能够证明与开放性椎板切除术相比，MEDS 的有效性和安全性[51]。包括没有术前动态 X 线片不稳定证据的 I 度滑脱患者被施以单节段减压。结果通过术前和术后影像学检查、VAS 评分、日本骨科协会（JOA）评分、椎旁肌肉横截面积和术后肌酸磷酸激酶（CPK）－ MM 水平作为肌肉破坏的衡量标准。比较 MEDS 组和开放椎板切除组，平均手术时间分别为 71.1 分钟和 63.6 分钟，EBL 分别为 37 ml 和 71 ml。另外，MEDS 组术后镇痛药需要量减少，CPK-MM 水平下降，椎旁肌萎缩减少，1 年随访时功能结果评分改善。MEDS 组未观察到术后滑脱，但 2 例行开放椎板切除术组的患者出现了新的腰椎滑脱。

- III 级证据

Park 等回顾性比较单纯减压和减压融合内固定治疗 DS 患者的结果[52]。共有 45 例患者接受手术治疗，包括 20 例行单侧椎板切除双侧减压术（ULBD）和 25 例行减压及器械内固定融合术的患者。所有患者均为平移＜5 mm 的 I 度稳定单节段 DS。在最终随访时，两组之间的平均 ODI，SF-36 PCS，SF-36 MCS 和腿痛的数字评分量表（NRS）没有显著差异。基于 Odom 标准显示，13 例 ULBD 组和 14 例融合组患者出现优秀或良好的结果。总之，本研究提供了 III 级治疗证据，认为在稳定的退变性腰椎滑脱患者中，ULBD 的功能性结果和更低的下肢疼痛评分结果可能与器械内固定融合术相似。实际上，北美脊柱学会的最新指南对于低度（＜20%）且无椎间孔狭窄的有症状的单节段 DS 患者仅单纯减压是 B 级推荐。

Sasai 等比较单侧入路双侧减压术显微手术（MBDU）治疗伴或不伴 DS 的腰椎管狭窄患者[53]。本研究纳入了 48 例患者，其中滑脱组 23 例，退行性椎管狭窄组 25 例。平均随访时间为 46 个月（范围 24~71 个月）。两组中没有任何患者接受额外的腰椎手术，包括融合手术。在两组患者最终随访时，神经源性跛行结果评分，背痛评分和 ODI 均有显著改善。尽管滑脱组的患者表现出相对较差的趋势，但是最终的随访中这 3 个参数和 2 个满意度测量值在两组间并没有显著差异。术后椎间隙角度、动态椎间隙角度和动态滑移率没有显著变化。术后滑移率明显增加（P=0.031 9）。与退行性椎管狭窄患者一样，对于伴有椎管狭窄的 DS 患者 MBDU 的满意结果持续时间超过 2 年。在影像学上，两组患者的这种小创伤手术不太可能导致受影响的节段术后动态不稳定，尽管滑脱组的滑脱发生进展。

- **Ⅳ级证据**

Pao 等对 60 例 2 年以上的多节段腰椎管狭窄患者的 MEDS 手术治疗进行了前瞻性研究，结果显示 MED 治疗腰椎滑脱或脊柱侧凸的方法仍可安全进行，不会引起额外的脊柱不稳定或需要减压后融合[54]。13 例患者有腰椎滑脱，4 例患有脊柱侧凸。排除标准包括原发机械性下腰痛或动力位 X 线片明确的脊柱不稳定。平均手术时间为 126.7 分钟，EBL 为 104.5 ml。结果通过 JOA、ODI 和患者满意度调查来衡量。术前 ODI 评分为 64.3 分，术后评分为 16.7 分。术前 JOA 评分为 9.4 分，术后评分为 24.2 分。总体上 85% 的患者对其结果满意。53 例患者平均随访 15 个月，其中 5 例患者发生了无临床意义的脑脊液（CSF）渗漏，2 例患者手术节段错误。未发现术后腰椎滑脱进展，但 1 例有过度切面切除证据的患者术后出现新的腰椎滑脱。

Müslüman 等报道了单侧入路双侧减压的显微外科手术治疗腰椎 DS 后的中期疗效。术后中立位和动态滑移率没有显著变化（分别为 P=0.67 和 P=0.63）。在随访期间，1 例患者（1.2%）需要二次融合。术后临床改善和放射学所示清楚地表明，单侧入路治疗单节段和多节段伴 DS 的腰椎管狭窄是安全的，并且有效减少了对稳定措施的需要。

通过微创手术获益的另一亚群患者是老年、体弱或肥胖患者。Jansson 等发现 80 岁以上患者行开放椎板切除术治疗腰椎管狭窄症的围手术期死亡率可增加 4 倍[56]。相反，罗森等报道了他们用 MEDS 治疗老年人腰椎管狭窄获得成功，并发症极少[57]。他们评价了 57 例平均年龄为 80.8 岁并有多种内科合并症的患者。老年人群表现出持久改善的 VAS、ODI 和 SF-36 评分，具有统计学意义。罗森等发现没有手术并发症，总体并发症发生率为 2%。

同样，肥胖患者的手术时间更长，出血量更多，切口更大和软组织剥离更大，术后并发症增多。一些学者举证了肥胖相关并发症，它比正常体重指数（BMI）患者的高 36%~67%[58]。Kalanithi 等报道了接受脊柱手术的肥胖患者的住院时间（额外 2 天）和围手术期并发症（6.7%）上绝对增加（3 级）[59]。他们的大部分并发症来自伤口感染和肺部疾病。相比之下，MISS 方法采用小切口，伤口显露极小且软组织创伤减少。从理论上讲，感染的潜在空间将会变小，手术创伤总体减少。对于管状通道下显微外科手术，与非肥胖患者相比，肥胖患者获得了同样有益的结果。而且与开放手术相比，切口长度、失血量、手术时间和 LOS 均较少。其他合并症和年龄的增长对围手术期并发症和临床结果没有显著影响。

腰椎椎间融合

30 多年来，经椎间孔腰椎椎间融合术（TLIF）已被用于各种退行性腰椎疾病。虽然临床研究证明了传统开放式 TLIF 的疗效，但仍有人担心住院时间过长，失血过多以及术后并发症。Foley 等和 Khoo 等分别描述了微创单节段腰椎椎体间融合术作为传统开放手术的替代方案（图 18.1），它利用连续插入的管状牵开器通过一个肌肉分裂方法来减少软组织损伤[60, 61]。尽管许多研究显示了与微创经椎间孔腰椎椎体间融合术（mTLIF）相似的长期疼痛缓解、功能改善、融合率术后并发症，且疼痛少、出血少、住院时间短，但是没有 Ⅰ 级证据比较 mTLIF 和开放 TLIF 手术之间的患者结局、并发症或影像学融合率。下面提及的研究总结了 mTLIF 与传统开放手术进行比较的最佳证据。

Ⅰ级和Ⅱ级证据

没有比较开放与 mTLIF 的 Ⅰ级或Ⅱ级研究。

Ⅲ级证据

Dhall 等在 42 例长期随访的患者中比较微型开放

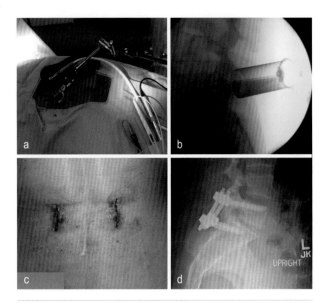

图 18.1　a. 术中照片显示使用工作管状牵开器进行微创经椎间孔腰椎体间融合（MI-TLIF）的典型设置；b. 术中 C 臂透视影像显示 L5 – S1 TLIF 管状牵开器的放置；c. 照片展示该手术所需的小切口；d. 术后直立侧位 X 线片显示放置良好的内固定器械。

TLIF 与开放 TLIF[62]。平均 EBL（194 ml 与 505 ml；$P < 0.01$）和平均 LOS（3 天与 5.5 天；$P < 0.01$）之间有统计学显著差异，mTLIF 更优。两组用平均 Prolo 评分测量的临床改善是相似的。与微型开放 TLIF 的器械相关并发症发生率更高。Archavlis 和 Carvi63 在治疗椎管严重狭窄的 DS 中将 mTLIF 与开放 TLIF 进行比较。使用 mTLIF 或开放 TLIF 治疗 49 例患者。比较 mTLIF 和开放 TLIF 的结果表明，mTLIF 组出血少、输血需求明显减少（$P=0.02$）、前 6 周随访术后背痛改善更快、医院 LOS 更短。平均随访 2 年后，术后的 ODI（$P=0.841$）、VAS（腿）（$P=0.943$）和 VAS（背部）（$P=0.735$）评分与之前相似。两组并发症的总体比例无显著差异（mTLIF 组为 29%，开放组为 28%，$P=0.999$）。

mTLIF 和开放 TLIF 间的比较也是许多 meta 分析和系统评价的主题。Goldstein 等进行了一项系统评价，比较微创和开放后路腰椎融合的结果，特别是关于：①手术终点（包括失血、手术时间和透视时间）；②临床结果（ODI 和 VAS 疼痛评分）；③不良事件。26 项低质量或极低质量的研究（建议评估、发展和

评估协议分级）符合作者的纳入标准。虽然在术后 12~36 个月，MISS 组和开放组间包括 VAS 疼痛评分和 ODI 值在内的患者报告结果在临床是几乎等效的，但微创融合倾向于使得出血减少和住院时间缩短，并趋于更低的手术和医疗不良事件率。虽然该结果有利于 mTLIF，但这项评价的结果受到了只能获得低质量研究用于分析的限制。缺少了随机化，且无法消除选择偏倚的机会。

Tian 等比较微创和开放性 TLIF[65] 进行了一项 meta 分析。这项研究表明，与开放技术相比，mTLIF 显著降低术中和术后的出血量、缩短住院时间。尽管在所包含的研究中检测到了统计学上显著的异质性，但结果是一致的。对于临床结果，更多研究报告了 mTLIF 后更有利改善的趋势。

比较有效性的研究也表明了与开放 TLIF 相比，mTLIF 与 2 年期间的成本降低相关，同时产生同等的质量校正生命年的改善[6]。Parker 等研究了微创技术对经椎间孔腰椎椎间融合术后恢复工作和麻醉药使用上的影响。虽然很少有研究直接记录术后恢复工作的时间或麻醉药使用时间（或两者），但回顾性的文献表明，与开放性 TLIF 相比，mTLIF 可能与加快麻醉苏醒和重返工作相关。无论采用何种类型和方法，MISS 都与手术部位感染（SSI）率显著降低有关。较高的感染率可能会导致医疗费用增加、手术后住院时间延长、恢复时间延长，以及患者术后恢复工作的时间更长。

Parker 等进行了文献回顾以确定 mTLIF 和开放 TLIF 术后感染的发生率，并确定 mTLIF 的平均感染发生率为 0.6%，而开放 TLIF 组为 4.0%[67]。开放 TLIF 后 SSI 的发生率与他们 120 例的一组患者相似，该组患者开放 TLIF 后的发生率为 5%，TLIF 后 SSI 的照料成本为 29 110 美元。同样，McGirt 等发现开放后路腰椎椎间融合术（PLIF）/TLIF 后 SSI 治疗成本较高[68]，显示单节段融合的成本差异为 5.52%，两节段融合的差异为 33.68%。这两项研究均报道了开放手术 SSI 的发生率较高，以及进一步治疗和护理并发症的成本更高。

Terman 等比较了肥胖患者行 mTLIF 与开放 TLIF

的临床结果，符合条件的患者 BMI ≥ 30 kg/m²。共对 74 例患者进行了研究，其中开放组 21 例、mTLIF 组 53 例。经 BMI 分层（< 35 kg/m² 和 ≥ 35 kg/m²）后，两种方法的 VAS 或 ODI 改善仍无差异（无论未校正或校正，$P > 0.05$）。开放组的并发症和 EBL 高于微创组（$P < 0.05$）。正如在这些研究中所证实的，mTLIF 已被证明可以降低并发症发生率而不影响肥胖患者的临床结果，并且对于传统的开放方法提出了重大挑战。因此，在该组患者中，它比开放手术具有明显的优势。

Ⅳ级和Ⅴ级证据

据报道，肥胖患者腰椎减压和融合术后并发症的发生率可能高达 44%[70]。Rosen 等研究了微创腰椎融合手术后肥胖症患者与术前自身对照比较的结果[71]。共有 110 例行 mTLIF 的患者被选做研究对象。他们的平均年龄为 56 岁、平均身高 169 cm、平均体重 82.2 kg。平均 BMI 为 28.7 kg/m²；其中 31% 的患者超重（BMI=25~29.9 kg/m²），32% 的患者肥胖（BMI > 30 kg/m²）。线性回归分析没有发现体重或 BMI 与术前和术后变化的任何结果指标之间存在相关性。

Smith 等通过文献回顾对比 mTLIF 和开放 TLIF，揭示了两种方法之间的临床结局存在显著差异[72]。微创组患者的 EBL 和 LOS 一直较低（分别为 282 ml 与 693 ml 和 5.6 天与 8.1 天），而两组患者的手术持续时间相似。并发症发生率也不同，在开放组中手术部位感染、尿路感染和其他未分类并发症的发生率更高，而在微创组中出现更多新的短暂性神经缺陷、意外的硬膜破裂和器械并发症。可以认为后一个观察结果是与 MIS 相关的初始学习曲线的结果（Ⅴ级）。

尽管越来越多的数据支持在腰椎退变性腰椎滑脱症的治疗上，MIS 优于开放技术，但整体证据基础很大程度上依赖于回顾性研究，参与的患者和外科医生也相对较少。应该理解的是，尽管需要更多更高质量的研究来提供更高水平的证据，但脊柱外科的研究设计是高度复杂的，并且传统研究的"金标准"RCT

或 RCT 的应用有明显的局限性。所研究人群的内在异质性、所遇到的病变，以及在脊柱手术中使用的方法使得典型 RCT 的严格限制不切实际，并且最终缺乏外部效度。尽管如此，大量研究大多是回顾性研究，在组间 VAS 评分、ODI 评分和骨融合率的长期改善方面一直表现出统计上的相似性，并且在几年内这种临床改善持续存在。此外，mTLIF 的围手术期结果似乎优于开放 TLIF，许多研究显示其住院时间、术中失血量和围手术期麻醉药使用量有所下降。与传统的开放式方法相比，老年人和肥胖患者群体似乎从 mTLIF 相关的低并发症的有利一面中受益[69, 71, 73]。

成人脊柱畸形

成人脊柱侧弯手术的主要目标是获得脊柱的矢状位和冠状位平衡[74]。成人退行性脊柱侧弯可能是顽固性疼痛、活动功能降低和生活质量下降的原因。这一问题的手术矫形常常带来显著的临床症状改善，但高龄、合并症、骨质疏松和脊柱僵硬都可能导致手术并发症发生率高。尽管开放手术已经带来了非常好的临床结果，但与此类主要手术相关的并发症非常普遍，特别是在 75 岁以上的患者中[75]。MIS 正在应用于这一患者群体，试图降低成人畸形手术并发症的高发生率[76-78]。目前 MISS 椎间融合技术的选项包括 TLIF、微型开放前路腰椎椎间融合（ALIF），外侧经腰大肌椎间融合和骶前入路椎间融合（Axia-LIF）方法等，所有这些术式均可被应用于成人脊柱侧凸的 MISS 矫形[79-83]。

由于 MIS 用于治疗成人脊柱畸形（ASD）仍是不断发展的新技术，迄今为止尚缺乏将其有效性和临床结局与开放手术进行比较的证据，故大多数研究仍是进行技术可行性与开放方法的初步比较，故证据级别基本上是Ⅲ或Ⅳ级，如下所列。

Ⅰ级和Ⅱ级证据

在成人脊柱畸形的治疗中，缺乏Ⅰ级和Ⅱ级证据支持一种技术优于另一种。

Ⅲ 级证据

Haque 等最近报道了一项多中心研究,比较了前瞻性开放手术数据库和回顾性 MIS 和混合手术数据库中 ASD 经微创[84]、混合和开放手术后的影像学结果。184 例患者有术前和术后 X 线片,因此纳入研究 (MIS, n=42; 杂交或混合, n= 33; 开放, n=109)。关于影像学结果,MIS 组术后平均腰椎 Cobb 角 (13.1°) 明显小于开放组 (20.4°; P=0.002),而混合组的腰弯校正 (26.6°) 与 MIS 组 (18.8°; P=0.045) 相比明显更大。骨盆腰椎匹配值 (PILL) 的平均变化混合组 (20.6°) 比开放组 (10.2°; P=0.023) 和 MIS 组 (5.5°; P=0.003) 更大。平均矢状面躯干偏移 (SVA) 校正开放组 (25 mm) 比 MIS 组 ($\leqslant$ 1 mm; P=0.008) 更大。开放组患者术后胸椎后凸 (41.45°) 明显大于 MIS 组患者 (33.5°; P=0.005)。在达术后 1 年随访期时,就手术前后的平均 ODI 和 VAS 评分而言,两组之间没有显著差异。然而,与混合组或开放组患者相比,MIS 组患者的 EBL 和输血率较低 (P < 0.001)。混合组的手术时间与 MIS 组和开放组相比明显更长 (P < 0.001)。MIS 组 14% 的患者出现了主要并发症,混合组为 14%,开放组为 45% (P=0.032)。该研究表明,应用微创手术技术可以在术后 1 年时获得与混合和开放手术相当的临床结果。

Uribe 等在最近国际脊柱研究组 (ISSG) 的一项研究中比较了各种方法中 ASD 的并发症[78]。在两个多中心数据库搜索接受手术治疗并至少 1 年随访的 ASD 患者,结果查到 280 例接受过 MIS 手术或混合手术 (Hyb; n=85) 或开放手术 (Open; n =195) 的患者。共有 60 例匹配患者可用于分析 (MIS=20,Hyb=20,Open=20)。MIS 组的失血量低于混合组和开放组,但仅在 MIS 组和开放组之间发现显著差异 (669 ml 与 2 322 ml; P=0.001)。在入组的患者中,总并发症发生率为 45.5% (55 例中有 25 例)。MIS、Hyb 和 Open 组的总并发症发生率分别为 30%、47% 和 63%,差异无统计学意义 (P=0.147)。术中并发症 MIS 组未报告,Hyb 组为 5.3%,Open 组为 25% (P < 0.03)。MIS、Hyb 和 Open 组分别有 30%、47%

和 50% (P=0.40) 的患者发生至少一种术后并发症。平均而言,开放组每例患者的并发症为 1.06 个,Hyb 组为 0.84 个,患者为 0.30 个 (P=0.04)。MIS、Hyb 和 Open 组分别有 30%、47% 和 63% (P=0.147) 的患者出现了一种主要并发症。尽管 MIS 组未报告腿痛症状有明显改善,但各组所有患者术后 ODI 和 VAS 评分均有显著改善 (P < 0.001)。并发症的发生对 ODI 没有影响。这项研究的结果表明,手术方法可能对并发症的产生有影响。与 Hyb 组或 Open 组相比,MIS 组的术中并发症明显更少。

Ⅳ 级证据

Anand 等最初的经验证实了微创技术矫正 ASD 的技术和可行性之后,他们发表了许多研究,证实了 MISS 对 ASD 患者的作用。来自同一个组的中期和长期结果进一步证实了最初的阳性结果[8, 80]。对这些研究的批评之一是矢状位失衡并不像大多数开放矫正术的研究报告的那样严重。术前平均矢状位平衡为 31.7 mm,矫正至 10.7 mm。平均术前腰椎顶椎偏距为 24 mm,矫正至 12 mm。在该研究回顾的总共 71 例患者中,14 例患者发生了需要干预的不良事件 (4 例假关节,4 例持续性椎管狭窄,1 例骨髓炎,1 例邻近节段椎间盘炎,1 例迟发切口感染,1 例近端交界性脊柱后凸,1 例螺钉退钉,2 例特发性小脑出血,2 例切口裂开),这提示早期和长期随访中的病变和并发症发生率明显低于开放手术矫形研究所报道的。

Acosta 及其同事回顾了 36 例行经腰大肌椎间盘切除术和椎间融合术治疗腰椎退行性疾病的患者影像学结果[79]。除 1 例患者外,所有患者均同时行微创后路固定。虽然经腰大肌椎间融合术可显著改善患者的节段、局部和整体冠状位曲度,但这些技术对局部腰椎前凸和整体矢状位曲度没有改善。

Scheufler 等评估成人退变性脊柱侧凸的影像引导下小创伤矫形的可行性和影像学结果。30 例 64~88 岁有进展性畸形 (冠状面 Cobb 角 > 25° 且 < 85°)、顽固性背痛、神经根病变或神经源性跛行的患者经小创伤减压和融合治疗。植入了 415 个螺钉而未观察到错位 (Ⅱ

级或更高),且无植入物需要翻修。平均矢状位(冠状位) Cobb 角矫正为 (44.8±10.7) °〔(31.7±13.7) °〕。平均腰椎前凸从 (8.8±8.9)°增加到 (−36±6.9)°,矢状位平衡从 (31.6±15.2) mm 减少到 (8±8.4) mm。术后随访 16 个月中,在 90% 的器械内固定节段中被证实产生了骨性融合。

Isaacs 等在一项前瞻性多中心非随机研究中评估了极侧外侧椎体间融合术 (XLIF) 治疗成人退变性脊柱侧凸[77]。共对 107 例接受了 XLIF 手术,同时伴或不伴后路融合术治疗退行性脊柱侧凸的患者进行了前瞻性研究。总共有 107 例平均年龄为 68 岁(范围 45~87 岁) 的患者接受了 XLIF 治疗,28% 的患者至少有一种合并症。平均每位患者治疗 4.4 个节段 (范围 1~9 个)。75.7% 的患者同时行椎弓根螺钉内固定,5.6% 的患者采用了侧方固定,18.7% 的患者采用了单独的 XLIF。平均手术时间和失血量分别为 178 分钟 (58 分钟 / 节段) 和 50~100 ml。平均住院时间为 2.9 天 (未规划),8.1 天 (经规划,16.5%),总体平均住院时间为 3.8 天。5 例患者(4.7%)接受输血,3 例 (2.8%) 需要住重症监护病房,1 例 (0.9%) 需要康复治疗。13 例患者 (12.1%) 出现了主要并发症:2 例 (1.9%) 出现内科并发症、12 例 (11.2%) 出现外科并发症。在仅涉及小创伤技术 (单独 XLIF 或通过经皮穿刺器械) 的手术中,9.0% 出现一种或多种主要并发症。在同时行开放后路器械内固定的手术中,20.7% 出现一个或更多的主要并发症。早期再手术 (全部因为深部伤口感染) 与开放后路器械内固定手术相关。该研究中主要并发症发生率为 12.1%。

Dakwar 等报道了微创、侧方腹膜后经腰大肌入路治疗成人退变性脊柱侧凸的早期结果和安全性。作者确认了 25 例使用微创、侧方腹膜后经腰大肌入路治疗的成人退行性畸形患者。所有患者均进行椎间盘切除术和侧方椎间植骨术,用于前柱支撑和椎间融合。平均总失血量为 53 ml / 节段。平均住院时间为 6.2 天。平均随访时间为 11 个月 (范围 3~20 个月)。观察到 VAS 评分平均改善 5.7 分,ODI 评分改善 23.7%。围手术期并发症包括 1 例患者出现横纹肌

溶解症需要临时血液透析,1 例患者椎间隙塌陷,1 例患者内固定失败。3 例患者 (12%) 经历了短暂的术后入路同侧大腿前侧麻木。在这一系列患者中,20 例 (80%) 有超过 6 个月的随访和影像学融合证据的患者被确认。这项研究表明,微创侧方腹膜后经腰大肌入路手术虽然有效,但是在未应用截骨术的情况下无法纠正大约 1/3 患者的矢状位平衡。

Caputo 等评估了 XLIF 治疗成人退行性腰椎侧凸的临床疗效[85]。对连续 30 例成人退行性脊柱侧凸患者平均随访了 14.3 个月。应用 XLIF 技术同时进行后路器械内固定来完成椎间融合。研究组证实了多个临床结果评分得到改善。ODI 评分从 24.8 分提高到 19.0 分 (P <0.001)。SF−12 评分虽然变化不显著,但有所改善。背痛的视觉模拟评分从 6.8 分降至 4.6 分 (P <0.001),而腿痛评分从 5.4 分降至 2.8 分 (P <0.001)。共记录了 6 例轻微并发症 (20%),2 例患者 (6.7%) 需要额外手术。

在另一项回顾性研究中,Wang 等研究了 23 例应用 MIS 治疗成人胸腰椎畸形手术患者的临床和影像学结果[83]。所有患者均进行侧方椎间融合术,再进行后路经皮螺钉内固定,如果需要融合腰骶部交界处则使用 mTLIF。平均处理 3.7 个椎间节段 (范围 2~7 个节段),平均术前 Cobb 角为 31.4°,随访时矫正至 11.5°,平均失血量为 477 ml,手术时间为 401 分钟。轴性疼痛的平均 VAS 评分改善为 3.96 分。并发症包括 2 例返回手术室治疗的患者,一例是 CSF 泄漏,另一例是内植物拔出。无切口感染、肺炎、深静脉血栓形成或新的神经功能缺损。然而,30.4% 的患者出现新的大腿麻木、感觉迟钝、疼痛或虚弱,并且在 1 例患者中,这些新症状持续存在。该研究再次证明了 MISS 在降低感染率和失血方面的优势,并且具有令人满意的放射学和临床结果,表明其在降低手术发病率方面具有良好的作用。

Tormenti 等采用微创 transifsoas XLIF 和开放式后路节段椎弓根螺钉器械联合 TLIF 方法矫正冠状畸形[86]。8 例成人退行性胸腰椎侧凸的患者接受了联合运输和后路手术治疗。术前冠状面 Cobb 角的中位数为 38.5° (范围 18°~80°)。手术后,中位 Cobb 角为 10° (P

＜0.000 1）。术前平均顶椎转移（AVT）为 3.6 cm，术后有所改善，到 1.8 cm（P=0.031）。术前平均腰椎前凸 47.3°，术后平均脊柱前凸 40.4°。该研究的患者并发症显著，1 例患者术中发生肠道损伤，需要继发 XLIF 的开腹手术和节段性肠切除术，XLIF 组有 2 例患者存在运动性神经根病，8 例患者中有 6 例（75%）发生术后大腿感觉异常或感觉迟钝。

尽管各种研究已经证明微创方法的各种组合在修正 ASD 中的可行性和有效性，但也存在局限性。最近的数据表明，对 Cobb 校正量和 SVA 量都存在上限影响，可以使用周向 MISS 技术（结合横向透析法）校正脊柱畸形。Cobb 角矫正高达 40°，SVA 校正 10 cm[87]。由于矢状面对准是 ASD 设置结果的关键参数，因此适当的截骨术或其他开放性技术可能更好地考虑具有相当大的 SVA 或骨盆失衡发生 / 腰椎前凸不匹配的患者[74]，而不是仅仅依靠 MISS 技术进行矢状面畸形更正。尽管如此，正在开发一些微创技术，未来可能会使用避免现有技术缺点的 MISS 获得更多的脊柱前凸。Deukmedjian 及其同事报道了一种新颖的手术技术，该方法除了使用 MISS 外侧腹膜后经腰大肌间隙入路之外，还进行前纵韧带的释放[88]。该技术与经典方法相比，可获得更大的脊柱前凸。研究人员报道了 7 例患者的手术效果良好，他们发现总体腰椎前凸角度增加 24°，前纵韧带释放水平为 17°，节段性前凸角度为 17°，骨盆倾斜度降低 7°。Wang 和 Madhavan 报道使用 MISS 技术联合迷你开放进行椎弓根减压截骨术的方法，认识到截骨术对矫正矢状不平衡的价值[89]。

同样，Wang 介绍了使用单侧多层面截骨术[90]、TLIF、可膨胀笼和经皮螺钉 / 杆仪器组合良好的脊柱前凸修复的混合 MISS 方法进行畸形矫正。

微创脊柱侧凸手术矫正不断发展，近年来其用途有所增加。令人信服的优势包括减少失血、降低并发症发生率和减少组织创伤。尽管使用目前可用的技术可以矫正畸形的程度有一定的局限性，但是更新的技术例如 ALL 释放、微创截骨术和混合技术可以消除一些限制。更重要的是，与开放手术相比，后期的长期随访研究表明持续的临床成功与低并发症率（如

近端交界性后凸畸形）将提供进一步的数据，以支持微创脊柱侧凸手术的益处。

结　论

MISS 技术的发展在脊柱外科领域产生了巨大的影响。虽然最初的宣传炒作和工作热情带来了巨大的技术创新，但变化速度可能会逐渐放缓，并且更多地集中于解决当前技术的缺点。MISS 经受住了时间的考验，显示出明显的远非理论的好处。尽管证明 MISS 的证据主要是回顾性的，且大部分证据均为Ⅲ级和Ⅳ级，但如本文所述，各种研究结果和各种病变的发展结果非常一致，表明感染率下降、出血少、住院时间缩短。虽然 RCT 是非常可取的研究方法，但外科 RCT 非常复杂，并非没有其自身的局限性。Ⅰ级证据不足，各种准国家数据库，诸如国家神经外科质量和结果数据库（N2QOD）等的数据注册可以提供大型数据库，从而得到更强大和更普遍的研究结论。辐射暴露是另一个可研究的领域，MISS 导致外科医生辐射暴露的风险增加，这与术中透视时间延长导致的辐射暴露增加有关。诸如术中神经导航等的技术在某种程度上可能有助于解决这个问题。研究表明，使用术中三维锥形束计算机断层扫描（美敦力 O-ARM 系统，Stealth Navigation System，Medtronic，Minneapolis，MN）可以减少外科医生的整体辐射照射[18]，但仍然需要进一步建立、维护和发展 MISS 的研究。虽然外科医生在提供微创方法方面有很大的热情，但如果可行的话，也要基于合理的科学原理，患者同样要求临床医生采用不太激进的方法，更美观可接受的切口，以及需要更短的住院时间。

未来的研究需要通过高质量的证据来进一步说明 MISS 的成本效益，以展示 MISS 明显优于开放式脊柱手术，资助者、审查委员会和政府机构施行 MISS 的申请和技术急需这些证据的支持，且覆盖准则可能是由削减成本和政治议程驱动的，而不仅仅是当前的临床证据。

参·考·文·献

1. Smith ZA, Fessler RG. Paradigm changes in spine surgery: evolution of minimally invasive techniques. Nat Rev Neurol 2012; 8:443–450.

2. Adogwa O, Parker SL, Bydon A, Cheng J, McGirt MJ. Comparative effectiveness of minimally invasive versus open transforaminal lumbar interbody fusion: 2-year assessment of narcotic use, return to work, disability, and quality of life. J Spinal Disord Techniq 2011; 24:479–484.

3. Bresnahan L, Ogden AT, Natarajan RN, Fessler RG. A biomechanical evaluation of graded posterior element removal for treatment of lumbar stenosis: comparison of a minimally invasive approach with two standard laminectomy techniques. Spine 2009; 34:17–23.

4. Khoo LT, Fessler RG. Microendoscopic decompressive laminotomy for the treatment of lumbar stenosis. Neurosurgery 2002; 51:S146–154.

5. O'Toole JE, Eichholz KM, Fessler RG. Surgical site infection rates after minimally invasive spinal surgery. J Neurosurg Spine 2009; 11:471–476.

6. Parker SL, Adogwa O, Bydon A, Cheng J, McGirt MJ. Cost-effectiveness of minimally invasive versus open transforaminal lumbar interbody fusion for degenerative spondylolisthesis associated low-back and leg pain over two years. World Neurosurg 2012; 78:178–184.

7. Arts MP, Brand R, van den Akker ME, Koes BW, Bartels RH, Peul WC. Tubular diskectomy vs conventional microdiskectomy for sciatica: a randomized controlled trial. JAMA 2009; 302:149–158.

8. Anand N, Baron EM, Khandehroo B, Kahwaty S. Long-term 2- to 5-year clinical and functional outcomes of minimally invasive surgery for adult scoliosis. Spine 2013; 38:1566–1575.

9. Dahdaleh NS, Smith ZA, Hitchon PW. Percutaneous pedicle screw fixation for thoracolumbar fractures. Neurosurg Clin North Am 2014; 25:337–346.

10. Ogden AT, Fessler RG. Minimally invasive resection of intramedullary ependymoma: case report. Neurosurgery 2009; 65:E1203–1204.

11. Tredway TL, Santiago P, Hrubes MR, Song JK, Christie SD, Fessler RG. Minimally invasive resection of intradural-extramedullary spinal neoplasms. Neurosurgery 2006; 58:ONS52–528.

12. Uribe JS, Dakwar E, Le TV, et al. Minimally invasive surgery treatment for thoracic spine tumor removal: a mini-open, lateral approach. Spine 2010; 35:S347–354.

13. Kim CW. Scientific basis of minimally invasive spine surgery: prevention of multifidus muscle injury during posterior lumbar surgery. Spine 2010; 35:S281–286.

14. Fan S, Hu Z, Zhao F, et al. Multifidus muscle changes and clinical effects of one-level posterior lumbar interbody fusion: minimally invasive procedure versus conventional open approach. Eur Spine J 2010; 19:316–324.

15. Bresnahan L, Fessler RG, Natarajan RN. Evaluation of change in muscle activity as a result of posterior lumbar spine surgery using a dynamic modeling system. Spine 2010; 35:E761–767.

16. Bresnahan LE, Smith JS, Ogden AT, et al. Assessment of Paraspinal Muscle Cross-Sectional Area Following Lumbar Decompression: Minimally Invasive versus Open Approaches. Clin Spine Surg 2017; 30:E162–168.

17. Bronsard N, Boli T, Challali M, et al. Comparison between percutaneous and traditional fixation of lumbar spine fracture: intraoperative radiation exposure levels and outcomes. Orthop Traumatol Surg Res 2013; 99:162–168.

18. Tabaraee E, Gibson AG, Karahalios DG, Potts EA, Mobasser JP, Burch S. Intraoperative cone beam-computed tomography with navigation (O-ARM) versus conventional fluoroscopy (C-ARM): a cadaveric study comparing accuracy, efficiency, and safety for spinal instrumentation. Spine 2013; 38:1953–1958.

19. Weinstein JN, Lurie JD, Tosteson TD, et al. Surgical vs nonoperative treatment for lumbar disk herniation: the Spine Patient Outcomes Research Trial (SPORT) observational cohort. JAMA 2006; 296:2451–2459.

20. Ambrossi GL, McGirt MJ, Sciubba DM, et al. Recurrent lumbar disc herniation after single-level lumbar discectomy: incidence and health care cost analysis. Neurosurgery 2009; 65:574–578.

21. Anderson PA, McCormick PC, Angevine PD. Randomized controlled trials of the treatment of lumbar disk herniation: 1983-2007. J Am Acad Orthop Surg 2008; 16:566–573.

22. Weinstein JN, Tosteson TD, Lurie JD, et al. Surgical vs nonoperative treatment for lumbar disk herniation: the Spine Patient Outcomes Research Trial (SPORT): a randomized trial. JAMA 2006; 296:2441–2450.

23. Arts MP, Peul WC, Brand R, Koes BW, Thomeer RT. Cost-effectiveness of microendoscopic discectomy versus conventional open discectomy in the treatment of lumbar disc herniation: a prospective randomised controlled trial [ISRCTN51857546]. BMC Musculoskelet Disord 2006; 7:42.

24. Freudenstein D, Duffner F, Bauer T. Novel retractor for endoscopic and microsurgical spinal interventions. Minm Invasive Neurosurg 2004; 47:190–195.

25. Harrington JF, French P. Open versus minimally invasive lumbar microdiscectomy: comparison of operative times, length of hospital stay, narcotic use and complications. Minm Invasive Neurosurg 2008; 51:30–35.

26. Kotil K, Tunckale T, Tatar Z, et al. Serum creatine phosphokinase activity and histological changes in the multifidus muscle: a prospective randomized controlled comparative study of discectomy with or without retraction. J Neurosurg Spine 2007; 6:121–125.

27. Dasenbrock HH, Juraschek SP, Schultz LR, et al. The efficacy of minimally invasive discectomy compared with open discectomy: a meta-analysis of prospective randomized controlled trials. J Neurosurg Spine 2012; 16:452–462.

28. Righesso O, Falavigna A, Avanzi O. Comparison of open discectomy with microendoscopic discectomy in lumbar disc herniations: results of a randomized controlled trial. Neurosurgery 2007; 61:545–549.

29. Ruetten S, Komp M, Merk H, Godolias G. Full-endoscopic interlaminar and transforaminal lumbar discectomy versus conventional microsurgical technique: a prospective, randomized, controlled study. Spine 2008; 33:931–9.

30. Ryang YM, Oertel MF, Mayfrank L, Gilsbach JM, Rohde V. Standard open microdiscectomy versus minimal access trocar microdiscectomy: results of a prospective randomized study. Neurosurgery 2008; 62:174–181.

31. Arts MP, Brand R, van den Akker ME, et al. Tubular diskectomy vs conventional microdiskectomy for the treatment of lumbar disk herniation: 2-year results of a double-blind randomized controlled trial. Neurosurgery 2011; 69:135–44.

32. Teli M, Lovi A, Brayda-Bruno M, et al. Higher risk of dural tears and recurrent herniation with lumbar micro-endoscopic

discectomy. Eur Spine J 2010; 19:443–450.

33. Huang TJ, Hsu RW, Li YY, Cheng CC. Less systemic cytokine response in patients following microendoscopic versus open lumbar discectomy. J Orthop Res 2005; 23:406–411.

34. Rasouli MR, Rahimi-Movaghar V, Shokraneh F, Moradi-Lakeh M, Chou R. Minimally invasive discectomy versus microdiscectomy/open discectomy for symptomatic lumbar disc herniation. Cochrane Database Sys Rev 2014; 9:CD010328.

35. Lee P, Liu JC, Fessler RG. Perioperative results following open and minimally invasive single-level lumbar discectomy. J Clin Neurosci 2011; 18:1667–1670.

36. Atlas SJ, Deyo RA, Keller RB, et al. The Maine Lumbar Spine Study, Part III. 1-year outcomes of surgical and nonsurgical management of lumbar spinal stenosis. Spine 1996; 21:1787–1794.

37. Weinstein JN, Tosteson TD, Lurie JD, et al. Surgical versus nonoperative treatment for lumbar spinal stenosis four-year results of the Spine Patient Outcomes Research Trial. Spine 2010; 35:1329–1338.

38. Guiot BH, Khoo LT, Fessler RG. A minimally invasive technique for decompression of the lumbar spine. Spine 2002; 27:432–438.

39. Palmer S, Turner R, Palmer R. Bilateral decompression of lumbar spinal stenosis involving a unilateral approach with microscope and tubular retractor system. J Neurosurg 2002; 97:213–217.

40. Mobbs RJ, Li J, Sivabalan P, Raley D, Rao PJ. Outcomes after decompressive laminectomy for lumbar spinal stenosis: comparison between minimally invasive unilateral laminectomy for bilateral decompression and open laminectomy: clinical article. J Neurosurg Spine 2014; 21:179-86.

41. Rahman M, Summers LE, Richter B, Mimran RI, Jacob RP. Comparison of techniques for decompressive lumbar laminectomy: the minimally invasive versus the "classic" open approach. Minm Invasive Neurosurg 2008; 51:100–105.

42. Asgarzadie F, Khoo LT. Minimally invasive operative management for lumbar spinal stenosis: overview of early and long-term outcomes. Orthop Clin North Am 2007; 38:387–99;.

43. Komp M, Hahn P, Merk H, Godolias G, Ruetten S. Bilateral operation of lumbar degenerative central spinal stenosis in full-endoscopic interlaminar technique with unilateral approach: prospective 2-year results of 74 patients. J Spinal Disord Tech 2011; 24:281–287.

44. Ang CL, Phak-Boon Tow B, Fook S, et al. Minimally invasive compared with open lumbar laminotomy: no functional benefits at 6 or 24 months after surgery. Spine J2015; 15:1705–1712.

45. Martin CR, Gruszczynski AT, Braunsfurth HA, et al. The surgical management of degenerative lumbar spondylolisthesis: a systematic review. Spine 2007; 32:1791–1798.

46. Bridwell KH, Sedgewick TA, O'Brien MF, Lenke LG, Baldus C. The role of fusion and instrumentation in the treatment of degenerative spondylolisthesis with spinal stenosis. J Spinal Disord 1993; 6:461–472.

47. Abumi K, Panjabi MM, Kramer KM, Duranceau J, Oxland T, Crisco JJ. Biomechanical evaluation of lumbar spinal stability after graded facetectomies. Spine 1990; 15:1142–1147.

48. Goel VK, Fromknecht SJ, Nishiyama K, Weinstein J, Liu YK. The role of lumbar spinal elements in flexion. Spine 1985; 10:516–523.

49. Hindle RJ, Pearcy MJ, Cross A. Mechanical function of the human lumbar interspinous and supraspinous ligaments. J Biomed Eng 1990; 12:340–344.

50. Hamasaki T, Tanaka N, Kim J, et al. Biomechanical assessment of minimally invasive decompression for lumbar spinal canal stenosis: a cadaver study. J Spinal Disord Tech 2009; 22:486–491.

51. Yagi M, Okada E, Ninomiya K, Kihara M. Postoperative outcome after modified unilateral-approach microendoscopic midline decompression for degenerative spinal stenosis. J Neurosurg Spine 2009; 10:293–299.

52. Park JH, Hyun SJ, Roh SW, Rhim SC. A comparison of unilateral laminectomy with bilateral decompression and fusion surgery in the treatment of grade I lumbar degenerative spondylolisthesis. Acta Neurochir (Wein) 2012; 154:1205–1212.

53. Sasai K, Umeda M, Maruyama T, Wakabayashi E, Iida H. Microsurgical bilateral decompression via a unilateral approach for lumbar spinal canal stenosis including degenerative spondylolisthesis. J Neurosurg Spine 2008; 9:554–559.

54. Pao JL, Chen WC, Chen PQ. Clinical outcomes of microendoscopic decompressive laminotomy for degenerative lumbar spinal stenosis. Eur Spine J 2009; 18:672–678.

55. Musluman AM, Cansever T, Yilmaz A, et al. Midterm outcome after a microsurgical unilateral approach for bilateral decompression of lumbar degenerative spondylolisthesis. J Neurosurg Spine 2012; 16:68–76.

56. Jansson KA, Blomqvist P, Granath F, Nemeth G. Spinal stenosis surgery in Sweden 1987-1999. Eur Spine J2003; 12:535–541.

57. Rosen DS, O'Toole JE, Eichholz KM, et al. Minimally invasive lumbar spinal decompression in the elderly: outcomes of 50 patients aged 75 years and older. Neurosurgery 2007; 60:503–509.

58. Yadla S, Malone J, Campbell PG, et al. Obesity and spine surgery: reassessment based on a prospective evaluation of perioperative complications in elective degenerative thoracolumbar procedures. Spine J2010; 10:581–587.

59. Tomasino A, Parikh K, Steinberger J, et al. Tubular microsurgery for lumbar discectomies and laminectomies in obese patients: operative results and outcome. Spine 2009; 34:E664–672.

60. Foley KT, Holly LT, Schwender JD. Minimally invasive lumbar fusion. Spine 2003; 28:S26–35.

61. Khoo LT, Palmer S, Laich DT, Fessler RG. Minimally invasive percutaneous posterior lumbar interbody fusion. Neurosurgery 2002; 51:S166–181.

62. Dhall SS, Wang MY, Mummaneni PV. Clinical and radiographic comparison of mini-open transforaminal lumbar interbody fusion with open transforaminal lumbar interbody fusion in 42 patients with long-term follow-up. J Neurosurg Spine 2008; 9:560–565.

63. Archavlis E, Carvi y Nievas M. Comparison of minimally invasive fusion and instrumentation versus open surgery for severe stenotic spondylolisthesis with high-grade facet joint osteoarthritis. Eur Spine J 2013; 22:1731–1740.

64. Goldstein CL, Macwan K, Sundararajan K, Rampersaud YR. Comparative outcomes of minimally invasive surgery for posterior lumbar fusion: a systematic review. Clin Orthop Relat Res 2014; 472:1727–1737.

65. Tian NF, Wu YS, Zhang XL, Xu HZ, Chi YL, Mao FM. Minimally invasive versus open transforaminal lumbar interbody fusion: a meta-analysis based on the current evidence. Eur Spine J 2013; 22:1741–1749.

66. Parker SL, Lerner J, McGirt MJ. Effect of minimally invasive technique on return to work and narcotic use following transforaminal lumbar inter-body fusion: a review. Prof Case Manag 2012; 17:229–235.

67. Parker SL, Adogwa O, Witham TF, Aaronson OS, Cheng J,

McGirt MJ. Post-operative infection after minimally invasive versus open transforaminal lumbar interbody fusion (TLIF): literature review and cost analysis. Minm Invasive Neurosurg 2011; 54:33–37.

68. McGirt MJ, Parker SL, Lerner J, et al. Comparative analysis of perioperative surgical site infection after minimally invasive versus open posterior/transforaminal lumbar interbody fusion: analysis of hospital billing and discharge data from 5170 patients. J Neurosurg Spine 2011; 14:771–778.

69. Terman SW, Yee TJ, Lau D, et al. Minimally invasive versus open transforaminal lumbar interbody fusion: comparison of clinical outcomes among obese patients. J Neurosurg Spine 2014; 20:644–652.

70. Carreon LY, Puno RM, Dimar JR 2nd, Glassman SD, Johnson JR. Perioperative complications of posterior lumbar decompression and arthrodesis in older adults. J Bone Joint Surg Am 2003; 85A:2089–2092.

71. Rosen DS, Ferguson SD, Ogden AT, Huo D, Fessler RG. Obesity and self-reported outcome after minimally invasive lumbar spinal fusion surgery. Neurosurgery 2008; 63:956–960.

72. Habib A, Smith ZA, Lawton CD, Fessler RG. Minimally invasive transforaminal lumbar interbody fusion: a perspective on current evidence and clinical knowledge. Minm Invasive Surg 2012; 2012:657342.

73. Lee DY, Jung TG, Lee SH. Single-level instrumented mini-open transforaminal lumbar interbody fusion in elderly patients. J Neurosurg Spine 2008; 9:137–144.

74. Schwab F, Lafage V, Patel A, Farcy JP. Sagittal plane considerations and the pelvis in the adult patient. Spine 2009; 34:1828–1833.

75. Acosta FL, Jr., McClendon J, Jr., O'Shaughnessy BA, et al. Morbidity and mortality after spinal deformity surgery in patients 75 years and older: complications and predictive factors. J Neurosurg Spine 2011; 15:667–674.

76. Anand N, Baron EM, Thaiyananthan G, Khalsa K, Goldstein TB. Minimally invasive multilevel percutaneous correction and fusion for adult lumbar degenerative scoliosis: a technique and feasibility study. J Spinal Disord Tech 2008; 21:459–467.

77. Isaacs RE, Hyde J, Goodrich JA, Rodgers WB, Phillips FM. A prospective, nonrandomized, multicenter evaluation of extreme lateral interbody fusion for the treatment of adult degenerative scoliosis: perioperative outcomes and complications. Spine 2010; 35:S322–330.

78. Uribe JS, Deukmedjian AR, Mummaneni PV, et al. Complications in adult spinal deformity surgery: an analysis of minimally invasive, hybrid, and open surgical techniques. Neurosurg Focus 2014; 36:E15.

79. Acosta FL, Liu J, Slimack N, et al. Changes in coronal and sagittal plane alignment following minimally invasive direct lateral interbody fusion for the treatment of degenerative lumbar disease in adults: a radiographic study. J Neurosurg Spine 2011; 15:92–96.

80. Anand N, Rosemann R, Khalsa B, Baron EM. Mid-term to long-term clinical and functional outcomes of minimally invasive correction and fusion for adults with scoliosis. Neurosurg Focus 2010; 28:E6.

81. Dakwar E, Cardona RF, Smith DA, Uribe JS. Early outcomes and safety of the minimally invasive, lateral retroperitoneal transpsoas approach for adult degenerative scoliosis. Neurosurg Focus 2010; 28:E8.

82. Scheufler KM, Cyron D, Dohmen H, Eckardt A. Less invasive surgical correction of adult degenerative scoliosis, part I: technique and radiographic results. Neurosurgery 2010; 67:696–710.

83. Wang MY, Mummaneni PV. Minimally invasive surgery for thoracolumbar spinal deformity: initial clinical experience with clinical and radiographic outcomes. Neurosurg Focus 2010; 28:E9.

84. Haque RM, Mundis GM, Jr., Ahmed Y, et al. Comparison of radiographic results after minimally invasive, hybrid, and open surgery for adult spinal deformity: a multicenter study of 184 patients. Neurosurg Focus 2014; 36:E13.

85. Caputo AM, Michael KW, Chapman TM, Jr., et al. Clinical outcomes of extreme lateral interbody fusion in the treatment of adult degenerative scoliosis. ScientificWorldJournal 2012; 2012:680643.

86. Tormenti MJ, Maserati MB, Bonfield CM, Okonkwo DO, Kanter AS. Complications and radiographic correction in adult scoliosis following combined transpsoas extreme lateral interbody fusion and posterior pedicle screw instrumentation. Neurosurg Focus 2010; 28:E7.

87. Wang MY, Mummaneni PV, Fu KM, et al. Less invasive surgery for treating adult spinal deformities: ceiling effects for deformity correction with 3 different techniques. Neurosurg Focus 2014; 36:E12.

88. Deukmedjian AR, Dakwar E, Ahmadian A, Smith DA, Uribe JS. Early outcomes of minimally invasive anterior longitudinal ligament release for correction of sagittal imbalance in patients with adult spinal deformity. ScientificWorldJournal 2012; 2012:789698.

89. Wang MY, Madhavan K. Mini-open pedicle subtraction osteotomy: surgical technique. World Neurosurg 2014; 81:843 e11–14.

90. Wang MY. Improvement of sagittal balance and lumbar lordosis following less invasive adult spinal deformity surgery with expandable cages and percutaneous instrumentation. J Neurosurg Spine 2013; 18:4–12.

(孙佩宇 译，丁华 校)

第19章

内镜辅助下与开放后路经椎间孔腰椎椎体间融合术

Endoscopically-assisted and open posterior transforaminal lumbar interbody fusion

Alvaro Dowling, Kai-Uwe Lewandrowski

引　言

腰椎减压与固定融合术的临床引入已有70余年，并已成为症状性脊柱不稳定、腰椎管狭窄症、腰椎滑脱和退行性脊柱侧弯的有效治疗方式。随着时代发展，该术式的适应证不断扩大，现已用于复发性腰椎间盘突出症、创伤和退变性椎间盘疾病的治疗。对于有证据表明的腰椎畸形或不稳的患者，仅仅应用椎板切除翻修手术时，其症状可能加重。这类患者行后路减压步骤后常常需要行腰椎固定融合[1]。

1982年，Harms 和 Rolinger 提出了经椎间孔腰椎椎体间融合术(TLIF)，通过后外侧入路到达椎间盘[2]，减少了对硬膜囊和神经根的牵拉干扰。此外，TLIF可以仅通过单侧入路完成手术，对侧椎板表面的结构和关节突关节得以保留。

Foley 等是率先阐述这项新技术的领军人物之一[3]，其在透视引导下将管状牵开器逐级插入肌肉扩张入路，因此减少了肌肉和软组织的医源性损伤。随后，在术中对中线处进行减压时，TLIF的应用可以避免造成硬膜囊瘢痕组织形成，从而减少了在翻修手术中遇到硬膜囊瘢痕的风险。根据文献报道，微创经椎间孔腰椎椎间融合术（MIS-TLIF）可以减少术中出血，减少术后镇痛的需求，加快术后早期活动，并减少住院时长。作为一种受欢迎的治疗方式，MIS-TLIF 现已广泛应用于退行性腰椎疾病的治疗。

Morgenstern 于 2000 年提出了一种椎间融合器，通过椎间孔入路置入一种子弹型可扩张融合器[4]。这种融合器随后被中止使用，且未再得到美国FDA的批准。作者对该融合器持正面态度，然而，良好的临床预后更多取决于在椎间融合器的前方增加植骨量，从而获得更好的节段稳定性，减少椎间融合器的移动。

这种圆柱形的椎间融合器表面具有大量尖齿，可以通过内螺纹机制缩短椎间融合器，并呈放射状扩张，具有多种优势。最重要的是，此融合器可以通过很小的固定通道置入，减少完整切除关节突关节的需要，减少手术时间和术中出血。此外，在内镜辅助下置入椎间融合器时，处理椎间隙和终板时的视野将极大提高。

本章将阐述内镜辅助下 TLIF 与开放 TLIF 的优缺点，作者也将结合自身临床经验进一步讨论该技术的临床证据。

解　剖

在计划内镜手术时，掌握腰椎的正常解剖及变异十分重要。Kambin 三角是一个重要的解剖标志，其常见解剖变异见表 19.1。

表 19.1　Kambin 三角的解剖变异

解剖变异	考虑
高髂嵴	与 L5-S1 椎间盘的角度一起考虑
关节突关节	关节突螺钉的角度，MRI/TAC 的轴位
椎弓根变异	椎弓根螺钉的角度，MRI/TAC 的轴位
L5-S1 椎间盘的倾斜度（图 19.2）	水平或倾斜

第五腰椎的解剖变异对于腰椎的活动范围的影响具有重要的临床意义。因此，该椎体的解剖变异不仅会影响腰椎的活动范围，同时也是引起下腰痛的一项重要因素[5]。

第六腰椎（移行椎）的存在表明其可能较正常脊柱薄弱，在这种情况下，肌肉的柔韧性不足以保持腰椎的前凸形态，维持负重。当肌肉的平衡发生改变时，生理曲线增加了韧带所受的张力，更容易造成腰椎不稳。

腰神经呈节段性排列，其解剖变异对于腰椎椎间融合技术来说很重要。联合神经根是一种常见的解剖变异，通常于常规性矢状或轴位磁共振（MRI）扫描时被意外发现。有些患者甚至直到术中才发现联合神经根的存在。在这种情况下，两个神经根共同出现在同一水平节段，并可以寻找到其共同的来源。

对于只有 4 节腰椎的患者，他们的症状并不典型，临床相关性较低。相比之下，作为最末一节的功能运动节段，第四腰椎和骶化的第五腰椎之间通常具有正常的活动范围[6]。

一般来说，在高髂嵴的患者中，直接通过外侧入路到达 L5-S1 水平是很困难的，因此可以使用其他入路来完成手术，如经髂骨入路或椎旁后斜位经椎间孔入路。后者常用于内镜辅助下"由外到内"的椎间孔成形减压术和显微椎间盘切除术。在透视及内镜辅助下，可以使用一种新型内镜工作套管，从而在直视下严格地对 L5 出口根行椎间孔成形。此外，高髂嵴很少会阻挡 L4-L5 节段的外侧入路，可以通过类似的技术来完成椎间融合[7]。

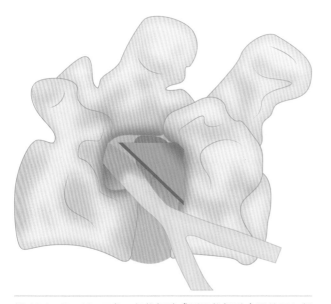

图 19.1　Kambin 三角。行椎间孔成形及椎间融合器的置入须掌握 Kambin 三角的解剖。神经根的松解可以在此安全区域内完成。

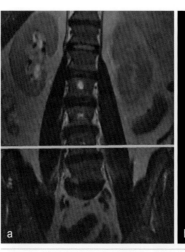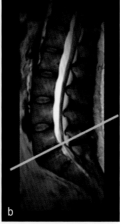

图 19.2　a.MRI 的冠状面扫描，显示了高髂嵴和椎间盘的倾斜度；b. 术前 MRI 的矢状面扫描，通过骨盆的倾斜和骶骨的倾角来计划到达 L5-S1 椎间盘的角度。

手术技巧

▲

作为作者偏好的一项手术技术，内镜技术常于置入椎间融合器之前使用。其在椎间孔的可视化、经椎间孔椎间盘切除和椎间孔成形的过程中起到了至关重要的作用。作者认为，作为一项重要技术，内镜技术可以更好地在直视下松解出口根和行走根，尤其是处理联合神经根或分叉神经（神经走行至椎间孔时发出分支并覆盖于椎间盘之上）时。同时，应使用标准的手术无菌技术来保护患者。

术中透视可用于定位脊柱的节段。拍摄前后位和侧位的 X 线片来确定导针的最佳位置，并通过一个 1.5 cm 的切口放入扩张器。随后放置 7 mm 工作套筒，以创造足够的空间放入 20° 内镜，无需剥离肌肉。在此节段进行椎间孔成形术，松解出口根，充分减压，以便将融合器置入椎间隙。正如上文所述，在操作过程中，患者处于清醒状态下，可以感受到任何对神经根的激惹，并及时进行交流。椎间孔成形应用的是"从外到内"技术，从小关节突开始减压，朝向关节突峡部，最后止于下位椎弓根。这种内镜下减压技术成形范围广，极大改善了显露椎间盘的入路。现在内镜和椎间融合的器械可以在轴位和矢状位平面上广泛移动（图 19.3 和图 19.4）。

椎间孔成形结束以及神经根减压松解完成后，用抓钳摘除残余的椎间盘碎片，并用 4 mm 磨钻处理终板。随后使用双极射频操作，抗生素盐水冲洗术区，并使用内镜再次探查。在椎间隙的前部和两侧部位植入同种异体骨松质，将椎间融合器填满同种异体骨并放入预留的空间。在透视下通过置入椎间隙的导丝将椎间融合器置入正确位置，并拍摄前后位和侧位影像检查融合器的位置是否位于中线。

置入椎间融合器后，可视化下仔细清理椎间孔，确认该区域无残留的植骨块，并再次确认融合器的位置。

术前根据 CT 和 MRI 制定手术计划，确定有临床症状的椎间孔区或中央区狭窄的精准病变部位，确定最佳手术入路。这种标准化的术前计划可以显著减少手术时间。不同手术技术的总结详见表 19.2。

椎板切除减压

在作者的经验中，对于脊柱不稳、严重中央管狭窄的患者，后路椎板切除减压术可以显著改善临床症状，且更加可靠。有些时候，仅仅置入椎间融合器虽然可以通过牵张黄韧带来增加椎间孔和侧隐窝的容积，然而术中难以对其进行评估，且在并发椎间融合器下沉的患者中，可能预后欠佳。因此，从远期效果来看，联合椎板切除减压术可以带来更可

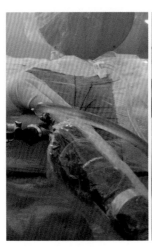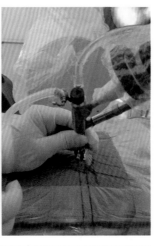

图 19.3　内镜在轴位上的活动。画线代表了内镜在轴位上活动的起止范围。

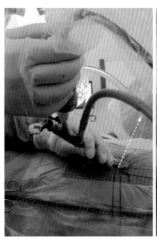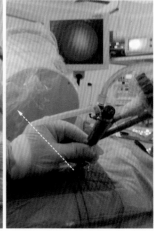

图 19.4　内镜在矢状位上的活动。画线代表内镜在矢状位上活动的起止范围。

表 19.2　不同 TLIF 技术的比较

手术步骤	开放 TLIF	内镜辅助下 TLIF
每个节段的切口	8~12 cm，位于中线处	经椎间孔入路 1.5 cm 后方减压 1.5 cm
组织损伤	肌肉剥离，脂肪变性	无肌肉剥离
工作套管（需先行关节突部分切除）	—	直到 13 cm 工作套管，逐级扩张导管
关节突关节	切除	保留（切除不超过 50%）
后柱	同棘间韧带部分或全部切除	保留棘突和棘间韧带
稳定性	失去关节突关节的稳定	保留关节突关节
椎间盘的处理	透视下，非直视下	透视下及内镜直视下
椎间融合器的置入	切除单侧关节突关节	后外侧经椎间孔置入（需先行椎间孔成形）
可视化，牵开器	直视、放大镜、显微镜，中线处的双侧牵开器	高清视频内镜，单侧逐级扩张套管（用于后方和椎间孔减压）
麻醉	全麻	清醒状态下，局麻
电凝	传统双极电凝	激光或射频双极电凝
骨质切除	磨钻，2 mm Kerrison 咬骨钳	磨钻，2 mm Kerrison 咬骨钳不超过 2 cm
出血	可能大量出血，需自体血回输	少量出血，无法计量

靠的预后。

在中央椎管狭窄的病例中，术中置入逐级扩张套管和管状牵开器至 13 mm，并先从中间部位开始减压。此时可考虑置入下文提到的椎弓根螺钉，获得椎弓根之间的适当活动性，并辅助减压。此外，管状牵开器可以从上方直接越过中线，到达对侧神经根，避免在对侧另取切口。

对于一些并不严重的中央型椎管狭窄的患者，其出口根和行走根有时与硬膜粘连，且借椎间孔韧带与椎间盘或关节突关节黏附，此时"由外到内"入路的椎间孔成形术可以完成减压并松解粘连的神经根。在置入椎间融合器之前，椎间盘应完整显露，使任何解剖变异均处于直视状态下，并准备好置入的位点和椎间隙的处理。

椎间隙的处理

在准备显露椎间隙之前，需使用 1% 利多卡因

局部麻醉，皮肤、工作通道所通过的肌肉及关节突关节复合体均需进行麻醉。一般来说，10 ml 的剂量足以达到麻醉效果。笔者倾向于常规行椎间盘造影，使椎间盘突出的部位、纤维环撕裂的部位及突出的碎片变得可视化。处于监护麻醉管理的静脉麻醉和局部麻醉的患者，可通过记录开放压力和充盈度的方式，对病变腰椎节段进行椎间盘压力测量。

通过标准的扩张系统，置入 7 mm 的工作套管，行椎间孔成形，并松解出口根和行走根。尤其要注意的是，出口根应彻底松解，以保持其良好活动性，从而减少术后神经失用和激惹背根神经节的风险。

在高分辨率内镜的可视化下，使用动力磨钻系统来完成椎间孔扩大成形，并为置入椎间融合器做准备。磨钻也可用于处理终板和为横突间植骨融合开槽。

对于处于麻醉监护管理下的意识清醒的患者，应该检查其神经根的活动性，确保在牵拉神经根时，不会引起疼痛。由于置入椎间融合器的过程中，需要牵拉部分神经根。因此，该操作可确保术后神经根的安全。

椎间融合器

术前计划的目的是为了确保椎间融合器能够置入椎间隙，并与后方的纤维环呈 45°角，以获得最佳的稳定性。一旦椎间孔扩大完成，就需要开始处理椎间盘，为置入椎间融合器和植骨块创造空间。

使用 7 mm 钻头、铰刀和刮刀进一步处理终板。将咬骨钳向上位终板和下位终板倾斜，摘除残余的椎间盘组织。最后用抗生素溶液冲洗操作区域。

作者倾向于在椎间融合器中填满同种异体骨松质和浓缩骨髓的混合物。椎间隙也用相同材料填满，其中于椎间融合器的前方填充 4~7 ml。临床经验表明，此手术技巧可以提高重建运动节段的生物力学稳定性，降低融合器下沉的发生率。

置入椎间融合器后，行正侧位术中透视，并通过钽标记线评估并确定融合器的最终位置。如果使用了可扩张型椎间融合器，只要椎间融合器处于椎体间合适的位置上，椎间隙的高度就会增加。这个过程可以对神经根起到间接减压的作用。

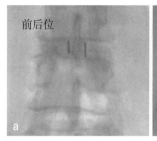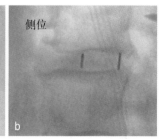

图 19.5　X 线片上椎间融合器的位置。在前后位（a）和侧位（b）的影响上检查并纠正椎间融合器的位置。

椎弓根螺钉

术前通过手术节段的 CT 或 MRI 的轴位片来确定椎弓根螺钉置入的方向及深度。为了避免损伤神经根或硬膜囊，应慎重考虑钉道在内外方向及头尾方向上的选择（图 19.6 和图 19.7）。

微创椎弓根钉棒系统的置入可以在术中透视下完成，通常会在此区域内行额外的横突间植骨。这里同样推荐使用富含骨髓的同种异体骨混合物。

关节突螺钉

通过 CT 或 MRI 对关节突螺钉的置入进行计划，以确定关节突关节的方位和预计穿过关节突关节和椎弓根的钉道。

此外，患者的骨质条件必须良好，重度骨质疏松、重度关节突关节畸形及椎弓峡部裂应视为禁忌。

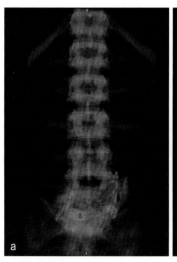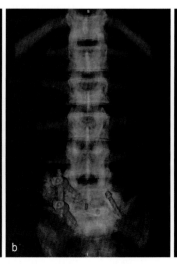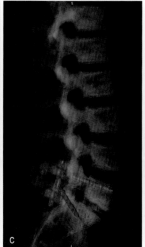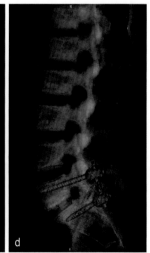

图 19.6　在正位（a、b）和侧位（c、d）上观察 L5-S1 节段通过椎弓根螺钉、关节突螺钉和椎间融合器进行 360°的腰椎融合。

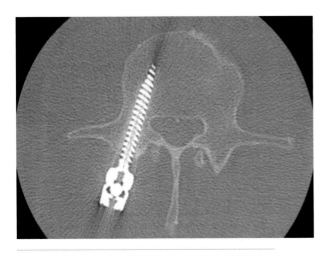

图 19.7　在 CT 扫描的轴位横断面上观察椎弓根螺钉。

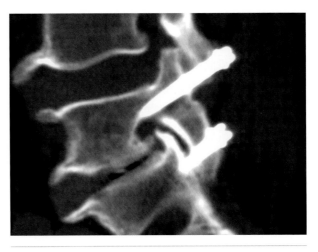

图 19.9　CT 的矢状位扫描上显示了同侧 L4–L5 节段的关节突螺钉及对侧 L5–S1 节段的椎弓根螺钉。

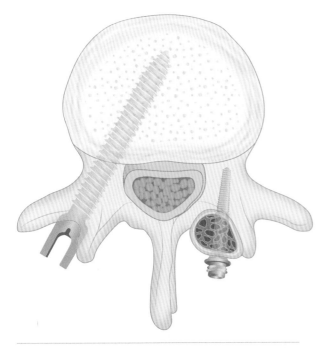

图 19.8　图像左侧为椎弓根螺钉，图像右侧为关节突螺钉。

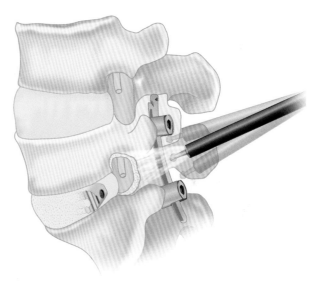

图 19.10　手术技巧总结：腰椎侧位像。通过摘除间盘组织、清理上、下终板来处理 L5–S1 椎间盘。内镜下行椎间孔成形，扩大椎间孔，使椎间融合器可以进入 L5–S1 节段。左侧 L5 及 S1 椎弓根置入 2 枚椎弓根螺钉，并通过连棒连接。

关于关节突关节螺钉系统，作者倾向于在合并复杂内科疾病的患者中使用，因其可以减少手术时间。此外，应用关节突螺钉可减少术后疼痛。在行 TLIF 手术时，手术操作的对侧常置入关节突螺钉或关节突椎弓根螺钉。这种 360° 的融合不需要另取对侧切口和入路，同时其减少了对肌肉的损伤，减少了置入椎弓根螺钉本身所带来的风险。与该手术技术相关的步骤详见图 19.10。

开放与内镜辅助下 TLIF 的适应证与禁忌证

适应证

　　内镜辅助下 TLIF 与开放 TLIF 的外科适应证的详细比较，更多取决于术者的经验和这些手术的舒适程度。建议初学者在开始尝试做内镜辅助下 TLIF 之前，先从一些简单的微创手术做起，比如 L4—L5 椎间盘切除术或椎间孔减压术。术者需积累丰富的开放手术经验，方可尝试内镜手术。

内镜辅助下 TLIF 最相关的适应证之一是治疗腰椎滑脱引起的机械性下腰痛和神经根痛。Ⅰ度或Ⅱ度的滑脱适用于该技术，严重滑脱的患者对手术技术要求较高，对于大多数外科医生来说，选择开放手术更为适宜。

对于双侧神经根病变的患者，植骨后椎间孔的高度即可恢复，达到对侧减压的目的。对于严重的对侧侧隐窝狭窄的患者，需于对侧另取切口并通过管状牵开器行微创手术来完成减压。

该手术也很适用于治疗复发性腰椎间盘突出症的患者。伴或不伴有下腰痛的多次复发的腰椎间盘突出症患者均可用该手术作为根治性治疗。该技术也适用于翻修手术，因为除了经椎间孔的入路比原切口更

加靠外，还可以避免遇到瘢痕组织。

其他的适应证包括退变性椎间盘疾病引起的严重的椎间盘源性下腰痛、椎板切除术后不稳、脊柱外伤，以及假关节形成。

禁忌证

若椎间孔内存在联合神经根，通常很难经椎间孔置入椎间融合器。因此术前应仔细评估 MRI 资料，因为术中尝试牵拉联合神经根通常会造成不可接受的神经损伤风险。若术中发现联合神经根的存在，通常考虑行对侧 TLIF。

不建议对超过 2 个节段的患者行内镜辅助下 TLIF。高髂嵴和处于水平位的 L5—S1 椎间盘的病例也视为相对禁忌证，建议对此类患者行传统 MIS-TLIF。

内镜辅助下或开放 TLIF 的适应证与禁忌证详见表 19.3。

表 19.3　开放 TLIF 与内镜辅助下 TLIF 适应证和禁忌证的总结

	适应证	禁忌证
内镜辅助下 TLIF	退变性椎间盘疾病 椎弓峡部裂（保守治疗 6 个月无效） 腰椎滑脱（保守治疗 3 个月无效） 影像学及临床表现证明腰椎不稳 复发性椎间盘突出（Ⅲ期）	4 个节段或更多节段的椎管狭窄 脊髓栓系综合征 先天性畸形 重度骨质疏松（相对禁忌）
开放 TLIF	具有不稳及腰痛的椎间盘突出 椎间孔区的椎间盘突出，需行椎间孔扩大术治疗 突出的椎间盘需行双侧关节突关节切除以完成减压 与腰痛相关的复发性椎间盘突出 保守治疗无效 影像学及临床表现证明腰椎不稳	脊髓栓系综合征 先天性畸形 联合神经根 重度骨质疏松

腰椎椎体间融合术的相对禁忌证与开放腰椎融合手术类似。正因如此，对于手术治疗，患者的心理因素应考虑在内。如抑郁症、疑病症、癔症、敌对与焦虑等负面的预后因素都应考虑在内。此外，在获得工伤补助的患者中，有些患者手术效果并不理想，这种二次获益因素也应考虑在内[8]。

临床经验

▲

作者的研究收集了 2010—2013 年行 TLIF 的病例，共 50 例。术前通过 Oswestry 障碍指数（ODI）对患者的功能进行评估，并通过视觉模拟量表（VAS）

对臀部、腿部及足部的疼痛评分。术后1个月、3个月、1年、2年时对患者随访，并由一位未参与此临床治疗的门诊医生收集病例数据，随后由一位有资质的统计人员分析数据。

病例结果分析

50例患者中的26例达到了2年的术后随访，并使用内镜辅助来完成手术。所有患者术前均签署知情同意书。4例患者因未获得连续随访被排除。分析剩余22例患者(86.62%)的临床结果。其中11例男性，11例女性，年龄中位数为50岁。

统计的变量包括疼痛强度、日常生活活动、抬举重物、走路、坐位、站立、睡觉、性生活、社会活动和旅游。所有的测量均用0~5分表示，0分为没有疼痛或无功能障碍，5分为严重的疼痛或功能障碍。在此纵向队列研究中，没有重复实验，也没有对照组。

多元方差分析采用Wilks' lambda、Pillai's trace、Hotelling trace与Roy's largest root检验；多重比较采用邦费罗尼校正法校正；重复测量方差分析采用球形检验；采用Greenhouse–Geisser和Huynh–Feldt法校正自由度，由此产生的F检验会减少I类误差。校正后仅仅改变自由度，实际F检验并不会改变[9]。

结果

观察并比较各组的统计学差异性。术前与术后1年的ODI评分具有显著差异性，患者在这一年的时间里改善率为94.25%（图19.11）。

比较腰部与臀部的VAS评分，术后改善率为86.36%。腿部VAS的平均改善率为95.65%。功能上的临床疗效采用Macnab标准评定疗效，详见图19.12。

内镜辅助下TLIF的结果显示，ODI评分术前为50.9分，术后6周降至25.7分，术后6个月为16.3分，术后1年为17.9分。

并发症

将作者研究的内镜下辅助TLIF的并发症，与MIS–TLIF和开放TLIF的并发症进行比较分析，其结果详见表19.4。1例患者出现了神经系统并发症，表现为L5神经失用和足下垂。其功能于术后3个月恢复，预后良好。另一患者由于内固定松动，因此将关节突关节螺钉改为非节段性的椎弓根螺钉固定。此外还有一例患者，术后CT扫描显示其椎弓根螺钉位置过于偏内，但并无明显症状。在术后24小时内对其进行了翻修手术，修正椎弓根螺钉的位置。1例患者发生硬膜撕裂，予以胶原蛋白补片（胶原基质）修复，于24小时后出院，并告知回家后卧床5天，注意观察。其恢复良好，无并发头痛及脑脊液漏。

一些并发症患者需行翻修手术处理。翻修手术中可以使用微创椎弓根螺钉器械，通过撑开叶片和管

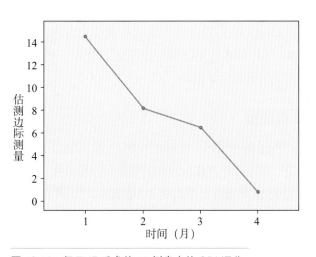

图19.11 行TLIF手术的50例患者的ODI评分。

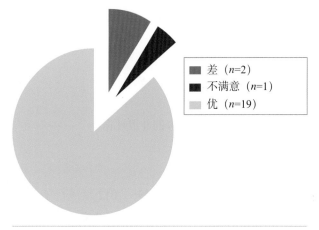

图19.12 对2010—2013年行TLIF手术的患者通过Macnab标准评价疗效。

差 (n=2)
不满意 (n=1)
优 (n=19)

表 19.4　相关报道的 MIS-TLIF 与开放 TLIF 的并发症发生率与作者的内镜辅助下 TLIF 并发症发生率的比较

并发症	MIS-TLIF*	开放 TLIF*	内镜辅助下 TLIF（作者目前的数据）
感染	6.9%	23.5%	0%
尿路感染	3.4%	11.8%	0%
神经功能损伤	20.7%	11.8%	4.5%
螺钉 / 融合器并发症	44.8%	11.8%	9%
脑脊液漏	10.3%	5.9%	0%
输血	3.4%	11.8%	0%
其他	10.5%	23.4%	0%

注：*Habib A，Smith ZA，Lawton CD，Fessler RG. Minimally invasive transforaminal lumbar interbody fusion：a perspective on current evidence and clinical knowledge. Minim Invasive Surg 2012（online/no.657342）

状牵开器完成经皮重置椎弓根螺钉。然而，重置撑开叶片，并将工具送至椎弓根螺钉处这一操作可能有些难度，需要一定时间的练习。

在重置椎弓根螺钉的过程中，可在内镜下通过逐级扩张管道到达工作区域，从而在直视下将工具置入椎弓根螺钉。重新调整椎弓根钉棒系统会显著增加手术时长，即便对一个经验丰富的外科医生来说也是如此。

开放 TLIF 与 MIS-TLIF 临床预后的比较

Ⅰ 级证据

目前尚无针对该内容的 Ⅰ 级证据。

Ⅱ 级证据

目前尚无针对该内容的 Ⅱ 级证据。

Ⅲ 级证据

Sulaiman 和 Singh 于 2009—2012 年进行了一项研究，将 66 例患者纳入研究并分成两组，比较开放 TLIF 与 MIS-TLIF。开放组与 MIS 组的平均年龄分别为 56 岁、61 岁。所有患者均具有下腰痛与腿痛，

影像学发现均为 Ⅰ~Ⅱ 度滑脱。两组患者术后的 ODI 与 VAS 评分均有显著改善[10]。

开放组的平均 ODI 评分从术前的 57.8 分改善至术后 6 周的 37.9 分、术后 6 个月的 41.2 分及术后 1 年的 46.1 分；MIS 组的平均 ODI 评分从术前的 53.7 分改善至术后 6 周的 30.8 分、术后 6 个月的 26.4 分和术后 1 年的 26.4 分。两组的功能恢复方面无明显差异（$P=0.46$）。但开放组的医疗成本要比 MIS 组显著更高（$P=0.000\ 2$）。

Peng 等的一项前瞻性对照研究显示，开放 TLIF 和 MIS-TLIF 在术后 2 年的临床症状改善并无明显差异性[11]。Dhall 等的对照研究也得出了类似的结果[12]。

Cheng 等于 2013 年发表的一项研究表明，尽管 MIS-TLIF 的术后 VAS 评分较开放 TLIF 有一些改善，但并无显著统计学差异[13]。

Ⅳ 级证据

Park 等于 2014 年对 124 例患者实施了 MIS-TLIF，用于治疗腰椎滑脱和其他退行性腰椎疾病。其中对 85 例患者进行了为期 5 年的随访[14]。平均 ODI 评分从术前 60 分改善至术后 24 分，其中 83 例中的 79 例（95%）改善大于 10 分。在这 5 年中，83 例中的 67 例（81%）影像学显示腰椎已融合，包括 72 例单节段手术中的 64 例（89%）。124 例中的 11 例（9%）

出现围术期并发症，8 例（6.5%）于原节段再次手术，7 例（5.6%）于邻近节段再次手术。

讨　论

在开放 TLIF 中，为了显露椎弓根并完整切除关节突关节，椎旁肌群结构会因剥离及牵拉而严重破坏，从而增加术后疼痛，并延长康复时间。此外，其对邻椎运动节段的生物力学功能也会产生负面影响。

MIS-TLIF 可以减少对椎旁肌结构的损伤，加快术后康复，缩短住院时间并减少感染的风险。其切口更小，出血更少 [6, 15, 16]。MIS-TLIF 与开放 TLIF 相比，围术期、术后及患者服务花费更少。应用这些新技术后，患者经常不到 24 小时便可出院。相比之下，一篇研究报道传统的开放 TLIF 的平均住院日为（9.3 ± 2.6）天 [4]。

与监护麻醉管理相比，全静脉内诱导的全身麻醉或联合少量气体麻醉的全身麻醉更具优势，包括减少术后恶心和更快的唤醒。然而，局麻清醒状态下的监护麻醉管理可以在术中与患者更好的交流。预防神经损伤极为重要，术中快速的唤醒试验较术中依赖持续 EMG 监测或感觉运动的诱发电位更为有效，尤其是对初学者而言。作者认为全麻下行内镜辅助 MIS-TLIF 较为危险。然而，每个外科医生均应根据患者和麻醉团队的自身标准和指南来讨论并选择适合的麻醉方式。

根据笔者的经验，内镜辅助下手术最适用于 L5/S1 节段，其可以减少组织损伤，在直视下提高神经根松解的效果。后方减压常通过逐级套管置入的管状牵开器完成。

到目前为止，作者已完成 50 余例 MIS-TLIF，通过这些经验，作者推荐在处理 L4-L5 和 L5-S1 节段的过程中使用内镜技术，得以在直视下完成对神经根的松解和减压。

通过 Kambin 三角显露椎间盘，切除间盘、处理终板并置入椎体融合器。这是一项新颖的技术，因为其可以直接到达椎间隙，且减少术后瘢痕，尤其是在神经组织周围和侧隐窝区域。

作者认为，在椎间孔扩大成形，并将 L5 神经根从粘连的椎间孔韧带和椎间静脉丛松解开来的时候，神经根的直视化是显露椎间隙并置入融合器的重要环节。该节段显露较为困难，在椎间孔成形时，进行神经根的暴露和松解可以降低神经根损伤的风险。在椎间盘切除和终板处理的过程中，内镜辅助下 TLIF 可以使神经组织和终板处于直视状态下。与传统 TLIF 等非可视化的操作相比，其具有明显优势。

在 L5-S1 节段，由于增生肥大的关节突、横突和骶骨翼等存在，Kambin 三角常常变小甚至消失，入点变得十分狭窄，因此在此节段常规行椎间孔成形非常重要。在使用"由外到内"技术进入椎间孔时，移行椎的解剖变异也会增加手术难度。刺激背根神经节常常引起术后神经失用症、神经损伤和神经痛，行椎间孔成形可以很大程度上减少这些风险。

此外，椎间孔成形可以使终板更容易得到处理，从而得到更好的椎体融合。作者建议在行椎体融合术时，除了使用椎间融合器外，也应使用额外的植骨，如同种异体骨等，于融合器的前方和侧方植骨。后方单侧关节突螺钉固定可以减少手术时间和术后疼痛。

在操作 L5-S1 或 L4-L5 节段时，评估髂嵴的形态尤为重要。尤其是 L4-L5 节段，高髂嵴会影响手术的操作。在侧位 X 线片上，如果髂骨翼的投影高于 L4-L5 椎间盘平面，术者应慎重考虑行椎间孔入路的可行性。同样对于骨盆后倾的患者，L5-S1 椎间盘接近水平面，也应慎重考虑行椎间孔入路的可行性。此时传统 TLIF 入路更适合这些患者。而当选择行内镜辅助下 TLIF 时，应考虑到学习曲线的影响。

作者吸取了很多传统 TLIF 的经验，再结合更小的切口、更少的术后疼痛、更少的出血和麻醉监护管理，患者可以在 24 小时之内出院。早期出院和活动可以降低深静脉血栓形成和其他并发症的风险 [16-19]，尤其对于老年患者来说更为重要。

一篇文献综述曾提到，与开放 TLIF 相比，包括作者所使用的内镜辅助下 TLIF 在内的微创脊柱融合技术，在手术并发症、术后用药、住院时长具有明显优越性，其他研究者也证实了这一观点 [20, 21]。

结 论

结合作者的经验，建议使用内镜辅助 TLIF 结合经皮椎弓根螺钉作为开放 TLIF 的替代手术。作者的临床发现也得到了其他作者的证实，同时他们也报道了 MIS-TLIF 可以缩短住院时长，减少手术并发症，减少术后药物使用，减少住院费用[4, 10-15]。

在文献中，作者大量阐述了椎间融合器和经椎弓根螺钉固定系统的应用。内镜辅助下 TLIF 通过后外侧入路经椎间孔来完成，其对椎旁肌的干扰小，切除骨量也很少。相比之下，在传统 TLIF 中，椎板的下部、上关节突、下关节突以及一些变异的部分均随黄韧带一并切除。而切除黄韧带会导致硬膜纤维化形成[22, 23]。

总之，作为一项先进的、损伤更小的手术技术，内镜辅助下 TLIF 在大多数病例中只需切除部分腰椎关节突关节，也就是说它的前部将直接面对椎间盘。患者的整体负担显著减少，使手术得以适合老年人或有严重基础疾病的患者。因此，TLIF 的适应证将进一步扩大，尤其对于一些因慢性疾病风险无法耐受开放手术的患者，选择 TLIF 手术将更为适合。

参 · 考 · 文 · 献

1. Resnick DK, Choudhri TF, Dailey AT, et al. Guidelines for the performance of fusion procedures for degenerative disease of the lumbar spine. Part 1: introduction and methodology. J Neurosurg Spine 2005; 2:637–638.

2. Harms J, Rolinger H. A one-stage procedure in operative treatment of spondylolisthesis: dorsal traction-reposition and anterior fusion [in german]. Z Orthop Ihre Grenzgeb 1982; 120:343–347.

3. Foley KT, Lefkowitz MA. Advances in minimally invasive spine surgery. Clin Neurosurg 2002; 49:499–517.

4. Morgenstern R, Morgenstern C. Endoscopically assisted transforaminal percutaneous lumbar interbody fusion. Endoscopic spinal surgery. London, JP Medical Ltd; 2013:138–145.

5. O'Connor DS. Anatomic variations in the fifth lumbar vertebra as factors in low-back pain. Yale J Biol Med1934; 7:147–150.

6. Weyreuther M, Heyde CE, Westphal M, Zierski J, Weber U. Normal anatomy and variants. In: MRI Atlas Orthopedics and Neurosurgery - The Spine. Berlin, Heidelberg: Springer, 2007.

7. Brad Waddell, MD, David Briski, BS. Lateral lumbar interbody fusion for the correction of spondylolisthesis and adult degenerative scoliosis in high-risk patients: early radiographic results and complications. Ochsner J 2014; 14:23–31.

8. Woodard EJ. Fusion espinal lumbar posterolateral. Segunda edición. Illinois, USA: Amolca; 2010.

9. Rodríguez Jaume MJ, Mora Catalá R. Análisis de varianza simple (o con un factor), factorial y multivariable. En: Estadística informática : casos y ejemplos con el SPSS. Alicante: Alicante University Publishers, 2001:179-211.

10. Sulaiman WAR, Singh M. Minimally invasive versus open transforaminal lumbar interbody fusion for degenerative spondylolisthesis grades 1-2: patient-reported clinical outcomes and cost-utility analysis. Ochsner J 2014; 14:32–37.

11. Peng CW, Yue WM, Poh SY, Yeo W, Tan SB. Clinical and radiological outcomes of minimally invasive versus open transforaminal lumbar interbody fusion. Spine 2009; 34:1385–1389.

12. Dhall SS, Wang MY, Mummaneni PV. Clinical and radiographic comparison of mini-open transforaminal lumbar interbody fusion with open transforaminal lumbar interbody fusion in 42 patients with long-term follow-up. J Neurosurg Spine 2008; 9:560–565.

13. Cheng JS, Park P, Le H, et al. Short-term and long-term outcomes of minimally invasive and open transforaminal lumbar interbody fusions: is there a difference? Neurosurg Focus 2013; 35:E6.

14. Park Y, Ha JW, Lee YT, Sung NY. Minimally invasive transforaminal lumbar interbody fusion for spondylolisthesis and degenerative spondylosis: 5-year results. Clin Orthop Relat Res 2014; 472:1813–1823.

15. Shunwu F, Xing Z, Fengdong Z, Xiangqian F. Minimally invasive transforaminal lumbar interbody fusion for the treatment of degenerative lumbar diseases. Spine 2010; 35:1615–1620.

16. Michael K, Garcia DA, Wren SM. et al. Prevention of VTE in nonorthopedic surgical patients. Antithrombotic therapy and prevention of thrombosis. 9th edn, American College of Chest Physicians Evidence-Based Clinical Practice Guidelines. Chest 2012; 141:e227S–277S.

17. Al-Khouja LT, Baron EM, Johnson JP, Kim TT, Drazin D. Cost-effectiveness analysis in minimally invasive spine surgery. Neurosurg Focus 2014; 36:E4.

18. Tominaga H, Setoguchi T, Tanabe F, et al. Risk factors for venous thromboembolism after spine surgery. Medicine (Baltimore) 2015; 94:e466.

19. Schulte LM, O'Brien JR, Bean MC, et al. Deep vein thrombosis and pulmonary embolism after spine surgery: incidence and patient risk factors. Am J Orthop (Belle Mead NJ) 2013; 42:267–270.

20. Huang TJ, Hsu RW, Lee YY, Chen SH. Video-assisted endoscopic lumbar discectomy. Surg Endosc 2001; 15:1175–1178.

21. McGirt MJ, Parker SL, Lerner J, et al. Comparative analysis of perioperative surgical site infection after minimally invasive versus open posterior/transforaminal lumbar interbody fusion: analysis of hospital billing and discharge data from 5170 patients. J Neurosurg Spine 2011; 14:771–778.

22. Mohi Eldin MM, Abdel Razek NM. Epidural fibrosis after lumbar disc surgery: prevention and outcome evaluation. Asian Spine J 2015; 9:370–385.

23. Helm Ii S, Benyamin RM, Chopra P, Deer TR, Justiz R. Percutaneous adhesiolysis in the management of chronic low back pain in post lumbar surgery syndrome and spinal stenosis: a systematic review. Pain Physician 2012; 15:E435–462.

（吴浩 译，孔清泉 校）

第20章
椎间融合器的结构、稳定性与位置
Interbody cage geometry, construct stability and alignment

Christopher C Gillis, Richard G Fessler

引 言

在最新的腰椎融合术指南中，对使用椎间融合器增加融合率的文献给出了证据等级为中等（B级）的评价[1]。因此，椎间融合器通常用做各种腰椎融合术的后续补充，包括前路腰椎椎间融合（ALIF）和经椎间孔腰椎椎体间融合术（TLIF），其中后者已取代后路腰椎椎间融合术（PLIF）作为后路手术的主要选择，它可以减少神经根牵拉，降低并发症发生率[2-4]。

椎间融合器的作用是恢复正常椎间盘高度并提高结构刚度，提高融合率并降低植入器械故障率（图20.1）[2]。融合器是承重结构，其材料的选择、在椎间盘空间内的位置，以及几何结构都会影响临床结果（图20.2）。在这些融合器的构造中已经使用了各种材料，包括同种异体皮质移植物、聚醚醚酮（PEEK）、PEEK与碳纤维或钛的复合材料，以及钛。还尝试了各种生物活性表面涂层，例如羟基磷灰石。PEEK通

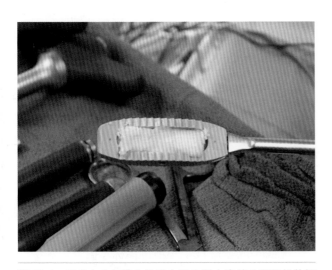

图20.1 手术中内部带有骨形态发生蛋白海绵的腰椎椎体间融合（LLIF）的融合器。

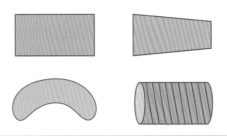

图20.2 普通融合器设计的基本二维几何结构，从左上方顺时针方向依次为：矩形、前凸楔形、香蕉形和螺纹圆柱形。

常是最受青睐的选择，因为它的弹性模量与骨骼的弹性模量非常接近，其他优点包括其射线可透性且易于获得 [5]。钛是椎间融合器的另一优良选择，其主要缺点是有成像差，可能会影响评估其融合能力的准确度 [6]。单独 PLIF 融合器的研究表明其稳定性需要额外的后路补充固定。通常，使用椎弓根螺钉构造。关节突螺钉在这方面也有一些应用，但与椎弓根螺钉构造相比可靠性较低 [7, 8]。生物力学研究表明，与完整脊柱相比，单独使用 PLIF 或 TLIF 椎间融合器可增大椎间盘的运动范围 (ROM) 但降低其稳定性 [1, 9]。

本章探讨椎体间融合器的几何结构及其在椎间盘空间中的位置如何影响其构造稳定性和椎间盘矢状面排列，以及融合器的设计如何影响临床结果。

椎间融合器的几何结构

Tan 等通过独特的实验装置表明具有能够更好地接触整个软骨终板的几何结构的融合器能够在椎体和软骨终板被破坏之前承受更大的轴向载荷 [10]。在 48 个标本椎体中测试了具有平坦表面的"肾形"、椭圆形和立体"三叶草形"设计融合器。在隔离软骨终板中的椎间盘后，这些融合器在软骨终板上进行轴向压缩实验。他们发现失效载荷受几何结构和两者接触面积的显著影响。肾形和椭圆形之间没有统计学差异，但三叶草形融合器明显具有更高的破坏载荷和更大的构造刚度。虽然这些是独特实验设计的几何结构，但研究表明，融合器的几何结构能够影响结构刚度和轴向载荷强度，这可能与融合器沉降相关。Tan 等还发现椎体中的小梁骨损伤区域位于实验融合器的正下方。独特的三叶草设计允许增加融合器与软骨终板接触面积，导致融合器接触软骨终板机械性能较好的后外侧和周边，并且集中应力较小 [10-12]。

后路腰椎椎间融合术

融合器几何结构及其对临床影响的早期文献主要是关于 PLIF 技术。PLIF 融合器的研究主要着眼于器械几何结构对于稳定性和实现脊柱前屈能力的影响。Jost 等在 36 个尸体标本研究中检查了 3 种 PLIF 融合器的轴向压缩性能：带有软骨终板齿的钛融合器、扁平碳纤维融合器和圆柱形螺纹融合器。他们没有发现不同器材之间在轴向失效载荷方面存在任何显著差异。研究发现，骨密度降低是导致结构失效且轴向负荷较小的最重要因素，从而得出结论：骨质疏松症，甚至是骨密度降低更容易导致融合器沉降。

Godde 等的回顾性研究分析了 22 例非前凸矩形融合器和 20 例前凸楔形融合器的患者。结果发现，前凸楔形融合器可以显著增加脊柱节段性前凸（单个椎体节段的软骨板测量）以及整体腰椎前凸，而矩形融合器可减少节段性脊柱前凸及整体腰椎的前凸。因此，Godde 提出融合器的几何结构可能会影响椎间盘矢状面排列。

然而，Diedrich 等在 40 例随机分配的患者中预测性研究地比较了 4° 楔形融合器和矩形融合器 [15]。在术后 12 个月的放射学评估中，没有发现矩形和楔形融合器对腰椎矢状面排列的影响有任何差异。

Groth 等检查了非前凸圆柱形螺纹融合器、前凸结构异体移植物和非前凸垂直圆柱形融合器，垂直融合器比其他两种融合器更能显著地促进脊柱前凸 [16]。作者的结论是这种效应主要是由于融合器是在椎间盘前部空间放置，而非受融合器几何结构差异影响。

Krammer 等在 8 个尸体标本上分别对圆柱形螺纹钛融合器，子弹形 PEEK 融合器和带有软骨终板锚固装置的矩形钛融合器进行了一项循环轴向应力研究 [11]。同样地，在不同融合器类型的实验结果中没有看到显著差异，另外还发现，在正常的生理应力范围内，内植物不会破损。

同样，Takahashi 等在对 66 例患者的研究中未发现 3° 前屈开放盒形钛 PLIF 融合器与水平圆柱形钛融合器对脊柱矢状面排列影响的差异。节段性脊柱前凸角度平均增加 2°，但两组之间没有发现差异，从而得出结论，所研究的融合器几何结构不会显著影响矢状面排列。

Vadapalli 等进行了一项尸体标本研究，其中测试了双凸面、较窄融合器的生物力学效应 [18]。发现融合器几何结构和杨氏模量不影响其构造稳定性，特别是在融合器用后路椎弓根螺钉系统固定之后。

经椎间孔腰椎椎间融合术

TLIF 手术现已被广泛采用，特别是在微创手术 (MIS) 的情况下，已成为后外侧融合的首选手术方案，而侧向腰椎椎体间融合术（LLIF）因不必直接减压，故在 MIS 腰椎融合术中越来越受欢迎。

Cho 等使用尸体 PLIF 和 TLIF 模型研究 5 种不同几何结构融合器对 12 个腰椎运动节段的影响[2]。他们评估了具有"香蕉"形与直插式设计的融合器、连结平坦的软骨终板表面与双凸面软骨板表面的融合器，以及不同长度的融合器。所有实验组均有额外的后路固定。不同设计融合器的活动范围及其在响应于周期性负载的迁移率方面没有发现显著差异。在研究期间，没有发现软骨终板骨折，但没有特别检查软骨终板局部水平的应力。总的结论是，无论哪种融合器的几何结构，TLIF 都能够在所有加载方向上实现局部稳定。

Tsitsopoulos 等在 20 个尸体腰椎中比较了两种不同的 PLIF 融合器和 TLIF 融合器[19]。所有融合器都补充了后路椎弓根螺钉固定，与完整的脊柱相比，它们都显著降低了 ROM。椎体间装置的"解剖学"或矩形几何设计之间没有差异。关键的发现是与两种 PLIF 复合体相比，TLIF 实验组中轴向旋转的减少得到改善。作者的结论是，TLIF 的性能改善结果与一侧的生理保留直接相关，也与融合器在椎体间靠前放置有关。融合器靠前放置可提高椎间盘稳定性，该发现与 Groth 等描述的融合器靠前放置可改善脊柱矢状面排列的结果相近。

Faizan 等使用各种融合器设计的三维有限元建模确定 TLIF 椎间体"足迹"的作用。更大的椎间融合器设计，在软骨终板上具有更大的接触面积，通过更大的"足迹"，从而减少了后椎弓根螺钉的峰值应力，并且将更大的负载量集中在软骨终板上。具有独特铰接式融合器的模型的性能最佳，其允许在外围软骨终板上放置和使用 2 个标准 TLIF 融合器。所有模型的体内运动范围类似。

就 TLIF 中使用的材料而言，PEEK 受到青睐。

Nemoto 等最近的一项研究比较了 23 例钛 TLIF 融合器患者和 25 例 PEEK TLIF 融合器患者的 2 年随访情况。他们发现，使用 PEEK 融合器 2 年后患者患处的 CT 扫描融合率仅为 76%，而钛融合器的融合率则为 100%。该研究中一个有趣的发现是 PEEK 融合器骨不愈合情况与椎骨骨溶解的放射学表征之间的关联（60% 的 PEEK– 骨不连病例）。虽然需要对 100% 融合率的结果报告进行严格审查，但至少可能表明 PEEK 和钛都是可行的融合器材料。

侧位腰椎椎体间融合术

LLIF 手术是用于通过侧向微创方法获得腰椎融合的最新技术，其凭借更大的软骨板连结面积和更好的冠状腰椎矫正能力，正越来越受欢迎。通过工业手段已经开发出越来越多的前凸和超前凸融合器用于 LLIF 手术，试图通过 MIS 更好地实现的矢状位矫正（图 20.1）。

Sembrano 等通过比较前凸形和非前凸形 LLIF 融合器实现的节段性脊柱前凸，检查了融合器几何结构对矢状畸形的影响[21]。对 40 例患者，61 个融合器水平进行了放射学评估，使用了 31 个 10° PEEK 融合器和 30 个平的 PEEK 融合器[31]。他们发现使用前凸形融合器使节段性脊柱前凸明显增加了 2.8°，而使用非前凸形融合器组没有显著变化。然而，患者的整体腰椎前凸在术后没有显著改善。这可能与前凸形融合器导致脊柱相邻部分损伤有关。该结果与平均随访 21 个月的 Acosta 等和 1 年的 Sharma 等的 LLIF 研究结果一致。两者都研究了 10° 前凸形融合器[22, 23]。用于 LLIF 的椎间融合器现在转向使用具有更大前凸角度（目前高达 30°）的超前凸融合器，这可能会重新激发研究脊柱融合器几何结构对椎间盘畸形矫正的作用。

关于 LLIF 融合器的生物力学稳定性研究，Fogel 等在 2 个不同的尸体研究中检查了带有补充固定装置的 LLIF 融合器对其生物力学稳定性的影响[24, 25]。通过比较 LLIF 融合器结合侧椎板、棘突板和双侧椎弓根螺钉[24]，他们发现单独的 LLIF 融合器 ROM 低于完整脊柱水平，表明由于环形牵引而增加了稳定性。

将外侧板和棘突板两者加入到融合器中产生了与双侧椎弓根钉固定实验组所获得的统计学上相似的结果，但是单独使用侧板或棘突板不如椎弓根钉固定稳定。在他们的尸体退行性腰椎滑脱模型中，随着医源性脊椎滑脱的产生，ROM 增加了 181%，然而"单独"LLIF 融合器放置之后，ROM 再次降低至完整脊柱的 77%，表明其稳定性优于完整脊柱。双侧椎弓根螺钉的添加最具生物力学稳定性。这些研究表明，即使是不添加固定装置的融合器也可以凭借其与软骨板更大的接触面积提高其生物力学稳定性。

融合器沉降

Tan 等通过对软骨板的生物力学研究得出结论，融合器与软骨板在其机械性能较强的后外侧和外板周边部分以更大面积结合可降低融合器沉降率。然而，融合器沉降的病因尚不完全清楚。

Oxland 等发现移除软骨板显著降低了椎体的局部强度，导致椎间盘沉降率增加[26]。椎间盘增加的负载强度与融合器和强度更大的软骨板周边部分接触有关。软骨板的不同部分之间的强度差异最初由 Grant 等研究，他发现后软骨终板比前软骨终板强[27]；后软骨终板周边强于中心；并且位于椎弓根前面的后外侧部分是软骨板机械强度的最强部分。

Marchi 等进行了一项预测性研究，对单层和双层侧向椎体间融合进行了 12 个月的随访。他们使用标准的侧向椎间融合器（18 mm）对 46 例患者的 61 个融合水平进行了比较，28 例患者使用宽融合器（22 mm）进行了 37 次融合。两组在疼痛和残疾症状改善方面都有类似的结果。上述结果与 Tan 等的研究结论一致，Marchi 及其同事发现融合器接触面积较大可导致融合器沉降率下降。沉降主要发生在下软骨板，可导致短暂的临床恶化，以及节段性脊柱前凸减小。融合率不受融合器沉降或融合器尺寸的影响[28]。

前路腰椎椎体间融合术

在一项对尸体标本 ALIF 研究中，Tsantrizos 等比较了 5 种不同的单独融合器[29]。对其进行了轴向旋转、弯曲 / 伸展、侧向弯曲和"拉出"力学性能测试。与软骨板咬合牢固的融合器具有更大的"拉出"承受力。较大规格融合器的初始稳定性较好。增加融合器高度和融合器的楔角也可增加其初始稳定性。由此得出结论，融合器的几何结构以及融合器与软骨板的匹配影响其稳定性。

ALIF 报道了不同的融合器沉降率，既有单独使用的，也有经补充后路固定的融合器。这引发了带有锚固板的单独 ALIF 融合器的开发。Allain 等的预测性研究收集了 65 例 ALIF 患者的数据，其融合器带有整合锚固板[30]。12 个月的总沉降率为 2.0%。这比之前沉降率的报告要小得多。

Choi 等对完整脊柱、有损伤的脊柱、单独 ALIF 融合器植入、带有整合锚固板的 ALIF 融合器植入、以后用双侧椎弓根螺钉固定的 ALIF 融合器植入进行有限元分析。实验结果表明单独使用融合器与伴有双侧椎弓根螺钉固定的融合器初始稳定性相似，但在延伸时具有较小的生物力学稳定性。总的来说，他们发现带有整合锚固板的融合器设计可以提供与完整脊柱相似的稳定性。

不同的融合器设计的临床结果比较

Ⅰ 级证据

无 Ⅰ 级证据。

Ⅱ 级证据

Diedrich 等在 2001 年进行了一项预测性的随机实验。以 4° 脊柱前凸和长方形融合器为例，以 4 例患者为样本对融合器的几何结构进行了研究。在术后 12 个月的影像中发现不同的融合器几何结构之间无矢状对齐的差异。

Ⅲ 级证据

Godde 等和 Groth 等分别于 2003 年和 2005 年进行回顾性研究，发现融合器几何结构可能影响脊柱前凸，进而导致局部矢状位改变[14, 16]。这些研究发现，

表 20.1 椎体融合器几何结构研究文献摘要

作者	方案 / 模型	结果	结论	证据等级
Jost 等[13]	PLIF：尸体研究，圆柱螺纹，钛矩形融合器，扁平碳纤维融合器	不同结构融合器在轴向失效载荷方面存在任何显著差异；骨密度降低导致复合体破损	融合器几何结构无影响；骨质疏松症可导致融合器后移或沉降	N/A（非临床研究）
Godde 等[14]	PLIF：22 例非前凸矩形融合器和 20 例前凸楔形融合器	前凸形融合器可显著增加腰椎局部和整体前凸	融合器几何结构可以影响矢状面排列	Ⅲ级（回顾性评论）
Diedrich 等[15]	PLIF：40 例患者；4° 楔形融合器和矩形融合器	矢状面排列图像没有差异	融合器几何结构对矢状面排列没有影响	ⅡB级（预测性随机比较）
Groth 等[16]	PLIF 分为 3 组：非前凸圆柱形螺纹融合器，前凸结构异体移植物和非前凸垂直圆柱形融合器	垂直圆柱形融合器可增强脊柱前凸程度	将融合器在间隙内的更靠前放置可导致更大程度的脊柱前凸	Ⅲ级
Krammer 等[11]	PLIF：循环轴向应力加载研究比较圆柱形螺纹钛融合器，子弹形 PEEK 融合器和带有软骨终板锚固装置的矩形钛融合器；8 个尸体标本	各融合器之间实验结果没有显著差异	融合器几何结构和结构无显著影响	N/A
Takahashi 等[17]	PLIF：66 例患者，3° 前曲开放盒形钛 PLIF 融合器与水平圆柱形钛融合器	节段性前凸角度平均增加 2°，但两组之间没有发现差异	融合器几何结构不会显著影响矢状面排列	Ⅲ级（回顾性综述）
Cho 等[2]	PLIF 和 TLIF：对 12 个尸体标本中的采用 5 种不同设计的融合器："香蕉"形与直插式设计、连结平坦的软骨终板表面与双凸面软骨板表面的融合器，以及不同长度的融合器	未发现不同组之间腰椎活动范围和融合器迁移率差异	TLIF 与 PLIF 的稳定性相当，融合器几何结构对其稳定性没有影响	N/A
Tsitsopoulos 等[1]	PLIF 和 TLIF：20 个尸体脊柱；两种不同的 PLIF 和一种 TLIF 构建体	融合器的不同解剖学或几何设计之间没有显著差异 TLIF 与 PLIF 相比，改善了轴向旋转的减少	将 TLIF 融合器尽量靠前放置并保留单侧可改善融合器性能	N/A
Faizan 等[20]	TLIF：3D 有限元建模	较大的融合器与软骨板接触面积可减少后路内固定的峰值应力。所有融合器之间的腰椎活动范围相似。两个 TLIF 融合器的放置使得峰值应力更小	较大的融合器与软骨板接触面积可减少后路内固定的峰值应力	N/A
Nemoto 等[6]	TLIF：2 年随访 23 例钛融合器和 25 例 PEEK 融合器	PEEK 融合器融合率为 76%，钛融合器融合率 100%	钛是 TLIF 融合器材料的可行选择	Ⅲ级
Sembrano 等[21]	LLIF：前凸和非前凸形融合器比较	前凸形融合器使局灶性前凸显著增加，但整体腰椎无明显变化	前凸形融合器与非前凸形融合器对于腰椎整体前凸无显著差异	Ⅲ级

（续表）

作者	方案/模型	结果	结论	证据等级
Fogel 等 [24]	LLIF：对于尸体标本进行有无后路固定的实验研究	单独 LLIF 可将 ROM 降低到完整的 ROM 以下。椎弓根螺钉是补充固定的最佳选择材料	LLIF 与椎弓根螺钉固定组合是最佳的方案	N/A
Fogel 等 [25]	LLIF：退行性腰椎滑脱尸体模型	LLIF 改善了腰椎滑脱模型的节段稳定性 双侧椎弓根螺钉对稳定性提高起到主要作用	带有双侧椎弓根螺钉固定的 LLIF 融合器可在脊椎滑脱的模型中提高其稳定性	N/A
Tan 等 [10]	对不同几何结构融合器（肾形，椭圆形和三叶草形）在 48 个尸体标本上进行单椎骨水平轴向载荷生物力学测试	与其他两种几何结构相比，三叶草形融合器具有更高的破坏载荷和更大的刚度 当骨小梁直接位于融合器正下方时，椎体在轴向负荷下被破坏	融合器的几何结构会影响其构造刚度和轴向载荷强度，后者可导致融合器沉降 较大的融合器与软骨板接触面积可提供强度并降低其沉降风险	N/A

注：LLIF，外侧腰椎椎体间融合术；PLIF，后路腰椎椎间融合术；ROM，移动范围；TLIF，经椎间孔腰椎椎体间融合术

前凸楔形融合器可使局部脊柱前凸得以改善。然而，文献的其余部分未指明不同几何结构的融合器导致的矢状面排列差异，包括 Groth 等早期预测性研究的结果。除了对椎间体的几何结构的研究外，Groth 等还发现了将融合器在间隙内靠前放置可改进其矢状面排列，这与 Tsitsopoulos 等的研究结果非常吻合，后者认为靠前放置椎间体融合器可改进生物力学，减少轴向旋转。

相比之下，Takahashi 等在 2010 年对 66 例患者进行了回顾性研究，结果发现，融合器状几何结构对矢状位排列的影响没有统计学意义[17]。这一结论与 Sembrano 等 2014 年的研究结果一致。研究指出虽然融合器几何结构可能导致局灶性前凸，但对于整体腰椎的作用没有显著性差异[21]。

在 LLIF 中，前凸形融合器已被证明可以改善节段性脊柱前凸，但总体上患者的腰椎前凸无明显变化。目前的文献仅包括 10°前凸融合器，然而超前凸位融合器已经处于研究阶段。进一步的研究可能会关注前凸形融合器对脊柱整体矢状位排列的影响。

Tan 等通过对在软骨板上以更大接触面积连结的融合器进行轴向力冲击测试，显示出更好的承受应力[10]。这也证实了软骨板后外侧和周边区域的强度更大。Faizan 等通过有限元建模进一步推动了这一概念，展示了具有更大的接触面积者可改进其生物力学性能[20]。这与 LLIF 的生物力学研究直接相关，表明融合器与软骨终板更大面积的接合可以提高 LLIF 的稳定性，而不需要补充固定，而 TLIF 和 PLIF 则需要后者。因此，通过使用几何尺寸更大的融合器，更大的软骨板接合率可提高构造的稳定性。临床上已将其用于单独的 LLIF 用于实现腰椎融合的特定情况。

Ⅳ级证据

无Ⅳ级证据。

结 论

关于椎间融合器几何结构的文献包括了 Diedrich 等的一项预测性随机Ⅱ级临床研究，其余为Ⅲ级临床研究和非临床生物力学研究（表 20.1）。关于椎间融合器几何结构的文献大多来自对 PLIF 的研究。目前没有足够的证据表明各种前凸形和非前凸形腰椎融合

器的临床结果存在任何差异。这些发现与 TLIF 的研究相呼应，TLIF 使用与 PLIF 结构大致相似的融合器。总结文献可知，当将融合器尽可能放置在间隙前方时，或者使用与软骨板大接触面积的融合器时，以及使用 2 个 TLIF 融合器（两侧各一个）时，可以改善椎间盘局部矢状位排列，并提高生物力学稳定性。

LLIF 实验数据表明，融合器与软骨板的接触面积与其生物力学稳定性成正相关。高度前凸形 LLIF 融合器可以改善节段性脊柱前凸，但对于患者脊柱的整体前凸无显著影响。

参·考·文·献

1. Mummaneni PV, Dhall SS, Eck JC, et al. Guideline update for the performance of fusion procedures for degenerative disease of the lumbar spine. Part 11: interbody techniques for lumbar fusion. Journal of neurosurgery. Spine 2014; 21:67–74.

2. Cho W, Wu C, Mehbod AA, Transfeldt EE. Comparison of cage designs for transforaminal lumbar interbody fusion: a biomechanical study. Clinical Biomechanics (Bristol, Avon) 2008; 23:979–985.

3. Harms J, Rolinger H. [A one-stager procedure in operative treatment of spondylolistheses: dorsal traction-reposition and anterior fusion (author's transl)]. Z Orthop ihre Grenzgeb 1982; 120:343–347.

4. Humphreys SC, Hodges SD, Patwardhan AG, et al. Comparison of posterior and transforaminal approaches to lumbar interbody fusion. Spine (Phila Pa 1976) 2001; 26:567–571.

5. Cutler AR, Siddiqui S, Mohan AL, et al. Comparison of polyetheretherketone cages with femoral cortical bone allograft as a single-piece interbody spacer in transforaminal lumbar interbody fusion. J Neurosurg Spine 2006; 5:534–539.

6. Nemoto O, Asazuma T, Yato Y, et al. Comparison of fusion rates following transforaminal lumbar interbody fusion using polyetheretherketone cages or titanium cages with transpedicular instrumentation. Eur Spine J 2014; 23:2150–2155.

7. Chin KR, Reis MT, Reyes PM, et al. Stability of transforaminal lumbar interbody fusion in the setting of retained facets and posterior fixation using transfacet or standard pedicle screws. Spine J 2015; 15:1077–1082.

8. Wang M, Tang SJ, McGrady LM, Rao RD. Biomechanical comparison of supplemental posterior fixations for two-level anterior lumbar interbody fusion. Proc Inst Mech Eng H 2013; 227:245–250.

9. Keiler A, Schmoelz W, Erhart S, Gnanalingham K. Primary stiffness of a modified transforaminal lumbar interbody fusion cage with integrated screw fixation: cadaveric biomechanical study. Spine (Phila Pa 1976) 2014; 39:E994–e1000.

10. Tan JS, Bailey CS, Dvorak MF, Fisher CG, Oxland TR. Interbody device shape and size are important to strengthen the vertebra-implant interface. Spine (Phila Pa 1976). 2005; 30:638–644.

11. Krammer M, Dietl R, Lumenta CB, et al. Resistance of the lumbar spine against axial compression forces after implantation of three different posterior lumbar interbody cages. Acta Neurochir 2001; 143:1217–1222.

12. Lowe TG, Hashim S, Wilson LA, et al. A biomechanical study of regional endplate strength and cage morphology as it relates to structural interbody support. Spine (Phila Pa 1976) 2004; 29:2389–2394.

13. Jost B, Cripton PA, Lund T, et al. Compressive strength of interbody cages in the lumbar spine: the effect of cage shape, posterior instrumentation and bone density. Eur Spine J 1998;

7:132–141.

14. Godde S, Fritsch E, Dienst M, Kohn D. Influence of cage geometry on sagittal alignment in instrumented posterior lumbar interbody fusion. Spine (Phila Pa 1976) 2003; 28:1693–1699.

15. Diedrich O, Perlick L, Schmitt O, Kraft CN. Radiographic spinal profile changes induced by cage design after posterior lumbar interbody fusion preliminary report of a study with wedged implants. Spine (Phila Pa 1976) 2001; 26:E274–280.

16. Groth AT, Kuklo TR, Klemme WR, Polly DW, Schroeder TM. Comparison of sagittal contour and posterior disc height following interbody fusion: threaded cylindrical cages versus structural allograft versus vertical cages. J Spinal Disord Tech 2005; 18:332–336.

17. Takahashi H, Suguro T, Yokoyama Y, et al. Effect of cage geometry on sagittal alignment after posterior lumbar interbody fusion for degenerative disc disease. J Orthop Surg (Hong Kong) 2010; 18:139–142.

18. Vadapalli S, Robon M, Biyani A, et al. Effect of lumbar interbody cage geometry on construct stability: a cadaveric study. Spine (Phila Pa 1976) 2006; 31:2189–2194.

19. Tsitsopoulos PP, Serhan H, Voronov LI, et al. Would an anatomically shaped lumbar interbody cage provide better stability? An in vitro cadaveric biomechanical evaluation. J Spinal Disord Tech 2012; 25:E240–244.

20. Faizan A, Kiapour A, Kiapour AM, Goel VK. Biomechanical analysis of various footprints of transforaminal lumbar interbody fusion devices. J Spinal Disord Tech 2014; 27:E118–127.

21. Sembrano JN, Horazdovsky RD, Sharma AK, et al. Do lordotic cages provide better segmental lordosis versus non-lordotic cages in lateral lumbar interbody fusion (LLIF)? Clin Spine Surg 2017; 30:E338–343.

22. Acosta FL, Liu J, Slimack N, et al. Changes in coronal and sagittal plane alignment following minimally invasive direct lateral interbody fusion for the treatment of degenerative lumbar disease in adults: a radiographic study. J Neurosurg Spine 2011; 15:92–96.

23. Sharma AK, Kepler CK, Girardi FP, Cammisa FP, Huang RC, Sama AA. Lateral lumbar interbody fusion: clinical and radiographic outcomes at 1 year: a preliminary report. J Spinal Disord Tech 2011; 24:242–250.

24. Fogel GR, Parikh RD, Ryu SI, Turner AW. Biomechanics of lateral lumbar interbody fusion constructs with lateral and posterior plate fixation: laboratory investigation. J Neurosurg Spine 2014; 20:291–297.

25. Fogel GR, Turner AW, Dooley ZA, Cornwall GB. Biomechanical stability of lateral interbody implants and supplemental fixation in a cadaveric degenerative spondylolisthesis model. Spine (Phila Pa 1976) 1 2014; 39:E1138–1146.

26. Oxland TR, Grant JP, Dvorak MF, Fisher CG. Effects of

endplate removal on the structural properties of the lower lumbar vertebral bodies. Spine (Phila Pa 1976) 2003; 28:771–777.

27. Grant JP, Oxland TR, Dvorak MF. Mapping the structural properties of the lumbosacral vertebral endplates. Spine (Phila Pa 1976). 2001; 26:889–896.

28. Marchi L, Abdala N, Oliveira L, et al. Radiographic and clinical evaluation of cage subsidence after stand-alone lateral interbody fusion. J Neurosurg Spine 2013; 19:110–118.

29. Tsantrizos A, Andreou A, Aebi M, Steffen T. Biomechanical stability of five stand-alone anterior lumbar interbody fusion constructs. Eur Spine J 2000; 9:14–22.

30. Allain J, Delecrin J, Beaurain J, et al. Stand-alone ALIF with integrated intracorporeal anchoring plates in the treatment of degenerative lumbar disc disease: a prospective study on 65 cases. Eur Spine J 2014; 23:2136–2143.

31. Choi KC, Ryu KS, Lee SH, et al. Biomechanical comparison of anterior lumbar interbody fusion: stand-alone interbody cage versus interbody cage with pedicle screw fixation – a finite element analysis. BMC Musculoskeletal Disord 2013; 14:220.

32. Groth AT, Kuklo TR, Klemme WR, Polly DW, Schroeder TM. Comparison of sagittal contour and posterior disc height following interbody fusion: threaded cylindrical cages versus structural allograft versus vertical cages. J Spinal Disord Tech 2005;18:332–336.

（周传利 译，马胜忠 校）

第21章
微创腰椎前路椎间融合术在老年患者中的应用

Minimal dissection stand-alone anterior lumbar interbody fusion in the elderly

Gilles Norotte

前　言

在腰椎退行性疾病的治疗中，虽然后路经椎弓根的钉棒固定技术已被广泛使用，但手术创伤大仍是一个不容忽视的问题，尤其是对于老年患者[1-4]。虽然长节段固定对于复位滑脱椎体、矫正退变性脊柱侧凸畸形是有利的，但它也会增加术中失血量；同时，老年患者多合并骨质疏松，长节段固定，后期可能

出现螺钉松动、邻椎病及近端交界性后凸等并发症。因此，后路长节段固定术后并发症的发生率及二次手术的翻修率均较高。而老年患者体质较差，往往难以耐受翻修手术（图 21.1）。

对于存在退行性椎间盘疾病且无需从后方对脊髓神经行直接减压的患者，采用现有的无钢板前路腰椎椎间融合（stand-alone ALIF），临床疗效满意且不影响椎间融合率。由于术中行椎间隙撑开并置入了一个相对较大的椎间融合器，导致椎间隙的高度及椎间

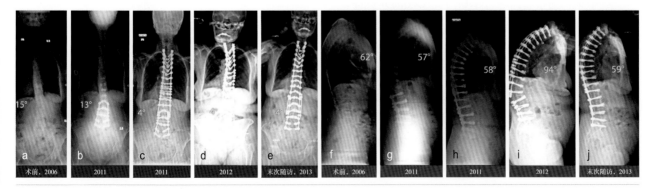

图 21.1　一例患者的正侧位脊柱全长片（a、f），该患者于 2006 年因脊柱畸形而行椎板切除减压术。患者于 2011 年行 3 个节段的脊柱融合手术及钉道强化术，并在近端的 4 个椎体行预防性的骨水泥强化，患者术后的正侧位脊柱全长片为（b、g）。在同一年，患者出现近端交界性后凸而行翻修手术，患者术后的正侧位脊柱全长片为（c、h）。术后 1 年随访时，患者的后方连接棒断裂，d、i 图为患者此时的正侧位脊柱全长片。最终，患者再次行翻修手术并延长了融合节段，e、j 图为患者术后的正侧位脊柱全长片。

孔的容积在术后得到了明显提升，并实现了对神经根的间接减压。因此，stand-alone ALIF 可以前后联合入路 360°融合的替代术式。

单间隙 stand-alone ALIF 在减少术中失血，缩短手术及住院时间，重建椎间高度方面具有明显的优势[6-9]。另一方面，采用前入路也避免了术中对后方肌肉及神经的损伤。虽然，一项关于年龄在 45 岁以下年轻患者的研究发现，stand-alone ALIF 术中若使用重组骨形成发生蛋白 -2 (rh-BMP-2)，术后融合率在 90% 以上[10]。但是对于老年的骨质疏松性患者，其他骨移植替代物或填充剂，例如羟基磷灰石，在减少术后融合器下沉方面可能优于 rh-BMP-2。此外，由 BMP 超说明书使用而导致的并发症频繁发生，使 BMP 的安全性遭到了质疑。骨移植替代物或填充剂的使用，也使患者无需再取自体髂骨充当植骨材料。

研究背景

从理论上讲，在减少手术创伤，控制术中失血，避免术后椎旁肌的坏死萎缩方面，stand-alone ALIF 较后路减压融合手术具有明显的优势。而在内植物相关并发症方面，无论是在短期还是长期随访中，ALIF 术后很少出现邻椎病或近端交界性后凸 (PJK) (图 21.1)。一旦 ALIF 术后需要行后路手术翻修，手术难度不大且患者的耐受度较好。

近年来，鉴于后路融合术后可能出现的并发症，腰椎退行性疾病的临床治疗策略发生了很大的变化，ALIF 在腰椎退行性疾病治疗中所占的比重越来越大。此外，对于存在脊柱退行性疾病的高龄患者，目前治疗的重点已由以往躯干在冠、矢状面的平衡逐渐转向椎间高度的重建。因此，一个基于钟摆理论的分类体系被提出，并用于评估由于椎间隙塌陷而继发的椎体旋转及矢状面失衡。

简而言之，这个理论的提出是基于一个假说，即躯干的摆动主要围绕着所有力矩的平衡点呈椭圆形摆动(图 21.2)。这一力矩的平衡点并非完全固定的，而主要由脊柱、胸廓、椎旁肌所共同决定的，并随着

吸气时肺的舒张而变化 (图 21.3)。当人体在吸气时，空气的进入可以使肺充分的扩张并起到稳定胸廓的作用，从而使躯干更加直立。

运用这种方法评估脊柱的力线是基于多方面的影响而考虑的：

(1) 如果忽略了肌肉、肺功能和重力的影响，就无法对脊柱疾病进行准确的评估并指导后续治疗。

(2) 既往测量脊柱冠、矢状面力线的方法，仅仅考虑到各椎体的相对位置，并未考虑到重力作用下骨骼肌肉及肺对脊柱力线的影响。

(3) 在评估脊柱力线时，除了需重视椎间高度这一因素外，还需同时考虑到重力作用下骨骼肌肉和肺对脊柱力线的影响。

对于存在退行性椎间盘疾病的老年患者，提出钟摆理论的目的，在于制定出最佳的治疗方案，纠正脊柱失衡并维持躯干的稳定性。躯干平衡的情况具有很大的个体差异，它不仅仅由脊柱本身所决定，在重力作用下，它也受骨骼肌肉和肺共同影响。

作者主要通过患者的体态，即躯干与下肢的相互关系，来确定主要引起患者腰腿痛的责任节段并制定

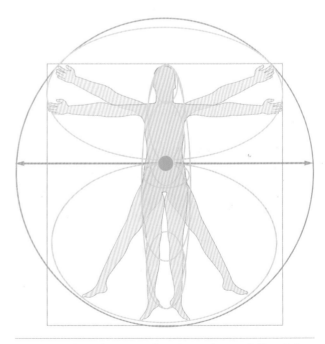

图 21.2 钟摆理论。基于这样的假设，躯干围绕着一个中心平衡点〔绿色处〕呈椭圆形的摆动。中心平衡点，即为力矩平衡点，来自各个方向的力矩在此处汇集并相互抵消。

手术方案。由腰椎退变所导致的椎间隙塌陷常常会影响患者的体态，因此，作者应该重视患者体态的改善，而不是矢状面失衡的纠正。换句话说，手术治疗的核心主要是椎间高度的重建，而不是纠正患者的 Cobb 角。

本章重点介绍了 stand-alone ALIF 术中如何减少前路手术的创伤，通过钟摆理论来解释术后躯干再平衡与临床疗效的关系。

stand-alone ALIF 在老年患者中的应用

针对 stand-alone ALIF 在胸腰段脊柱存在椎间隙

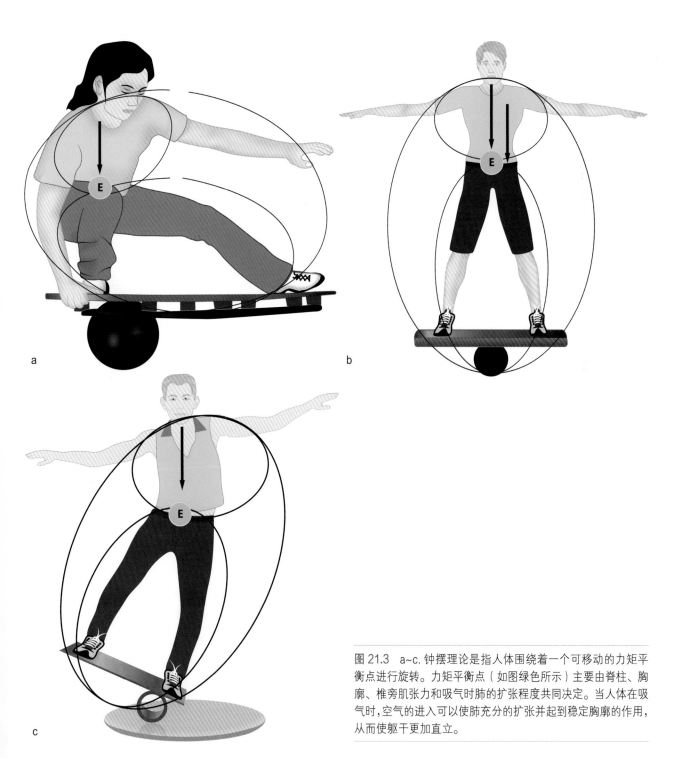

图 21.3　a~c. 钟摆理论是指人体围绕着一个可移动的力矩平衡点进行旋转。力矩平衡点（如图绿色所示）主要由脊柱、胸廓、椎旁肌张力和吸气时肺的扩张程度共同决定。当人体在吸气时，空气的进入可以使肺充分的扩张并起到稳定胸廓的作用，从而使躯干更加直立。

塌陷患者中的应用，本章对相关的临床研究进行了总结。运用 stand-alone ALIF 维持理想的椎间隙高度是保持躯干稳定的主要方法，同时也尽可能地避免了后路固定。而对于脊髓背侧及腹侧均存在压迫的患者，前路 stand-alone ALIF 联合后方椎板减压，即可实现满意的减压。

老年患者身体虚弱，且多存在例如糖尿病、骨质疏松等诸多的合并症，如何确保前路手术的安全性是治疗的难点[11]。作者希望通过术前诊断性检查、手术适应证的把控和诊疗决策等几个方面，详细阐述 stand-alone ALIF 在老年患者中的应用。旨在提高手术的安全性，并降低相关并发症的发生率。

目前大量的文献对于 stand-alone ALIF 术后后路内固定置入的必要性尚有争议[12-22]。

作者认为若在老年患者中采用 stand-alone ALIF，应考虑到以下几个问题：

- 最合适的入路和手术技术是什么？
- 最佳的手术适应证有哪些？
- 手术的相对和绝对禁忌证有哪些？
- 如何降低并发症发生率？
- 最佳的内植物是什么？
- 对于高龄患者，手术方法有无特殊？

生物力学因素

目前 stand-alone ALIF 融合器的种类有很多，从材质分，有金属、聚碳酸酯及聚醚醚酮等几种。按照融合器需要固定与否，可分为不带内植物和需要拧入螺丝、钢板或锚钉等内植物两种。生物力学研究提示后者的稳定性更好[16-18]。更有学者建议 ALIF 联合刚性固定效果更好。

作者的观点则与之相反。他们认为由于椎间融合器的置入，可以提升腰椎前柱及椎间孔的高度，同时由于后方肌肉及韧带结构得以保留，患者的躯干失衡可再术后得到代偿。

无论是前路或者后路手术，作者均不建议置入包括钢板和螺钉在内的内植物，因为它会增加围手术

期及远期并发症的发生率及再手术率。前路手术中如果置入内植物，则会增加手术显露的面积，损伤纤维环及周围的韧带组织，导致术后脊柱失衡的发生。内植物的置入也会导致诸如螺钉松动、拔出，PEEK 肉芽肿，骨吸收等内植物相关并发症的发生。对于存在明显骨赘增生、骨质疏松、退变性脊柱畸形的患者，内植物的使用需更加谨慎。无论是从前路还是侧方置入假体均可能导致邻近椎体的骨折[19]。

现有的观点认为，stand-alone ALIF 术中需置入一个相对较大的椎间融合器，同时应注意保护纤维环、前纵韧带及后纵韧带等韧带结构。因为上述结构对于维持脊柱的稳定性，避免椎间过撑是极其重要的；同时，在脊柱进行过伸及旋转时，韧带结构的绷紧可以增加手术节段的生物力学稳定性。为了防止融合器的脱出，在术中拧入单枚螺钉穿过融合器或者使用支撑螺钉即可。

手术入路、术中体位及相关解剖

腰椎前路手术主要有经腹膜和腹膜后两种入路（图 21.4）。对于老年患者，采用 stand-alone ALIF 应注意经腹膜入路的并发症发生率更高。如果之前有腹部手术史或者本身较为肥胖，术中应警惕腹部血管的解剖变异，由于瘢痕增生、腹壁肌肉薄弱术后也容易出现疝气。腹膜后存在天然的解剖间隙且经腹部手术多在腹膜内进行，因此腹膜后入路更加安全。

除此之外，无论周围血管能否被推移，在显露椎间盘时应尽可能避免对腔静脉、左侧髂腰静脉、腰椎节段动静脉、主动脉及其分支等重要血管的损伤。手术入路的选择与患者体位的摆放主要由术者的经验来决定，但对于部分患者，可能需要根据所使用内植物的类型来决定。但应当谨记，并发症的发生并不只与内植物的类型有关，也受手术技术的影响。

对于大部分术者，俯卧位可能更加合适（图 21.5）。应注意使双腿适当分开，双髋及双膝适当屈曲。无论是经腹膜或腹膜后入路，作者通常使用前正中切口，沿着左侧腹直肌的边缘逐层显露并到达腹腔（图

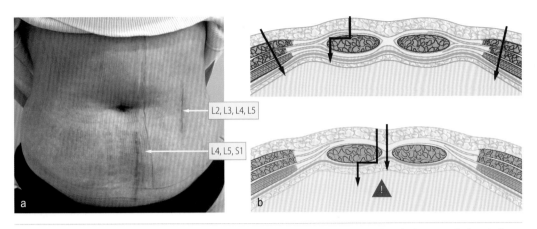

图 21.4　stand-alone ALIF 可采用经腹膜和腹膜后两种入路。受前次腹部手术的瘢痕、肥胖、腹壁肌肉薄弱、疝及血管解剖变异等因素的影响，经腹膜入路并发症发生率更高。作者通常根据手术节段的不同，选用前正中或旁外侧皮肤切口（a），在行腹膜后入路显露时通常在左侧腹直肌下方进入腹腔（b）。

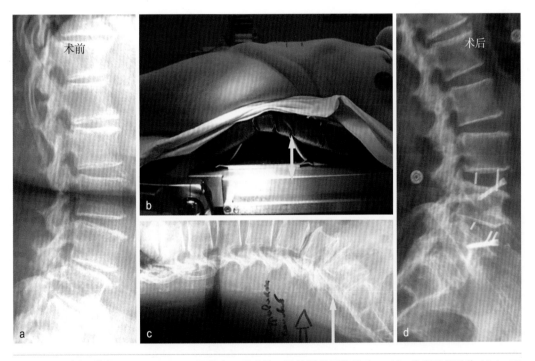

图 21.5　一例双节段 stand-alone ALIF 患者，手术前、后的腰椎侧位片（a、d）。患者取仰卧位（b），双腿适当分开，双髋及双膝适当屈曲。术中采用 Maquet 手术床，并在患者的背侧放置一个前凸的腰垫，通过改变腰垫的位置，可以使腰椎过伸（c）。同时前侧椎间盘的张开，也有助于重建生理性的腰椎前凸。

21.4）。在显露过程中使用自动撑开器，可能由于过度牵拉导致钙化血管的损伤。而手持的 Hohmann 拉钩能避免对术区周围组织的过度牵拉，尽可能地避免术中血管损伤的发生，尤其是适用于多节段腰椎手术。

应尽可能地避免结扎髂腰静脉和腰椎节段动、静脉，以防由于血管结扎而影响支配区域组织的血供。由于左侧髂腰静脉的血液回流到下腔静脉，在显露 L4-L5 节段时，为了减少术中失血量、缩短手术时间及避免血管结扎相关并发症的发生，应注意保留左侧髂腰静脉。

通常，2 名助手站在术者的两侧，通过 4 个手持的 20 mm 宽，前端为 2 mm 刃的 Hohmann 拉钩进行牵拉，即可对术区进行理想的显露。首先将 2 个拉钩尽可能地置于中线处，其尖端透过前纵韧带插入上、下终板前方的骨性隆起中，适当地牵开血管。另外 2 个拉钩置于对侧，用来牵开位于椎体侧方的交感神经链。用上述方法可以在椎间盘的左前方留出一个 2 cm 宽的操作区域，用来行纤维环切开（图 21.6）。应根据患者血管的解剖位置情况决定拉钩的放置方向，通常来说沿着血管边缘斜行放置更

加合适。由于拉钩为徒手控制且放置方向可根据患者血管的位置进行调节，尽可能地避免由于牵拉导致的腹主动脉、输尿管及腹下神经损伤的发生。但在 L5−S1 水平显露时，由于髂血管分叉的存在，多在髂血管分叉的正下方，通过手持 Hohmann 拉钩进行显露（图 21.7）。

由于牵拉会对同节段的动静脉回流产生一过性的影响，作者不建议将脉搏及氧分压的监测夹置于手

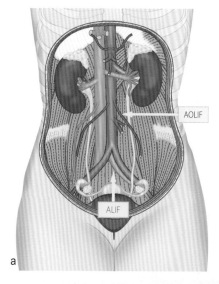
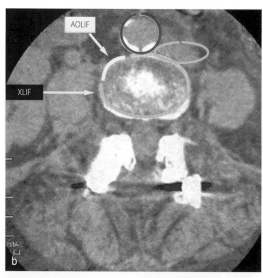

图 21.6　为了避免过度牵拉导致钙化血管的损伤，在显露过程中应尽量避免使用自动撑开器。同时，作者也不建议结扎髂腰静脉和节段性动、静脉（a），以减少术中失血，控制手术时间，降低并发症的发生。在椎间盘的左前方留出一个 2 cm 宽的操作区域性椎间盘切开（b）。相比之下，XLIF 手术入路更加的水平。

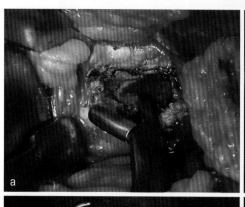
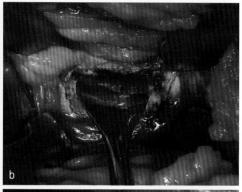
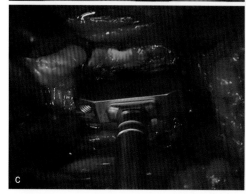
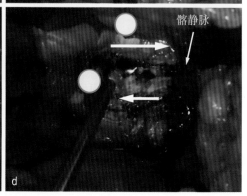

图 21.7　在 L5/S1 水平操作时（a），需在髂血管分叉的正下方进行暴露。可运用手持式 Hohmann 拉钩进行显露（b，c）。逐级地置入试模和骨挫，可使椎间隙前侧进一步撑开。这种技术实际上是在椎间盘水平行楔形截骨（d），因此也适用于脊柱僵硬的老年患者。

术同侧的肢体。由于老年患者多合并动脉硬化且血管壁弹性较差，术中血管损伤的风险较高，已有术中血管损伤相关报道的发生[7]。

手术技术

在行腹膜后入路时，为了避开腹壁动脉，多不将切口置于脐的正下方，而多采用旁正中切口，由左侧腹直肌下方进入腹腔。但在处理 L4–L5 和 L5–S1 间盘时，旁正中切口也具有一定的局限性。由于支配腹直肌的神经由腹直肌的外侧穿入并位于脐水平以上，为了避免神经损伤，应尽可能地将切口置于脐水平以下。

如果手术节段位于 L3–L4 或 L2–L3 水平，切口需适当靠外并偏向头侧。如果手术节段位于 L2–L3 以上，则需要酌情行肋骨切除，通过开胸手术切开膈肌来进行显露。

手术节段位于 L4–L5 及以上时，可保留前纵韧带，通过侧前方的小切口切开纤维环，在前纵韧带后方行椎间盘切除。在手术床的辅助下使腰椎过伸，从而增大腰椎的前凸（图 21.5）。作者通常使用 Maquet 手术床，将一个前凸的腰垫置于患者的背侧，使患者的腰椎以垫高处为顶点，进行充分伸展，从而增大腰椎前凸。由于腰垫的位置可自由调节，因此可针对不同节段的手术，个性化选择放置位置（图 21.8）。另一方面，由于腰垫的存在，可使椎间隙维持在撑开状态，并通过逐级地置入试模和骨锉，使椎间隙前侧进一步撑开（图 21.7）。即使是对于脊柱僵硬的老年患者，这种方法也是奏效的[13]。在处理软骨终板时，应注意尽可能地保护软骨下骨。如果在特殊情况下需切除终板时，应注意尽可能地维持腰椎的生理前凸。

根据作者的临床观察，这一技术不仅可用于退行性椎间盘疾病的治疗，也适用于腰椎滑脱、退变性脊柱侧凸，以及其他合并冠、矢状面畸形及旋转等重度畸形的患者。在进行椎间处理时，保留前纵韧带，一方面可作为保护屏障，避免血管损伤的发生，另一

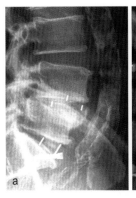
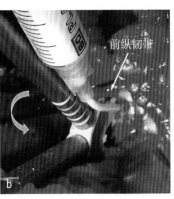

前纵韧带

图 21.8　a. 1 例主动脉明显钙化的患者；b. 手术节段位于 L4–L5 及以上时，可保留前纵韧带，通过侧前方的小切口切开纤维环，在前纵韧带后方行椎间盘切除。通过两个手持的 Hohmann 拉钩适当地牵开血管，拉钩应尽可能地置于中线处，其尖端透过前纵韧带插入上、下终板前方的骨性隆起中。另外两个拉钩置于对侧，用来保护椎体侧方的节段血管、髂腰静脉及交感神经链。用上述方法可以在椎间盘的左前方留出一个 2 cm 宽的操作区域，用来行纤维环切开并行 ALIF。按照上述方法，对于血管明显硬化的患者 ALIF 也是可行的。

方面可与后纵韧带及纤维环等韧带结构共同发挥限制作用，避免椎间过撑，从而增加手术节段的生物力学稳定性。应采用折线击入的方式置入融合器，首先应通过前外侧纤维环开口区将椎间盘插入椎间隙，然后通过改变融合器的击入角度，使融合器尽可能地位于椎间隙中央。在 L5–S1 水平进行操作时，融合器应在髂血管分叉的下方置入。尽管采用前正中切口切开纤维环，但仍需注意尽可能地保留间盘左右两侧的韧带结构。

融合器下沉与邻近椎体骨折

对于老年患者，stand–alone ALIF 融合器下沉是一种常见的并发症[6, 21, 22]。而与融合器下沉的相关因素是多方面的，例如融合器的种类 / 植骨材料和 / 或骨移植替代物（例如 rhBMP–2）的类型以及骨质疏松、糖尿病及肥胖等合并症的存在[21, 22]。与融合器下沉与邻近椎体骨折相关的因素还包括椎间盘的韧性 / 椎间是否过撑，以及在手术节段上方是否已行后路融合。

术后康复

建议患者在术后 2 个月内佩戴胸腰支具，同时避免过早地行物理治疗及剧烈运动。因为它会增加融合器所承受的压应力，导致融合器的下沉、邻近椎体骨折，甚至是骶骨骨折的发生[19]。应根据术后症状的改善情况及影像学随访结果，决定支具的佩戴时间，通常需佩戴到终板可见明显硬化或者融合器下沉不会出现明显临床症状时。

临床经验

针对退行性脊柱侧凸（Cobb 角 < 50°）且无腰椎滑脱的患者，本文作者在 2009 年进行了一项随访 1 年的回顾性研究，所有患者均因明显的根性疼痛而行手术治疗[9]。根据术式的不同，患者被分为 2 组。25 例患者行 T11-T12 至 L5-S1 的后外侧固定融合，患者的年龄为 45 至 78 岁不等，平均年龄为 63 岁；另外 18 例患者仅行 stand-alone ALIF 术，年龄在 53~85 岁，平均年龄为 67 岁。评价指标主要为融合率和临床疗效。stand-alone ALIF 组中，作者主要使用聚碳酸材质的 nexus 融合器（Biomet Inc，Parsippany，NJ）和 rh-BMP2 进行椎间融合，仅在部分患者的椎间融合器填入了自体髂骨。

基于钟摆理论，结合椎间隙塌陷的分类体系及相关的影像学检查，有助于责任节段的确定。一般来说，责任节段存在着失稳，而失稳可能引起盘源性腰痛和 / 或根性疼痛。

如果患者存在多个椎间隙的塌陷，只要证实椎间隙塌陷与盘源性腰痛的发生存在关联，便可采用 stand-alone ALIF 进行治疗。在本组病例中，2 节段 ALIF 有 10 例，3 节段 ALIF 有 7 例，4 节段 ALIF 有 4 例。两组中共有 5 例患者因椎管的骨性狭窄而行后路椎板切除减压。

在术后 2 个月、6 个月及 12 个月对患者进行随访时，通过 Kim 的腰痛量表对患者的功能进行评分[23]。

此外，椎间融合率及躯干稳定性的评价主要依靠全脊柱正侧位 X 线片。在末次随访时，无论是单节段还是多节段融合，总体的融合率为 90%。虽然两组之间的融合率无明显差异，stand-alone ALIF 组患者的临床满意度及功能评分更高[23]。在 ALIF 组中，患者临床疗效的优良率为 83%，而后外侧融合组仅为 65%。后外侧融合术组患者满意度较差的原因可能与后方肌肉剥离导致的慢性下腰痛、取骨区疼痛、骶骨螺钉松动及近端交界性后凸等内固定相关并发症有关。而骶骨螺钉松动、近端交界性后凸多为后路手术失败导致翻修的主要原因，而 ALIF 手术多不会出现。

在最近的一项非随机的前瞻性研究中，共计 300 例患者使用填入羟基磷灰石的 Kili 融合器（Spineway，Lyon，France）。作者通过 Kim 的腰痛量表评价患者术后的功能并观察患者的躯干失衡在术后如何再平衡。但是作者并未采用退变性腰椎侧弯的分型，而采用了之前研究中所提到的方法。在术后 1 年的随访中，患者的优良率为 85%，术后患者躯干的再平衡有助于患者满意率的提高。而在术后效果不佳的患者中，椎管狭窄为主要原因，约占所有患者的 8%。这部分患者在二期接受了后路的翻修手术而改善了症状。剩下 7% 的患者，术后效果不佳可能与邻近椎体骨折、骨不连、之前接受过手术和残余痛有关。示例如图 21.9~21.16 所示。

在早期的病例中，术后融合器的下沉率很高。而在手术节段的邻近椎体行骨水泥强化，可减少融合器下沉以及邻近椎体骨折的发生（图 21.11）。椎间高度下降大于或等于 3 mm 则被视为融合器下沉。由于老年患者多合并骨质疏松或由于椎体内血管瘤的存在导致局部的骨质分布不均，融合器的下沉率高达 15%。在发生融合器下沉且存在明显症状的患者中，80% 的患者融合器下沉发生于术后前 2 个月，多位于 L5 的上终板。随着融合器下沉，可能出现椎管的再狭窄。作者近期的一项研究发现，对于老年患者，在手术节段的邻近椎体行骨水泥强化，佩戴支具及控制康复锻炼的强度，可将融合器下沉及邻近椎体骨折的发生率由 36% 降低至 12%。

在使用 rh-BMP-2 作为骨移植替代物的患者中，

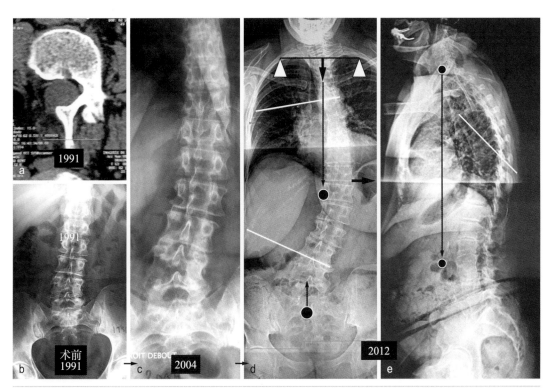

图 21.9　一名 62 岁妇女于 1991 年因肿瘤侵犯右侧 L4 椎弓根而行手术治疗（a、b）。随后，该患者出现了进行性的脊柱左侧凸及平背畸形（c~e）。

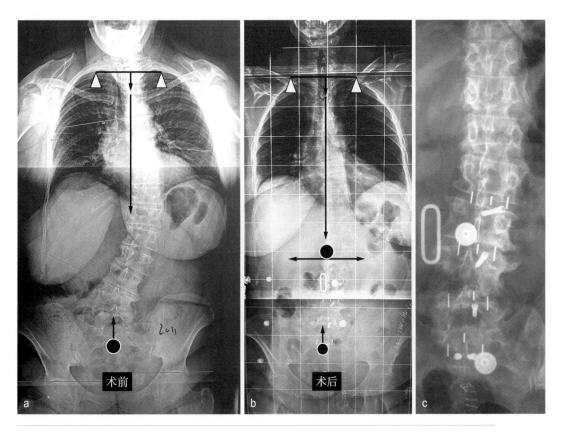

图 21.10　为了矫正畸形，该患者进行了 4 个节段的 ALIF，患者术前（a）及术后（b、c）的正位片。

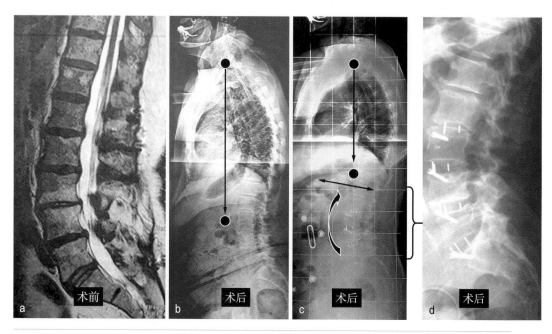

图 21.11 该患者术后的侧位片（b~d）。术前矢状位腰椎 MRI 提示 L2-S1 存在多节段的椎管狭窄（a）。

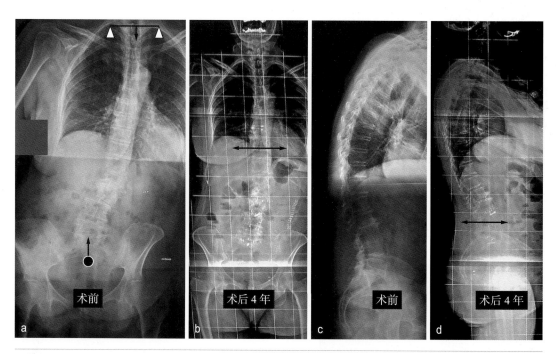

图 21.12 该患者术前（a、c）及术后 4 年随访时（b、d）正、侧位全脊柱 X 线片。可以发现随着局部畸形的矫正，患者的矢状面失衡得到了明显改善。

30% 的患者在 ALIF 术后会发生邻近椎体的骨折。即使在部分椎间融合很理想的患者中，术后也会出现邻近椎体的骨折。一般来说，椎间融合满意的患者临床疗效较好，而椎间融合失败会影响术后的临床疗效，

导致残余症状的出现，这也是最常见翻修原因。在老年患者中，作者不建议使用 rh-BMP-2 作为骨移植替代物，而通常使用羟基磷灰石纳米颗粒，将其调成糊状行椎间植骨。在观察的病例中，植骨融合率

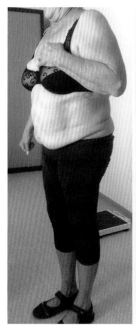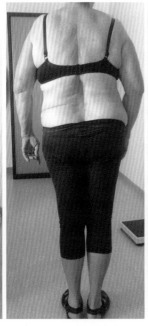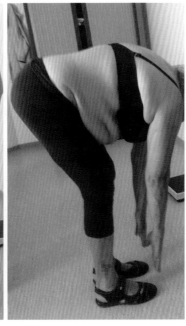

图 21.13　该患者术后 4 年的大体照。4 个节段的 ALIF 术后，患者的临床功能和脊柱失衡均得到了明显改善。

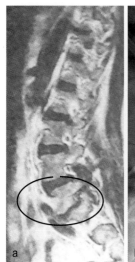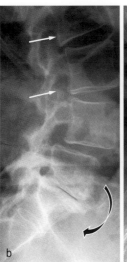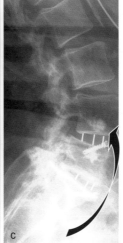

图 21.14　一例 73 岁患者，术前存在 L4 滑脱及 L5/S1 间盘退变。术前矢状位腰椎 MRI（a），术前（b）和术后（c）即刻的腰椎侧位片。

为 90%，此部分患者临床效果满意且未见明显并发症。对于多节段腰椎退行性疾病，与后路减压固定相比，ALIF 在提升手术疗效的同时也降低患者的住院花费。

手术入路相关并发症

在此项前瞻性研究中，作者从 300 例患者中抽取了 50 例患者，观察了 stand-alone ALIF 相关的并发症。3% 的患者发生了髂静脉的轻微损伤，最后通过丝线结扎或者血管夹进行了修补。另有 8% 的患者术后出现了交感神经的刺激症状。没有动脉损伤的发生。

Stand-alone ALIF 的临床证据

Ⅰ 级证据

对于 stand-alone ALIF 尚无证据等级为 Ⅰ 级的临床研究。Hoff 等采用混搭固定的方式，即在 L5-S1

水平行 stand-alone ALIF 且在 L4-L5 水平行人工椎间盘置换，治疗双节段腰椎退变，并将其与双间隙的 360°融合进行了比较[24]。

在此项前瞻性研究中，62 例患者被随机分为混搭固定及融合固定组两组，31 例患者行 L4-S1 混搭固定。另外 31 例患者行经椎间孔入路腰椎椎间融合术（TILF）联合后方椎弓根螺钉固定。纳入标准包括具有临床症状的退变性椎间盘疾病（L5/S1 的 Modic 分级 ≥ 2°和 L4/L5 的 Modic 分级 ≤ 2°）且椎间盘造影诱发试验阳性。通过术前、术后即刻及术后 12 个月的 ODI 评分和视觉模拟量表（VAS）评估临床疗效。所有患者的平均随访时间为 37 个月。ODI 和 VAS 评分与内固定失败、植骨融合、腰段脊柱的前凸、单一节段的前凸与活动度相关。26 例混搭固定与 24 例融合固定的患者临床疗效满意且随访资料完整。Hoff 等发现，虽然两组的并发症率都很低，但是混搭组患者术后即刻的 VAS 评分更低，且腰椎曲度更好。在末次随访时，混搭固定组 L4-L5 和 L3-L4 节段的活动度均有所增加，但融合固定组的腰椎活动度仅在 L3-L4 水平有所增加且明显大于混搭组。作者最终得出结论，L5-S1 stand-alone ALIF 联合 L4-L5 人工椎间盘置换是双节段 TLIF 一种可行的替代式术，在减少手术创伤、恢复腰椎生理曲度及临床疗效的改善方面具有优势。

Ⅱ 级证据

在作者撰写本章时，尚无证据等级为 Ⅱ 级的临床研究。

Ⅲ 级证据

Rao 等进行了一项前瞻性的研究，运用 stand-alone ALIF 治疗了 27 例轻度腰椎滑脱的患者，并观察了他们术后的临床疗效及影像学改变。这 27 例患者共接受了 32 个节段的 stand-alone ALIF，平均年龄为 64.9 岁、男女比例为 14∶13[12]。他们发现患者手术节段的平均滑脱度，在术前为 14.8%，术后为 6.4%，早末次随访时为 9.4%（P=0.001）。术后手术节段的椎间高度为术前的 1.75 倍（P=0.001）。而在末次随访时，尽管椎间高度有所丢失，但较术前仍有所改善，平均为术前的 1.39 倍（P=0.001），同时约 91% 的患者手术间隙完全融合。SF-12 的心理评分从术前的 31.7 分，提高到术后的 43.0 分（P=0.007），生理评分由术前的 35.4 分提高到术后的 51.7 分（P=0.002 6）。ODI 指数由术前的 56.9% 显著降低至 17.8%（P < 0.001）。患者总体的临床满意率为 93%。椎间隙高度的恢复与滑脱复位存在关联（P=0.04），而影响复位的唯一因素为体重指数（BMI）（P=0.04）。此项研究最终得出结论，stand-alone ALIF 是轻度腰

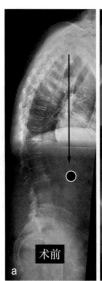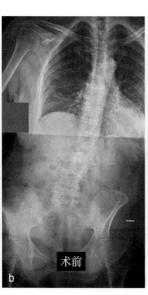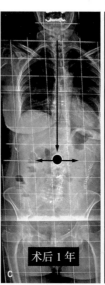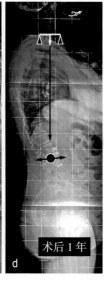

图 21.15　如图 21.14 所示的同一患者术前全脊柱侧位（a）和正位片（b）。术后 1 年的全脊柱正位（c）和侧位片（d）可见脊柱力线明显得到了改善。

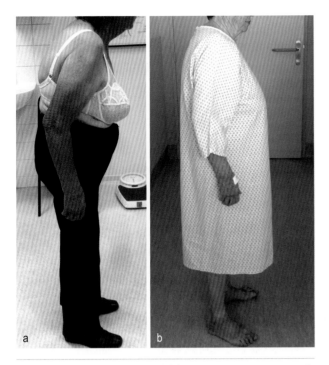

图 21.16　该患者接受了双节段的 stand-alone ALIF，图为术前（a）和术后 3 年的大体照（b），可见脊柱失衡得到了明显改善。

椎退变性滑脱的有效治疗方法[12]。

Ⅳ 级证据

为了提升椎间融合率，减少骨不连等椎间融合失败相关并发症的发生，Behrbalk 等将重组人骨形态发生蛋白 -2（BMP-2）引入 stand-alone ALIF，通过观察术后的椎间融合率，来确定 BMP-2 的最佳使用剂量[10]。该研究采用 stand-alone ALIF 治疗了 32 例退变性椎间盘疾病的患者，其中 25 例仅有腰椎间盘退变而无腰椎滑脱被归入退变组，另外 7 例存在 1 度的腰椎滑脱而被归入滑脱组。术中采用 SYNFIX LR 系统（Deputy Synthes Spine，Inc.，Raynham，MA）和 rh-BMP-2 进行椎间融合。所有患者的平均随访时间为（17±6）个月。在术后 6 个月随访时，29 例患者椎间融合满意（融合率 90.6%）。5 例患者（16%）出现融合器下沉，4 例患者术前存在腰椎滑脱，占滑脱患者的 57%；另外 1 例术前仅有腰椎间盘退变，占退变组患者的 5%（P=0.004）。在这 5 例患者中，3 例患者椎间融合失败，接受了翻修手术。在滑脱组中，术后发生融合器下沉的患者，其平均 BMI 为（29±2.6）kg/m^2，明显大于未下沉的患者［（22±6.5）kg/m^2；P=0.04］。研究最终得出结论 6 mg 的 rh-BMP-2 即可实现满意的椎间融合，但是作者并没有报道 BMP-2 相关的并发症；对于退变性腰椎滑脱或者肥胖的患者，建议在 stand-alone ALIF 后，行辅助后路的椎弓根螺钉固定[10]。

讨　论

对于合并畸形的退变性腰椎管狭窄症，其手术治疗是充满挑战的。随着人口的老龄化，老年患者在预期寿命增加的同时，对于手术的期望也越来越高，他们希望通过手术来改善生活质量。因此，在未来脊柱外科医生所接诊的患者中，这类患者将会占有越来越大的比重。椎间隙高度的下降是影响老年患者生活质量的重要原因，而 stand-alone ALIF 通过恢复椎间隙高度，在重建患者躯干稳定性的同时，也缓解了患者的腰腿疼痛。钟摆理论有助于在术前 X 线片上评估椎间隙塌陷对患者躯干及全身的影响，以便筛选出最适合采用 stand-alone ALIF 治疗的患者。

尽管本章并没有详细地阐述椎间隙塌陷的分类方法，但它已在其他章节进行了详细阐述，建议读者阅读相关章节掌握手术前、后评价患者躯干平衡的方法，以便了解多大程度的矫形即可实现患者临床症状的改善。而基于钟摆理论，可选择责任节段进行 stand-alone ALIF，以便重塑患者躯干的平衡。本章所提供的临床证据明确地指出，躯干的平衡对患者满意度的提升和功能的改善具有积极的意义，且无需后路再行长节段固定。此外，在早期的病例中，stand-alone ALIF 术后并无翻修病例的发生，而后外侧融合固定组多因融合失败而行翻修手术，这也说明 stand-alone ALIF 在临床效果上具有优势。

在决定患者行后路减压、融合固定还是 stand-alone ALIF 时，应当考虑到各项技术的优、缺点。虽然后路固定方法已有改良，例如骨水泥强化螺钉的出现，但后路固定融合的并发症率仍远高于 ALIF[8]。

而 ALIF 术中存在血管损伤的风险，融合器一旦下沉或出现邻近椎体骨折，可能影响临床疗效。

基于前述的内容，作者认为术中注意对周围组织的保护及选择合适的器械和融合器，可以降低 stand-alone ALIF 并发症的发生率[11-16]。此外，术中重塑腰椎的生理前凸并在邻近椎体行预防性的骨水泥注入可进一步降低并发症的发生率，尤其是对于高龄患者。在作者看来，stand-alone ALIF 在退变性腰椎滑脱或侧弯的治疗中具有很大的优势，较后路手术来说，其失血量更少，肺部感染及血管栓塞等术后并发症的发生率更低。同时，患者术后即可早期下地活动，降低了肠麻痹的发生。同时镇痛药物的使用率也大大下降，避免了药物不良反应的发生。

对于椎管存在严重骨性狭窄的患者，在行 stand-alone ALIF 的同时，可同期行后路减压。在后路手术失败时，由于重建腰椎的生理曲度可以产生更好的临床疗效，ALIF 可能比后路翻修更加简单有效。

在术后前 2 个月的康复锻炼中，主要以简单的日常活动和步态训练为主。避免肌肉的等长及等张训练。患者通常需佩戴胸腰支具，对于肥胖患者可能需要延长固定长度至锁骨水平。

在本章最关键的两项研究中，无论是回顾性研究还是前瞻性研究，共有 350 例患者参与，85% 的患者临床效果较好，主要体现在疼痛评分的下降和

日常活动功能的改善。在这部分患者中，在术后的影像学随访中可以观察到躯干平衡的重塑。这也间接提示 stand-alone ALIF 不仅改善了手术节段的畸形，同时也使躯干失衡得到了纠正，并产生了满意的临床疗效。

结 论

综上所述，相对于传统的脊柱骨盆参数及 Cobb 角的测量，钟摆理论是另一种评价脊柱畸形的方法。对于老年患者，它有助于 stand-alone ALIF 手术适应证的把控，从而选择最合适的患者进行治疗。在本章中，临床医生应当避免使用常用的矢状面平衡参数，如骨盆入射角、骨盆倾斜度和骶骨倾斜率。因为使用这些术语意味着脊柱在冠、矢状面的失衡和旋转畸形主要是由脊柱骨盆连接处的解剖变异而决定的。因为脊柱、椎旁肌张力和吸气时胸廓的扩张共同决定着躯干的平衡，因此临床医生应当整体、全面地评估患者的畸形。

对于存在退变性脊柱侧弯且 Cobb 角 < 50° 的老年患者，stand-alone ALIF 围手术期并发症的发生率及再手术率明显低于传统的后路长节段固定融合术，是一种有效的治疗方法。

参·考·文·献

1. Fujimori T, Le H, Schairer WW, et al. Does transforaminal lumbar interbody fusion have advantages over posterolateral lumbar fusion for degenerative spondylolisthesis? Global Spine J 2015; 5:102–109.

2. Li FC, Chen QX, Chen WS, et al. Posterolateral lumbar fusion versus transforaminal lumbar interbody fusion for the treatment of degenerative lumbar scoliosis. J Clin Neurosci 2013; 20:1241–1245.

3. Liu X, Wang Y, Qiu G, Weng X, Yu B. A systematic review with meta-analysis of posterior interbody fusion versus posterolateral fusion in lumbar spondylolisthesis. Eur Spine J 2014; 23:43–56.

4. Zhou ZJ, Zhao FD, Fang XQ, Zhao X, Fan SW. Meta-analysis of instrumented posterior interbody fusion versus instrumented posterolateral fusion in the lumbar spine. J Neurosurg Spine 2011; 15:295–310.

5. Choi KC, Ryu KS, Lee SH, et al. Biomechanical comparison of anterior lumbar interbody fusion: stand alone interbody cage versus interbody cage with pedicle screw fixation – a finite element analysis. BMC Musculoskeletal Disord 2013; 14:220.

6. Cho CB, Ryu KS, Park CK. Anterior lumbar intebody fusion with stand –alone interbody cage in treatment of lumbar intervertebral foramial stenosis: comparative study of two different types of cages. J Korean Neurosurg Soc 2010; 47:352–357.

7. Hironaka Y, Morimoto T, Motoyama Y, Park YS, Nakase H. Surgical management of minimally invasive anterior lumbar interbody fusion with stand alone interbody cage for L4-L5 degenerative disorders: clinical and radiographic findings. Neurol Med Chir (Tokyo) 2013; 53:861–869.

8. Lammli J, Whitaker MC, Moskowitz A, et al. Stand-alone anterior lumbar interbody fusion for degenerative disc disease of the lumbar spine. results with a 2 year follow up. Spine 2004; 39:E894–E901.

9. Allain J, Delecrin J, Beaurain J. Stand-alone ALIF with integrated intracorporeal anchoring plates in the treatment of

degenerative lumbar disk disease: a prospective study on 65 cases. Eur Spine J 2014; 23:2136–2143.

10. Behrbalk E, Uri O, Ruth M, et al. Fusion and subsidence rate of ALIF stand alone anterior lumbar interbody fusion using Peek cage with recombinant human bone morphogenic protein-2. Eur Spine J 2013; 22:2869–2875.

11. Strube P, Eike Hoff E, Hartwig T, et al. Stand alone ALIF anterior versus anteroposterior lumbarinterbody single-level fusion after a mean follow-up of 41 months. J Spinal Disord Tech 2012; 25:362–369.

12. Rao PJ, Ghent F, Phan K, et al. Stand-alone anterior lumbar interbody fusion for treatment of degenerative spondylolisthesis. J Clin Neurosci 2015; 22:1619–1624.

13. Udby PM, Bech-Azeddine R. Clinical outcome of stand-alone ALIF compared to posterior instrumentation for degenerative disc disease: A pilot study and a literature review. Clin Neurol Neurosurg 2015; 133:64–69.

14. Allain J, Delecrin J, Beaurain J, et al. Stand-alone ALIF with integrated intracorporeal anchoring plates in the treatment of degenerative lumbar disc disease: a prospective study on 65 cases. Eur Spine J 2014; 23:2136–2143.

15. Lammli J, Whitaker MC, Moskowitz A, et al. Stand-alone anterior lumbar interbody fusion for degenerative disc disease of the lumbar spine: results with a 2-year follow-up. Spine (Phila Pa 1976) 2014; 39:E894–901.

16. Choi KC, Ryu KS, Lee SH, et al. Biomechanical comparison of anterior lumbar interbody fusion: stand-alone interbody cage versus interbody cage with pedicle screw fixation -- a finite element analysis. BMC Musculoskelet Disord 2013; 14:220.

17. Johnson WM, Nichols TA, Jethwani D, Guiot BH. In vitro biomechanical comparison of an anterior and anterolateral lumbar plate with posterior fixation following single-level anterior lumbar interbody fusion. J Neurosurg Spine 2007; 7:332–335.

18. Gerber M, Crawford NR, Chamberlain RH, et al. Biomechanical assessment of anterior lumbar interbody fusion with an anterior lumbosacral fixation screw-plate: comparison to stand-alone anterior lumbar interbody fusion and anterior lumbar interbody fusion with pedicle screws in an unstable human cadaver model. Spine (Phila Pa 1976) 2006; 31:762–768.

19. Jeffrey F, Lastfogel BS, Thomas J, et al. Sacral fractures following stand-alone L5-S1 anterior lumbar interbody fusion for isthmic spondylolisthesis. J Neurosurg Spine 2010; 13:288–293.

20. Dominique A, Ruthenfluh, Koenig M, et al. Access-related complication in anterior lumbar surgery in patients over 60 years of age. Eur Spine J 2014; 23:S86–S92.

21. Rahn KA, Shugart RM, Wylie MW, Reddy KK, Morgan JA. The effect of lordosis, disc height change, subsidence, and transitional segment on stand-alone anterior lumbar interbody fusion using a nontapered threaded device. Am J Orthop (Belle Mead NJ) 2010; 39:E124–129.

22. Zhang JD, Poffyn B, Sys G, Uyttendaele D. Are stand-alone cages sufficient for anterior lumbar interbody fusion? Orthop Surg 2012; 4:11–14.

23. Kim NH, Kim DJ. Anterior interbody fusion for spondylolisthesis. Orthopedics 1991; 14:1069–1076.

24. Hoff EK, Strube P, Pumberger M, Zahn RK, Putzier M. ALIF and total disc replacement versus 2-level circumferential fusion with TLIF: a prospective, randomized, clinical and radiological trial. Eur Spine J 2016; 25:1558–1566.

（楚磊 译，顾宇彤 校）

第 4 篇

成本效益与先进技术

COST EFFECTIVENESS AND ADVANCED TECHNOLOGIES

第22章

椎间孔镜下行腰椎减压和椎间孔成形术可节省的成本

Potential cost savings of transforaminal endoscopic lumbar decompression and foraminoplasty

Martin T N Knight

引　言

本章使用回顾性研究和成本效益分析等方法，分析在英国私人医疗和国家医疗保健系统（NHS）中接受椎间孔镜下腰椎减压和椎间孔成形术（TELDF）的患者与接受传统脊柱手术治疗的患者相比可节省的成本。这些费用仅限于在英国主要医疗保障体系中接受脊柱手术的个人和在国家卫生服务范围内患者的手术费和住院费。

研究对象为 2007 年 10 月至 2010 年 8 月间，通过脊柱手术治疗的腰椎退行性疾病的患者，包括椎间盘突出、脱出，骨坏死，"脊柱不稳"，脊柱裂，腰椎滑脱及退行性腰椎滑脱，侧隐窝狭窄以及腰椎手术失败的患者。对其 TELDF、融合、减压和椎间盘切除术的费用进行了比较。费用包括医院管理费、住院和出院药物费，对物理治疗费、并发症的治疗成本也进行了比较。

分析发现，在国家卫生服务范围内每年可节省高达 6 330 万英镑资金，私营医院治疗的患者可节省 300 万英镑。同时，由于 TELDF 手术的广泛应用使

并发症减少，从而节省了 70~1 660 万英镑。私人保险公司每年可节省 290 万英镑，在预防并发症方面可节省 10~270 万英镑。

背　景

在评估脊柱手术的成本效益时，需要定义目标人群。关于非特异性下腰痛的研究数据非常广泛，包括症状持续 6 周以上的患者和可能会复发的患者。2000 年之前，国家卫生服务在下腰痛相关疾病上的花费，每年超过 10 亿英镑，包括[1]：

- 下腰痛患者住院费用为 5 亿 1 200 万英镑
- 关于下腰痛的咨询费用为 1 亿 4 100 万英镑
- 下腰痛的物理治疗的费用为 1 亿 5 060 万英镑

同时，英国私人医疗机构在下腰痛护理上的花费为 5 亿 6 500 万英镑，每年总额高达 16 亿英镑。算上其他间接成本，英国在健康管理和安全管理上每年的花费约为 5 亿 9 000 万英镑至 6 亿 2 400 万英镑。

总体来说，下腰痛的总成本约占国民生产总值的 1%~2%（包括 1995 年及 1996 年英国生产事故与

职业病的费用) [2,86]。

美国现阶段在慢性下腰痛医疗上的花费约为每年 9 600 万美元，其中神经性病变导致的下腰痛约占全部花费的 96% 左右。伴有神经性病变的患者，年均护理费比不伴神经性病变的患者高 160%（2 577 美元 vs 1 007 美元）[3]。

Dagenais 等 [4] 得出美国治疗下腰痛的直接治疗费用如下：

* 物理治疗（17%）
* 住院费用（17%）
* 用药（13%）
* 初级保健（13%）

Chou 等报道，5% 的致残下腰痛患者产生了全部下腰痛治疗 75% 的费用。因病休假产生的间接费用也是巨大的，每年约有 2% 的美国劳动力因背部损伤而病休 [5a]。在美国，1998—2008 年腰椎融合的数量大幅增加，每年脊柱融合手术量从 174 223 例增加到 413 171 例，增加了 2.4 倍（137%）[5b]。2000 年，作者与其同事进行了联合调查，确定了他们国家的椎间盘切除术和融合手术所占的比例，包括苏格兰和北爱尔兰在内的英国在西方国家的干预率最低，不到美国的 1/4 [6]。

慢性腰腿痛患者的手术治疗方式不断发展。椎间孔镜下腰椎减压和椎间孔成形术（TELDF）在患者完全清醒状态下进行，是以缓解疼痛为目的的内镜技术。手术通过一个经外侧入路放置于椎间孔中的管道进行。这项技术被用于慢性下腰痛治疗，以及替代常规椎间盘切除、减压、融合或椎间盘置换术来治疗下腰痛和放射痛。

该技术适合各种不同的手术适应证，包括椎间盘突出、脱出、钙化、脊柱不稳、腰椎滑脱和退变性腰椎滑脱、侧隐窝狭窄和翻修手术。虽然已有文章研究了传统椎间盘切除术、减压术 [7–10]、融合术 [11–14]、棘突间内植物 [15]、关节突关节去神经术和经皮椎间盘切除术 [17–19] 的成本效益，但目前还没有对 TELDF 的分析报道。

本章对英国一家优秀医疗机构在 2007 年 10 月至 2010 年 8 月的自费和公费脊柱手术情况进行了研究。目的是评估该技术在私营机构的成本效应，并判定是否该由国家医疗部门推广这项技术。

研究设计

该研究是旨在分析成本效益的回顾性研究。费用仅限于在特定医疗保健机构中接受脊柱手术的自费患者和 NHS 患者的手术及住院费用。这些数据已经被计算出来，用以分析各独立因素在接受治疗的自费患者"假设总数"和 NHS 患者"假设总数"中的作用。这些结果随后用于推断 NHS 在英国和美国更广泛推广这一技术可能带来的影响。干预的成本包括第三方英国保险公司的平均筹资者价格和医疗资源组（HRG）相关的 NHS 关税 [4]。这些已被用于制定为 NHS 资助的患者在独立部门内进行治疗的成本计算，然后用于整个 NHS 的服务预测。

患者人群

患者人群为 2007 年 10 月至 2010 年 8 月通过脊柱手术治疗的腰椎退行性疾病的患者，包括椎间盘突出、脱出，骨坏死，"脊柱不稳"，脊柱裂，腰椎滑脱及退行性腰椎滑脱，侧隐窝狭窄以及腰椎手术失败的患者。

主要观察指标

比较了 TELDF 的整个费用，融合术包括全椎间盘置换术（TDR）、减压术和微创椎间盘切除术。费用包括医院管理费、住院和出院药物费及物理治疗费。而且，还比较了并发症的预计成本。

结果

私人保险公司和 NHS 为患者支付了进行传统脊柱外科手术的治疗费用。假设私人市场的计算方法是，在医疗保健提供者的医院中，对 3 年内进行的个人和 NHS 脊柱病例数进行核算。这些数字是针对连锁的医院床位的数量，并推算出来与自"www.healthcareadvice.co.uk"的独立（私人）部门的医院床位的总数相匹配，以获得每个部门的年发病率。

2007—2010 年，医疗保健提供者提示每年有大约 1 000 例患者需要脊柱介入治疗且病例数量不断增加（不包括慢性疼痛的管理和注射等）。

由于这些数字 25% 是基于独立部门，所以整个私营市场的案例数量大约是同一时期的 4 倍。表 22.1 显示了如果他们使用的是 TELDF，而不是上述传统方法，私人保险公司和 NHS 潜在可节省的手术费用。为了说明目的，假设每个传统的脊柱病例都可以用 TELDF 治疗，然而，实际上由于患者的选择、临床标准、外科医生的偏好等原因可能并不能这样。

表 22.1　2007—2010 年私立医疗机构和 NHS 独立部门的"假定的"市场购买力

手术方式	私立医疗机构		NHS 独立部门	
	预计病例数	预计费用（£）	预计例数	预计费用（£）
椎间盘切除术	3 128	22 904 140	792	3 795 900
减压术	2 819	13 184 087	1 479	5 334 633
融合 /TDR	2 727	27 278 087	1 143	8 842 439
总计	8 647	63 366 472	3 414	17 972 972
TELDF	8 647	54 596 734	3 414	8 965 137
3 年节省总费用		8 769 738		9 007 835
每例手术可节省		£1 011		£2 638

注：NHS，国家医疗保健系统；TDR 全间盘置换；TELDF，椎间孔镜下行腰椎减压和椎间孔成形术

TELDF 作为一种手术，提供内镜下椎间盘内椎间盘切除术[20-49]（与微椎间盘切除术相当）和椎间孔成形术[6, 50-52]。它为侧隐窝狭窄减压[53-55]、退行性或峡部裂型脊柱滑脱、背部疼痛或脊柱不稳，或椎间盘源性疼痛提供了另一种治疗方式。并且，通过椎间融合术或 TDR 治疗椎间盘突出复发[57, 58]或进行脊柱手术翻修，有发生神经周围瘢痕[57]或脊柱椎间盘炎[59]的风险。

由于它能在单次手术中解决多个节段问题，因此确实有可能取代大多数常规外科手术。私营市场成本是根据所有保险公司支付给所有私营医疗保健供应商的每例医保范围内的手术操作的平均费用计算的。这些包括外科医生和麻醉师的费用，根据英国医疗保健提供者 BUPA 的时间表，符合以下复杂性分类：

- 减压术（主要手术）+
- 间盘切除术（主要手术）+
- 融合术（复杂）
- 椎间孔镜下行腰椎减压和椎间孔成形术（复杂）

由于保险公司和医疗保健供应商在合同中的具体安排差异，所以每个程序的费用可能在一定程度上有所不同。假设成本与源医疗保健提供者于 2007 年

10 月至 2010 年 8 月间在护理、手术室、理疗与医院服务（间接费用、人员和药物）相关。

这些费用包括基本工资，浮动费用，如银行、加班和使用的机构人员配置费用。成本核算可能因较小的独立医疗服务提供者和不同部门内使用的员工差异而有所不同。NHS HRG 关税已用于根据以下 OPCS 代码反映每个程序的 NHS 成本：

- 减压 V2950
- 椎间盘切除术 V2560
- 融合 V3362
- TELDF V4100

如果授权 TELDF 替代其他手术方案，那么私人保险公司可以获得的 3 年研究预算可能会节省不到 870 万英镑。这种成本节约将取决于私人医疗保险公司和与其协议相关的个人成本，但是，这一内容的详细程度超出了本章的范围。

表 22.2 显示，如果所有私营机构的融合或 TDR 手术被 TELDF 取代，将在 3 年研究期内为保险公司节省 1 000 万英镑，因为每个典型病例成本节省为 3 709 英镑。同样，前文提到的 NHS 部门将在同一时期节省 580 万英镑。

表 22.2 使用 TELDF 替代融合或 TRD 可节省的费用比较（2007—2010 年）

手术方式	预计私立医疗市场		NHS 独立市场	
	预计病例数	预计费用（£）	预计例数	预计费用（£）
融合 /TDR	2 727	27 278 087	1 143	8 842 439
TELDF	2 727	17 163 738	1 143	3 001 509
总计		10 114 349		5 840 930

对于他们资助的在私营医院治疗的患者而言，NHS 3 年内会节省约 900 万英镑（表 22.1）。该数据于 3 年内在代表 NHS 的独立医疗部门接受治疗的病例数为 3 414 例。假设成本是使用 NHS HRG4 关税计算的。由于 TELDF 平均住院时间为 1 天，与椎间盘切除术（通常为 2 天）、减压术（3 天）和融合术（4 天）相比，谨慎地估算，因减少医院病床使用而可节省附加的公共部门的花费。

2007 年 10 月至 2010 年 8 月，由医疗保健公司治疗的所有患者不同的住院时间已经纳入预计费用。患者、外科医生和一些私立机构之间提供的住院时间可能不同。优先使用 TELDF 而非传统技术，NHS 平均每例手术可节省 2 638 英镑（表 22.1）。若使用 1998 年每年 24 000 例外科手术的干预数字来计算，每年可节省 63 323 972 英镑 [6]。

人们认为此手术并非适合所有患者，或所有迫切希望接受 TELDF 治疗的患者，但这种潜在的节约仍然相当可观。一份 10 年疗效随访的独立报告显示，TELDF 治疗椎间盘突出 [60]、脱出和骨化，侧隐窝狭窄，退行性或脊柱裂性脊椎滑脱，背部和牵涉性疼痛或脊柱不稳，或椎间盘源性疼痛和失败的背部手术，使用改良 MacNab 疗效评定表现为 72% "优" 或 "好" 的结果。

这些在疼痛方面定义为 "优" 和 "好"，在背部、臀部和四肢的疼痛水平加上功能的双重作用下减少至少 50%。在审查前 958 个 TELDF 干预的病例中 [61]，包括作者的学习和发展曲线，1 例患者有椎间盘感染，9 例患者有无菌性椎间盘炎。

术后 6 周内出现 1 例硬脊膜撕裂、1 例深部伤口感染、2 例暂时性和 1 例永久性足下垂、1 例心肌梗死、1 例暂时性勃起功能障碍、1 例惊恐发作和 8 例残余突出（2.4%）。

TELDF 的并发症发生率远低于其他脊柱外科技术，低于 1.25% 的患者需要延迟出院或二次住院 [61]。系统评价显示椎间盘切除术的平均并发症发生率为 6%[62-69]，减压为 7.6%[70-72]，融合率为 11%~17%[73-76]。脊柱基金会受托人截至 2016 年 9 月的内部审计报告的 4 450 例 TELDF 和 3 550 例激光治疗椎间盘减压的患者中有 9 例感染性椎间盘炎和 7 例硬脑膜撕裂。表 22.3 显示了与患者的 3 种并发症相关的成本，导致继续延长 2~5 天的住院时间。

表 22.3 2007—2010 年传统手术与 TELDF 在全部私立医院就医的患者和 NHS 患者各种潜在不同严重程度并发症比较

	并发症	预计私立和 NHS 病例数	未再次手术		再次手术未进入 HDU/ITU		再次手术并需高度依赖护理	
住院日延长（夜）			2 天	5 天	2 天	5 天	2 天	5 天
椎间盘切除术	6.00%	235	94 080	235 200	917 280	1 058 400	1 387 680	2 234 400
减压术	7.60%	327	130 659	326 648	1 273 927	1 469 916	1 927 223	3 103 156
融合	11.00%	426	170 280	425 700	1 660 230	1 915 650	2 511 630	4 044 150
总计		988	395 019	987 548	3 851 437	4 443 966	5 826 533	9 381 706
TELDF	1.25%	151	60 440	151 100	438 190	528 850	740 390	1 284 350

（续表）

	并发症	预计私立和 NHS 病例数	未再次手术	再次手术未进入 HDU/ITU		再次手术并需高度依赖护理	
潜在节省		334 579	836 448	3 413 247	3 915 116	5 086 143	8 097 356
年度潜在节省		111 526	278 816	1 137 749	1 305 039	1 695 381	2 699 119
年度人均节省		112.93	282.33	1 152.09	1 321.49	1 716.76	2 733.15

注: ITU, 强化治疗单元; NHS, 国家医疗保健系统; TELDF, 椎间孔镜下行腰椎减压和椎间孔成形术

第一种情况不需要重新住院, 而是长期观察以控制镇痛或合并症。第二种情况是重新住院, 但不需要高度依赖或强化护理。第三种情况是返回住院, 需要在高依赖单元 (HDU) 或强化治疗单元 (ITU) 中强化护理。

假设成本代表护理、住院、物理治疗以及与私营医疗机构内的私人和 NHS 患者延长住院时间相关的任何"医院服务"费用 (包括行政费用)。它没有考虑与返回住院相关的任何消耗性成本, 因为这些成本将取决于各个医院的购买能力、外科医生的偏好, 以及任何潜在的问题或内植物更换的成本问题。使用了以下保守假设:

- 每日住院费: 200 英镑
- 每日国际电联费: 1 000 英镑
- 传统手术室费用: 3 500 英镑

- TELDF 手术室费用: 2 500 英镑

传统的手术成本不允许额外的植入花费, 并且 TELDF 翻修手术更简单且成本更低。在私营医院, 外科医生和麻醉师不会为翻修手术收取服务费用, 这也会降低费用。这些假设已经贯彻到以下所有 NHS 计算中, 并假设这些成本的平均值是年度私营部门的潜在储蓄, 为 1 204 605 英镑。

表 22.4 中的数据已使用与表 22.3 中相同的假设, 并证明如果该技术在 NHS 内部广泛实施, TELDF 的较低并发症率可能提供平均每年 2 476 415 英镑的成本节省。这些费用与私营医院的费用有关, 在英国的许多医保医院, 强化治疗单元 (ITU) 估算的床位费为每天 1 500 英镑, 因此, 公立医院试行 TELDF 替代传统脊柱手术的可以节省费用比实际大得多。

表 22.4　2007—2010 年传统手术与 TELDF 的不同严重程度并发症相关的潜在成本负担

	并发症	预计 NHS 病例数	未再次手术		再次手术未进入 HDU/ITU		再次手术并需高度依赖护理	
住院日延长 (夜)			2 天	5 天	2 天	5 天	2 天	5 天
椎间盘切除术	6.00%	382	152 604	381 511	1 487 892	1 716 798	2 250 913	3 624 352
减压术	7.60%	672	268 973	672 433	2 622 488	3 025 948	3 967 354	6 388 113
融合	11.00%	967	386 922	967 306	3 772 492	4 352 875	5 707 103	9 189 402
总计		2 021	808 500	2 021 249	7 882 872	9 095 621	11 925 370	19 201 867
TELDF	1.25%	300	120 000	300 000	870 000	1 050 000	1 470 000	2 550 000
			688 500	1 721 249	7 012 872	8 045 621	10 455 370	16 651 867
年度潜在节省			229 500	573 750	2 337 624	2 681 874	3 485 123	5 550 622
年度人均节省			113.54	283.86	1 157	1 327	1 724	2 746

注: TELDF, 椎间孔镜下行腰椎减压和椎间孔成形术; NHS, 国家医疗保健系统

内镜手术节省费用的临床证据

Ⅰ级证据

根据作者所知，目前尚没有内镜手术与任何其他类型的腰椎减压手术的成本效益比较的临床研究，无论是否与开放、微创或通道手术相比。

在使用内镜视频系统时，作者没找到任何调查减压手术成本节省的研究。

Ⅱ级证据

考虑到经椎间孔减压手术是椎间盘突出、侧隐窝或椎间孔狭窄等有效治疗策略，有两个值得一提的随机前瞻性试验。这些研究全面评估了多层半椎板切除术在开放或采用微创技术时的医疗和社会成本，并试图确定它们在退行性腰椎管狭窄症治疗中的相对成本效益。

Parker 等进行了一项前瞻性单组队列研究，对连续 54 例接受多级半椎板切除术治疗腰椎管狭窄相关性神经根病的患者进行了至少 6 个月的无效的保守治疗。使用结果调查表的自我评估报告，该调查结果包括与背部疼痛相关的医疗资源利用率，延误的工作和腿痛的改善情况 [腿痛的视觉量表 (VAS-LP)]，残疾 [Oswestry Disability Index (ODI)]，生活质量 [Short Form-12 (SF-12)] 和健康状态值 [质量调整生命年 (QALYs)，根据 EuroQuol 5D (EQ-5D) 和美国估值计算得出]。在 2 年的随访期内，资源使用基于国家医疗保险允许支付金额 (直接成本) 的单位成本，患者和护理人员工作日损失乘以自我报告的税后总工资率 (间接费用) 成本。

评估多级半椎板切除术后每 QALY 平均 2 年的成本，并显示平均 2 年增加 0.72 QALYs[77]。多层半椎板切除术的 2 年费用 (平均数 ± 标准差) 为 (24 264 ± 10 319) 美元 [手术费用 (10 220 ± 80.57) 美元；门诊资源利用费用 (3 592 ± 3 243) 美元；间接费用 (10 452 ± 9 364) 美元]。

多级半椎板切除术增加每一 QALY 平均需要 2

年时间，费用为 33 700 美元。作者得出结论：多层半椎板切除术改善了腰椎管狭窄相关神经根病患者的疼痛、残疾和生活质量。此外，他们得出结论：多层半椎板切除术是治疗腰椎神经根病的一种经济有效的方法。

同一组作者进行了一项为期 2 年的成本效用研究，比较微创手术 (MIS) 与开放式多层半椎板切除术治疗退行性腰椎管狭窄症患者，以确定 MIS 是否能增加腰椎减压手术成本效益[78]。在这项前瞻性队列研究中的 54 例连续腰椎管狭窄症患者中，行 MIS 旁中心管状方法 (n=27) 与中线开放手术 (n=27) 进行多层半椎体切除术。经过 2 年的随访，评估了与背部相关的医疗资源利用率，耽误的工作量和健康状况值 [质量调整生命年 (QALYs)，根据 EQ-5D 计算得出的美国估值]。

采用 2 年的资源使用乘以基于医疗保险国家允许支付金额 (直接成本) 的单位成本，工作日损失乘以自我报告的总税收工资率 (间接成本)。MIS 与开放式半椎板切除术相比，每个 QALY 的平均总成本差异被评估为增量成本效益比 [ICER：成本 (MIS) − 成本 (开放)/ QALY (MIS) − QALY (开放)]。作者发现两组患者在基线相似时，MIS 和开放椎板切除术术后 2 年的累积增益等效，为 0.72 QALYs。

MIS 和开放式半椎板切除术之间的平均直接医疗费用、间接社会费用和 2 年总费用 (23 109 美元 vs 25 420 美元；P=0.21) 相似。MIS 与开放手术方法拥有相似的总成本和效用，使其成为与传统开放式方法相比成本相当的技术。

作者得出结论：MIS 与开放式多层半椎板切除术相比，2 年内的成本相似，同时提供了相同的 QALYs 改善，他们认为 MIS 与开放式多层半椎板切除术相比，是治疗腰椎管狭窄症患者的根性疼痛成本效益等效的技术。

Ⅲ级和Ⅴ级证据

据作者所知，内镜手术的成本效益研究没有低质量的证据。

讨　论

有关脊柱介入治疗的费用和手术量的数据很难整理。私营医院数据更容易获得，公司管理需要对成本进行商业考量。本研究所依据的数据是匿名提供的，与过去的特定时期有关。为了减少年度波动的影响，选择了 3 年的跨度。内部的分析显示，这些数字每年都保持相对稳定。

详细的手术分类，如微创椎间盘切除术、开放式椎间盘切除术、开放式椎板切除术、椎板切开术；各种类型的椎间融合器，前部、后部、笼状；器械和非器械融合以及不同类型的 TDR，以上这些已超出了研究人员可收集数据的范围，但在数量众多手术种类中，每种都可以进行组分析。

对成本的假设是保守的，但表明私营医院可以节省高达 590 万英镑，而且随着 TELDF 的更广泛应用，NHS 可以每年节省高达 6 330 万英镑（表 22.5）。这两个部门可以节省 120 万英镑和 250 万英镑，因为更少的并发症导致成本降低。

英国医疗保健系统每年可节省的资金总额可能达到近 7 300 万英镑。成本和有效性的比较表明，微创后路椎间盘切除术比椎间盘切除术更经济[77-80]。该分析表明经椎间孔内镜腰椎减压和椎间孔成形术会产生相同的益处。而且，鉴于长期良好的预后结果和 TELDF 的低并发症发生率，诉讼率会降低，从而进一步节省医疗保健预算。

表 22.5　通过更广泛普及 TELDF 后私营医院和 NHS 部门可节省的总费用

来源	总额
私立医院每年节省拨款	£5 925 858
24 000 例手术 NHS 共节省	£63 323 972
私立医院因并发症平均节省	£1 204 605
NHS 因并发症平均节省	£2 476 415
总计	£72 930 850

注：NHS，国家医疗保健系统

结　论

TELDF 的广泛推广可以使 NHS 每年节省 6 330 万英镑的手术费用，私营医院患者的费用节省为 300 万英镑，并发症治疗节省为 70~1 660 万英镑（平均 250 万英镑）。通过更频繁地选择 TELDF 而不是传统的介入技术，私人保险公司每年可以节省高达 290 万英镑的手术费用和 10~270 万英镑（平均 120 万英镑）治疗并发症的费用。

本章没有对 TELDF[61] 围绕诉讼发生率低的额外节省做出估计。与传统手术相当的或更好的 10 年 TELDF 临床随访结果表明，该手术具有较高的成本效益[51, 52, 56, 61, 81-83]。这种较高的费用节省对其他国家医疗保健系统和保险公司具有重要意义。

参·考·文·献

1. Maniadakis N, Gray A. The economic burden of back pain in the UK. Pain 2000; 84:95–103.

2. Norlund A, Ropponen A, Alexanderson K. Multidisciplinary interventions: review of studies of return to work after rehabilitation for low back pain. J Rehabil Med 2009; 41:115–121.

3. Mehra M, Hill K, Nicholl D, Schadrack J. The burden of chronic low back pain with and without a neuropathic component: a healthcare resource use and cost analysis. J Med Economics 2012; 15:245–252.

4. Dagenais S, Caro J, Haldeman S. A systematic review of low back pain cost of illness studies in the United States and internationally. Spine J 2008; 8:8–20.

5a. Chou R, Qaseem A, Snow V, et al. Diagnosis and treatment of low back pain: a joint clinical practice guideline from the American College of Physicians and the American Pain Society. Ann Intern Med 2007; 147:478–491.

5b. Rajaee SS1, Bae HW, Kanim LE, Delamarter RB. Spinal fusion in the United States: analysis of trends from 1998 to 2008. Spine (Phila Pa) 1976 2012; 37:67-76.

6. Knight M. The evolution of endoscopic laser foraminoplasty. Manchester: Faculty of Medicine, Dentistry, Nursing and Pharmacy. Department of Musculoskeletal Research Group, Manchester University; 2003.

7. Sherman J, Cauthen J, Schoenberg D, et al. Economic impact of improving outcomes of lumbar discectomy. Spine J 2010; 10:108–116.

8. Tosteson AN, Skinner JS, Tosteson TD, et al. The cost

effectiveness of surgical versus nonoperative treatment for lumbar disc herniation over two years: evidence from the Spine Patient Outcomes Research Trial (SPORT). Spine (Phila Pa 1976) 2008; 33:2108–2115.

9. Hansson E, Hansson T. The cost-utility of lumbar disc herniation surgery. Eur Spine J 2007; 16:329–337.

10. Malter AD, Weinstein J. Cost-effectiveness of lumbar discectomy. Spine (Phila Pa 1976) 1996; 21:69S–74S.

11. Soegaard R, Bunger CE, Christiansen T, et al. Circumferential fusion is dominant over posterolateral fusion in a long-term perspective: cost-utility evaluation of a randomized controlled trial in severe, chronic low back pain. Spine (Phila Pa 1976) 2007; 32:2405–2414.

12. Levin DA, Bendo JA, Quirno M, et al. Comparative charge analysis of one- and two-level lumbar total disc arthroplasty versus circumferential lumbar fusion. Spine (Phila Pa 1976) 2007; 32:2905–2909.

13. Soegaard R, Christensen FB. Health economic evaluation in lumbar spinal fusion: a systematic literature review anno 2005. Eur Spine J 2006; 15:1165–1173.

14. Fritzell P, Hagg O, Jonsson D, Nordwall A. Cost-effectiveness of lumbar fusion and nonsurgical treatment for chronic low back pain in the Swedish Lumbar Spine Study: a multicenter, randomized, controlled trial from the Swedish Lumbar Spine Study Group. Spine (Phila Pa 1976) 2004; 29:421–434.

15. Burnett MG, Stein SC, Bartels RH. Cost-effectiveness of current treatment strategies for lumbar spinal stenosis: nonsurgical care, laminectomy, and X-STOP. J Neurosurg Spine 2010; 13:39–46.

16. Cohen SP, Williams KA, Kurihara C, et al. Multicenter, randomized, comparative cost-effectiveness study comparing 0, 1, and 2 diagnostic medial branch (facet joint nerve) block treatment paradigms before lumbar facet radiofrequency denervation. Anesthesiology 2010; 113:395–405.

17. Brouwer PA, Peul WC, Brand R, et al. Effectiveness of percutaneous laser disc decompression versus conventional open discectomy in the treatment of lumbar disc herniation; design of a prospective randomized controlled trial. BMC Musculoskelet Disord 2009; 10:49.

18. Stevens CD, Dubois RW, Larequi-Lauber T, Vader JP. Efficacy of lumbar discectomy and percutaneous treatments for lumbar disc herniation. Soz Praventivmed 1997; 42:367–379.

19. Stevenson RC, McCabe CJ, Findlay AM. An economic evaluation of a clinical trial to compare automated percutaneous lumbar discectomy with microdiscectomy in the treatment of contained lumbar disc herniation. Spine (Phila Pa 1976) 1995; 20:739–742.

20. Yeung AT, Tsou PM. Posterolateral endoscopic excision for lumbar disc herniation: Surgical technique, outcome, and complications in 307 consecutive cases. Spine (Phila Pa 1976) 2002; 27:722–731.

21. Tsou PM, Alan Yeung C, Yeung AT. Posterolateral transforaminal selective endoscopic discectomy and thermal annuloplasty for chronic lumbar discogenic pain: a minimal access visualized intradiscal surgical procedure. Spine J 2004; 4:564–573.

22. Tsou PM, Yeung AT. Transforaminal endoscopic decompression for radiculopathy secondary to intracanal noncontained lumbar disc herniations: outcome and technique. Spine J 2002; 2:41–48.

23. Tzaan WC. Transforaminal percutaneous endoscopic lumbar discectomy. Chang Gung Med J 2007; 30:226–234.

24. Kim HS, Ju CI, Kim SW, Kim JG. Endoscopic transforaminal suprapedicular approach in high grade inferior migrated lumbar disc herniation. J Korean Neurosurg Soc 2009; 45:67–73.

25. Kim MJ, Lee SH, Jung ES, et al. Targeted percutaneous transforaminal endoscopic diskectomy in 295 patients: comparison with results of microscopic diskectomy. Surg Neurol 2007; 68:623–631.

26. Mayer HM, Brock M. Percutaneous endoscopic lumbar discectomy (PELD). Neurosurg Rev 1993; 16:115–120.

27. Mayer HM, Brock M, Berlien HP, Weber B. Percutaneous endoscopic laser discectomy (PELD). A new surgical technique for non-sequestrated lumbar discs. Acta Neurochir Suppl (Wien) 1992; 54:53–58.

28. Kafadar A, Kahraman S, Akboru M. Percutaneous endoscopic transforaminal lumbar discectomy: a critical appraisal. Minim Invasive Neurosurg 2006; 49:74–79.

29. Frank E. Endoscopically assisted open removal of laterally herniated lumbar discs. Surgical neurology 1997; 48:430–433.

30. Huang TJ, Hsu RW, Lee YY, Chen SH. Video-assisted endoscopic lumbar discectomy. Surg Endosc 2001; 15:1175–1178.

31. Jang JS, An SH, Lee SH. Transforaminal percutaneous endoscopic discectomy in the treatment of foraminal and extraforaminal lumbar disc herniations. J Spinal Disord Tech 2006; 19:338–343.

32. Lau D, Han SJ, Lee JG, Lu DC, Chou D. Minimally invasive compared to open microdiscectomy for lumbar disc herniation. J Clin Neurosci 2011; 18:81–84.

33. Lee DY, Ahn Y, Lee SH. Percutaneous endoscopic lumbar discectomy for adolescent lumbar disc herniation: surgical outcomes in 46 consecutive patients. The Mount Sinai journal of medicine, New York 2006; 73:864–870.

34. Lee DY, Shim CS, Ahn Y, et al. Comparison of percutaneous endoscopic lumbar discectomy and open lumbar microdiscectomy for recurrent disc herniation. J Korean Neurosurg Soc 2009; 46:515–521.

35. Lee S, Kim SK, Lee SH, et al. Percutaneous endoscopic lumbar discectomy for migrated disc herniation: classification of disc migration and surgical approaches. Eur Spine J 2007; 16:431–437.

36. Lee SH, Chung SE, Ahn Y, et al. Comparative radiologic evaluation of percutaneous endoscopic lumbar discectomy and open microdiscectomy: a matched cohort analysis. Mt Sinai J Med 2006; 73:795–801.

37. Choi G, Lee SH, Bhanot A, Raiturker PP, Chae YS. Percutaneous endoscopic discectomy for extraforaminal lumbar disc herniations: extraforaminal targeted fragmentectomy technique using working channel endoscope. Spine 2007; 32:E93–99.

38. Choi G, Lee SH, Lokhande P, et al. Percutaneous endoscopic approach for highly migrated intracanal disc herniations by foraminoplastic technique using rigid working channel endoscope. Spine 2008; 33:E508–515.

39. Ahn Y, Lee SH, Lee JH, Kim JU, Liu WC. Transforaminal percutaneous endoscopic lumbar discectomy for upper lumbar disc herniation: clinical outcome, prognostic factors, and technical consideration. Acta Neurochir (Wien) 2009; 151:199–206.

40. Ahn Y, Lee SH, Lee JH, Kim JU, Liu WC. Transforaminal percutaneous endoscopic lumbar discectomy for upper lumbar disc herniation: clinical outcome, prognostic factors, and technical consideration. Acta Neurochir (Wien) 2009; 151:199–206.

41. Hoogland T, Scheckenbach C. Low-dose chemonucleolysis

combined with percutaneous nucleotomy in herniated cervical disks. J Spinal Disord 1995; 8:228–232.

42. Yeung AT, Tsou PM. Posterolateral endoscopic excision for lumbar disc herniation: Surgical technique, outcome, and complications in 307 consecutive cases. Spine 2002; 27:722–731.

43. Komp M, Hahn P, Merk H, Godolias G, Ruetten S. Bilateral operation of lumbar degenerative central spinal stenosis in full-endoscopic interlaminar technique with unilateral approach: prospective 2-year results of 74 patients. J Spinal Disord Tech 2011; 24:281–277.

44. Kuonsongtum V, Paiboonsirijit S, Kesornsak W, et al. Result of full endoscopic uniportal lumbar discectomy: preliminary report. J Med Assoc Thai 2009; 92:776–780.

45. Ruetten S, Komp M, Merk H, Godolias G. Full-endoscopic interlaminar and transforaminal lumbar discectomy versus conventional microsurgical technique: a prospective, randomized, controlled study. Spine 2008; 33:931–939.

46. Ruetten S, Komp M, Merk H, Godolias G. Use of newly developed instruments and endoscopes: full-endoscopic resection of lumbar disc herniations via the interlaminar and lateral transforaminal approach. Journal of neurosurgery. Spine 2007; 6:521–530.

47. Ruetten S, Komp M, Godolias G. A New full-endoscopic technique for the interlaminar operation of lumbar disc herniations using 6-mm endoscopes: prospective 2-year results of 331 patients. Minm Invasive Neurosurg 2006; 49:80–87.

48. Ruetten S, Komp M, Godolias G. An extreme lateral access for the surgery of lumbar disc herniations inside the spinal canal using the full-endoscopic uniportal transforaminal approach-technique and prospective results of 463 patients. Spine 2005; 30:2570–2578.

49. Ruetten S, Meyer O, Godolias G. Endoscopic surgery of the lumbar epidural space (epiduroscopy): results of therapeutic intervention in 93 patients. Minm Invasive Neurosurg 2003; 46:1–4.

50. Schubert M, Hoogland T. Endoscopic transforaminal nucleotomy with foraminoplasty for lumbar disk herniation. Oper Orthop Traumatol 2005; 17:641–661.

51. Knight M. Transforaminal endoscopic treatment of the degenerating lumbar spine. In Touch 2010; 132:18–23.

52. Knight MTN, Goswami A, Patko JT, Buxton N. Endoscopic foraminoplasty: a prospective study on 250 consecutive patients with independent evaluation. J Clin Laser Med Surg 2001; 19:73–81.

53. Ahn Y, Lee SH, Park WM, Lee HY. Posterolateral percutaneous endoscopic lumbar foraminotomy for L5-S1 foraminal or lateral exit zone stenosis. Technical note. J Neurosurg 2003; 99:320–323.

54. Ruetten S, Komp M, Merk H, Godolias G. Surgical treatment for lumbar lateral recess stenosis with the full-endoscopic interlaminar approach versus conventional microsurgical technique: a prospective, randomized, controlled study. J Neurosurg Spine 2009; 10:476–485.

55. Khoo LT, Fessler RG. Microendoscopic decompressive laminotomy for the treatment of lumbar stenosis. Neurosurgery 2002; 51:S146–154.

56. Knight M, Goswami A. Management of isthmic spondylolisthesis with posterolateral endoscopic foraminal decompression. Spine (Phila Pa 1976) 2003; 28:573–581.

57. Ahn Y, Lee SH, Park WM, Lee HY, Shin SW, Kang HY. Percutaneous endoscopic lumbar discectomy for recurrent disc

herniation: surgical technique, outcome, and prognostic factors of 43 consecutive cases. Spine (Phila Pa 1976) 2004; 29:E326–332.

58. Hoogland T, van den Brekel-Dijkstra K, Schubert M, Miklitz B. Endoscopic transforaminal discectomy for recurrent lumbar disc herniation: a prospective, cohort evaluation of 262 consecutive cases. Spine 2008; 33:973–978.

59. Ito M, Abumi K, Kotani Y, Kadoya K, Minami A. Clinical outcome of posterolateral endoscopic surgery for pyogenic spondylodiscitis: results of 15 patients with serious comorbid conditions. Spine (Phila Pa 1976) 2007; 32:200–206.

60. Knight M, Jago I, Norris C, Midwinter L, Boynes C. Transforaminal endoscopic lumbar decompression & foraminoplasty: a 10 year prospective survivability outcome study of the treatment of foraminal stenosis and failed back surgery. Int J Spine Surg 2014; 8.

61. Knight MTN, Ellison DR, Goswami A, Hillier VF. Review of safety in endoscopic laser foraminoplasty for the management of back pain. J Clin Laser Med Surg 2001; 19:147–157.

62. Nellensteijn J, Ostelo R, Bartels R, Peul W, van Royen B, van Tulder M. Transforaminal endoscopic surgery for symptomatic lumbar disc herniations: a systematic review of the literature. Eur Spine J 2010; 19:181–204.

63. Davis RA. A long-term outcome analysis of 984 surgically treated herniated lumbar discs. J Neurosurg 1994; 80:415–421.

64. Guo JJ, Yang H, Tang T. Long-term outcomes of the revision open lumbar discectomy by fenestration: A follow-up study of more than 10 years. Int Orthop 2009; 33:1341–1345.

65. Schaufele MK. Single level lumbar disc herniations resulting in radicular pain: pain and functional outcomes after treatment with targeted disc decompression. Pain Med 2008; 9:835–843.

66. Almeida DB, Prandini MN, Awamura Y, et al. Outcome following lumbar disc surgery: the role of fibrosis. Acta Neurochir (Wien) 2008; 150:1167–1176.

67. Hazard RG. Failed back surgery syndrome: surgical and nonsurgical approaches. Clin Orthop Relat Res 2006; 443:228–232.

68. Skaf G, Bouclaous C, Alaraj A, Chamoun R. Clinical outcome of surgical treatment of failed back surgery syndrome. Surg Neurol 2005; 64:483–488.

69. Onesti ST. Failed back syndrome. Neurologist 2004; 10:259–264.

70. Arts MP, Verstegen MJ, Brand R, et al. Cost-effectiveness of decompression according to Gill versus instrumented spondylodesis in the treatment of sciatica due to low grade spondylolytic spondylolisthesis: a prospective randomised controlled trial [NTR1300]. BMC Musculoskelet Disord 2008; 9:128.

71. Slatis P, Malmivaara A, Heliovaara M, et al. Long-term results of surgery for lumbar spinal stenosis: a randomised controlled trial. Eur Spine J 2011; 20:1174–1181.

72. Ray CD. New techniques for decompression of lumbar spinal stenosis. Neurosurgery 1982; 10:587–592.

73. Berg S, Tullberg T, Branth B, Olerud C, Tropp H. Total disc replacement compared to lumbar fusion: a randomised controlled trial with 2-year follow-up. Eur Spine J 2009; 18:1512–1519.

74. Brox JI, Reikeras O, Nygaard O, et al. Lumbar instrumented fusion compared with cognitive intervention and exercises in patients with chronic back pain after previous surgery for disc herniation: a prospective randomized controlled study. Pain 2006; 122:145–155.

75. Fairbank J, Frost H, Wilson-MacDonald J, et al. Randomised

controlled trial to compare surgical stabilisation of the lumbar spine with an intensive rehabilitation programme for patients with chronic low back pain: the MRC spine stabilisation trial. BMJ 2005; 330:1233.

76. Hagg O, Fritzell P, Ekselius L, Nordwall A. Predictors of outcome in fusion surgery for chronic low back pain. A report from the Swedish Lumbar Spine Study. Eur Spine J 2003; 12:22–33.

77. Parker SL, Fulchiero EC, Davis BJ, et al. Cost-effectiveness of multilevel hemilaminectomy for lumbar stenosis-associated radiculopathy. Spine J 2011; 11:705–711.

78. Parker SL, Adogwa O, Davis BJ, et al. Cost-utility analysis of minimally invasive versus open multilevel hemilaminectomy for lumbar stenosis. J Spinal Disord Tech 2013; 26:42–47.

79. German JW, Adamo MA, Hoppenot RG, Blossom JH, Nagle HA. Perioperative results following lumbar discectomy: comparison of minimally invasive discectomy and standard microdiscectomy. Neurosurg Focus 2008; 25:E20.

80. Moliterno JA, Knopman J, Parikh K, et al. Results and risk factors for recurrence following single-level tubular lumbar microdiscectomy. J Neurosurg Spine 2010; 12:680–686.

81. Allen RT, Garfin SR. The economics of minimally invasive spine surgery: the value perspective. Spine 2010; 35:S375–382.

82. Wang MY, Cummock MD, Yu Y, Trivedi RA. An analysis of the differences in the acute hospitalization charges following minimally invasive versus open posterior lumbar interbody fusion. Journal of neurosurgery. Spine 2010; 12:694–699.

83. Knight M. The Evolution of Endoscopic Lumbar Foraminoplasty. Manchester: Faculty of Medicine, Dentistry, Nursing and Pharmacy. Department of Musculoskeletal Research Group, Manchester University; 2003.

84. Knight MT, Vajda A, Jakab GV, Awan S. Endoscopic laser foraminoplasty on the lumbar spine – early experience. Minm Invasive Neurosurg 1998; 41:5–9.

85. Knight MTN. Lumbar foraminal pain sources: an aware state analysis. In: Simunovic Z (Ed). Lasers in Surgery and Dentistry. Locarno: European Medical Laser Association 2001:233–252.

86. Health Safety Executive. The cost to Britain of workplace accidents and work-related ill health in 1995/96. London: Health Safety Executive, 1999.

（黄鹏 译，马胜忠 校）

第23章

日间手术行腰椎融合的经济性和临床优势

Economic and clinical advantages of outpatient ambulatory lumbar interbody fusion surgery

Jeffrey Katzell

概 述

1944 年，Briggs 和 Mulligan 报道了一例手术病例，他们在术中切除椎间盘后在椎间隙中植入了患者椎板上所取的自体骨进行椎间融合，腰椎融合术正式登上脊柱手术的舞台[1]。由此开始，无数腰椎融合的先驱者的在探索过程中总结出了许多宝贵经验。学者们在研究与随访中发现，单纯植入自体骨由于骨块较碎，缺乏填充物的整体耐压性，无法较好预防术后的椎间隙下沉与塌陷[2]。

1946 年，Jaslow 报道采用取棘突植入椎间隙进行椎间融合，降低了术后椎间隙塌陷的概率，其缺点则是植骨填充面积较小及融合率较低。

这些先驱者们很快就清楚地意识到问题关键是兼顾椎体间填充的耐压性与融合率。为了解决这些问题，1953 年，Cloward 报道了成功运用三面皮质的髂骨骨块进行椎间植骨融合的案例[3, 4]。

腰椎椎间融合技术

作者认为内植物的植入途径极为重要。微创技术进步的目标在于保护肌肉以减轻术后疼痛，减少硬脊膜损伤及粘连，从而达到医患较满意的术后效果。

后入路腰椎融合术（PLIF）

尽管后入路的手术有了前文所述的各种改进，早期的 PLIF 仍存在各种并发症，有些并发症的发生与手术器械本身的局限性紧密相关，这些局限性可能导致融合器移位、椎间不融合、融合器下沉及取骨部位并发症（译者注：如髂骨取骨处骨折等）。其他的手术操作过程中导致并发症包括神经损伤、硬脊膜损伤、持续性根性疼痛、手术区域粘连、瘢痕生成、肌肉萎缩等[5, 6]。

虽然椎间融合器（Cage）在 20 世纪 80 年代即开始了广泛的应用，能够解决单纯骨块植入的局限性，但是手术入路相关的并发症仍需医患担忧。置入融合器的步骤与路径决定了必然会有肌肉、骨、硬脊膜和神经的牵拉及损伤[7]。为了提高融合率，增加椎间融合器的尺寸有助于获得早期的椎间稳定性，但较大的椎间融合器又会在置入的过程中刺激损伤各种软组织，这是一对需要平衡的矛盾[8, 9]。

前入路腰椎融合术（ALIF）

增加 Cage 尺寸的各种尝试促进了新术式 ALIF 的出现。1957 年，Southwick 和 Robinson 报道，采用前路置入骨粒填充的尺寸较大的 Cage 能够将融合率提高至 90%。

ALIF 在腰椎融合手术中具有重要的地位，但是许多手术入路相关的并发症仍然不容忽视。术中大血管的损伤会造成灾难性的后果。年轻男性前路术后出现逆行射精也需要引起手术医师的重视，这样的并发症多发于 L5-S1 节段[10, 11]。当出现融合器移动、融合器位置不佳、术后感染、终板严重破坏等情况时，前路的翻修手术也可能较为困难。此外，为了减少腹内脏器及血管损伤，手术过程可能需要其他相关外科医师共同协作[12]。

对于腰椎融合的先驱者们来说，最常出现的问题往往与邻近结构及手术入路有关。通过前路可以实现腰椎前柱的稳定支撑，且更易恢复腰椎前曲生理曲度。但获得这样的好处的同时，手术医师也要权衡前路相关的风险。

经椎间孔入路腰椎融合术（TLIF）

1982 年，Harmas 和 Rolinger 首次报道了 TLIF，该术式能够实现椎间盘充分切除及上下终板充分处理，同时也能恢复脊柱前柱的生理曲度，重建腰椎重力线。相较前路手术，该术式不涉及血管腹部脏器，手术风险更小。相较于后路手术，该术式对神经组织的骚扰、刺激和牵拉更少，因此硬脊膜、神经根及硬膜外腔相关的并发症更少[13]。

此外，不论是 ALIF 还是 TLIF 都有一种相似的理念：间接减压理念。随着上世纪 90 年代 BAK cage 的引入，Chen 等的相关研究充分证明了恢复椎间隙高度的好处：随着椎间隙高度在 L4-L5 节段增加 29%，在 L5-S1 节段增加 33.6%，可以得到椎间孔面积在 L4-L5 节段增加 23%，在 L5-S1 增加 22%[14]。

侧方入路腰椎融合术（LLIF）

近年来，人们越来越希望能够以最小的组织创伤达到椎间融合的目的，因此直接通过侧方入路的术式再次进入人们的视野。其支持者认为该术式有这些优点：较大的上下融合接触面积，彻底的椎间盘切除及终板处理。随着手术技术的进步，前纵韧带也能在该术式中得到一定的松解，切口对侧纤维环也能被突破，如此能够比较容易地完成侧弯等脊柱畸形的矫正。

当然该术式也存在之前叙述的各种术式的一些缺点。这种通过腰大肌的入路的安全性也受到了挑战：2001 年 Gu 的研究显示，腰大肌中的安全区域比人们最初的设想更具有变异性[15, 16]；2003 年 Pimentas 的研究显示，尽管使用了带有肌电图电极的探针以求找出穿过腰大肌的安全路径，腰丛神经的损伤仍无法完全避免[17-20]。此外，由于解剖结构的特异性，L5-S1 节段与 L1-L2 节段的处理往往受到限制。为了在术中方便将 Cage 植入较佳位置，术前需要花费一定的时间摆好患者的体位，在一定程度上摆体位的时间也拖累了手术室的运转效率。由于在绝大多数情况下，侧路手术不是仅单一植入融合器（stand-alone）的手术，往往侧路术后还要重新摆体位后路行内固定，因此，这类手术往往会带来额外的医疗经济负担。

斜外侧入路腰椎融合术（OLLIF）

OLLIF 是开放腰椎融合术中最为微创的手术路径。该术式利用 Kambin 三角使得椎间处理手术器械能够进入椎间隙。Kambin 三角是在神经根出口周围的三角形区域(图 23.1)，其上斜边为出口神经根下缘，底边为下位椎体上终板的后上缘，后内侧边为下位椎体上关节突的外侧缘，以上三边共同构成三角区域。术者可以通过髂肋肌与腰方肌之间的肌间隙到达该三角（图 23.2），通常在这个入路中不需要额外切除骨质以到达椎间隙区域。这种入路避免了对于硬膜外

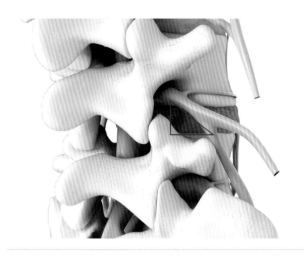

图 23.1　Kambin 三角。三角上斜边为出口神经根，后内侧边为上关节突外侧缘，底边为下位椎体的上终板。

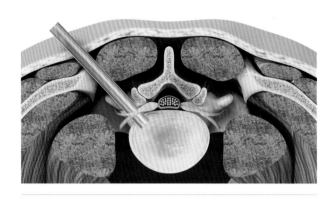

图 23.2　OLLIF 通过 Kambin 三角的入路示意图。在髂肋肌和腰方肌之间的肌间隙入路保护了正常的肌肉组织。

间隙的干扰，从而降低了硬脊膜外瘢痕形成、硬脊膜纤维化及硬脊膜损伤的概率，其对于在后路术后需要翻修的病例中具有独特的优势。

- **微创斜外侧入路腰椎融合术**（MIS-OLLIF）

　　MIS-OLLIF 是一项在 OLLIF 基础上更为微创的技术，该术式借助穿刺针及导丝引导，子弹型的逐级套管扩张并通过 Kambin 三角牵开出口神经根，将 9 mm 直径的工作套管置入椎间隙区域后完成全椎间盘去除减压及终板处理。为了保证手术器械与出口神经之间具有安全距离，首先要把具有肌电图探头的单

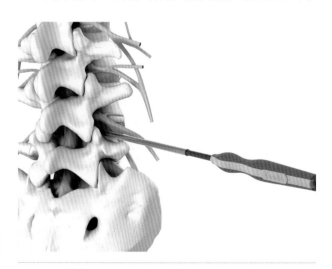

图 23.3　带有肌电图探头的钝性穿刺探针。如果该器械穿过出口神经根周围在 3 mA 持续电流刺激下未引发神经刺激，可保证该入路的安全性。

极探针置入 Kambin 三角区域，若在 3 mA 电流刺激下无神经刺激反应，证明存在至少距离出口神经根之间 2 mm 的缓冲区。之后通过探针置入的套针进一步刺入椎间盘，然后导丝可以从套针中安全通过，从而完成所有后续器械的安全置入。

　　此入路的安全性已经由 Kambin 在 1973 年采用直径 6.4 mm 或 9.4 mm 的工作套管进行椎间盘减压的报道所验证。Yeung 通过改良了手术器械进一步发展，开创了椎间孔镜技术。

- **OLLIF 定位**

　　作者借鉴了 Anthony Yeung 教授的手术定位技巧，通过克氏针的摆放配合正侧位的透视来确定皮肤的穿刺点[21]。患者取俯卧位，首先通过正位透视，确定后正中线及椎间盘水平线，分别在患者背部标记两线，使得两线的交点位于正位椎间隙的正中央。之后，侧位透视使克氏针重合于椎间隙的倾角，并沿着克氏针画出倾线，在倾线中找到一点，此点至后正中线作垂线。同时在侧位片大约估算出后正中线处的皮肤至椎间隙的靠近腹侧三等分点处的垂直距离，当该垂直距离与前文所述的垂线长度基本相等时，则可确定穿刺进针点。（译者注：如此定位可保证穿刺针穿刺时于水平面基本处于 45° 左右）（图 23.4）。

- **OLLIF 的操作步骤**

　　确定了穿刺定位点以后，用尖刀在皮肤作一小

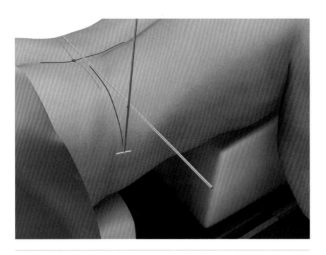

图 23.4 皮肤穿刺点的确定。图中玫红色线为倾线，穿刺点落在该倾线上，穿刺点与后正中线的垂直距离等于正中线上背部皮肤至该椎间隙的靠腹侧三等分点的距离。

切口，并同时切开皮下脂肪和浅层筋膜。首先进行穿刺的是带有肌电图探头的钝性穿刺探针，当它通过 Kambin 三角时，需要持续带电。作者建议施以至少 3 mA 的电流，若无明显神经刺激反应，则说明出口神经根距探头大于 2 mm。如果探针通道确认安全，将套针通过探针扎入椎间盘中，拔出探针置入导丝，拔出套针后通过导丝在置入逐级扩张管，最后置入 9 mm 直径工作套管。

为了达到微创的标准，当所有椎间盘中的髓核掏出以后，所有的终板处理及植骨都需要通过该工作套管完成。首先用磨钻打碎椎间盘内的髓核，然后用可扩张髓核刨刀及环形刮匙通过工作套管对髓核再次处理，在这些处理步骤之间辅以髓核钳钳出破碎的髓核。可扩张髓核刨刀能够以毫米为单位逐级扩张，当刨刀的宽度增加到与上下终板距离基本相似时，即可以确定融合器的高度（图 23.5）。

椎间隙处理完成后，可重新置入导丝，移除工作套管，并置入试模。当然试模这一步骤也可以省略，可以通过工作通道直接插入匹配的植骨漏斗进行碎骨植骨，这步之后置入导丝并拔出工作套管。融合器的尺寸通常在 9~15 mm，因此无法通过工作套管将其植入。值得一提的是，尽管镜下操作并不是该术式的基本要求，但如果配合镜下操作，可以观察到椎间盘髓核的处理是否彻底，同时也可以确保植骨区域与出口神经根之间无残留碎骨，残留髓核等存在以保证椎间融合效果。

OLLIF 不是单一置入融合器（stand-alone）的手术，推荐同时行后路椎弓根钉置入稳定手术节段。由于经过 Kambin 三角经椎间孔的入路没有干扰到硬脊膜外间隙，故硬脊膜瘢痕、硬脊膜撕裂及可能的脊髓马尾损伤等并发症都无需担心。OLLIF 通过椎间孔置入 Cage，通过这项技术，能够明显减少损伤腰大肌内腰丛神经损伤的风险，避免了 LLIF 需要切开腰大肌所导致曾有报道的股神经损伤。需要

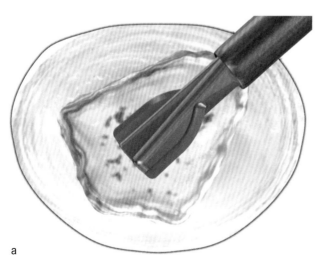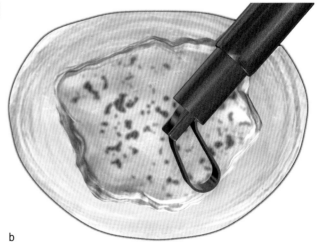

a   b

图 23.5 a. 可扩张髓核刨刀；b. 可扩张环形刮匙。

说明的是，由于经椎间孔置入融合器，OLLIF 手术的应用节段为自 T12—T1 至 L5—S1。在每一个目标节段，Cage 需要从出口神经根后下方置入以保证神经根安全。

• **OLLIF 的临床效果**

由于该术式微创，可用日间手术进行操作。处理单一椎间隙合并后路椎弓根钉内固定的平均手术时间为 80 分钟。出血极少超过 50 ml，多数情况下远低于 50 ml。对于老年患者或者体弱患者，可采用 0.5% 利多卡因局部麻醉进行椎间盘和椎间隙处理，如果患者疼痛明显，可采用 0.5% 丁哌卡因 / 利多卡因配合肾上腺素来进行皮肤及肌肉的麻醉。在植入内植物过程中，推荐但不强制使用持续性静脉麻醉。

作者随访了第一批 50 例患者 (62 个椎间隙节段) 后，可以发现有明显的学习曲线的提升进步。其中 3 例患者出现了椎间不融合，这 3 例患者都接受了两个节段的手术，每例患者中都有一个节段未融合。未融合节段中的填充物先变成了一团没有结构支撑性的磷酸三钙，然后 Cage 周围的骨逐渐溶解吸收并消失了。这 3 例均通过原术式原路径再次翻修，取得较好的效果。现在的解决方案是用磷酸三钙配合胶原混合骨髓穿刺液进行植骨，随访后无椎间不融合发生。

使用该术式的早期阶段，1 例女性患者的 L5—S1 椎间隙极度狭窄，作者在试图撑起椎间隙的过程中，融合器的后角发生了断裂。该碎块通过工作管道取出，该节段未出现不融合。这例患者也是随访中唯一 1 例出现了下肢肌力下降和神经并发症。该患者术后出现拇长伸肌肌力下降及 S1 支配区的皮肤触觉迟钝，这些并发症状在术后 5 个月时逐步恢复正常。虽然出现了并发症，患者术前的神经根性疼痛在术后明显缓解，故患者术后满意度比较高。随访中发现，术后出现的感觉异常、触觉减退等并发症无法完全避免，统计发现大概 25% 的患者会出现上述情况。通过术后口服普瑞巴林或者经椎间孔神经根封闭术后，这些术后不适感能很快恢复。

当然评价一项治疗方案最佳的指标是患者满意度。在所随访的患者中调查显示，所有的患者表示在再次出现类似的术前症状困扰时，他们仍愿意采用这种微创的治疗方案，而且他们愿意将这种方案推荐给他们的朋友和家人。随访中未出现手术部位的感染或医疗事故。与文献报道相比，作者随访麻醉后复苏时间更短，所有患者在术后经过若干小时的恢复观察后均出院回家 [22-25]。后文的讨论中会再次论述作者的随访临床效果远好于其他的腰椎融合术式。

使用微创 OLLIF 和 TLIF 经济性的临床证据

I 级和 II 级证据

Parker 等的研究以量化数据随访了接受微创经椎间孔入路腰椎融合术 (MIS-TLIF) 的患者术后回到工作岗位后，患者的工作效率及其雇主所共同承担的间接经济成本 [22]。他们团队随访了所有医疗相关费用经济学数据，纳入 15 例接受 MIS-TLIF 的患者，作为对照也纳入了 15 例接受开放式 TLIF 的患者。这些患者均伴有背痛及下肢放射痛症状并诊断为一度腰椎滑脱。这些患者被前瞻性地纳入研究当中，统计指标有：治疗相关症状的医疗成本总和、因病失业或请假的情况及健康状况评价 [采用美国积分换算表换算的欧洲五维健康量表 (EQ-5D) 来计算质量调整生命年 (QALYs)]，随访时间为 2 年。直接的经济成本通过计算 2 年间患者购买医保费用的成本计算，间接的经济成本通过患者查征税工资折合的日薪计算。最后他们比较微创及开放两种不同治疗方案之间的增量成本 – 效果比 (ICER)。结果显示，两组之间平均 QALYs 相似 (0.50 vs 0.41，$P=0.17$)。2 年随访中，MIS-TLIF 组的平均经济成本相较开放 TLIF 组低 8 731 美元，但是由于样本量较小，差别无统计学意义 ($P=0.18$)。此外，MIS-TLIF 组患者因为应用了更少的麻醉药，所以能够更早出院，而且能够更早地回到工作岗位。故 MIS-TLIF 也可以被称作一项 "具有医疗费用经济性的技术"。

Parker 等的另一项研究显示，与术前采用保守治疗半年后再手术的一度腰椎滑脱的患者相比，接受 TLIF 的患者花费了更少的医疗费用[23]。这组研究中纳入了 45 例患者随访 2 年，随访指标包括背痛的 VAS 评分、下肢痛的 VAS 评分、ODI 评分、总医疗费用、失业或病假损失的收入，以及前文所述的 QALYs。随访及统计方法基本同他们团队之前的研究，随访发现，自医疗干预（TLIF 或保守）开始半年以后，TLIF 的医疗费用成本明显更低，健康情况评分更好。接受 TLIF 的患者的 VAS 评分及 ODI 评分明显下降，2 年间 QALY 平均提高了 0.86。2 年随访期间，TLIF 组医疗成本的平均值 ± 标准差为（36 836±11 800）美元［其中手术费用（21 311±2 800）美元；门诊随访费用（3 940±2 720）美元；其他间接成本（11 584±11 363）美元］。接受 TLIF 术后，在每一个质量调整生命年（QALYs），这些患者平均可以通过工作收入 42 854 美元。故通过这项随访，可以得出 TLIF 相较保守治疗在治疗腰椎滑脱症上具有较好的经济性。

在另一项纳入 50 例 MIS-TLIF 和 50 例开放 TLIF，总计 100 例患者的前瞻性研究中，Parker 等报道了治疗腰椎滑脱症短期和长期的随访，再次关注了两项技术的临床效果和经济性[24]。该项研究分析了相关医疗总费用、失业病假等情况、QALYs、直接经济成本（2 年间患者购买医保的费用成本）、间接经济成本（2 年间患者因病损失的薪水），最后计算增量成本 - 效果比（ICER）。根据结果，MIS-TLIF 相比开放 TLIF 可显著缩短平均住院时间并更早让患者重返工作岗位，P 值分别为 0.006 和 0.03。两组患者的主观效果评分相似。MIS-TLIF 组相较开放 TLIF 组可显著减少住院成本 1 758 美元，间接经济成本 8 474 美元，社会总经济成本减少 9 295 美元（P=0.03）。2 年随访发现，MIS-TLIF 组的直接经济成本包括医保费用成本较高，QALYs 明显延长。该研究团队表示：鉴于 MIS-TLIF 相比开放 TLIF 能够减少术中出血、手术死亡率、住院时间、术后翻修率及 2 年内的经济费用，并且能够让患者早日回归工作，而且有较好的短期及长期临床疗效，推荐采用 MIS-TLIF。同时，该术式被认为具有较好的医疗及社会前景，是一大进步。

Ⅲ 级证据

Parker 等做了一项系统评价，他们团队收集了所有随访 MIS-TLIF 或者开放 TLIF 术后效果的文章，选取的评价指标为重返工作时间或麻醉复苏时间或两者兼有[25]。他们做了一篇 meta 分析纳入总计 74 篇文献，他们有多项涉及 MIS-TLIF 或者开放 TLIF 的比较指标进行了荟萃统计，其中只有 5 篇文献具有重返工作时间或麻醉复苏时间或两者兼有的数据。这项研究显示，经过 meta 分析合并效应量后，MIS-TLIF 相比开放 TILF 能够让患者更快回到工作岗位及更快获得麻醉后复苏。

Abbasi 等研究了 OLLIF 作为一项微创技术的经济性效应[26]。该作者在文中描述和比较了开放手术、TLIF 和 OLLIF，这项回顾性研究纳入了 124 例患者，其中 69 例接受了 OLLIF，55 例接受了 TLIF。手术费用 OLLIF 以 5 253 美元明显低于 TLIF 的 11 264 美元。住院相关费用表现出相似特点，OLLIF 为 5 712 美元，低于 TLIF 的 9 271 美元。此外，住院时间 OLLIF 以 2.6 天明显低于 TLIF 的 4.2 天。该作者总结出 OLLIF 无论在医疗费用及住院时间上都明显优于 TLIF。同时他们指出较少的手术时间及住院时间可以明显提高医疗资源利用效率，如增加手术室利用率和床位利用率。所以他们研究团队推荐在医疗资源紧张的地区使用 OLLIF 术式。

其他作者在这些研究的基础上也证明了 MIS-TLIF 相较于开放 TLIF 的优势。比如：Pelton 等研究的是有医保和没有医保的患者各自在患有椎间盘退变性疾病或腰椎滑脱症伴椎管狭窄时，接受了 MIS-TLIF 或者开放 TLIF。比较这些患者在术中、术后临床效果及产生的经济费用[27]。研究共纳入 66 例患者，其中 33 例接受 MIS-TLIF，另外 33 例为接受开放 TLIF。其中在有医保的 24 例患者中，11 例接受 MIS-TLIF，13 例接受开放 TLIF。研究中不管患者是否有医保，不论接受 MIS-TLIF 还是开放 TLIF，在以下方面均无统计学差异，包括：手术时间、住院时间、出血量、麻醉时间、VAS 评分、住院费用。术后最后一次随访时，无论是否有保险，MIS-TLIF

组患者的临床效果均较好，说明了 MIS-TLIF 的临床优势。最后一次随访，在总经济费用方面，在有医保的患者组，MIS-TLIF 的经济费用以 28 060 美元明显低于开放 TLIF 的 33 862 美元（$P=0.031\ 1$）；在无医保组，差别同样明显，MIS-TLIF 为 29 429 美元，开放 TLIF 为 32 998 美元（$P=0.000\ 1$）[27]。

McGirt 等又发现了微创 PLIF 或 MIS-TLIF 相比开放的 PLIF 或 TLIF 技术，节约了额外的社会经济成本[28]。他们使用了 "Premier Perspective" 数据库中的数据，纳入 2003—2009 年间 5 170 例病例，统计并分析了这些患者的医疗费用及出院随访情况。所有患者都诊断为椎间盘退变或腰椎滑脱症并接受了单一或者双节段的微创或开放的 TLIF 或 PLIF 手术。值得一提的是，他们随访了手术域的术后感染（SSI）情况。在这 5 170 例患者中，292 例（5.6%）的患者出现了术后感染，平均每例患者因为术后感染造成的直接医疗费用为 15 817 美元。对于所有单一节段的患者，接受微创与开放手术的感染发生率为 38 例（4.5%）比 77 例（4.8%）（$P=0.77$），且其平均感染相关费用相似：微创与开放分别为 684 美元比 724 美元（$P=0.680$）；对于双节段的患者，微创与开放的感染率分别为 27 例（4.6%）以及 150 例（7.0%）（$P=0.036$），平均感染相关费用分别为 756 美元和 1 140 美元（$P=0.030$）。该结果说明处理双节段时，微创手术在感染率与感染相关费用方面具有明显的优势。研究显示，尽管对于微创组与开放组来说，两组的合并症指标（Charlson 合并症指数）相似，经过人口结构、疾病严重程度的多因素分析矫正后，能发现开放融合的感染概率要高于微创融合（$OR=1.469$，95% 置信区间为 0.959~2.250）。在这项多中心的研究中，可以明确得到以下结论：对于双节段融合的患者，采用微创腰椎融合手术相比开放手术能够减少术后感染的发生率，同时每 100 例接受微创 TLIF 或者 PLIF 患者减少感染直接相关费用 38 400 美元。但是对于单一节段融合，微创与开放未见明显差异。McGirt 的研究表明微创技术可以减小切口和组织创伤，减少出血及术后镇痛药的剂量，促进术后快速康复及早期活动，减少合并症及相关医疗费用。

微创腰椎日间手术的临床证据

I 级和 II 级证据

根据作者的检索，尚无公开发表的研究日间脊柱手术的优点的 I 级及 II 级证据。

III 级证据

越来越多的日间手术中心（ASC）被应用于脊柱手术，相比于住院手术主要优点包括能够减少医疗花费，手术医生团队相对固定及更少的术后并发症。Best 等用流行病学理论调查了一项国家级的医疗模式改革，即日间脊柱手术对于腰椎管狭窄症及椎间盘突出症的影响。该作者分析了由疾病防控中心在 1994 年、1996 年和 2006 年开展的日间手术国家级调查，着重调查并分析接受了腰椎间盘切除、椎板切除或椎间融合的相关手术的腰椎间盘突出或腰椎管狭窄的患者[29]。该团队研究显示：在上述时间段内，接受椎间盘突出手术的人数增加了 540%（从 6.1/10 万人到 34.2/10 万人），接受腰椎管狭窄手术的患者增加了 926%（从 0.38/10 万人到 3.46/10 万人）。其中椎间融合术的日间手术率从 1994 年的 5% 提高到 2006 年的 17%。独立日间手术中心的利用率对于腰椎间盘突出手术增加了 340%，而对于腰椎管狭窄手术则增加超过 2 000%。直到 2006 年，91% 的患者为自费患者。该时间段内，接受腰椎日间手术的女性患者（主要为腰椎间盘突出手术）的比例也逐步上升。这些结果也得到 Gray 等的验证，其研究显示 1994 年至 1996 年所行的所有脊柱手术中，有 4%~13% 属于日间手术（数据来自：国家出院情况调查/国家日间手术调查数据），而在 1997—2000 年，该数据又上升至 9%~17%（数据来自：州级住院情况数据库/州级日间手术调查数据）[30]。Gray 发现，椎间盘切除占到脊柱相关日间手术的比例为 70%~90%，同时，椎间盘切除占所有日间手术的比例从 1994 年的 4% 上升到 2000 年的 26%。

Chin 等在制定了合理的患者纳入、干预措施及术后管理的标准后，再进行研究并提出了结论[31]。在此回顾性研究中，连续纳入 16 例 L5-S1 单一节段行开放 PLIF 的患者，评价指标为 VAS 评分及 ODI 评分的变化与 BMI 平均值的联系，预计出血量、手术时间、并发症及融合率。在这组病例中 56% 为男性，平均年龄 42.81 岁，平均 BMI 为 28.9 kg/m²。有吸烟史及致幻药物使用史均为排除标准。在最后一次随访时（平均 15 个月，范围为 5.5~34.2 个月），腰痛的平均 VAS 评分从术前的 8.4 下降至术后的 4.96（$P=0.01$），平均 ODI 评分从术前的 52.7 分下降至术后的 37.4 分（$P=0.04$）。并发症为 1 例术后感染。平均出血量为（161 ± 32）ml，平均手术时间为（125 ± 7.1）分钟，椎间融合率为 87.5%。他们的结果显示，单一节段的 PLIF 可以在约 2 小时内安全完成，出血量极少，术后 VAS 评分及 ODI 评分可显著提高，术中无需安置引流管，患者可以在手术当天出院。

Villavicencio 等结合上述结果总结并论述了日间手术行 TLIF 的可能性[32]。该作者采用了回顾性分析了 52 例患者，其中 27 例在日间手术中心行 TLIF 手术，剩下 25 例在住院部行手术。评估指标主要为日间手术的安全性，出院后至术后 7 天内是否会出现术后并发症，以及术后 6 个月所有的并发症随访情况。手术效果的评估主要涉及疼痛评分的变化，患者满意度评分及融合率。结果显示术后未见呼吸道感染、泌尿道感染、血栓形成等严重并发症。该作者也发现日间组患者有 4 例（14%）出现并发症，相比住院组为 1 例（4%），两者的差异无统计学差异（$P=0.36$；Fisher 检验）。术后腰痛及下肢痛的评分显著下降，其中腰痛的 VAS 评分（0~100 分）平均从术前的 74.5 分（范围：0~100 分）下降到 18.8 分（范围 0~90 分），下肢痛的 VAS 评分平均从术前 54.2 分（范围：0~100 分）下降至 9.1 分（范围：0~60 分）。该文作者总结道，日间手术行 TLIF 是可行的，今后需要行进一步研究获得一类临床证据来探究是否能够形成一定的患者筛选机制，来决定哪类患者的日间手术应当在独立的日间手术中心进行或在综合医院的门诊手术室进行。

Eckman 等进行了一项大样本长时间的随访研究，来证明接受 MIS-TLIF 术后当日出院的可行性，该作者纳入了 10 年来 1 005 例患者进行了 1 114 个节段的 MIS-TLIF 手术，并做单边椎弓根钉固定。该研究最初的 43 个月，患者并非在手术当日出院，然而在其后所有患者只要自我感觉良好并符合出院标准都可术后当日出院。随访评价通过腰痛及下肢痛的 VAS 评分及 Waddell-Main 功能障碍评分来进行。最短的失访时长是 3 个月，任何的失访再随访的病例也同样被记录数据。所有患者都有出院时的数据，95% 的患者有术前的数据，81% 的患者具有术后 3 个月的随访数据。部分患者行单一节段手术，部分患者行多节段手术，故手术创伤程度不一，故研究中以节段数来行统计，总共 1 114 个节段，手术当日出院的节段数为 808 个，当日出院率达到 73%。不论术后当日出院的患者还是术后次日出院的患者，术后及术后最后随访时间的相关评分的平均数，除下肢痛 VAS 外，均无统计学差异。术后当日出院患者的下肢痛 VAS 评分下降了 3.3 分，而在术后继续住院的患者中该数据为 2.7 分。该文作者认为，该对比的 P 值等于 0.05 虽有统计学意义，但并无实际的临床意义。65 岁及以上老年人的并发症及失访概率，在当日出院组和次日出院组分别为 0% 和 3.9%（$P<0.01$），此结果也建议老年人当日出院以降低并发症发生率。那些术前自我疼痛评分及功能障碍评分较重的患者，总想术后多住一晚，而 Eckman 的研究证明了他们想法的不合理性。该作者推荐，对于行单边固定的 MIS-TLIF 术后患者可以在手术当天出院，尤其对于那些由经验丰富的手术医师行手术的患者更是如此[32, 33]。

讨 论

微创 OLLIF 相比其他类型的腰椎融合术有其独特的魅力。因为该术式具有许多优点，包括切口小、肌肉和组织剥离切割少、韧带及骨性结构保护好，手术节段周围的骨性结构与肌肉支撑性较好，故术后具有较强稳定性，所以其完全可以在日间手术中心完成。此外，经皮穿刺行微创 OLLIF，出血量非常少，术后疼痛缓解更明显，术后并发症更少。这项技术的合理运用可以减少由于医源性椎间不稳定带来的邻近结构不稳定及邻近椎间盘退变。当然，是否能够明确预防邻近椎间盘病变还要通过一级证据进一步验证，但目前的观点是这项技术带来的最小的肌肉损伤可能与邻近椎间隙的保护有关。

这一章的重点是讨论与开放腰椎融合术相比，采用微创腰椎融合术的经济性的优势。经过以上论述，可以发现有充足的证据来证明微创腰椎融合能够带来显著的经济性。微创技术能提高质量调整生命年 (QALYs) 以节省术后恢复的开支及成本，减少在院相关的医疗费用，减少其他相关的直接或间接社会因素成本。长期的临床随访效果也表明微创手术相比开放手术更有优势。最重要的一点是，得益于早期的麻醉复苏和更早回到工作岗位，患者减少了间接经济成本从而缓解了生活上的经济压力。

根据作者研究随访的结果，可以清楚显示"MIS-TLIF 术式的组织保护版"，比如 OLLIF，可以在日间手术中心安全进行。所有通过 OLLIF 的入路进行了

微创融合的患者在术后经过几小时的复苏室复苏后即可当日出院。这些结果大部分也可由其他作者的研究证实。至于哪些患者可以选择在日间手术中心进行手术及患者选取的标准取决患者及手术医师之间的权衡，这一点也在有些研究中被当作选择偏倚。总体来说，那些合并症较多，手术风险较高的患者仍需要在综合医院进行微创融合术，不推荐他们在日间手术中心手术。

结　论

MIS-TLIF 技术的出现为日间腰椎融合术提供了一个极佳的选择。无论对于患者还是对于医疗保险公司都能节省大量的费用即经济成本，从而减轻了重建性腰椎手术的社会经济负担。下一步仍然需要进一步研究，提供前瞻性的随机对照一级证据来证实日间 TLIF 手术和住院 TLIF 手术是否在长期随访中有临床或经济性上的差异。

参·考·文·献

1. Briggs H, Milligan PR. Chip fusion of the low back following exploration of the spinal canal. J Bone Joint Surg Am 1944; 26:125–130.
2. Jaslow IA. Intercorporal bone graft in spinal fusion after disc removal. Surg Gynecol Obstet 1946; 82:215–218.
3. Cloward RB.The treatment of ruptured lumbar intervertebral discs by vertebral body fusion. Indications, operative technique, after care. J Neurosurg 1953; 10:154–168.
4. Cloward RB. Posterior lumbar interbody fusion updated. Clin Orthop Relat Res 1985:16–19.
5. Mehta VA, McGirt MJ, Garcés Ambrossi GL, et al. Trans foraminal versus posterior lumbar interbody fusion: comparison of surgical morbidity. Neurol Res 2011; 33:38–42.
6. Cole CD, McCall TD, Schmidt MH, Dailey AT. Comparison of low back fusion techniques: transforaminal lumbar interbody fusion (TLIF) or posterior lumbar interbody fusion (PLIF) approaches. Curr Rev Musculoskelet Med 2009; 2:118–126.
7. Chen L, Tang T, Yang H. Complications associated with posterior lumbar interbody fusion using Bagby and Kuslich method for treatment of spondylolisthesis. Chin Med J (Engl) 2003; 116:99–103.
8. Kawaguchi Y, Matsui H, Tsuji H. Back muscle injury after posterior lumbar spine surgery. A histologic and enzymatic analysis. Spine (Phila Pa 1976) 1996; 21:941–944.
9. Kawaguchi Y, Matsui H, Tsuji H. Back muscle injury after posterior lumbar spine surgery. Part 2: Histologic and histochemical analyses in humans. Spine (Phila Pa 1976) 1994; 19:2598–602.
10. Baker JK, Reardon PR, Reardon MJ, Heggeness MH. Vascular injury in anterior lumbar surgery.Spine (Phila Pa 1976) 1993; 18:2227–2230.
11. Johnson RM, McGuire EJ. Urogenital complications of anterior approaches to the lumbar spine. Clin Orthop Relat Res 1981:114–118.
12. Rajaraman V, Vingan R, Roth P, et al. Visceral and vascular complications resulting from anterior lumbar interbody fusion. J Neurosurg 1999; 91:60–64.
13. Harms J, Rolinger H. A one-stage procedure in operative treatment of spondylolistheses: dorsal traction-reposition and anterior fusion. Z Orthop Ihre Grenzgeb 1982; 120:343–347.
14. Chen D, Fay LA, Lok J, et al. Increasing neuroforaminal volume by anterior interbody distraction in degenerative lumbar spine. Spine (Phila Pa 1976) 1995; 20:74–79.
15. Gu Y, Ebraheim NA, Xu R, Rezcallah AT, Yeasting RA. Anatomic considerations of the posterolateral lumbar disk region. Orthopedics 2001; 24:56–58.
16. Hasegawa T, Mikawa Y, Watanabe R, An HS. Morphometric analysis of the lumbosacral nerve roots and dorsal root ganglia by magnetic resonance imaging. Spine (Phila Pa 1976) 1996; 21:1005–1009.
17. Ozgur BM, Aryan HE, Pimenta L, Taylor WR. Extreme lateral interbody fusion (XLIF): a novel surgical technique for anterior

lumbar interbody fusion. Spine J 2006; 6:435–443.

18. Lykissas MG, Aichmair A, Hughes AP, et al. Nerve injury after lateral lumbar interbody fusion: a review of 919 treated levels with identification of risk factors. Spine J 2014; 14:749–758.

19. Rodgers WB, Gerber EJ, Patterson J. Intraoperative and early postoperative complications in extreme lateral interbody fusion: an analysis of 600 cases. Spine (Phila Pa 1976) 2011; 36:26–32.

20. Youssef JA, McAfee PC, Patty CA, et al. Minimally invasive surgery: lateral approach interbody fusion: results and review. Spine (Phila Pa 1976) 2010; 35:S302–311.

21. Yeung AT, Yeung CA. Advances in endoscopic disc and spine surgery: foraminal approach. Surg Technol Int 2003; 11:255–263.

22. Parker SL, Adogwa O, Bydon A, Cheng J, McGirt MJ. Cost-effectiveness of minimally invasive versus open transforaminal lumbar interbody fusion for degenerative spondylolisthesis associated low-back and leg pain over two years. World Neurosurg 2012; 78:178–184.

23. Adogwa O1, Parker SL, Davis BJ, et al. Cost-effectiveness of transforaminal lumbar interbody fusion for Grade I degenerative spondylolisthesis. J Neurosurg Spine 2011; 15:138–143.

24. Parker SL, Mendenhall SK, et al. Minimally invasive versus open transforaminal lumbar interbody fusion for degenerative spondylolisthesis: comparative effectiveness and cost-utility analysis. World Neurosurg 2014; 82:230–238.

25. Parker SL, Lerner J, McGirt MJ. Effect of minimally invasive technique on return to work and narcotic use following transforaminal lumbar inter-body fusion: a review. Prof Case Manag 2012; 17:229–235.

26. Abbasi H, Murphy CM. Economic performance of oblique lateral lumbar interbody fusion (ollif) with a focus on hospital throughput efficiency. Cureus 2015; 7:e292.

27. Pelton MA1, Phillips FM, Singh K. A comparison of perioperative costs and outcomes in patients with and without workers' compensation claims treated with minimally invasive or open transforaminal lumbar interbody fusion. Spine (Phila Pa 1976) 2012; 37:1914–1919.

28. McGirt MJ, Parker SL, Lerner J, et al. Comparative analysis of perioperative surgical site infection after minimally invasive versus open posterior/transforaminal lumbar interbody fusion: analysis of hospital billing and discharge data from 5170 patients. J Neurosurg Spine 2011; 14:771–778.

29. Best MJ, Buller LT, Eismont FJ. National trends in ambulatory surgery for intervertebral disc disorders and spinal stenosis: a 12-year analysis of the national surveys of ambulatory surgery. Spine (Phila Pa 1976) 2015; 40:1703–1711.

30. Gray DT, Deyo RA, Kreuter W, et al. Population-based trends in volumes and rates of ambulatory lumbar spine surgery. Spine (Phila Pa 1976) 2006; 31:1957–1963.

31. Chin KR, Coombs AV, Seale JA. Feasibility and patient-reported outcomes after outpatient single-level instrumented posterior lumbar interbody fusion in a surgery center: preliminary results in 16 patients. Spine (Phila Pa 1976) 2015; 40:E36–42.

32. Villavicencio AT1, Nelson EL, Mason A, Rajpal S, Burneikiene S. Preliminary results on feasibility of outpatient instrumented transforaminal lumbar interbody fusion. J Spinal Disord Tech 2013; 26:298–304.

33. Eckman WW, Hester L, McMillen M. Same-day discharge after minimally invasive transforaminal lumbar interbody fusion: a series of 808 cases. Clin Orthop Relat Res 2014; 472:1806–1812.

（谷旸 译，芮钢 校）

第24章

经椎间孔腰椎椎间融合术进展
Advances in transforaminal lumbar interbody fusion

Jeffrey Katzell

引 言

脊柱融合术用于治疗因各种原因所导致的脊柱疼痛或脊柱畸形，并已逐渐成为标准的治疗方法。这一术式可以使罹患脊柱不稳、椎间盘退变、椎管狭窄、脊柱畸形甚至因脊柱创伤导致肢体功能障碍乃至残疾的患者从中获益。流行病学专家们注意到在过去30年中，腰椎椎间融合率及花费均有了明显增加，尤其是在20世纪90年代椎间融合器的出现，极大地推动了这项技术的临床应用[1]。从1998年到2008年的10年中，在美国接受脊柱融合术的住院患者数从174 223人飙升到413 171人，增幅达137%，同时，这些患者的平均年龄从48.0岁上升到54.2岁[2]。

这种上升趋势源于多个因素。随着工艺技术提高及器械的改进，手术操作变得更加简单、疗效更加肯定。而对腰椎疾病发病机理的深入研究以及在影像诊断学方面的不断进步也可以对背痛的原因进行更加精准的判断。不仅如此，越来越多的老年患者也期望通过手术的方式缓解疼痛，提高生活质量。不断下降的并发症发生率也消除了人们认为老年人不适合接受脊柱融合术的顾虑[3]。在上述诸多的因素中，渴望提高生活质量是患者最终选择接受这一手术的根本原因。

在进行脊柱融合术前，尚有很多方面需要考虑。术者曾经的培训经历和自身的经验都可能会影响融合术式的选择。据文献报道，在不同的脊柱融合方式中，椎间融合可提高融合率。一些患者在接受了后外侧融合术后，仍会出现源自椎间盘的疼痛，而类似情况在椎间融合术的患者中则不存在。在确定了准备进行椎间融合术后，手术入路的选择要参考诸如有效性、融合率及潜在并发症等多个因素。基于此，本章着重探讨经椎间孔腰椎椎间融合术，同时对这一术式与其他腰椎融合术式进行比较。

腰椎微创技术发展的历史动因

前方入路相关并发症

腰椎后方入路脊柱融合术降低了前方腹膜外入路潜在严重并发症的发生率。Baker等报道了前路腰椎手术血管损伤发生率为15.6%[6]。髂总静脉是最容易被损伤的血管，其次为下腔静脉。同时他们也注意到在通过外侧、内侧及斜行的腹部肌肉组织进行腹膜外显露的过程中血管损伤发生率为 7.7%。动脉血管损伤也要引起足够的注意：左侧的髂动脉和股动脉非常容易受到损伤[6]。而在 L4-L5 节段的前路手术中血管损伤发生率更高。

腰椎前路手术也可造成泌尿生殖系统的损伤。下腹交感神经丛在这里较易受损导致男性患者逆行射精进而造成不育[7]。

后方入路相关并发症

选择后方入路虽然可以避免出现前路手术并发症，但增加了腰椎后方神经结构损伤的风险。在一项对 251 例患者的回顾性研究中，Okuda 等阐述了后路手术神经损伤发生率为 6.7%，其中 50% 的患者出现了严重的神经损害症状，如足下垂，其他患者则表现为新出现的下肢神经根病或不同程度的肌力减弱，硬膜囊损伤发生率为 7.5%。值得关注的是，4.5% 的患者在术后 2 年后因邻近节段退变而接受了二次手术治疗。Mehta 等的研究报道了类似的结果，神经根损伤为 7.8%，硬膜囊撕裂发生率为 17%[9]。

侧方入路相关并发症

侧方入路是另外一种可以进行椎间融合的术式，其支持者认为和前路椎间融合术相比，这种术式可以进一步降低血管损伤风险，而和后路椎间融合术相比，该术式可以减少神经损伤的发生。Gu 等在 2001 年发表一篇解剖学研究阐明了可以通过腰丛 22~25 mm 的神经安全间隙到达椎间盘[10]。其他作者就这一入路的安全性提出了质疑，尤其是在 L4-L5 节段，因为在低位的腰椎节段，腰丛会位于腰大肌中更靠前的位置[11]。2011 年，有学者对腰丛进行了三维重建后发现腰丛位于腰大肌的后 1/3 位置。在腰大肌的前 2/3 或后 1/3 操作可以避免神经结构损伤[12]。但 Park 等的尸体研究结果显示上述这种区分方法过于简单。他观察到在腰 4/5 节段，神经结构有可能出现变异而非常靠近椎间盘的中心位置，其中有 15% 的研究对象，神经就位于椎间盘的中心[13]。但在 L2-L3 节段，这个"安全区"

要比在 L4-L5 节段大 6 mm。

当然，容易在此处受损的并非只有腰丛神经。生殖股神经在这个部位也非常容易受到损伤。损伤后可以出现严重的腹股沟区疼痛和功能障碍。为了避免损伤该神经，术中可以全程使用神经电生理监护[14]。千万不能认为大血管在侧方融合术中不会受到损伤。下腔静脉向右侧移位非常常见（位于非常靠近腰大肌的位置），可以覆盖整个椎间盘前 25% 区域[15]。术中损伤下腔静脉是致命的，因为在这样的手术入路下修复血管损伤难度极高。

除了上述的相关并发症，前路融合、后路融合以及侧方入路融合术都是可靠和相对安全的腰椎椎间融合方法。在选择相同适应证的前提下，各种方法的术后融合率基本相近。

经椎间孔腰椎椎间融合术的解剖学考量

腰椎经椎间孔入路具有很多理论上的优势，这与椎间孔的特殊解剖有关系。椎间孔不是人为"创造"出来的，而是一个天然通向椎间盘的通路。因此，在这个区域进行操作不容易造成损伤。椎间孔上界是上位椎体的椎弓根，随后从前向后由椎体后方、椎间盘的后纤维形成环状结构，并与下位椎体的后方及其椎弓根相接。其后方由关节突关节和关节囊构成（图 24.1）。Cramer 等对通过 95 个正常志愿者的腰椎磁共振影像对椎间孔的形态进行了研究后发现，从 L1 到 L4，椎间孔上下高度为 20 mm，腰 2 的椎间孔最大。L5-S1 椎间孔高度最小，平均为 17 mm。椎间孔前后径的大小则取决于椎间孔"倒梨形"区域的大小。在下位椎体上终板的水平，平均为 8 mm，在关节突关节水平，平均前后径为 10.3 mm。

很多结构自椎间孔内穿行而过（图 24.1）。脊神经背侧根和腹侧根汇聚之后，由根袖包裹，走行于椎间盘上方水平以上的椎间孔区域。节段动脉的三个分支之一（神经支）与神经根伴行。其余两个分支分别供应后方的骨性结构及椎体的后方。脊膜返支（窦椎

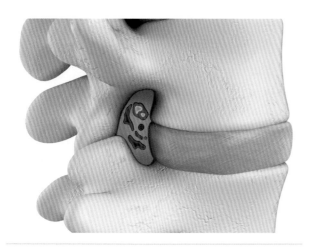

图 24.1　椎间孔内结构（黄色：鞘内的出口神经根）；红色：节段血管；蓝色：静脉；绿色：脊膜返支；紫色：淋巴管。

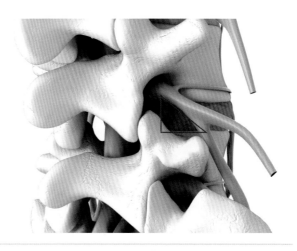

图 24.2　Kambin 三角。上界为出口神经根，后界为上关节突，下界为椎体终板。

神经）自脊神经前支发出走行一段距离后再次通过椎间孔返回至椎管内，支配椎间盘后方、后纵韧带及椎体的骨膜、硬膜外静脉及硬膜囊。交通静脉连接着内、外静脉丛。

Kambin 三角是这个区域内的重要结构。它由上界的出口神经根，后界的上关节突，下界的椎体终板共同组成（图 24.2）[17]。30 年的临床经验和无数的研究结果均表明，Kambin 三角是到达病变椎间盘的安全通道。

现有其他腰椎椎间融合入路

目前有三种不同的入路可以通过椎间孔到达椎间盘。

（1）开放 TLIF；

（2）微创 TLIF；

（3）斜外侧腰椎椎间融合术（OLLIF）。

TLIF 手术通过移除完整的关节突关节来增加椎间孔面积。随着这项技术的不断发展，可以在较小的创伤下完成椎管减压并保留维持脊柱静态和动态稳定的各种结构。而 OLLIF 手术则是通过 Kambin 三角进行脊柱的减压和稳定。开放的 TLIF 手术多采用正中切口，将椎旁肌剥离至关节突关节。很多研究证实肌肉组织的广泛剥离容易造成术后肌肉萎缩以

及邻近节段的退变。因此，单侧减压只去除部分关节突关节以及不进行广泛肌肉剥离的术式具有很大的优势。相比而言，微创经椎间孔入路腰椎椎间融合术（MIS-TLIF）虽然是通过剥离骶棘肌使用通道有限的牵开椎旁肌肉组织来完成，但该术式在显露关节突关节时仍需一定程度的肌肉组织剥离，因此，一些学者采用了经多裂肌入路进一步减少对肌肉组织的干扰。斜外侧入路经过髂肋肌和腰方肌之间的自然组织界面到达椎间盘，最大程度保留肌肉功能，具有明显的优势。后路内固定可以根据术者的喜好，采用不同的手术入路或经皮置钉。

术中尽可能少切除关节突关节外侧获得足够的空间到达椎间隙，不仅可以减少手术节段及邻近节段发生不稳，也能降低硬膜外纤维化及硬膜囊损伤的发生。在作者看来，采用微创的方法可以极大地降低神经损伤及术后持续性的神经痛。OLLIF 手术是在硬膜囊的前方及侧方进行椎间盘切除和椎间融合器的植入，而采用微创 TLIF 手术时，需要对硬膜囊进行一定程度的牵开方便融合器的植入[18]。

在使用 OLLIF 技术的时候，管状工作通道的直径可以减少至 9 mm。在一些严重椎间孔狭窄的病例中，有必要在进行 OLLIF 术前首先进行椎间孔的切开。尽管管状牵开器及动力磨钻足够高效，但作者还是更加喜欢通过经椎间孔入路使用脊柱内镜来完成这个步骤。

OLLIF 的手术技术

OLLIF 技术通过 Kambin 三角经椎间孔到达椎间盘，保留了稳定脊柱的骨质和韧带结构，同时通过髂肋肌及腰方肌间隙进入，对肌肉不造成损伤，因此属于微创手术的范畴。在透视定位下，将导丝放至在椎间孔处，沿导丝置入扩张器后钝性扩张肌肉组织，随后在 9 mm 的工作通道内完成椎间盘切除、终板处理及植骨。如上所述，因为所有操作均在硬膜囊的前方进行，通过撑开椎间隙进行椎管的间接减压，而非直接进入椎管内操作，因此，该术式可以避免硬膜外瘢痕形成及硬膜囊损伤。

OLLIF 的技术进展

近年来，技术的不断进步使得可以通过更加微创的方法进行脊柱融合。管状牵开系统的应用极大地减少了术后肌肉组织缺血，斜外侧入路使用的小工作套筒也避免了肌肉的损伤。采用特殊设计的通道下头端可扩张的椎间盘刮刀及终板刮匙可以完成椎间盘的切除和终板的处理。尽管所有操作必须在外径仅为 9 mm 的通道下完成，但随着脊柱内镜光学系统成像质量的提升，可以为术者切除椎间盘和处理终板时提供清晰的视野。标准的内镜手术器械可以通过内镜上直径超过 4.1 mm 的工作通道进入，在直视下通过对椎间孔减压来恢复受压神经的活动度。使用磨钻和咬骨钳完成骨质的切除减压和对终板的处理。

目前，专门设计在通道下使用的 PEEK 材料可膨胀椎间融合器也可以通过上述保留肌肉－骨质的入路植入椎间隙内。纯钛质以及 PEEK＋钛金属的可膨胀椎间融合器目前也推向了市场。上述技术的进步使得 OLLIF 手术相对于其他融合技术可以更好地保护正常组织。

手术步骤

准确的皮肤切口定位是顺利进入椎间盘的前提。作者借鉴了 Yeung&Yeung 脊柱内镜椎间盘切除术的方法并进行了改良。以目标椎间盘为中心，在术中前后位和侧位透视图像的引导下确定切口的位置。首先，进行前后位透视来确定目标椎间盘中心位置并在患者背部画垂线和横线进行标记。随后，拍摄平行于终板的标准侧位像，确定椎间盘的倾斜角度并进行皮肤标记。皮肤切口到中线的距离也就是从背侧皮肤到椎间盘前中 1/3 侧位体表投影的距离。真正的切口位置即目标椎间盘倾斜的投影线和之前画好的中线的相交点（图 24.3~24.5）。在 L4-L5 和 L5-S1 节段画线时进针点要向头侧偏移 15 mm。

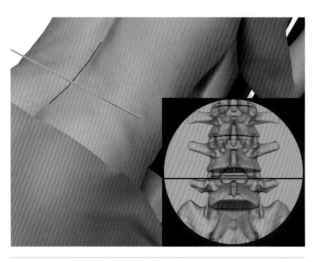

图 24.3　皮肤定位标记。前后位透视下通过纵向和横向划线来确定椎间盘中心。

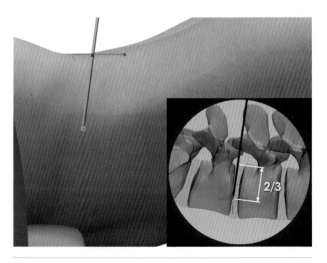

图 24.4　皮肤定位标记。侧位透视下画出和椎间盘倾斜角一致的斜线。

首先，将头端为球形的肌电图探针放置到椎间盘区域，如果 3 mA 的电刺激没有引起相应的神经反应，则在探针和出口神经根之间至少存在有 1.5 mm 的安全工作距离，随后沿着一根镍钛合金的导丝将套管放置到椎间盘表面（图 24.6）。理想的导丝位置应该是正位和侧位的透视下导丝尖端都尽可能接近椎间盘的中心。这个位置可以确保椎间融合器以 45° 角放入椎间隙并越过中线。

导丝位置满意后，沿导丝插入 8 mm 的导杆钝性扩张肌肉组织。将导杆自扩张的子弹头状的尖端插入椎间隙内，沿导杆将 9 mm 的工作通道置入椎间盘内。撤出导丝和导杆，透视下理想的工作通道尖端正位透视应该位于椎弓根的内侧缘，侧位应该位于纤维环髓核的交界区（大概在椎间隙的 25% 处）。

通道建立后，即可在通道下完成椎间盘切除、终板处理及椎间隙植骨。首先使用椎间盘钻去除大部分椎间盘内组织，轻柔地采用类似"雨刷"工作的方式，通过倾斜或扇形移动工作通道以便更好地切除椎间盘组织。终板使用可扩张的椎间盘刮刀进行处理。图 24.7 显示了经过处理后的终板，术中在内镜直视下可以对椎间盘和软骨进行进一步的处理。由于需要去除的椎间盘组织远大于 9 mm 的工作通道，此时可使用可扩张的椎间盘刮刀，这种刮刀每次可扩大 1 mm，最大可达 16 mm。最终内植物的高度可以由

椎间盘刮刀手柄上的刻度确定，侧位透视可见刮刀和上下位终板相接。如果还是无法确认内植物高度时，可以使用椎间隙融合器试模。

内植物高度从 9 mm 到 15 mm 不等，长度从 28 mm 到 32 mm 可选。因 Kambin 三角宽度的限制，所有内植物的宽度均为 9 mm。在确定了合适大小的内植物后，使用带斜面的漏斗状通道进行椎间植骨。特定角度的通道可以更好地控制植骨方向，通过在椎间隙前方植骨更好地恢复椎间隙高度、获得良好的前

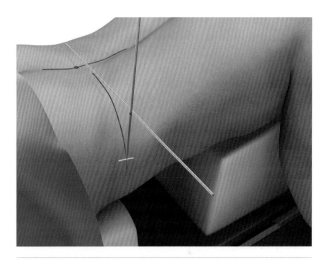

图 24.5 皮肤定位标记。手术切口位于画好的这条斜线上。侧位透视确定背侧皮肤到椎间盘前中 1/3 交界处的距离后，向中线旁开同样的距离。

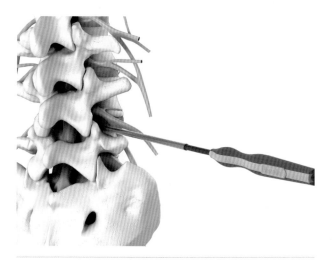

图 24.6 头端为球状的肌电图探针。如果 3 mA 的刺激没有引发神经反应，则表明可以通过该区域安全到达椎间盘。

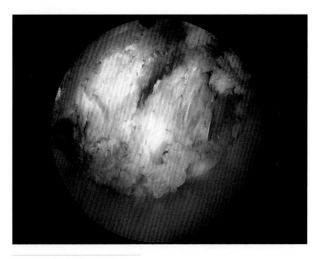

图 24.7 镜下终板的处理。

凸，从而增强手术节段前柱的承载力。Kaser 等的研究阐述了不同的骨替代物的使用[20]。植骨完成后，将导丝重新放置到椎间隙内并退出其他手术器械。因为 OLLIF 内植物设计外形与工作通道并不一样，同时也无法通过内径仅为 8 mm 的工作通道，内植物只能通过镍钛合金导丝放置到椎间隙合适的（中央的）位置。其尖端类似子弹头的设计在推开出口神经根的同时将椎间隙撑开。在硬膜囊外侧和椎管外放置椎间融合器可以避免硬膜外纤维化。

手术操作可以在透视引导下或内镜直视下完成。选用合适长度和直径的内镜通过 OLLIF 的工作通道，在直视下可以更好地评判椎间盘切除和终板处理的程度。

此外，作者在术中进行融合前使用内镜进行外侧椎间孔成形术，进一步扩大了 OLLIF 手术的适应证。通过交替使用镜下骨锉、磨钻和咬骨钳去除上关节突腹侧及下方，同时也去除了部分下关节突腹侧，实际是扩大了 Kambin 三角的面积。同样的方法也可以完成部分关节囊的切除。通常情况下需要依赖神经电生理监测来评判出口根附近的安全距离，而内镜的使用可以在进行 OLLIF 手术的过程中载直视下对出口根进行减压、牵拉（图 24.8），同样可以在直视下插入肌电图球状探针，并监测神经根是否被安全的牵开。随后，可按照常规的方法进行 OLLIF 手术。

作者的研究中有 6 例患者术中神经电生理结果反馈在 L5-S1 节段手术器械或椎间融合器无法安全地通过出口神经根，但在内镜的辅助下，安全地进行了椎间孔成形，出口神经根的减压松解，所有患者均顺利完成了 OLLIF 手术而没有出现术后感觉异常。因此作者认为在 OLLIF 手术中使用内镜可以扩大手术的适应证。

OLLIF 的价值及其预后数据

作者对早期接受手术的连续 55 例患者的资料进行了回顾性分析。患者年龄从 27~75 岁（平均为 47.5 岁），结果显示术后腿痛和腰痛的 VAS 评分分别较术

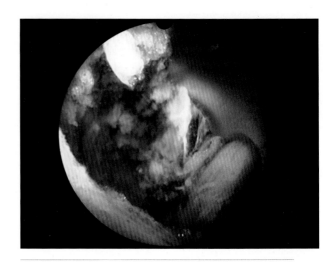

图 24.8 内镜下图像显示出口神经根，椎间盘位于左侧。

前降低了 5.8 分和 5.4 分。ODI 评分增加了 17.125 分。另外一项研究中随访时间为 18~36 个月的 25 例接受了 OLLIF 的患者中，仅有 1 例患者无法正常回到工作岗位。该患者既往曾有 L4-L5 椎间盘突出症病史，在 L5-S1 做了椎间盘切除融合术后 L4-L5 节段突出变大，症状加重，下肢再次出现放射痛。除了 2 例患者需要长期服用镇静药物外，其余患者均无需再进行药物治疗。结果显示所有经 OLLIF 治疗的患者在生活质量上均有显著提高，减少了相关卫生健康资源的使用。

在初期的研究中出现了一些围手术期及术后的并发症。1 例患者术后出现了短暂的蹬长伸肌肌力减弱，症状在术后 4 个月逐渐减轻。早期病例中有 3 例患者出现了不融合（发生率为 5.5%），这些患者均采用了非结构性骨泥作为同种异体移植材料并在术后出现的显著的吸收。自停止使用该材料后，再未出现非融合的病例。所有患者均未输血，出血量都在 100 ml 以下。1 例 OLLIF 的椎间融合器在靠近连接部的后角处出现了断裂。随后在内镜下取出了直径小于 4 mm 的断裂碎片。椎间融合器功能良好并未出现移动。这例患者 L5-S1 椎间隙存在严重的塌陷。无其他严重的围手术期及术后并发症出现。虽然作者仅仅回顾了 3 年内病例资料，但都没有出现因邻近节段退变而需要延长融合节段的情况。

尽管患者可以很好地耐受该手术，但术后短暂

性下肢感觉障碍仍时有发生。这也督促作者对于一些高风险的患者需要提前做好术前宣教工作，包括拟行 L5~S1 节段手术，尤其是合并有椎间孔狭窄、高髂嵴或骨盆较窄的患者。对于这些患者，如果术中使用 3 mA 的神经电刺激都不能获得安全的工作区域时，作者会考虑选择内镜下进行椎间孔扩大或者在 18 mm 的套管下进行 MIS-TLIF 手术。如若确实发生了术后感觉障碍，一般都是暂时和自限性的，多在 6 周内可恢复，也可采用经椎间孔神经根阻滞或口服加巴喷丁进行治疗。

微创腰椎椎间融合术的临床证据

大量研究表明，微创经椎间孔入路腰椎融合术的优势包括长期的疼痛缓解、功能改善、高融合率和较少的手术相关并发症，包括术后轻微疼痛、出血少和更短的住院日。由于无论是减压还是融合器植入均在硬膜囊外侧完成，理论上讲，可以通过这一入路到达 T12~S1 的所有节段。该术式也不需要在术中改变患者体位再进行后方的固定。腰椎经椎间孔入路避免了 ALIF 手术的并发症，如血管和交感神经的损伤。

除了这些优势外，尚缺乏 I 级和 II 级临床证据支持 MIS-TLIF 手术优于开放 TLIF 手术。可获得的一些 III 级到 V 级的证据比较了这些不同的技术并进行了总结。目前存在高等级 I 级和 II 级临床研究，比较了 MIS-TLIF 和开放 TLIF 手术住院花费，以及行单侧和双侧后路椎弓根进行加强固定的疗效。部分研究结果如下所述。

I 级和 II 级证据

2013 年，Christensen 等报道了与后外侧融合术相比，TLIF 手术的成本效率和成本效用[22]。100 例患者被随机分到 TLIF 组（51 例）和 PLF 组（49 例），临床结果采用 ODI 及健康状况调查简表进行评价，结果显示，虽然无论在花费还是在临床结果方面两者均没有统计学显著差异，但与 PLF 手术相比，TLIF

手术的住院花费（2 554 欧元）以及因缺勤造成的生产损耗（1 915 欧元）更高。作者报道了 TLIF 手术无论采用何种评价方式，仅有 30% 的小概率是划算的。即便是将处理丢失数据的敏感度分析结果计算在内，这种调整在质量调整生命年［译者注：质量调整寿命年（quality-adjusted life years, QALYs）是一种调整的期望寿命，用于评价和比较健康干预。由于健康损害，伤残和（或）出生缺陷等原因造成的慢性疾病可以通过健康调查，医院出院记录等资料进行评价。在实际应用时，反映剩余伤残严重性的权重可以通过患者或执业医师的判断来确定］方面也不能得出 TLIF 要优于 PLF 的结论。作者最终得出结论，从社会经济学的角度来看，TLIF 不会成为比 PLF 更有意义的选择。

Wang 等近期发表了一项 RCT 研究的荟萃分析关注了 MIS-TLIF 治疗腰椎退变性疾病中使用单侧或双侧椎弓根钉内固定其预后的不同[23]。针对 MIS-TLIF 手术中 2 种不同内固定方法的 3 项研究中均未发现任何有意义的不同之处。

III 级和 IV 级证据

Wu 等的一项荟萃分析中纳入了 23 篇关于使用椎弓根钉内固定的 TLIF 手术文献。这些研究共包括 1 028 例患者，平均年龄为 49.7 岁（38~64.9 岁），平均随访时间为 26.6 个月[24]。53.2% 的患者为男性，46.8% 为女性。平均融合率在 MIS-TLIF 组为 94.8%（8 篇研究，312 例患者），在开放 TLIF 组为 90.9%（16 篇研究，716 例患者）。作者将其归功于 MIS-TLIF 组患者更多地使用了骨形态发生蛋白（50%/12%）。在开放 TLIF 组并发症发生率为 12.6%，在 MIS-TLIF 组为 7.5%。作者总结在两组之间并发症发生率和融合率非常相近，同时他们的研究工作为脊柱外科医生提供了两种不同术式融合率的准确基准。作者在其他的 2 篇荟萃分析中也得出了相似的结论。

2014 年，AI-Khouja 等使用 PubMed 成本 - 效益分析注册表和国家卫生服务经济评价数据库（NHSEED）进行研究并发表了文献回顾[25]。14 篇研究报告了 3 675 例接受了微创手术患者和 8 750 例接受了开放手术患者的花费。微创手术与开放手术相比，成本节约的百分比从 2.54% 到 33.68% 不等，同时微创组平均住院时间也较开放组明显缩短，微创组为 0.93~5.1 天，开放组为 1.53~12 天。所有研究均报告了和开放组相比，微创组出血量更少，为 10~392.5 ml，开放组为 55~535.5 ml。作者得出结论，目前仅有少量 I 级文献报告微创手术的花费。他们建议采用更加复杂的费用计算方法和质量调整生命年来进行微创技术细节的标准化评估，只有这样，才能得到有关微创手术经济效益更加准确的结论。

讨 论

近年来，融合技术的发展越来越关注如何减少骨质去除和保留正常韧带的稳定性。TLIF 手术要去除出口神经根远端和走行神经根外侧的骨质[26]。在这一章中，作者介绍了 MIS-TLIF 术式，该技术在手术节段中线旁开 4 cm 处通过一个 3 cm 的切口即可完成。切开腰背筋膜后将导丝置于关节突关节表面并与椎间隙平行，随后置入钝性导杆，沿导杆将 18 mm 的通道置于关节突关节上并使用蛇形臂进行固定。在显微镜的辅助下，磨钻磨除关节突关节外侧。用咬骨钳去除剩余的关节囊和黄韧带后，进一步完成椎间盘切除及终板处理。因为该入路在硬膜囊的外侧，因此硬膜囊撕裂、硬膜外瘢痕形成及神经根损伤的发生率均很低[27]。

比较前路和经椎间孔两种术式，尽管开展微创手术需要度过学习曲线并可能在此期间出现潜在的并发症，但在作者看来显然微创手术安全性更高。Villavicencio 等的综述报道了在 MIS-TLIF 组大于 3 个月的神经功能损害发生率为 4.1%，而在开放 TLIF 组中为 0%。在这项研究中，一些并发症的发生是由于椎弓根钉位置错误导致的。他也报道了在微创组病例中一过性神经功能缺失发生率为 6.8%，而在开放组中则为 2%。脑脊液漏在开放组中发生率为 19.6%，微创组病例中则没有出现[28]。

随着微创手术经验的不断积累，越来越多的学者报道了微创手术具有更少的出血量、更好的肌肉功能保留、更轻微的术后疼痛，以及更快的术后康复等优势[29]。不仅是理论上具有上述特点，越来越多的临床研究也证实了微创手术确实具有诸多的优势。Fourney 等回顾了 1990—2009 年中与并发症相关的文献，其中 13 篇文献比较了微创和开放手术的安全性[42]。微创手术是指通过钝性分离或劈开肌肉后使用管状牵开器或通道的术式。开放手术需要对肌肉进行剥离则无需考虑切口的长度。比较失血量发现微创手术出血量更少。再手术率微创组为 12.8%，开放组为 10.6%。然而，因为选择病例样本的不同，两者在再手术率方面的差异并不具备说服力。开放手术组病例多为椎管狭窄和椎间盘退变，而微创组更多的选择了腰椎不稳的病例。术中不慎导致硬膜囊撕裂的发生率在微创病例中为 1.9%，开放组病例为 0%，其发生率的范围为 0~16%。神经损伤在微创病例中为 2.5%，开放手术病例中为 1.2%。感染发生率在两组中分别为 1.8% 和 0.9%。这些文献并不支持微创手术具有更低的并发症发生率。

虽然在两组中并发症发生率类似，但微创手术依然有其特有的优势。当使用微创旁中央经多裂肌入路时，肌肉容积可以得到很好的保留，微创手术不仅在手术节段可以减少肌肉萎缩（12.2% 微创手术 /36.8% 开放手术）同样可以减少邻近节段的肌肉萎缩（8.5% 微创手术 /29.3% 开放手术）。这一发现可能预示着更低的邻近节段退变发生率。一些评价药物治疗时间和重返工作岗位时间的研究也表明微创手术较开放手术更具优势[44]。在住院花费和住院时长方面，也是微创手术更胜一筹，选择微创手术可节约 1 758 美元，间接可节约 8 474 美元[45]。其他 I 级证据也支持 MIS-TLIF 手术更加节约成本，相关研究结果已由 Christensen 等[22]发表，并在本章的临床证据部分中进行了讨论。

微创或开放脊柱融合术对患者生活质量的提高效果相近。近年来，一系列文献报道了无论是采用微创还是开放融合术，在获得骨性融合和降低疼痛方面并无明显差异[46]。但微创技术可以更好地达到经椎间孔椎间融合术所期望的结果。然而，在评价微创手术是否优于开放手术时，缺乏对微创定义的标准化以及该术式特异性的预后标准是目前存在的问题。

从手术的角度来看，进行经椎间孔入路腰椎椎间融合存在着多种选择。从作者的观点来看，最微创的入路当然应该在显露过程中带来最小的损伤。通过不同的肌群间隙，可以选择不同的方式到达椎间孔区域。本章中详细叙述了经过自然存在的髂肋肌和腰方肌间隙入路，在最大程度保留肌肉的前提下到达椎间孔区域的方法。在此间隙内进行钝性扩张不会造成肌肉容积的丢失。理想状态下，微创手术应尽可能最大程度保留脊柱骨性和韧带的稳定结构，而通过上关节突前方到达椎间孔的入路可以实现这一目标。

结 论

微创手术应该避免出现硬膜外纤维化和瘢痕的并发症。如果保留了关节突关节，不进入椎管内部，也就避免了硬膜囊损伤的潜在风险。OLLIF 与其他经椎间孔入路椎间融合术相比是一种损伤更小的微创术式。该术式可在局麻和持续镇静下在门诊手术室完成。但这个保留肌肉和骨质的微创术式是否可以降低邻近节段退变发生率、是否像接受微创手术后患者复查的磁共振图像所示那样能减少对肌肉组织的破坏，仍需长期的前瞻性随机对照研究来验证。最后，行微创 OLLIF 手术时应该避免产生医源性不稳。

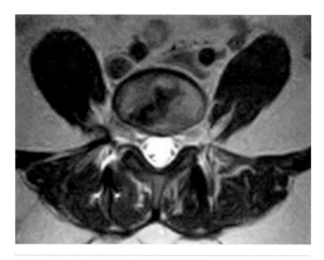

图 24.9　OLLIF 患者术后 6 个月磁共振轴位扫面图像。右侧为手术入路侧。对比手术侧和健侧，未见肌肉萎缩或信号的改变。

参·考·文·献

1. Deyo RA, Gray DT, Kreuter W, Mirza S, Martin BI. United States trends in lumbar fusion surgery for degenerative conditions. Spine (Phila Pa 1976) 2005; 30:1441–1445.

2. Rajaee SS, Bae HW, Kanim LE, Delamarter RB. Spinal fusion in the United States: analysis of trends from 1998 to 2008. Spine (Phila Pa 1976) 2012; 37:67–76.

3. Jo DJ, Jun JK, Kim KT, Kim SM. Lumbar Interbody Fusion Outcomes in Degenerative Lumbar Disease: Comparison of Results between Patients Over and Under 65 Years of Age. J Korean Neurosurg Soc 2010; 48:412–128.

4. Weatherley CR, Prickett CF, O'Brien JP. Discogenic pain persisting despite solid posterior fusion. J Bone Joint Surg Br 1986; 68:142–143.

5. Baker JK, Reardon PR, Reardon MJ, Heggeness MH. Vascular injury in anterior lumbar surgery. Spine (Phila Pa 1976) 1993; 18:2227–2230.

6. Kulkarni SS, Lowery GL, Ross RE, Ravi Sankar K, Lykomitros V. Arterial complications following anterior lumbar interbody fusion: report of eight cases. Eur Spine J 2003; 12:48–54.

7. Johnson RM, McGuire EJ. Urogenital complications of anterior approaches to the lumbar spine. Clin Orthop Relat Res 1981:114–118.

8. Okuda S, Miyauchi A, Oda T, et al. Surgical complications of posterior lumbar interbody fusion with total facetectomy in 251 patients. J Neurosurg Spine 2006; 4:304–309.

9. Mehta VA, McGirt MJ, Garcés Ambrossi GL, et al. Transforaminal versus posterior lumbar interbody fusion: comparison of surgical morbidity. Neurol Res 2011; 33:38–42.

10. Gu Y, Ebraheim NA, Xu R, Rezcallah AT, Yeasting RA. Anatomic considerations of the posterolateral lumbar disk region. Orthopedics 2001; 24:56–58.

11. Benglis DM, Vanni S, Levi AD. An anatomic study of the lumbosacral plexus as related to the minimally invasive transpsoas approach to the lumbar spine. J Neurosurg Spine 2009; 10:139–144.

12. Lu S, Chang S, Zhang YZ, et al. Clinical anatomy and 3D virtual reconstruction of the lumbar plexus with respect to lumbar surgery. BMC Musculoskelet Disord 2011; 12:76.

13. Park DK, Lee MJ, Lin EL, et al. The relationship of intrapsoas nerves during a transpsoas approach to the lumbar spine: anatomic study. J Spinal Disord Tech 2010; 23:223–228.

14. Jahangiri FR, Sherman JH, Holmberg A, et al. Protecting the genitofemoral nerve during direct/extreme lateral interbody fusion (DLIF/XLIF) procedures. Am J Electroneurodiagnostic Technol 2010; 50:321–335.

15. Hu WK, He SS, Zhang SC, et al. An MRI study of psoas major and abdominal large vessels with respect to the X/DLIF approach. Eur Spine J. 2011; 20:557–562.

16. Cramer GD, Cantu JA, Dorsett RD, et al. Dimensions of the lumbar intervertebral foramina as determined from the sagittal

plane magnetic resonance imaging scans of 95 normal subjects. J Manipulative Physiol Ther 2003; 26:160–70.

17. Kambin P, Gellman H. Percutaneous lateral discectomy of the lumbar spine: a preliminary report. Clin. Orthop 174:127-132, 1983.

18. Salehi SA, Tawk R, Ganju A, et al. Transforaminal lumbar interbody fusion: surgical technique and results in 24 patients. Neurosurgery 2004; 54:368–374.

19. Yeung AT, Yeung CA. Advances in endoscopic disc and spine surgery: foraminal approach. Surg Technol Int 2003; 11:255–263.

20. Kaiser MG, Groff MW, Watters WC 3rd, et al. Guideline update for the performance of fusion procedures for degenerative disease of the lumbar spine. Part 16: bone graft extenders and substitutes as an adjunct for lumbar fusion. J Neurosurg Spine 2014; 21:106–132.

21. Katzell J. Endoscopic foraminal decompression preceding oblique lateral lumbar interbody fusion to decrease the incidence of post operative dysaesthesia. Int J Spine Surg 2014:8.

22. Christensen A, Høy K, Bünger C, et al. Transforaminal lumbar interbody fusion vs. posterolateral instrumented fusion: cost-utility evaluation alongside an RCT with a 2-year follow-up. Eur Spine J 2014; 23:1137–1143.

23. Wang L, Wang Y, Li Z, Yu B, Li Y. Unilateral versus bilateral pedicle screw fixation of minimally invasive transforaminal lumbar interbody fusion (MIS-TLIF): a meta-analysis of randomized controlled trials. BMC Surg 2014; 14:87.

24. Wu RH, Fraser JF, Härtl R. Minimal access versus open transforaminal lumbar interbody fusion: meta-analysis of fusion rates. Spine (Phila Pa 1976). 2010; 35:2273–2281.

25. Al-Khouja LT, Baron EM, Johnson JP, Kim TT, Drazin D. Cost-effectiveness analysis in minimally invasive spine surgery. Neurosurg Focus 2014; 36:E4.

26. Brislin B, Vaccaro AR. Advances in posterior lumbar interbody fusion. Orthop Clin North Am 2002; 33:367–374.

27. Lee CK, Park JY, Zhang HY. Minimally invasive transforaminal lumbar interbody fusion using a single interbody cage and a tubular retraction system: technical tips, and perioperative, radiologic and clinical outcomes. J Korean Neurosurg Soc 2010; 48:219–224.

28. Villavicencio AT, Burneikiene S, Bulsara KR, Thramann JJ. Perioperative complications in transforaminal lumbar interbody fusion versus anterior-posterior reconstruction for lumbar disc degeneration and instability. J Spinal Disord Tech 2006; 19:92–97.

29. Deutsch H, Musacchio MJ Jr. Minimally invasive transforaminal lumbar interbody fusion with unilateral pedicle screw fixation. Neurosurg Focus 2006; 20:E10.

30. Sato J, Ohtori S, Orita S, Yamauchi K, et al. Radiographic evaluation of indirect decompression of mini-open anterior retroperitoneal lumbar interbody fusion: oblique lateral interbody fusion for degenerated lumbar spondylolisthesis. Eur Spine J 2015.

31. Ohtori S, Mannoji C, Orita S, et al. Mini-open anterior retroperitoneal lumbar interbody fusion: oblique lateral interbody fusion for degenerated lumbar spinal kyphoscoliosis. Asian Spine J 2015; 9:565–572.

32. Ohtori S, Orita S, Yamauchi K, et al. Mini-Open Anterior Retroperitoneal Lumbar Interbody Fusion: Oblique Lateral Interbody Fusion for Lumbar Spinal Degeneration Disease. Yonsei Med J 2015; 56:1051–1059.

33. Wakita H, Shiga Y, Ohtori S, et al. Less invasive corrective surgery using oblique lateral interbody fusion (OLIF) including L5-S1 fusion for severe lumbar kyphoscoliosis due to L4 compression fracture in a patient with Parkinson's disease: a case report. BMC Res Notes 2015; 8:126.

34. Kanno K, Ohtori S, Orita S, Yamauchi K, et al. Miniopen oblique lateral L5-S1 interbody fusion: a report of 2 cases. Case Rep Orthop 2014; 2014:603531.

35. Davis TT, Hynes RA, Fung DA, et al. Retroperitoneal oblique corridor to the L2-S1 intervertebral discs in the lateral position: an anatomic study. J Neurosurg Spine 2014; 21:785–793.

36. Silvestre C, Mac-Thiong JM, Hilmi R, Roussouly P. Complications and morbidities of mini-open anterior retroperitoneal lumbar interbody fusion: oblique lumbar interbody fusion in 179 patients. Asian Spine J 2012; 6:89–97.

37. St Clair S, Tan JS, Lieberman I. Oblique lumbar interbody fixation: a biomechanical study in human spines. J Spinal Disord Tech 2012; 25:183–189.

38. Abbasi H, Murphy CM. Economic performance of oblique lateral lumbar interbody fusion (ollif) with a focus on hospital throughput efficiency. Cureus 2015; 7:e292.

39. Heussel CP, Mart-Bonmati L, L'Hermine C, et al. Gadodiamide and gadopentetate dimeglumine in MRI versus spiral CT in the diagnosis of liver lesions. Acad Radiol 2002; 9:S463–465.

40. Tian NF, Wu YS, Zhang XL, et al. Minimally invasive versus open transforaminal lumbar interbody fusion: a meta-analysis based on the current evidence. Eur Spine J 2013; 22:1741–1749.

41. Sun ZJ, Li WJ, Zhao Y, Qiu GX. Comparing minimally invasive and open transforaminal lumbar interbody fusion for treatment of degenerative lumbar disease: a meta-analysis. Chin Med J (Engl) 2013; 126:3962–3971.

42. Fourney DR, Dettori JR, Norvell DC, Dekutoski MB. Does minimal access tubular assisted spine surgery increase or decrease complications in spinal decompression or fusion? Spine (Phila Pa 1976) 2010; 35:S57–65.

43. Fan S, Hu Z, Zhao F, et al. Multifidus muscle changes and clinical effects of one-level posterior lumbar interbody fusion: minimally invasive procedure versus conventional open approach. Eur Spine J 2010; 19:316–324.

44. Parker SL, Lerner J, McGirt MJ. Effect of minimally invasive technique on return to work and narcotic use following transforaminal lumbar inter-body fusion: a review. Prof Case Manag 2012; 17:229–235.

45. Parker SL, Mendenhall SK, Shau DN, et al. Minimally invasive versus open transforaminal lumbar interbody fusion for degenerative spondylolisthesis: comparative effectiveness and cost-utility analysis. World Neurosurg 2014; 82:230–238.

46. Ntoukas V, Müller A. Minimally invasive approach versus traditional open approach for one level posterior lumbar interbody fusion. Minim Invasive Neurosurg 2010; 53:21–24.

（任大江 译，吴建锋 校）

第25章

医师助理在脊柱外科手术计划中的重要作用

Physician extenders as an integral part of an ambulatory spine surgery program

Kai-Uwe Lewandrowski

背 景

在脊柱外科咨询诊所中，医师助理（如护士、护师和助理医师）的参与是促进患者获得专业护理的有效途径，同时可提高患者的临床疗效和满意度。公共医疗保健系统中就诊的患者在接受专业咨询前需要较长的等待时间，这延缓了患者从脊柱外科医师处得到专业护理，以及治疗的时间。随着最近在美洲的几个发达国家（包括巴西和美国）政府资助的公共医疗保健计划的扩大，这将会成为一个普遍问题。

最新的研究分析讨论了扩展护士在临床工作中的职能所带来的优势和局限性[1-3]。无论咨询是由医生、护士还是护师进行，都发现了相似的临床结果和患者高满意度。其他一些研究也证实了这些发现，目前在初级医疗保健机构中转移到医师助理身上的临床工作量日趋增加[4,5]。护士、护师和助理医师工作职能的逐步增强同样也发生在其他专业领域。

在美国，脊柱外科医师长期通过医师助理收集首诊患者的相关临床信息。护师或助理医师通常会首先采用非手术治疗方法，例如物理治疗或脊椎按摩治疗，同时可向参与患者护理的相关医生进行转诊，主要包括介入科医生、物理治疗师、职业治疗师及临床心理治疗师。

虽然在手术前和手术后使用护士、护师和助理医师是比较普遍的做法，但在手术期间使用的情况还是比较少见的。采用这种更加综合的护理方式可以获得更好的临床优势，但目前在手术中使用护士仍存在着许多法律和经济上的障碍：医院管理部门和董事会可能认为护士在脊柱手术期间的协助超出了他们的工作范围，因此需要额外的手术培训和认证。更为重要的是，在手术期间董事会和保险公司支付护士费用的可能性很小，故不建议使用护士。护士的工作主要是协助脊柱手术和保证护理工作的连贯性，其在临床中发挥更大作用的问题仍存在争议。

随着微创脊柱外科技术的出现，住院时间大为缩减。住院或门诊手术中心的大部分患者手术前和手术后的管理工作可由护士承担。本章旨在分析讨论脊柱专科实践中护士职能的扩大，并探讨在术前、术中和术后整个过程中同一护士的全程参与是否可以有效提高患者管理的及时性和保证护理工作的连贯性。

材料与方法

在本章作者的诊所中，脊柱疾病相关的咨询是由护师主导的，在 2010—2013 年，预约患者在脊柱外科医师接诊前由临床护士进行评估。护师主要收集初步诊断相关的信息及检查，并转诊给咨询医师、疼痛管理师和介入治疗师，同时将相关信息整合到临床路径中，以确定在与脊柱外科医师沟通之前还需要采取哪些额外的辅助检查或非手术治疗措施（图 25.1）。脊柱外科医师通过回顾患者的所有临床信息以确认或修改诊断和治疗方案。咨询验证后所有患者完成满意度调查问卷。所有手术患者均由经过董事会认证的脊柱外科医师（KUL）进行手术。临床表现主要包括伴或不伴有间歇性跛行的腰神经根病变、背痛、颈神经根病变、颈椎病、颈部疼痛、畸形、肿瘤、感染、炎症、多因素、复杂的疼痛综合征（表 25.1）。

表 25.1 新患者根据诊断分类进行转诊

临床诊断	2011（%）（n=296）	2012（%）（n=254）	2013（%）（n=264）
腰椎神经根性症状 / 跛行	48.1	42.1	46.1
腰痛	16.4	18.4	14.4
颈神经根性症状	26.1	21.6	26.8
脊髓型颈椎病	1.0	2.1	2.3
颈痛	3.2	5.2	5.1
畸形	1.5	2.1	1.8
肿瘤，感染，炎症	1.1	1.6	0.8
多因素和其他不明原因的疼痛	2.7	4.8	2.7
总计	100	100	100

患者被要求对护士和医生在初次就诊以及随访期间（包括术后随访）关于脊柱疾病评估的满意度进行评价。根据诊断对患者进行分类，并询问他们主要的和前三个问题（表 25.2），以及首诊时他们普遍存在的健康问题（表 25.3）。

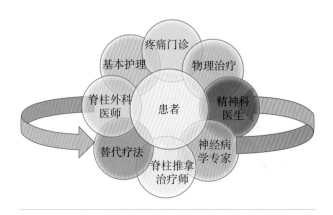

图 25.1 脊柱专科诊所使用的护士主导的患者管理模式。此模式强调临床相关信息的有效收集，以及在医生接诊之前预先对患者进行物理治疗、疼痛管理、诊断性介入治疗，以及行为和替代治疗。

表 25.2 2010—2013 年间患者初诊时的顾虑（n=814）*

患者的顾虑	Top（%）	Top 3（%）
进行性疼痛	45.6	82.8
功能丧失	23.4	74.5
手术必要性	12.1	46.9
状况持久性	9.6	59.0
信息缺乏	4.6	9.2
害怕瘫痪	3.3	13.0
害怕癌症	1.3	3.8
其他	0.0	3.8

注：* 百分比总计不等于 100%，因为并非所有受访者都回答了所有问题，或回答具有多样性

表 25.3 2010—2013 年患者初诊时最具影响力的信息来源（n=814）*

患者最具影响力的信息来源	否（%）	是（%）
家庭医生	15.9	79.2
其他（骨科顾问和神经外科医生）	30.4	40.8
护士，一助手术护士	35.9	35.6
医疗服务提供者	23.9	56.0
家庭	27.8	41.1
其他（自身）	9.1	4.6
媒体	23.0	44.4
朋友	29.1	57.3

注：* 百分比总计不等于 100%，因为并非所有受访者都回答了所有问题，或回答具有多样性

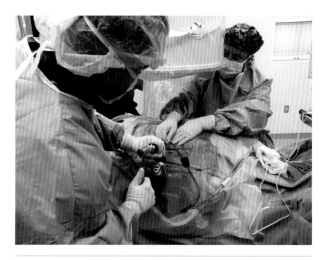

图 25.2　图中的术者手持凿子在内镜的操作管道中进行椎间孔成形术，使用木槌对凿子进行敲击使其前进。护士和第一助手站在主刀医生对面维持套管的位置，协助内镜下的经椎间孔减压手术的进行。

最后，患者被要求评价在整个治疗期间对接诊医生以及助理医师的整体满意度，主要包括"非常满意""满意""可接受"和"不满意"。在该项研究中，一名护士在手术期间担任了第一助手（图 25.2），不论患者最终是否接受手术，其均全程参与了患者的宣教过程。不论初诊是由护士和外科医生共同完成，还是仅由外科医生完成，手术后护士均对所有患者进行了访视，并详实记录了他们的反应。

患者的一般情况

该项研究中所有患者均签署知情同意书。该项回顾性研究共连续纳入 814 例患者，其中 258 例患者（289 个节段）接受了经皮内镜下椎间孔成形、椎间盘摘除术。截止本报告发布时，平均随访时间为 37 个月（范围 24~78 个月）。该研究纳入标准如下：

· 临床表现为腰椎单侧神经根病变，感觉迟钝和运动功能下降

· 术前磁共振成像（MRI）和计算机断层扫描（CT）显示椎间孔或侧隐窝狭窄

· 经过物理治疗、经椎间孔硬膜外类固醇激素注射等非手术治疗至少 12 周无效

· 年龄 35~85 岁

如果患者术前过伸过屈位 X 线片上显示节段性不稳，并存在严重的中央型椎管狭窄（＜100 mm²），则排除在研究之外[6]。

术前工作和临床随访

所有手术患者术前均行 X 线、MRI 和 CT 检查。如果患者术后 6 周之后临床症状未见明显改善，则复查 CT。

患者在术后 6 个周、3 个月、6 个月、12 个月和 24 个月返回诊所，在同一时间进行术后随访，随访可首先由护师完成，然后再由脊柱外科医师接诊，或者直接由脊柱外科医师接诊。术后 24 个月时，临床随访率为 93%。在完成 2 年的随访后，患者可以每年或每两年进行一次随访。超过 2 年的长期随访不太可靠，因为术后 3 年仅有 62% 的患者可以获得随访。因此，该文的结果是根据术后 2 年随访获得的数据计算得出的。临床疗效评价指标包括：腿部疼痛视觉模拟评分（VAS），范围从无疼痛（0 分）到最严重疼痛（10 分），Oswestry 功能障碍指数（ODI），以及脊柱外科医师（KUL）采用的 Macnab 标准[7]。简而言之，在末次随访中，如果患者没有疼痛且没有活动限制，结果归类为"优秀"；如果患者在没有任何日常活动限制的情况下报告偶尔出现疼痛或痉挛，但不需要使用任何止痛药，结果归类为"良好"；如果疼痛有所改善，但需要使用止痛药，结果归类为"一般"；或者如果功能恶化或需要额外的手术来解决他们的症状，结果归类为"不良"。

椎间孔狭窄的影像学分类

椎间孔和侧隐窝狭窄的 Lee 分型主要根据神经根管受侵犯的病变位置来定义，其将从内侧到外侧分为入口区狭窄（硬脊膜到椎弓根，1 区）、中间区狭窄（椎弓根内侧到椎弓根中心，2 区）、和出口区狭窄（椎弓根中心到小关节外侧边缘，3 区）[8]。椎间孔和侧隐窝狭窄根据侵犯的病理类型分为：椎间盘膨出、椎间盘突出和椎间盘突出合并骨性狭窄。根据 Lee 的四区分类法可将椎间盘突出进一步分为向上游离、向下游离和以受累椎间盘为中心的突出[9]。在入口区，Lee 认为上关节突的肥大是主要的病理基础。

在中间区,病理基础通常是由于关节突峡部的骨赘形成。在出口区,病理基础主要是关节突的半脱位和肥大(图 25.3)。

根据 Hasegawa 标准评估椎间盘后部和腰椎间孔的高度,正常的腰椎椎间孔高度为 15 mm 或以上,后方椎间盘高度降低至 3~4 mm,提示椎管狭窄。术前矢状位和轴位 MRI 和 CT 影像有助于评估椎间孔狭窄的位置和范围。椎间孔狭窄的患者(无论是由于骨性狭窄,还是椎间盘脱出或者包含型突出),均会造成 MRI 和 CT 矢状位像的椎间孔宽度 ≤ 3 mm,或 MRI 和 CT 轴位像上的侧隐窝高度 ≤ 3 mm。

每位患者只根据一个主要的椎间孔狭窄区域进行相关分析(图 25.4)。侵犯侧隐窝的椎间盘突出主要被分为脱出型或包含型。

手术技术

手术方式均采用经椎间孔入路进行,利用"从外到内"技术,其中工作套管放置在椎间孔的下部,以避开出口神经根。套管尖端或内镜的任何部分都不进入椎间盘的空间中。作者所使用的手术技术主要参照 Hoogland、Schubert 及其同事所提出的 Thessys 技术[11, 12],通过椎间孔成形术来治疗伴或不伴有侧隐窝狭窄的椎间盘突出患者。椎间孔成形过程中,铰刀、Kerrison 咬骨钳和磨钻均放置在工作套管内,以降低

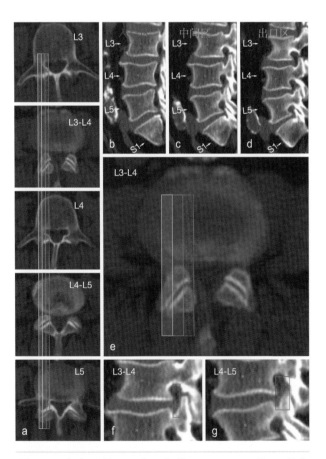

图 25.3 患者男性,70 岁,术前 CT。a.L3~L5 的 CT 轴位像;b~d.CT 矢状位像,椎间孔入口区(橙色)、中间区(蓝绿色)和出口区(绿色);e.L3-L4 椎间盘层面 CT 轴位像显示狭窄的区域位于中间区;f~g.L3-L4 和 L4-L5 层面的 CT 矢状位像。椎间孔的高度(橙色阴影区域)小于 3 mm 提示椎管狭窄。在 L4-L5 层面,椎间孔的高度小于 5 mm,提示椎管狭窄(橙色阴影区)。

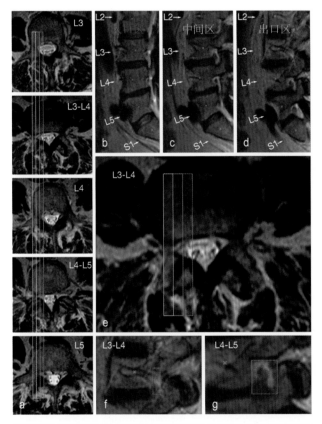

图 25.4 患者女性,64 岁,术前 MRI。a. L3~L5 的 MRI 轴位像;b~d. MRI 矢状位像,椎间孔入口区(橙色)、中间区(蓝绿色)和出口区(绿色);e.L3-L4 椎间盘层面轴位片提示狭窄的区域位于出口区;f~g. L3-L4 和 L4-L5 层面的神经出口区的 MRI 矢状位像。椎间孔的高度(橙色阴影区域)< 3 mm 提示椎管狭窄。在 L4-L5 层面,椎间孔的高度为 5 mm,为正常高度(橙色阴影区域)。

对出口神经根和背根神经节刺激的风险（图 25.5 和图 25.6）。

　　所有患者俯卧位于脊柱手术床上，均采取局部浸润麻醉，必要时辅助以镇静药物。在某些情况下，由于高髂嵴的阻挡导致工作通道难以进入 L5-S1 椎间孔，因此可选择侧卧位。确定穿刺点和建立工作通道的方法已在本书描述[13-16]。穿刺点一般位于 L3-L4 水平外侧 7~9 cm，L4-L5 水平外侧 8~10 cm，L5-S1 水平外侧 10~12 cm。

　　目标椎间孔的进入方法如下：首先，将 18 G（长度约 150 mm）的穿刺针置入 Kambin 安全三角工作区，即外侧缘出口神经根、内侧缘硬脊膜外侧与下位椎体后上缘之间的区域[17, 18]。在理想情况下，侧位 X 线显示穿刺针置于椎间孔下部或椎间盘中，正位 X 线显示针尖应位于椎弓根内侧壁。然后插入导丝，并取出 18 G 穿刺针。通过扩张管逐级扩张，利用环锯和高速磨钻进行椎间孔减压术。在没有保护性工作套管的情况下，可使用直径 7 mm 和 9 mm 的管式铰刀，但为了降低出口神经根的感觉减退和激惹背根神经节的风险，建议尽量少使用。

　　椎间孔成形术是通过不同的手术器械去除部分增生肥大的上下关节突骨质，这些器械主要包括镜下磨钻、Kerrison 咬骨钳、环锯（表 25.4）。依据术前计划已明确的压迫病理类型，通过改变器械的操作方向来完成椎间孔成形术。伴有椎间盘突出的患者，可使用抓钳和咬钳通过纤维环破口去除脱出的椎间盘组织完成减压。在生理盐水持续灌注下，通过射频电刀控制硬膜外出血。

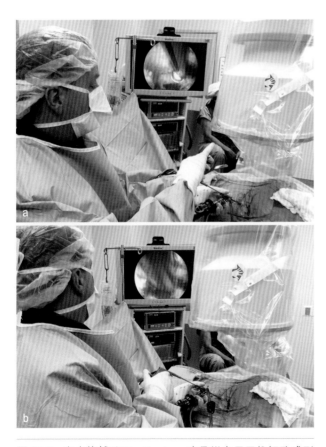

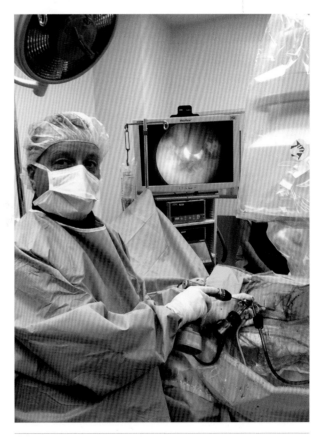

图 25.5　在内镜辅助下，Kerrison 咬骨钳应用于椎间孔成形术。135°角的 Kerrison 咬骨钳非常适合对侧隐窝最内侧区域进行减压。Kerrison 咬骨钳穿过关节突前缘后，通过放下手旋转 180°移除骨质。

图 25.6　椎间孔磨钻钻头可以直接进入工作管道。钻头连接到动力系统后，可以正转和反转使用。它最适合于椎弓根下方周围的扩大椎间孔成形术。

表 25.4　椎间孔成形术器械

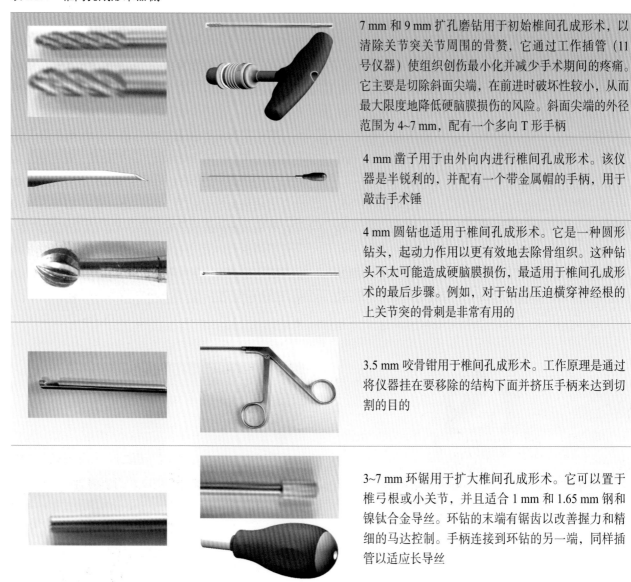

	7 mm 和 9 mm 扩孔磨钻用于初始椎间孔成形术，以清除关节突关节周围的骨赘，它通过工作插管（11号仪器）使组织创伤最小化并减少手术期间的疼痛。它主要是切除斜面尖端，在前进时破坏性较小，从而最大限度地降低硬脑膜损伤的风险。斜面尖端的外径范围为 4~7 mm，配有一个多向 T 形手柄
	4 mm 凿子用于由外向内进行椎间孔成形术。该仪器是半锐利的，并配有一个带金属帽的手柄，用于敲击手术锤
	4 mm 圆钻也适用于椎间孔成形术。它是一种圆形钻头，起动力作用以更有效地去除骨组织。这种钻头不太可能造成硬脑膜损伤，最适用于椎间孔成形术的最后步骤。例如，对于钻出压迫横穿神经根的上关节突的骨刺是非常有用的
	3.5 mm 咬骨钳用于椎间孔成形术。工作原理是通过将仪器挂在要移除的结构下面并挤压手柄来达到切割的目的
	3~7 mm 环锯用于扩大椎间孔成形术。它可以置于椎弓根或小关节，并且适合 1 mm 和 1.65 mm 钢和镍钛合金导丝。环钻的末端有锯齿以改善握力和精细的马达控制。手柄连接到环钻的另一端，同样插管以适应长导丝

术后康复和护理

　　记录和分析采用经椎间孔入路内镜减压术治疗由于侧隐窝狭窄导致的、伴或不伴有椎间盘突出的腰椎单侧神经根病患者的术后康复和护理情况，其与临床结果关系密切。

　　常规术后访视期间，询问患者是否参加了积极的锻炼计划、物理治疗、职业治疗、脊椎按摩治疗、针灸或脊柱注射治疗。此外，还要记录患者非甾体类抗炎药、麻醉类药和其他类型止痛药的使用情况。最后，要了解患者是否出现一些新的疼痛症状或一些未知的状况，这些状况可能会对患者的行走产生负面影响。

统计学方法

　　应用 SPSS 15.0 统计软件进行统计学处理。采用医生主导和护士主导咨询的患者满意度数据，临床结果基于改良 Macnab 标准和椎间孔区域分类作为行和列变量，年龄（＞50 岁和＜50 岁）作为一个控制变量（层因子）。采用交叉制表程序形成一组相关的统计数据和度量值，用于层因子的每个值（两个或多个控制变量的值的组合）。如果在临床结果和患者满意度数据之间未发现关联且变量分布相等，则该相关矩阵允许计算变量组合的预期计数。采用 Pearson 卡方检验和似然比卡方检验用作关联的统计测量。

结　果

从入院到护师占主导的预约和咨询评估的时间平均为 1.6 周（范围 1.1~3.1 周），而在医生主导的诊所平均等待时间为 3.7 周（范围 2.4~8.9 周）。护师的临床诊断与脊柱外科医师的临床诊断在 89% 的时间内是一致的，疾病管理计划在 76% 的患者中相一致。患者满意度调查表显示，91% 的患者对护师的咨询表示满意，86% 的患者对护师的检查结果表示满意，只有 14% 的患者表示不满意，并决定等待更长时间与脊柱外科医师进行另一次的直接咨询。

在接受评估咨询的 814 例新患者中，258 例患者接受了 289 个节段的经皮内镜下椎间孔减压手术。如表 25.5 所示，L4–L5 节段最多见（167 个，57.8%），其次是 L5–S1 节段（79 个，27.3%），L3–L4 节段（39 个，13.5%）和 L2–L3 节段（4 个，1.4%）。根据 Macnab 标准，椎间盘脱出的患者（48/258）在 93% 的时间内具有"优异"和"良好"结果，该组 VAS 评分从术前的（7.4±1.6）分降至末次随访时的（2.4±1.8）分（P ＜0.01）。椎间盘突出的患者（96/258）在 62.1% 的时间内具有"优秀"和"良好"结果，该组 VAS 评分从术前的（7.5±1.9）分降至术后的（2.9±1.6）分（P ＜0.01）。因此，与椎间盘脱出患者相比，椎间盘突出患者的预后更差一些（P ＜0.03）。

表 25.5　经椎间孔入路减压手术患者的手术节段水平分布

手术节段	患者数量（例）	占比（%）
L2–L3	4	1.4
L3–L4	39	13.5
L4–L5	167	57.8
L5–S1	79	27.3
总计	289	100

在腰椎管狭窄组（包括伴有椎管狭窄的椎间盘突出）中，单根神经根症状的患者（114/258）在 73.6% 的时间内具有良好的效果。这 114 例患者中有 84 例患者是中间区和出口区狭窄，其余 30 例临床结果"一般"和"差"的患者均是入口区狭窄，临床结果具有显著性差异（P ＜0.005）。年龄＞50 岁被认为是引起不良结果的额外风险因素，具有统计学意义（P=0.021）。30 例入口区狭窄的患者中有 23 例预后较差，均为 50 岁以上。本研究没有发生与手术入路相关的并发症。医生和护师主导术后随访咨询的 ODI 和 VAS 评分结果如图 25.7 所示，不管患者是椎间盘脱出，还是包容型椎间盘突出，或是包容型椎间盘突出伴椎管狭窄。

在门诊手术中心采用经皮内镜下椎间孔成形、椎间盘切除术的 258 例患者中，50.8%（131/258）的患者最初由护师咨询评估，其余 49.2%（127/258）的患者接受脊柱外科医师主导的初诊。末次随访时，手术结果与初次咨询评估是脊柱外科医师还是护师没有显著性关系。临床疗效由改良 Macnab 评分、ODI、VAS 评分评价（图 25.7），患者术后总体满意度在术后被护师随访的最初 3 个月稍微好一些。随访期间，患者对护师或脊柱外科医师主导的咨询评估的满意度显著增高，护师主导咨询评估的患者表现"非常满意"的占 89%，脊柱外科医师主导咨询评估的患者表现"非常满意"的占 76%，两者具有显著性差异（P ＜0.03）。患者满意度在 2 年随访的剩余时间内逐渐接近，不论是仅有脊柱外科医师主导咨询评估（81% 的患者非常满意），还是护师加脊柱外科医师主导咨询评估（84% 的患者非常满意）。术后 2 年末次随访时，患者满意度无显著性差异（P=0.14）。

临床证据

Ⅰ、Ⅱ 级数据

据统计，目前还没有关于医师助理对于行门诊脊柱手术或任何其他临床环境中患者的临床疗效和满意度影响的相关文献，但外科医生调查问卷已经出版[5]。

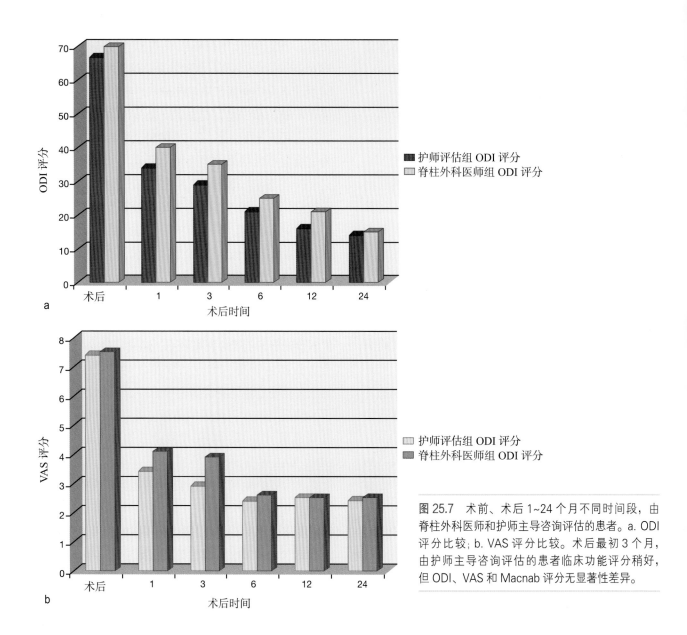

图 25.7　术前、术后 1~24 个月不同时间段，由脊柱外科医师和护师主导咨询评估的患者。a. ODI 评分比较；b. VAS 评分比较。术后最初 3 个月，由护师主导咨询评估的患者临床功能评分稍好，但 ODI、VAS 和 Macnab 评分无显著性差异。

Ⅲ 级数据

Busse 等最新进行了一项研究，旨在观察脊柱外科医师对于非临床医生（NPC）参与评估需要手术治疗的下腰痛或下腰痛相关的下肢痛患者的态度。共有 101 名加拿大脊柱外科协会的医生参与了这项调查，调查包括 28 项内容。问题主要包括人口统计学变量、患者筛查效率、咨询评估和手术的等待时间、下腰痛相关的主诉和体格检查、外科医生评估指标以及其对 NPC 参与评估需要手术治疗的下腰痛和下肢痛患者的态度。在这 101 份调查中，85 份全部完成。大多数外科医生（77.6%）表示他们会在筛查下腰痛患者的过程中纳入 NPC。作者指出外科医生对 NPC 使用中出现更长的等待时间和较差的效率更感兴趣。此外，大部分学者就下腰痛相关病史和体格检查、支持手术治疗的发现达成共识。作者建议通过临床试验确定所有利益相关者对 NPC 模式的有效性和接受程度。

讨　论

本研究清楚显示医师助理如护士、护师和助理医师，可以充分有效地提供医疗保健，即使在高度专业化的脊柱诊所，或者在高科技的脊柱外科中心，这里的护士和护师均参与术前、术中和术后的许多工作流程。患者对与外科医生主导和护师主导的健康医疗服务互动的满意度是相似的，只有少数患者决定等待后来与外科医生预约进行额外咨询评估，从而做出关于脊柱相关疾病诊断和治疗的选择。患者对于护师主导收集相关医疗信息、审查和预约相关影像学检查，并讨论事前进行脊柱注射和疼痛管理的满意度很高。患者似乎对脊柱护理提供的及时性更感兴趣，很少关注首先由护师接诊然后再由医生接诊所造成的专业知识缺乏。由于内部培训计划的目的是培养具有广泛脊柱相关护理知识的护理人员，因此后者的关注在作者的脊柱诊所显得并不太重要。作者的临床经验表明，医护团队可以提供高质量的护理，尤其是需要持续保持高水平专业护理时。

医师助理可在术前准备、术前计划方面发挥重要作用。后者对于经椎间孔入路内镜手术治疗椎间孔狭窄取得优良结果至关重要。尽管多项研究已经证实了该方法的有效性[11-20]，但相对于临床成功率超过 90% 的单纯的椎间盘突出，临床数据较少支持伴有椎间孔狭窄的包容型椎间盘突出患者[21]。

作者的研究显示充分的椎间孔成形术，术后康复期间针对预后、并发症、局限性良好的宣教、术后适当的治疗，可以使椎间孔狭窄通过经椎间孔入路得到有效治疗。作者的研究发现患者首先由护师接诊较单独医生接诊所获得的满意度更高，提示医师助理在术后前 3 个月的即刻恢复期间做得更好。虽然无法获得正确的数据来确定术后患者满意度护师高出医生多少，但根据患者自己的陈述，这可能与护士在术后花费的更多的时间用于伤口护理、疼痛管理和康复有关。

由于坐骨神经痛和神经源性跛行是手术干预的主要原因，因此使用 VAS 评分分析腿部疼痛的缓解程度。末次随访时，VAS 评分和临床结果均得到显著改善。采用 ODI 和改良 Macnab 标准评价的临床结果与采用椎板切除术治疗椎管狭窄所报告的手术成功率相当[6, 21]。

正如本研究所显示，应用椎间孔狭窄的影像学分级系统有助于选择可行经椎间孔减压术的合适患者。作者医院的护师已接受过这方面的培训，可以将这些影像学分类系统充分考虑进来，并将其应用于患者管理。结果表明，椎间孔入口区狭窄患者较中间区和出口区狭窄患者临床疗效差。这种类型的狭窄病变或许应该选择选择性的减压手术治疗，例如椎板切除术或椎板切开术。作者的临床病例清晰显示铰刀、骨凿、磨钻和环锯可以借助内镜的工作通道直接可视化定位，因此可行更复杂的内镜下减压手术。

结 论

患者在首次咨询脊柱专科诊所时的满意度相对较高，无论他们首先是被护师还是脊柱外科医师咨询评估。当护师参与手术和术后恢复计划后，可以获得较高的术后患者满意度。本研究清楚显示，经皮椎间孔内镜方法可以有效治疗由于椎间孔中部和出口区的骨或韧带肥厚引起的椎间盘突出和狭窄患者。作者认为，这种复杂的微创脊柱手术可以理想地结合同样复杂的护理计划，从而使提高患者客观的临床功能结果和满意度。

参·考·文·献

1. Sarro A, Rampersaud YR, Lewis S. Nurse practitioner-led surgical spine consultation clinic. J Adv Nurs 2010; 66:2671–2676.
2. Rashid C. Benefits and limitations of nurses taking on aspects of the clinical role of doctors in primary care: integrative literature review. J Adv Nurs 2010; 66:1658–1670.
3. Rashid C. Nursing Roadmap for Quality: better for less? Br J Nurs 2010; 19:683.
4. Lane L, Minns S. Empowering advanced practitioners to set up nurse led clinics for improved outpatient care. Nurs Times 2010;

106:14–15.
5. Busse JW, Riva JJ, Nash JV, et al. Surgeon attitudes toward nonphysician screening of low back or low back-related leg pain patients referred for surgical assessment: a survey of Canadian spine surgeons. Spine 2013; 38:E402–408.
6. Sengupta DK, Herkowitz HN. Lumbar spinal stenosis. Treatment strategies and indications for surgery. Orthop Clin North Am 2003; 34:281–295.
7. Macnab I. Negative disc exploration. An analysis of the causes of nerve-root involvement in sixty-eight patients. J Bone Joint

Surg Am 1997; 53:891–903.

8. Lee CK, Rauschning W, Glenn W. Lateral lumbar spinal canal stenosis: classification, pathologic anatomy and surgical decompression. Spine. 1988; 13:313–320.

9. Lee S, Kim SK, Lee SH, et al. Percutaneous endoscopic lumbar discectomy for migrated disc herniation: Classification of disc migration and surgical approaches. Eur Spine J 2007; 16:431–437.

10. Hasegawa T, An HS, Haughton VM, Nowicki BH. Lumbar foraminal stenosis: critical heights of the intervertebral discs and foramina. A cryomicrotome study in cadavera. J Bone Joint Surg Am 1995; 77:32–38.

11. Hoogland T, Schubert M, Miklitz B, Ramirez A. Transforaminal posterolateral endoscopic discectomy with or without the combination of a low-dose chymopapain: a prospective randomized study in 280 consecutive cases. Spine. 2006 Nov 15; 31(24):E890–897.

12. Schubert M, Hoogland T. Endoscopic transforaminal nucleotomy with foraminoplasty for lumbar disk herniation. Oper Orthop Traumatol 2005; 17:641–661.

13. Yeung AT, Yeung CA. Minimally invasive techniques for the management of lumbar disc herniation. Orthop Clin North Am 2007; 38:363–372.

14. Tsou PM, Alan Yeung C, Yeung AT. Posterolateral transforaminal selective endoscopic discectomy and thermal annuloplasty for chronic lumbar discogenic pain: a minimal access visualized intradiscal surgical procedure. Spine J 2004; 4:564–573.

15. Tsou PM, Yeung AT. Transforaminal endoscopic decompression for radiculopathy secondary to intracanal noncontained lumbar disc herniations: outcome and technique. Spine J 2002; 2:41–48.

16. Yeung AT, Yeung CA. Advances in endoscopic disc and spine surgery: foraminal approach. Surg Technol Int 2003; 11:255–263.

17. Kambin P, Casey K, O'Brien E, et al. Transforaminal arthroscopic decompression of lateral recess stenosis. J Neurosurg 1996; 84:462–467.

18. Kambin P, O'Brien E, Zhou L. Arthroscopic microdiscectomy and selective fragmentectomy. Clin Orthop 1998; 347:150–167.

19. Kim MJ, Lee SH, Jung ES, et al. Targeted percutaneous transforaminal endoscopic diskectomy in 295 patients: comparison with results of microscopic diskectomy. Surg Neurol 2007; 68:623–631.

20. Ahn Y, Lee SH, Park WM, et al. Percutaneous endoscopic lumbar discectomy for recurrent disc herniation: surgical technique, outcome, and prognostic factors of 43 consecutive cases. Spine 2004; 29:E326–332.

21. Fokter SK, Yerby SA. Patient-based outcomes for the operative treatment of degenerative lumbar spinal stenosis. Eur Spine J 2006; 15:1661–1669.

(李忠海 译，杨群 校)

第26章

脊柱外科手术治疗少数民族腰椎管狭窄症的疗效和患者满意度

Outcomes and patient satisfaction after spinal surgery for lumbar stenosis in minorities

Sophia R Lewandrowski, Kai-Uwe Lewandrowski

简　介

人们早已认识到，不同种族和民族背景的患者在医疗保健、治疗差距、护理质量、并发症以及围手术期和长期疗效方面存在差异[1-9]。例如，黑人中接受心脏起搏器置入[5]、冠状动脉旁路移植术[3]、主动脉瓣置换术[1]和器官移植[7]的比例较白人低。鉴于这些操作完全符合公认的护理标准，人们并不希望这些操作使用时在不同种族和族裔之间形成较大差异。在脊柱外科领域，有关支持外科和介入手术的临床证据尚不清楚。与矫形外科中的关节成形术相比[10-12]，很少有研究关注不同种族和族裔群体间在脊柱手术护理、临床疗效和术后并发症方面与其社会经济状况（SES）的相关性[13]。

虽然，有些研究表明脊柱手术和其相关疗效在不同种族和族裔间存在差异[6, 7, 13-15]，但对于在门诊手术中心接受脊柱手术的少数民族患者来说，其围手术期发病率和死亡率风险是否更高，以及术后并发症如何等方面的了解依旧甚少。

本章的研究报道旨在评估种族差异、人口统计学因素和缓解对承认这种差异的反应是否对在门诊流动手术中心（ASC）首次接受腰椎减压手术患者的围手术期、术后180天和术后2年的临床疗效有影响。本章研究的最终目的是为那些与外科医生和手术团队成员具有不同种族或民族背景的患者建立适当的术前和围手术期治疗计划。

材料和方法

作者诊所位于亚利桑那州南部，有大量的西班牙裔少数民族。转诊患者来自周围诊所。美国人口普查报告了亚利桑那州的人口统计数据，见表26.1。

表26.2列出了亚利桑那州的前十位非英语语种，其中西班牙语是最常用的非英语语言。为确定门诊脊柱手术患者的选择标准以及母语为英语以外患者的临床疗效和并发症，对先前诊断检查的信息、先前转至咨询医生的转诊患者、疼痛管理和介入治疗等方面进行分析并纳入临床路径以确定在咨询多语种（如英语、德语、西班牙语、意大利语、葡萄牙语、俄语和波兰语）外科医生之前哪些额外的诊断研究或非手

表 26.1 亚利桑那州的人口统计资料

	种族				
	白人（%）	黑人（%）	AIAN（%）	亚洲人（%）	NHPI（%）
2000（总人口）	89.29	3.74	5.81	2.36	0.28
2000（仅西班牙裔）	24.13	0.41	0.73	0.19	0.07
2005（总人口）	88.74	4.20	5.63	2.75	0.31
2005（仅西班牙裔）	27.20	0.58	0.72	0.23	0.08
Growth 2000–2005（总人口）	15.05	30.11	12.25	35.27	25.02
Growth 2000–2005（非西班牙裔）	9.32	25.75	11.85	34.75	22.33
Growth 2000–2005（仅西班牙裔）	30.51	65.92	15.01	41.10	32.89

注：AIAN，American Indian or Alaskan Native，美洲印第安人或阿拉斯加原住民；NHPI，Native Hawaiian or Pacific Islander，夏威夷原住民或太平洋岛民。

资料来源：美国各州以及波多黎各州排名的人口变化普查，2005 年 7 月 1 日至 2006 年 7 月 1 日及 2006 年人口普查。US Census Bureau, Population Division。

表 26.2 亚利桑那州使用的十大非英语语言

语言	人口比例
西班牙语	接近 20%
纳瓦霍语	1%~2%
德语和汉语	<1%
他加禄语	<1%
越南语	<1%
其他北美原住居民语言 *	<1%
法语	<1%
阿拉伯语	<1%
阿帕奇语	<1%
韩语	<1%

注：* 特别是亚利桑那州本土语言。

术治疗措施可能合适。其他工作人员还能够通过多种非英语语言与患者相互交流，以解决与患者的沟通障碍。资深作者在实践过程中需要获取人口统计信息并尝试识别患者的"首选"语言，然后用于与患者整个治疗期间的互动。外科医生通过评估所有患者以确认或修改诊断和治疗措施。患者在咨询后需完成满意度调查问卷。所有拟行外科治疗的患者均由具有认证资格的脊柱外科医师（资深作者）进行手术。病症包括伴有或不伴有跛行的腰椎神经根病、背痛、颈神经根病、颈椎病、颈部疼痛、畸形、肿瘤、感染以及炎症或多因素所致的疼痛综合征。

患者被要求在初次就诊评估脊柱问题时及后续随访期间（包括术后就诊期间）提供其对护士执业者和医生的满意度。通过对诊断和期望获得的治疗方式（如药物、介入治疗和外科治疗）对患者进行分层。

最后，患者被要求提供在整个治疗期间与医生以及医生以外的其他人员（如外科护士助理）互动过程的整体满意度，包括"非常满意""满意""可接受"和"不满意"。在本章的研究中，无论患者选择哪种首选语言以及其是否最终接受手术治疗，一名在手术期间担任第一助理的执业护士参与了其治疗指导过程。这名护士还在术后对所有患者进行了访谈并记录了他们的反馈信息，无论他们最初是与外科医生或是护士进行的交流。所有患者的治疗文件如知情同意书、个人信息单，以及术前和术后说明图表均以患者的首选语言来制作。

主要语言障碍结果测量

为了量化潜在语言障碍的影响，患者被要求回答筛选问题：

- 您的首选语言是什么？
- 您有语言障碍吗？
- 您出生在美国吗？
- 语言障碍是否会影响您的治疗或疗效？

患者可以从以下基于网络问卷的下拉菜单中选择他们的首选语言：英语、西班牙语、葡萄牙语、法语、德语、阿拉伯语、俄语、日语、汉语、越南语、韩语、阿帕奇语、纳瓦霍语和塔加洛语。

此外，患者被要求从以下项目列表中核对所有他们面临的沟通问题：

- 当有翻译时，我对护理的感觉更好
- 我觉得我的医疗保健机会减少了
- 我很难坚持治疗计划
- 我很难安排后续预约
- 我回避回复任何术后问题或一般健康问题
- 我回避医疗服务（去看医生、医院、理疗师等），因为我在沟通方面遇到了麻烦
- 我害怕打电话给医生
- 我更喜欢在线预约请求
- 我相信如果能够有效地与我的医生沟通，我的疼痛可以得到更好的治疗
- 如果我知道如何与我的医生进行有效沟通，我会更快地要求更多帮助来处理术后问题和并发症
- 我更喜欢去急诊室进行常规术后检查，因为那里有翻译
- 如果我能够有效地沟通，我觉得我的术后疗效会更好

除第一个问题外，所有患者都被要求核对他们各自面临的沟通问题，无论他们是白人还是少数民族。因此，白人患者可作为对照组来确定在术前和围手术期间对患者治疗指导时可能带来的任何潜在选择偏倚。此外，还要求患者提供其种族以及烟草和酒精使用水平等信息。

患者人群

在本章的系列研究中的所有患者均签署知情同意书。在本章的连续性病例系列研究中，258 例患者接受了经皮内镜下椎间孔成形术和显微椎间盘切除术，共涉及 289 个节段。在本报告发布时，平均随访时间为 37 个月（24~78 个月）。纳入标准如下：

- 腰椎单根神经病变、感觉麻木和运动功能下降的临床症状
- 术前磁共振成像（MRI）和计算机断层扫描（CT）上提示椎间孔或侧隐窝狭窄的影像学证据（下述标准）
- 非手术治疗无效包括物理治疗和经椎间孔硬膜外类固醇注射至少 12 周
- 年龄在 35~85 岁。如果患者术前伸屈位 X 线片上显示有节段性不稳定，并存在严重的中央管狭窄（<100 mm^2）[16] 则予以排除

术前检查和临床随访

所有患者术前均完善 X 线片、MRI 和 CT 检查。如果术后 6 周临床症状仍未明显改善，则行 CT 检查。

患者术后第 6 周行第一次临床随访，并在术后 3、6、12 和 24 个月再次随访。随访时，患者在特定时间返回手术中心先由执业护士对患者进行数据收集，然后由外科医生进行，或者该步骤仅由外科医生完成。术后 24 个月时临床随访率为 93%。在为期 2 年的随访后，每年或每两年见一次患者。超过 2 年的长期随访不太可靠，而且术后 3 年随访率仅有 62%。因此，本章报道的结果是根据 2 年随访时获得的数据计算得出。临床疗效评估方法包括患者对腿痛的主观视觉模拟评分（VAS）和 Oswestry 功能障碍指数（ODI）评分，其中 VAS 评分范围从无疼痛（0 分）至严重疼痛（10 分），以及外科主治医生（KUL）应用 Macnab 标准对其进行的评估 [17]。简单地说，如果在最近的临床随访中患者主诉无疼痛感且无活动受限，其疗效为"优"；如果患者主诉日常活动无受限，但偶发疼痛或痉挛且无需任何止痛药物治疗，则疗效为"良"；如果其

主诉疼痛有一定改善但仍需止痛药物治疗，则疗效为"一般"；如果其肢体功能恶化或需接受额外的手术治疗来缓解症状，则疗效为"差"。将人口统计学和临床疗效数据与少数民族和保险状况进行交叉制表。

椎间孔狭窄的影像学分类

Lee 对椎间孔和侧隐窝狭窄的分类常被用来定义椎间孔内的最终病理位置，从内侧到外侧分为 3 个区域，分别是入口区（硬脑膜至椎弓根，区域 1）、中间区（椎弓根内侧壁至椎弓根中部，区域 2）以及出口区域（椎弓根中部至椎小关节侧缘，区域 3）[18]。根据主要病理学特点进而将椎间孔和侧隐窝狭窄进行分层：游离型椎间盘突出、椎间盘突出和伴有骨性狭窄的椎间盘突出。根据 Lee 的四区分类方法，椎间盘突出进一步分为向上或向下游离型，或以该间盘为中心型[18, 19]。椎间盘后方和腰椎椎间孔高度根据 Hasegawa 理论进行评估[20]。对每位患者仅选取椎间孔狭窄的一个主要区域进行分层分析。涉及侧隐窝狭窄的椎间盘突出被称为游离型或包容型。

手术技术

所有手术操作均采用内镜下经椎间孔入路"从外到内"方式，该术式已在第 25 章中进行描述。简言之，工作通道放置在椎间孔下方以避开神经出口根。套管尖端或内镜的任何部分都不应位于椎间盘内。作者采用的手术方式是基于 Hoogland、Schubert 及其同事所提出的 Thessys 技术的改良术式[21, 22]，对伴有或不伴有侧向狭窄的患者均需行椎间孔成形。在椎间孔成形过程中，骨钻、Kerrison 咬骨钳和钻头都置于工作套管内，以减少对神经出口根及背根神经节（DRG）的损伤和刺激。手术操作在局部麻醉辅助镇静下进行，体位为俯卧位。在某些情况下，由于髂骨过高导致进入 L5–S1 椎间孔困难时，体位可选为侧卧位。有关皮肤进针点选择和手术操作轨迹的方法已有文献报告[23–26]。硬膜外出血可在盐水冲洗下应用射频探针（Ellman，Ellman International LLC，USA）进行射频加以控制。

术后康复及其应用

术后康复治疗和支持治疗需求应与腰椎单侧神经根病变患者行经椎间孔入路内镜减压手术术后临床预后一起被记录和分析。在术后常规访视时，患者被问及是否参加了任何积极的锻炼计划、理疗或职业治疗，以及是否接受了脊柱按摩、针灸或注射治疗。此外，患者非甾体类抗炎药、麻醉药品和其他类型止痛药的使用情况也被记录下来。同时，患者还被问及是否出现任何新的疼痛综合征，或对其行走耐力产生负面影响的其他病因不明的情况。

统计方法

使用 SPSS15.0 统计软件对双向表的交叉表统计和关联性结果进行计算。患者满意度数据用于医生主导和护士主导的咨询；将基于改良 Macnab 标准和椎间孔区分类的临床疗效数据作为行和列变量；年龄（＞50 和＜50 岁）作为控制变量（层因子）；制作交叉表对层因子每个值（或两个及多个控制变量组合）形成一组相关的统计和测量。如果结果显示临床疗效与种族/民族及其保险状态之间无明显关联，且患者满意度数据和变量分布相等，则相关矩阵允许对变量组合的预期频数进行计算。Pearson 卡方和似然比卡方检验用于相关性的统计学测量。

结　果

本章的研究纳入了 258 例患者接受了共 289 个椎间隙节段的内镜下经椎间孔入路腰椎管减压手术。其中，L4–L5 节段最常见（167 个，57.8%），其次是 L5–S1 节段（79 个，27.3%）、L3–L4 节段（39 个，13.5%)和 L2–L3 节段(4 个,1.4%)。根据 Macnab 标准，93% 的游离型椎间盘患者（48/258）获得了优和良的临床预后。在该组中，在终末随访时患者平均 VAS 评分从术前的(7.4±1.6)分降至(2.4±1.8)分(P＜0.01)。患有椎间盘突出症的患者（96/258）在 62.1% 的时间内具有优异且良好的结果。在该组中，平均 VAS 评分从术前的（7.5±1.9）分降至术后的（2.9±1.6）分（$P<0.01$）。因此，与游离型椎间盘突出相比，包容型椎间盘突出症患者的临床预后较差（$P<0.03$）。

对于椎管狭窄患者（包容型椎间盘突出合并椎管狭窄），73.6% 的单侧神经根病患者（114/258）具有优或良的效果。这 114 例椎管狭窄患者中有 84 例为椎间孔中区的狭窄。其余 30 例患者临床疗效为一般或差的患者主要为椎间孔入口区的狭窄。临床预后差异具有统计学意义（$P<0.005$）。年龄 >50 岁被认为是临床预后为一般或差患者的额外风险因素，差异具有统计学（$P=0.021$）。30 例椎间孔狭窄患者中有 23 例为椎间孔入口区狭窄，且临床预后为一般或差的患者都超过 50 岁。所有病例未发生与手术操作相关的并发症。

在门诊手术中心最终通过椎间孔成形术和显微椎间盘切除术行内镜下经椎间孔腰椎减压手术的 258 例患者中，大多数以英语为主要语言（74.8%）。该研究中最大的少数民族是以西班牙语为主要语言的患者（22.5%）。其余少数民族按频率递减顺序分别是主要讲北美原住居民语言、德语、意大利语和法语的患者（表 26.3）。

表 26.3 按口语分类的患者

语言	患者（%）
英语	74.8
西班牙语	22.5
德语	0.78
意大利语	0.39
法语	0.39
其他北美原住居民语言（特别是亚利桑那州的原住居民语言）	1.16
总计	100.0

65 例西班牙裔患者中有 39 例（58.5%）在术前检查期间显示，他们认为相关语言障碍可能会影响他们的医疗护理及其随后的临床疗效。所有承认有沟通障碍的 39 例患者都以西班牙语为主要语言。因此，讲西班牙语患者是本章研究的主要对象。

按照频率顺序，西班牙裔患者主要关心的是需要自己打电话给医生办公室，或是在互动过程中没有他人协助安排预约就诊。其次，少数患者表示他们对就诊或咨询期间有翻译或是有会说西班牙语的工作人员时感觉会更好。第三，这些患者担心无法表述明白他们对任何相关健康问题或术后问题的担忧。

西班牙裔少数民族患者经常列出的其他问题包括"难以遵守治疗计划"、更好地沟通可能使其术后疼痛管理更加有效、总体感觉获得医疗保健机会少、术后问题处理效果差以及因沟通障碍而更倾向于回避医疗服务，其余问题见表 26.4。相比之下，白种人只选择了 12 种可能回应中的 3 种。首先，他们表示通过与医生进行更有效的沟通可以更好地控制术后疼痛。其次，他们会更快地要求更多的帮助来管理术后问题。第三，如果与医生办公室无法及时沟通，他们更喜欢去急诊室寻求术后疼痛管理的帮助。

表 26.4 沟通障碍问题的频率（$n=39$）

回应（%）	沟通障碍
28.6	我觉得我减少了获得医疗保健的机会
39.1	我很难坚持治疗计划
75.9	我很难安排后续预约
46.8	我避免报告任何术后问题或一般健康问题
58.3	当翻译出现时，我对护理感觉更好
19.5	我避免医疗服务（拜访医生、医院、理疗师等），因为我在沟通方面遇到了麻烦
74.5	我害怕打电话给医生
12.5	我更喜欢在线预约请求
39.4	如果我能够有效地与我的医生沟通，我相信我的疼痛可以得到更好的治疗
19.7	如果我知道如何与我的医生进行有效沟通，我会更快地要求更多帮助来管理术后问题和并发症
14.2	我更喜欢去急诊室进行常规的术后检查，因为他们总是在那里有翻译
9.8	如果我能够有效地沟通，我觉得我会有更好的术后结果

注：回应不应超过 100%，因为允许患者选择多于一个

当初次接诊发现的任何沟通障碍将手术疗效进行分层后，无论是围手术期（前 180 天）还是终末随访时（术后 2 年）在统计学上都没有任何显著的统计学差异。应用改良 Macnab 标准、ODI 和 VAS 评分对患者术后临床功能进行评价发现，其对手术治疗的总体满意度在术后前 3 个月和终末随访时基本相似。因此，患者对手术的满意度并不受患者所列出的任何沟通障碍所影响。在随访期间，西班牙裔少数民族对以西班牙语进行临床互动感到满意，81% 的患者认为"非常满意"，而 57% 的患者认为以英语沟通时感到"非常满意"（$P < 0.04$）。

少数民族患者中有医疗补助得患者比例（46.2%）较显著高于白种人患者（28.5%）（$P < 0.02$）。对于保险状况的评价发现，不同民族和种族背景患者群体间并不具有统计学差异。即使对已知并发症风险因素进行调整后，这些结果仍无变化。最常见的并发症是术后 DRG 的刺激，无论少数民族基本状态如何，18.1% 的患者术后出现了短暂的腿痛。然而，白人患者对术后 DRG 刺激反应较西班牙裔患者更为明显，白人患者在所有术后沟通时的抱怨都围绕能否及时治疗 DRG 刺激所产生的不良反应。与无支持治疗时症状自发消退相比，对后者应用加巴喷丁治疗且经椎间孔硬膜外注射类固醇注射剂能够更快地改善症状。本章的研究并未观察到感染或其他并发症。没有患者从 ASC 出院后再次入院的情况。258 例患者中没有一人需要任何正规的物理治疗或康复服务。不依赖麻醉的平均时间为 7.9 天，这在不同民族或种族背景的患者群体之间没有任何显著的统计学差异。

临床证据

I 级证据

据作者所知，目前还没有关于民族和种族背景差异影响脊柱手术疗效的文献。

II 级证据

Schoenfeld 等通过对脊柱患者预后研究试验（SPORT）数据进行收集，发表了一篇回顾性调查文章，以确定民族或种族因素对接受脊柱外科治疗患者预后的影响[27]。对所有来自 SPORT 中的三组试验对象在接受治疗分析中均进行了评估，患者被分为白人、黑人或其他人种。卡方检验和方差分析用于比较各组的基线和手术特征。混合效应纵向回归模型用于评估基线与手术和非手术治疗时间为 1 年、2 年、3 年和 4 年之间的变化差异。同时，将种族群体间的差异与多重 Wald 自由度检验进行比较[27]。该研究纳入的 2 426 例患者中，白人占 85%，黑人占 8%，其他人种占 7%。其中，67% 的白人、54% 的黑人和 68% 的其他人种患者接受了脊柱手术，黑人患者接受脊柱手术明显较少（$P=0.003$）。三组之间的并发症发生率或症状改善率并无显著差异。然而，值得注意的是白人患者 SF-36 躯体疼痛（$P < 0.001$）、身体功能（$P < 0.001$）和 Oswestry 功能（$P < 0.001$）的改善情况在平均 4 年的曲线下面积有显著统计学差异。主要预后指标或跨种族群体自我报告进展的治疗效果方面并未发现显著差异[29]。因此，作者得出如下结论：种族群体之间以及其对脊柱治疗的反应存在重要差异。

Zavatsky 等对前瞻性收集的数据进行了回顾性图表调查分析，以研究不同种族和民族差异在 SES 中的影响（包括健康保险类型），以及在青少年特发性脊柱侧凸患者管理中的影响（这些患者由一名外科医生从 2004—2009 年连续 6 年间接诊）[28]。主要预后测量指标基于治疗方式选择来定，如观察、支具或手术治疗。该研究纳入 403 例患者并基于一份患者调查问卷，该问卷用于收集种族、年龄、家庭收入和父母婚姻状况等数据。种族分类为"亚洲人""黑人或非裔美国人""西班牙裔或拉丁裔""白人或高加索人"或"其他人种"。SES 是以家庭收入和健康保险类型为主要指标来确定的。从医生记录的档案中评估主要曲线幅度和规定的初始治疗方式（观察、支具或手术）。独立样本 t 检验用于检测不同种族群体的曲线幅度差异。Pearson 卡方检验用于检测手术患者曲线（定义曲线大于 40° 为有差异）和初始治疗的组间差异[28]。种族分类如下：白人（$n=219$）、黑人（$n=86$）、西班牙裔（$n=44$）、亚裔（$n=37$）和其他人种（$n=17$）[28]。结果显示黑人患者平均曲线幅度较白人患者更大（33° vs 28°，$P<0.05$）。黑人患者更易在手术范围内出现曲线（34% vs 24%，$P<0.05$），并且其较白人患者更可能将手术作为初始治疗方式（34% vs 19%，$P<0.05$）。与白人患者相比，黑人患者的医疗保健计划更有限、收入更低（$P<0.001$）。不论种族如何，具有较高保险准入计划的患者较保险准入计划有限的患者更年轻（13.6 岁 vs 14.1 岁，$P<0.05$）。针对收入或保险类型分析显示 Cobb 角并无差异[28]。Zavatsky 研究表明，黑人患者手术范围内曲线幅度和患者比例高于白人患者。所有种族群体中年龄和提供的治疗方式无差异。与白人患者相比，黑人患者更有可能选择手术作为初始治疗方式。在这名外科医生临床实践过程中，白人而非 SES 对疾病严重程度产生了影响[28]。

Schoenfeld 等研究了脊柱外伤后预测并发症和死亡率的相关因素，包括人口统计学因素、特定伤害因子、种族、民族和保险状况[31]。作者通过应用 2008 年全国创伤数据库国家样本项目（National Sample Program of the National Trauma Data Bank）研究了 75 351 例脊柱创伤的加权样本，制定了一种与死亡率、伤后并发症、住院时间、入重症监护病房时间以及呼吸机使用时间等重要因素相关的预测性国家评估模型[29]。应用连续变量 t 检验和 Wald 卡方检验对种族/民族群体与保险状况之间基线特征中未调整过的差异进行统计分析，同时，应用 Bonferroni 校正进行多重比较。应用加权逻辑回归对分类变量（死亡率和一种或多种并发症发生风险）进行分析，并用加权多元线性回归对连续变量（住院时间、入重症监护病房天数和呼吸机使用时间）进行分析。应用估算数据对灵敏度分析进行初始确定[29]。作者发现患者发生脊柱外伤时的平均年龄为 45.8 岁，男性占比为 64%，9% 的患者是黑人/非洲裔美国人，38% 的患者拥有私人或商业保险，而 12.5% 的患者缺乏保险。死亡率为 6% 且并发症发生率保持在 16%。年龄增长、男性、损伤严重程度评分（ISS）和血压是预测死亡率的重要参考因素，而年龄、男性、其他损伤机制、ISS 和血压在一定程度上影响着一人或多人并发症发生风险。非白人和黑人/非裔美国人以及缺乏医疗保险可使死亡风险明显增加，且在医院或重症监护室停留时间和呼吸机使用时间也相应减少[31]。作者得出如下结论，非白人和保险状况可能与脊柱创伤后死亡风险增加有关[29]。

Ⅲ级证据

Jancuska 等对纽约州行政规划研究合作系统（SPARCS）中 30 年间的数据库进行了回顾性研究，以确定腰椎手术的趋势，并根据医院规模和患者人群来比较腰椎融合手术的使用[30]。研究纳入了 228 882 例腰椎手术患者。对患者按种族以及是否在小型、中型或大型医院接受手术进行分层。作者发现，每年行腰椎融合手术数量从 2005—2014 年增加了 55%。融合与非融合手术的比值在大型医院从 0.88 增加到了 2.67，在中型医院从 0.84 增加到了 2.30，而在小型医院从 0.66 增加到了 1.52。在 2014 年，小型医院中接受脊柱外科手术的患者有 22% 的比例是非裔美国人或是西班牙裔美国人，而这个比例在大型和中型医院分别为 12% 和 14%。在大型医院中有私人保险和国家医疗保险的患者分别占 33% 和 3%，而小型医院则占 30% 和 6%[30]。作者得出如下结论，行腰椎融合手术的数量逐年增加，尤其见于大型和中型医院，但个别患者治疗决策取决于外科医生的意见、患者的疾病特征和 SES[30]。高加索人种及拥有私人保险的患者更可能在大型医院接受治疗，而有国家医疗保险的非洲裔美国人和西班牙裔少数民族患者更可能在小型医院接受手术，且其行融合手术概率较低。这些少数民族患者不太倾向于接受脊柱融合手术。

Skolasky 等发表了一篇关于种族差异对腰椎管狭窄症患者接受脊柱手术术后疗效影响的回顾性研究[31]。该研究侧重于评价 2000—2009 年诊断为腰椎管狭窄症患者行外科住院治疗的总体趋势，并评估这些趋势与民族和种族的相关性[31]。作者应用多变量回归模型来确定不同种族和民族腰椎管狭窄症患者与其外科住院率之间的相关性。所有模型均根据年龄、性别、保险、收入状况、地域和合并症进行了调整[31]。作者发现，整体外科住院率从 2000—2009 年增加了 30%。在美国，腰椎管狭窄症的外科住院率在不同种族和民族群体中差异很大。2009 年间，非西班牙裔白人患者住院率（1.074/1 000）远高于非西班牙裔黑人患者（0.558/1 000，$P < 0.001$）和西班牙裔患者（0.339/1 000，$P < 0.001$）。这种差异随着时间推移持续存在。作者认为，与此结果最相关的解释可能是在为少数民族病患人群提供外科治疗方面，医务人员所提供的医疗模式并不相同。此外，其他因素如财政支出、教育水平或地域障碍所导致的医疗服务差异，以及对不同种族和民族群体的外科治疗态度差异也被认为与此相关。

在另一项应用同一个国家数据库进行分析的回顾性研究中，Skolasky 等报道了不同种族和民族患者中与颈椎手术相关的院内并发症发生率和死亡率差异[32]。作者分析了 2000—2009 年该国 983 420 名成年非颈椎外伤住院患者行颈椎外科手术后的出院情况。主要预后评价指标包括院内并发症发生率和死亡率。主要的自变量是种族/民族，包括非西班牙裔白人（白人）、非西班牙裔黑人（黑人）和西班牙裔。协变量是年龄、性别、家庭收入、保险状况、地域情况、医院数量和合并症。应用多变量回归模型分析不同种族/民族与院内并发症和死亡率之间的相关性。定义 $P < 0.05$ 具有显著性差异[32]。总体院内并发症发生率和死亡率分别为 4.09% 和 0.42%。西班牙裔和高加索人种患者的院内并发症发生率或死亡率无明显差异。与高加索人相比，非洲裔美国人院内并发症发生率更高（优势比为 1.37，95% 置信区间为 1.27~1.48），且其住院期间死亡率更高（优势比为 1.59，95% 置信区间为 1.30~1.96），即使对已知并发症和死亡风险的危险因素进行调整之后，这些差异也依旧存在[32]。

在另一项回顾性横断面研究中，Lad 等通过分析 Tomson Reuter 的 MarketScan 数据库中医疗保险数据库，分析了种族差异对腰椎管狭窄症脊柱手术疗效的影响[33]。本章的研究纳入了接受椎板切除术或腰椎管狭窄融合术后至少 2 年的非洲裔美国人和非西班牙

裔白人患者。评价了种族差异对再次手术率、并发症和手术相关费用的影响。作者发现，在腰椎管狭窄症手术后 2 年内，国家医疗保险数据库中的非裔美国人患者再次手术的风险并不高于白人患者（7.14% vs 7.89%，$P=0.789\ 5$）。然而，即使对住院时间、合并症、性别和年龄等因素进行调整后，这些患者出现术后并发症的可能性更高（调整后的比值比为 1.819，即刻并发症的 P 值为 0.012 3；调整后的比值比为 1.746，30 天并发症的 P 值为 0.014 1；校正比值比为 1.611，90 天并发症的 P 值为 0.041 0）。白人患者住院时间明显短于非裔美国人患者（3 天 vs 5 天，$P < 0.007$），且其累计住院费用也少于非裔美国人患者（16 148 美元 vs 24 267 美元，$P < 0.000\ 7$）。尽管该样本中合并症较多，但非裔美国人患者在术后 2 年内开处方药物数量较白人患者显著减少（91 个处方 vs138 个处方，$P < 0.000\ 7$），且其术后 2 年内用药成本也较低（5 297 美元 vs 8 450 美元，$P < 0.000\ 7$）。作者得出如下结论，从全国范围内来说，腰椎管狭窄症手术治疗后并发症发生率、住院时间和手术治疗的费用存在显著的种族差异。

Schoenfeld 等报道了非白种人脊柱创伤引起脊髓损伤的术后疗效[34]。作者应用马萨诸塞州全州住院患者数据库（2003—2010 年）进行了一项队列对照研究，以确定非白种人患者是否显著改变与颈椎骨折治疗相关的诊疗流程和护理质量，以及相关研究结果在学术医疗中心（AMCs）接受治疗的患者之间是否存在差异。该研究纳入了 10 841 例患者。主要预后评估指标包括手术率、术后发病率、死亡率和住院时间（LOS）。应用卡方检验或 Wilcoxon 秩和检验评估队列之间的基线差异。应用逻辑和负二项回归分析调整混杂因素包括是否进行了外科手术。分类分析用于评估个体在 AMC 治疗的结果是否有差异。结果显示手术率有任何显著种族差异 [比值比（OR）=0.92，95% 置信区间（CI）=0.82~1.04]。在非白人患者的 LOS [回归系数（RC）=0.18，95%CI=0.13~0.23]、死亡率（OR=1.49，95%CI=1.20~1.85）和并发症（OR=1.17，95%CI=1.02~1.33）均显著增加。这些结果同样见于在 AMCs 接受治疗的患者。这项研究表明，

仅仅通过外科治疗并不意味着颈椎创伤后少数民族患者预后是相同的。

Elsamadicy 等一项单中心研究纳入了 446 例患者来观察种族对选择性复杂脊柱融合（≥ 5 个节段）手术后 30 天内并发症发生率的影响[35]。这项回顾性图表调查选取了 2005—2015 年的 10 年间行复杂脊柱融合手术的 490 例成人脊柱畸形患者，对其 30 天内并发症发生率和再入院率差异进行了分析。该研究包括 52 例非裔美国人（11.7%）和 438 例白人患者（88.3%）。两组患者的年龄、性别和体重指数（BMI）基本匹配，两组之间的其他合并症也基本相似。非裔美国人和白人患者的脊柱融合节段中位数相似 [6.5（5~9）vs 7（5~9）个，$P=0.55$]，手术时间接近 [（307.3±120.2）vs（321.3±135.3）分钟，$P=0.45$]。两组患者的术后并发症和住院时间相当 [黑人患者为（7.2±5.4）天，白人患者为（6.5±4.9）天，$P=0.37$]。30 天内再入院率无显著性差异（黑人患者为 9.6%，白人患者为 12.8%，$P=0.66$）。30 天内并发症发生率无显著差异，并发症包括：疼痛（$P=0.74$）、尿路感染（$P=0.68$）、内固定失败（$P=0.36$）、伤口裂开（$P=0.29$）和引流（$P=0.86$）。作者得出如下结论：患者在接受复杂脊柱融合手术后（≥ 5 个融合节段），其 30 天并发症发生率和再入院率在种族间无显著差异。

Gu 等进行了一项类似研究，其研究与健康保险状况有关的椎体成形术和椎体后凸成形术在治疗骨质疏松性椎体骨折方面的种族和民族差异[36]。在对 2005—2010 年的全国住院患者样本分析中，作者纳入的病例为出院时主要诊断为椎体骨折的患者 [国际疾病分类（ICD）−9 代码 733.13]。用于椎体成形术的 ICD−9 代码 81.65 和用于椎体后凸成形术的代码 81.66 被用于诊断无肿瘤情况下治疗骨质疏松性椎体骨折者的标识。Gu 等研究纳入的 228 329 例患者中，有 129 206 例患者（56.6%）接受了两种椎体增强手术中的任意一种进行治疗。有 97 022 例患者（75%）接受了椎体后凸成形手术，而在 32 184 例患者（25%）接受了椎体成形手术。进一步分解分析发现，接受脊柱增强手术的患者中白人占 57.5%（92 779/161 281），而黑人为 38.7%（1 405/3 631）（$P < 0.001$）。与白人患者相比，西班牙裔患者接受脊柱增强手术率显著较低（52.3%，3 777/7 222，$P < 0.001$），同样亚洲 / 太平洋岛民手术率也较低（53.1%，1 784/3 361，$P < 0.001$）。在有医疗保险的患者中脊柱增强手术率为 57.2%（114 768/200 662），显著高于有医疗补助的患者（43.9%，1 907/4 341，$P < 0.001$）和自费患者（40.2%，488/1 214，$P < 0.001$）。卡方检验和多变量逻辑回归分析用于组间比较。作者得出如下结论，健康保险和种族差异均影响脊柱增强手术在骨质疏松性椎体骨折患者的使用。

讨　论

少数民族可能在享受医疗保健方面存在差异[1-7]。由于社会经济情况、健康保险状况以及对少数群体患者提供治疗的方法存在差异，可能会导致影响医疗质量的因素逐渐增多[1, 2, 7]。虽然，这些问题已被证明与全关节置换患者有关[10-12]，但是种族和民族差异对门诊手术中心接受脊柱手术临床疗效的影响尚不清楚。

本章的研究对由单一外科医生临床实践过程中前瞻性收集的临床数据进行了分析，以明确少数民族和保险状况是否对并发症、再入院率、术后康复服务使用以及不依赖麻醉药物的时间等临床结果有影响。由于坐骨神经痛和神经源性跛行是手术干预的主要原因，因此，研究应用了 VAS 评分来评价下肢疼痛的减轻情况。在终末随访时，VAS 评分和临床结果有显著改善。应用 Macnab 标准评价显示，93% 的游离型椎间盘突出患者和 62.1% 的包容型椎间盘突出患者术后获得了"优"和"良"的临床结果。腰椎管狭窄患者术后临床成功率为 73.6%。应用 ODI 和改良 MacNab 标准进行测量时，作者得出的临床结果与应用椎板切除术治疗腰椎管狭窄症所报告的成功率相当[16, 37]。唯一的术后并发症与术中 DRG 刺激有关，其中 18.1% 的患者症状得到了缓解。由于与患者的种族、民族或保险状况相关的临床结果在统计学上无任何显著性差异，作者有如下几种可能的解释。

首先，最可能的解释是不论患者种族和民族背景如何，其在 ASC 中行门诊脊柱手术结果良好，因为减压操作简单，并且能够让患者回到他们熟悉的家庭环境中，这与在医院环境中进行初始恢复相比有更少的沟通障碍。门诊脊柱减压手术的术后护理较简单，患者很少因伤口问题或长期麻醉止痛药的使用需求而使术后护理复杂化。该系列研究中最常见发生的术后问题与 DRG 刺激有关，DRG 刺激所产生的症状可以在办公室环境得到轻松处理，或采取其他门诊支持性治疗措施（如物理治疗、介入性脊柱注射治疗和医疗补救措施）进行处理。

虽然与白人患者相比，本章的研究中少数民族患者的医疗补助保险比例较高，但作者并未试图确定种族和民族多样性患者获得医疗服务是否存在任何问题，因为医生无法控制它。高年资医生在临床实践中所看过的患者无论种族或种族背景如何都经历了相同的诊断检查流程，并且在具有手术指征时接受了手术治疗。西班牙裔患者的医疗补助比例显著较高，这意味着至少对该亚组来说 SES 会较低。然而，该研究结果明确表明，对在 ASC 接受门诊脊柱减压手术的患者来说，种族、民族和保险状况似乎都不会对临床结果产生显著影响。可以想象，种族和民族群体间临床结果的重要差异与住院患者所在环境更相关，因为在该环境中患者有更多机会接触大量或各种各样的医疗保健专业人员 [1, 2, 4, 6, 7]。

如果作者试图通过询问家庭年收入方式来获取有关患者教育水平或社会经济地位以及合并症（如 BMI 增高、高血压和糖尿病）等更多信息，那么种族或民族差异对在 ASC 中行门诊脊柱手术患者术后临床效果的影响可能会得到更有效地评估。此外，接受治疗分析缺乏随机性。其分析力度有限，结果也受制于较小的少数民族患者样本量 (n=39)，这些患者承认语言障碍足以影响其与作者团队成员的沟通与互动。尽管作者的研究中的少数民族群体比例 (25.2%) 多于 Schoenfeld 等的报道 (15%) [27]，但长期以来，人们一直认为在临床研究中少数民族群体的代表性始终不足，因此正如文献所述针对其手术干预率差异的认识尚不明确 [1, 2]。然而，这看起来似乎不

太可能，因为本章研究的手术人群中西班牙裔和白人比例与亚利桑那州一般人群中的少数民族群体比例非常接近（表 26.1~26.3）。作者认识到，在研究中作为主要少数群体的西班牙裔人数不成比例地增加也可能影响结果。此外，本章研究中的少数民族很明显并不能反映整个美国人口中所有少数民族的群体情况。因此，作者的结果不应该推广到其他少数群体。

值得注意的是，Schoenfeld 等最近发表的一项研究结果也无法证明种族群体之间的治疗效果存在任何显著性差异，除精神心理健康总评（MCS）以外，这部分结果显示外科手术干预显著改善了黑人患者的临床结果。此外，重要的是，术后并发症或死亡率也未显示出显著性差异，而且术后 4 年患者满意度或自评进展也无显著性差异 [27]。

本章研究结果与其他研究结果相矛盾，这些研究认为种族或民族差异是白种人术后发病率或死亡率增高的危险因素 [13, 37, 38]。例如，Patil 等针对接受脊髓肿瘤手术患者的研究发现，黑人患者术后发病率风险较白人患者显著增高 [39]。Cahill 等研究也发现在脊柱融合手术过程中使用骨形态发生蛋白促进骨融合时，非白人患者并发症的发生率更高 [38]。Alosh 等在对其全国住院患者样本 (nationwide inpatient sample) 的研究报告中称，颈椎前路手术后黑人患者的术后死亡率明显较高 [13]。

Schoenfeld 等讨论了许多可能导致不同种族或民族背景患者脊柱治疗不均等的因素。需要考虑的因素包括教育水平和基于收入的一般医疗保健态度、历史环境、社会经济状况、医疗保健隔离或对脊柱护理从业者的偏见（无论是有意识的还是潜意识的）[1, 2, 7, 10, 14, 15, 27]。

这些因素可能影响到作者对临床观察评估的程度尚不清楚，因为西班牙裔和白人患者之间的临床结果几乎没有任何定量研究差异，这表明也没有实质性的定性研究差异。在本章的研究中，所有种族和民族的患者症状从门诊脊柱手术中得以改善，并采用可比较的定量结果进行测量。同时，本章的研究显示白人患者与少数民族患者在其反馈的满意度、观察到的并发症发生率或术后发病率或死亡率等方面无明显差

异。虽然作者预测沟通障碍可能导致临床结果不同，但少数民族患者更多关注的是在安排预约时可能遇到问题，以及他们无法用西班牙语沟通时无法让别人理解他们的想法。其对与健康有关的临床问题或难以遵守治疗计划的关注优先等级要低得多。

结　论

本章的研究是为数不多的有关种族和民族差异对脊柱手术患者临床疗效影响的研究之一，并且可能

是首次报道了腰椎管狭窄患者在 ASC 行经皮减压手术与种族和民族背景的关系。尽管讨论有一定局限性，本章的研究结果仍要强调的是白人和西班牙裔少数民族患者之间在患者 - 医生互动内容方面存在一些差异。虽然，白人对患者教育内容中关于术后问题（尤其是 DRG 刺激性疼痛）处理流程的感知差异更加直言不讳，但对于自我承认有沟通问题的西班牙裔患者来说，其更关注沟通技巧不足所产生的潜在负面影响，而非与健康有关的问题。因此，未来可能需要设计更大的临床试验，对该研究结果进行额外验证以更好地解决目前研究的不足。

参·考·文·献

1. Yancy CW, Wang TY, Ventura HO, et al. Credo Advisory Group: The coalition to reduce racial and ethnic disparities in cardiovascular disease outcomes (credo): Why credo matters to cardiologists. J Am Coll Cardiol 2011; 57:245–252.

2. Tongue JR, Otsuka NY. Patient-centered care: Communication skills and cultural competence. In: Flynn JM, (Ed). Orthopaedic Knowledge Update 10. Rosemont, IL: American Academy of Orthopaedic Surgeons, 2011:109–119.

3. Bearden D, Allman R, McDonald R, et al. Age, race, and gender variation in the utilization of coronary artery bypass surgery and angioplasty in SHEP. SHEP Cooperative Research Group. Systolic Hypertension in the Elderly Program. J Am Geriatr Soc 1994; 42:1143–1149.

4. Bhopal R. Is research into ethnicity and health racist, unsound, or important science? Br Med J 1997; 314:1751–1756.

5. Daumit GL, Hermann JA, Coresh J, et al. Racial disparity in cardiac decision making. Use of cardiovascular procedures among black persons and white persons: a 7-year nationwide study in patients with renal disease. Ann Intern Med 1999; 130:173–182.

6. Gittelsohn AM, Halpern J, Sanchez RL. Income, race, and surgery in Maryland. Am J Public Health 1991; 81:1435–1441.

7. Groeneveld PW, Laufer SB, Garber AM. Technology diffusion, hospital variation, and racial disparities among elderly Medicare beneficiaries 1989-2000. Med Care 2005; 43:320–329.

8. White KL. Healthcare research: Old wine in new bottles. Pharos Alpha Omega Alpha Honor Med Soc 1993; 56:12–16.

9. Wennberg JE. Understanding geographic variations in healthcare delivery. N Engl J Med 1999; 340:52–53.

10. Skinner J, Zhou W, Weinstein JN. The influence of income and race on total knee arthroplasty in the United States. J Bone Joint Surg Am 2006; 88:2159–2166.

11. Irgit K, Nelson CL. Defining racial and ethnic disparities in THA and TKA. Clin Orthop Relat Res 2011; 469:1817–1823.

12. Nwachukwu BU, Kenny AD, Losina E, et al. Complications for racial and ethnic minority groups after total hip and knee replacement: a review of the literature. J Bone Joint Surg Am 2010; 92:338–345.

13. Alosh H, Riley LH, 3rd, Skolasky RL. Insurance status, geography, race, and ethnicity as predictors of anterior cervical spine surgery rates and in-hospital mortality: an examination of United States trends from 1992 to 2005. Spine 2009; 34:1956–1962.

14. Schoenfeld AJ, Sieg RN, Li G, Bader JO, et al. Outcomes after spine surgery among racial/ethnic minorities: A meta-analysis of the literature. Spine J 2011; 11:381–388.

15. Taylor BA, Casas-Ganem J, Vaccaro AR, et al. Differences in the work-up and treatment of conditions associated with low back pain by patient gender and ethnic background. Spine 2005; 30:359–364.

16. Sengupta DK, Herkowitz HN. Lumbar spinal stenosis. Treatment strategies and indications for surgery. Orthop Clin North Am 2003; 34:281–295.

17. Macnab I. Negative disc exploration. An analysis of the causes of nerve-root involvement in sixty-eight patients. J Bone Joint Surg Am 1971; 53:891–903.

18. Lee CK, Rauschning W, Glenn W. Lateral lumbar spinal canal stenosis: classification, pathologic anatomy and surgical decompression. Spine 1988; 13:313–320.

19. Lee S, Kim SK, Lee SH, et al. Percutaneous endoscopic lumbar discectomy for migrated disc herniation: Classification of disc migration and surgical approaches. Eur Spine J 2007; 16:431–437.

20. Hasegawa T, An HS, Haughton VM, Nowicki BH. Lumbar foraminal stenosis: critical heights of the intervertebral discs and foramina. A cryomicrotome study in cadavera. J Bone Joint Surg Am 1995; 77:32–38.

21. Hoogland T, Schubert M, Miklitz B, Ramirez A. Transforaminal posterolateral endoscopic discectomy with or without the combination of a low-dose chymopapain: a prospective randomized study in 280 consecutive cases. Spine 2006; 31:E890–E897.

22. Schubert M, Hoogland T. Endoscopic transforaminal nucleotomy with foraminoplasty for lumbar disk herniation. Oper Orthop Traumatol 2005; 17:641–661.

23. Yeung AT, Yeung CA. Minimally invasive techniques for the management of lumbar disc herniation. Orthop Clin North Am 2007; 38:363–372.

24. Tsou PM, Alan Yeung C, Yeung AT. Posterolateral transforaminal selective endoscopic discectomy and thermal

annuloplasty for chronic lumbar discogenic pain: a minimal access visualized intradiscal surgical procedure. Spine J 2004; 4:564–573.

25. Tsou PM, Yeung AT. Transforaminal endoscopic decompression for radiculopathy secondary to intracanal noncontained lumbar disc herniations: outcome and technique. Spine J 2002; 2:41–48.

26. Yeung AT, Yeung CA. Advances in endoscopic disc and spine surgery: foraminal approach. Surg Technol Int 2003; 11:255–263.

27. Schoenfeld AJ1, Lurie JD, Zhao W, Bono CM. The effect of race on outcomes of surgical or nonsurgical treatment of patients in the Spine Patient Outcomes Research Trial (SPORT). Spine (Phila Pa 1976) 2012; 37:1505–1515.

28. Zavatsky JM, Peters AJ, Nahvi FA, et al. Disease severity and treatment in adolescent idiopathic scoliosis: the impact of race and economic status. Spine J 2015; 15:939–943.

29. Schoenfeld AJ, Zhang D, Walley KC, et al. The influence of race and hospital environment on the care of patients with cervical spine fractures. Spine J 2016; 16:602–607.

30. Jancuska JM, Hutzler L, Protopsaltis TS, et al. Utilization of lumbar spinal fusion in New York State: trends and disparities. Spine (Phila Pa 1976) 2016; 41:1508–1514.

31. Skolasky RL, Maggard AM, Thorpe RJ Jr, et al. United States hospital admissions for lumbar spinal stenosis: racial and ethnic differences, 2000 through 2009. Spine (Phila Pa 1976) 2013; 38:2272–2278.

32. Skolasky RL, Thorpe RJ Jr, Wegener ST, Riley LH 3rd.

33. Lad SP, Bagley JH, Kenney KT, et al. Racial disparities in outcomes of spinal surgery for lumbar stenosis. Spine (Phila Pa 1976) 2013; 38:927–935.

34. Schoenfeld AJ, Belmont PJ Jr, See AA, et al. Patient demographics, insurance status, race, and ethnicity as predictors of morbidity and mortality after spine trauma: a study using the National Trauma Data Bank. Spine J 2013; 13:1766–1773.

35. Elsamadicy AA, Adogwa O, Sergesketter A, et al. Impact of race on 30-day complication rates after elective complex spinal fusion (≥ 5 levels): a single institutional study of 446 patients. World Neurosurg 2017; 99:418–423.

36. Gu CN, Brinjikji W, El-Sayed AM, et al. Racial and health insurance disparities of inpatient spine augmentation for osteoporotic vertebral fractures from 2005 to 2010. Am J Neuroradiol 2014; 35:2397–2402.

37. Fokter SK, Yerby SA. Patient-based outcomes for the operative treatment of degenerative lumbar spinal stenosis. Eur Spine J 2006; 15:1661–1669.

38. Cahill KS, Chi JH, Day A, Claus EB. Prevalence, complications, and hospital charges associated with use of bone-morphogenetic proteins in spinal fusion procedures. JAMA 2009; 302:58–66.

39. Patil CG, Patil TS, Lad SP, Boakye M. Complications and outcomes after spinal cord tumor resection in the United States from 1993 to 2002. Spinal Cord 2008; 46:375–379.

Complications and mortality in cervical spine surgery: racial differences. Spine (Phila Pa 1976) 2014; 39:1506–1512.

（马云龙 祝斌 译，刘晓光 校）

第27章

微创脊柱外科手术在脊柱肿瘤中的有效性论证

Justifying minimally invasive spine surgery for spinal neoplasms

Manish K Kasliwal, Richard G Fessler

引 言

近十年来，以减少手术相关并发症为目的的微创脊柱外科技术得到迅猛发展，并对脊柱疾病的各方面都产生了重要影响。尽管微创脊柱外科手术(MISS)因其能够显著减少术中失血量、缓解疼痛、缩短住院时间等优势得到推广，但患者因素也是一个推动MISS技术能够更广泛接受的关键性力量。正如这本书其他章节所提到的，在过去十年里，MISS技术应用范围不断扩大，其相关原理及优势在前面也已经详述。目前，随着一些研究结果证实，MISS在脊柱肿瘤治疗中具有良好的应用性，MISS在治疗脊柱肿瘤中得到显著的发展。在脊柱肿瘤治疗方案中，有多种微创技术可供选择，主要包括手术小切口、经皮椎体骨水泥成形术，以及经皮微创脊柱内固定术。因其减少软组织创伤、失血量低、降低感染风险，以及缩短住院时间等优点而对患者很具有吸引力。而且，相对传统脊柱手术，MISS可能降低了潜在并发症的发生率。本章作者主要针对MISS技术在脊柱肿瘤治疗中的有效性进行论述。

脊柱肿瘤

脊柱恶性肿瘤 / 硬膜外肿瘤

脊柱转移瘤是脊柱肿瘤中最常见的类型，约70%癌症患者中会发生脊柱转移[1]。随着辅助治疗水平的提高，癌症患者的生存期不断延长，转移性脊柱肿瘤患者的负担预计也逐渐增大。脊柱恶性肿瘤患者常出现顽固性的疼痛、脊柱畸形和神经压迫症状，这些症状可通过外科手术解决。2005年，Patchell等发表了一项具有里程碑意义的研究结果，他们的研究表明，手术减压后辅助放疗能有效促进转移瘤造成的硬膜外脊髓压迫症（MESCC）以及神经功能缺损患者的神经功能恢复[2]。尽管外科手术在改善MESCC患者的生活质量中起重要作用，然而，由于化疗、营养不良和其他合并症等因素引起的免疫抑制反应，会导致患者难以耐受传统手术方式。因此，尽量减少手术并发症对这类患者是至关重要的。由于MISS能够减少术中出血、术后伤口感染等常见的并发症，对这类患者也许是一个不错的选择。

最近，MISS 在椎体切除术和椎间融合重建技术中的发展，将广泛应用于各种脊柱疾病。这些技术很有可能大大减少因椎体切除和椎间融合器植入带来的开放手术相关并发症。因此，MISS 的应用扩大了需要行病变椎体切除和脊柱重建手术患者的范围。随着在一些尸体模型试验上成功证实了微创技术的可行性之后，研究学者认为微创椎体切除术也同样具有很好的椎管减压效果[3,4]，并且，多个小样本的临床报道已经阐述了微创手术治疗脊柱转移性肿瘤临床效果[5-8]。这种技术通过后正中切口，小切口切开筋膜，经双侧椎弓根行椎体切除术[9]，这样的改变能够达到有效的椎管减压和脊柱重建，并保留了脊柱两侧正常的韧带和肌肉附着点。

Ⅰ～Ⅲ级证据

目前，没有支持 MISS 应用于脊柱转移瘤的Ⅰ～Ⅲ级临床证据。

Ⅳ级证据

Chou 等在一篇技术交流论文中报道，在 2008 年至 2009 年期间，8 例行小切口经椎弓根椎体切除术的患者，平均失血量仅 1 250 ml，而且术后并发症发生率也非常低[9]。作者认为，通过单一后正中切口，经椎弓根小切口行椎体肿瘤切除术，依然能够达到椎管周围有效减压和转移性肿瘤完全切除的效果。尽管目前缺乏前瞻性研究和大样本病例资料，但初步数据已表明微创手术的神经功能改善率与开放手术相当，而术后并发症的发生率要低于开放手术。

Muhlbauer 等于 2000 年首次报道 MISS 应用于脊柱转移性肿瘤的治疗[7]。该作者回顾性分析了 5 例因骨质疏松症或转移性肿瘤病变导致压缩性骨折的患者的病例资料。术前这 5 例患者均伴有疼痛和神经功能障碍，在术后随访中，所有患者神经系统功能均有所改善，从需扶拐行走提高到脱拐行走，或从需卧床提高到可扶拐行走。此外，所有患者疼痛症状明显缓解，其中有 40% 的患者在随访期间无需服用止痛药物。

Huang 等报道了一组 46 例患者临床资料的回顾性分析，比较微创脊柱外科手术组（MISS，$n=29$）和标准开胸术组（ST，$n=17$）治疗转移性脊柱肿瘤的效果[6]。结果表明，在平均手术时间（MOT）、失血量、神经功能改善（NI）及并发症的发生率方面均无显著差异。其中 MISS 组的 MOT 为 179 分钟，ST 组为 180 分钟（$P=0.54$）。MISS 组的平均失血量为 1 100 ml，ST 组的平均失血量为 1 162 ml（$P=0.63$）。然而，作者发现两组在术后需要在 ICU 观察至少 2 天的患者比例存在显著性差异，MISS 组明显低于 ST 组（分别为 6.9% 和 88%；$P \leqslant 0.001$）。

Kan 和 Schmidt 报道了一篇 5 例胸椎转移性肿瘤患者的回顾性分析，作者通过微创切口行腹侧减压[11]。该手术包括通过微创技术行椎体切除术、椎间融合术、可扩张型 Cage 椎体重建，以及前路钢板内固定术。平均手术时间为 4.3 小时，平均失血量为 610 ml，平均住院日为 6.25 天。在术后半年随访，术前伴有神经功能障碍的患者均恢复正常，所有患者的疼痛症状均得到一定程度的缓解。

Deutsch 等报道了一篇回顾性病例分析，8 例患者在微创技术下行后外侧椎体切除减压术，以治疗胸椎转移瘤引起的硬膜外脊髓压迫症状[5]。结合患者存在高龄（平均年龄 74 岁）、预期寿命短、有远处转移或全身状况不佳等情况，不认为具有传统开胸手术的指征。所有患者均有严重的神经功能缺损［平均 Nurick 分级：4.35（范围 3~5）］，数字疼痛量表（NPS）平均评分为 5.5 分（范围 3~8 分）。术后 5 例患者神经功能均出现改善，患者的平均 Nurick 分级降至 3.13。所有患者疼痛均有所缓解，平均 NPS 降至 3.10 分。

Payer 和 Sottas 报道了一组 37 例患者通过使用 SynFrame 牵开系统（Stratec Medical，Obendorf，Switzerland）辅助微创手术治疗，其中 11 例为胸椎转移性肿瘤[8]。作者通过肿瘤和非肿瘤因素进行结果分析，神经功能的结果与病因并非一致。结果分析显示，伴有神经功能障碍的 22 例患者中的 20 例术后神经功能出现恢复。

此外，可扩张牵开器可直接显露至前柱的应用已经在前面论述过。微创外侧入路允许更小的切口与切除更少的肋骨。微创手术显著减少失血量、术后疼痛、术前准备时间和住院时间。Uribe 和同事报道了 21 例经外侧入路行微创手术治疗胸椎肿瘤患者，其中 13 例患者需要行椎体切除术[10]。术后平均随访 21 个月，只有 1 例患者发生了围手术期肺炎，这也是随访期间唯一发生的并发症。

椎体强化术

经皮椎体强化术（PVA）是脊柱恶性肿瘤患者另一种姑息性微创手术，主要应用于预期寿命短（<3 个月）或传统开放手术并发症发生风险高的患者。PVA 主要适应证包括良性肿瘤（如血管瘤、嗜酸性肉芽肿）或恶性肿瘤（如骨髓瘤、转移瘤）引起的疼痛性椎体骨折与严重的溶骨性骨折。经皮椎体强化术能够立即起到稳定椎体和缓解疼痛作用，并且显著改善患者的生存质量。各种回顾性和前瞻性研究表明，约 90% 患者行椎体成形术（VP）和椎体后凸成形术（KP）后能有效缓解脊柱疼痛[12]。

I 级证据

癌症患者骨折评估研究（CAFE）是一项多中心随机对照试验，比较球囊扩张椎体后凸成形术与非手术治疗因肿瘤引起的椎体压缩性骨折造成疼痛的效果[13]。主要观察内容是在术后 1 个月，通过 Roland-Morris 残疾问卷评分（RDQ）评价患者背部特定的功能状况。该组病例招募了 134 例患者，并随机将其分配到椎体后凸成形术组（n=70）或非手术治疗组（n=64）。1 个月后，分别统计 65 例椎体后凸成形术组中的患者和 52 例非手术组患者的数据。椎体后凸成形术组的 RDQ 评分从基础值 17.6 分下降至 9.1 分（平均变化值=8.3 分；95% CI: -6.4~10.2；P<0.000 1）。非手术组从基础值 18.2 分降低至 18 分（平均变化值=0.1 分；95% CI: -0.8~1.0；P=0.83）。该研究表明，椎体后凸成形术是治疗肿瘤引起的疼痛性椎体压缩性骨折患者的有效及安全手段，可以迅速缓解患者疼痛和促进功能恢复。

III 级证据

Fourney 及其同事[14]回顾性分析了一项 97 例伴有顽固性脊柱疼痛症状癌症患者（21 例骨髓瘤，35 例其他恶性肿瘤）的数据，其中 65 例接受 VP 手术，32 例接受 KP 手术。49 例患者（占总数的 84%）手术后疼痛有显著缓解甚至治愈效果，其余患者无明显改善。术后 1 年视觉模拟评分（VAS）显著降低。

硬膜内肿瘤 / 病变

传统的脊柱肿瘤切除术，需要行双侧骨膜下肌肉剥离、广泛的椎板切除，当有椎间孔扩张时，还需行部分或完全椎间盘切除。在关节突关节被切除的情况下，往往需要行融合术以防止脊柱畸形、疼痛及神经功能的损伤。随着外科技术的进步，越来越多的硬膜内脊柱肿瘤允许在 MISS 技术下行肿瘤切除术，并一期行硬脊膜修补术[15-18]，包括髓外肿瘤（例如神经鞘瘤和脑膜瘤）、髓内肿瘤和各种其他病变（图 27.1）。在脊柱肿瘤的切除方面，MISS 与传统开放手术相比，除了数周或数月术后有利于神经功能恢复之外，MISS 还可以减少术中失血与术后疼痛。由于 MISS 治疗硬膜内病变是一种相对较新的技术，在治疗硬膜内肿瘤方面仍缺乏开放手术与微创手术治疗效果的对比研究。尽管如此，MISS 的优势是明显存在的。

目前仍缺乏高质量研究证据支持 MISS 在治疗椎管内硬膜下肿瘤的优势，大多数研究仅限于病案报道（IV级），如下面的总结。

IV 级证据

Nzokou 等报道了使用不可扩张的管状牵开器行微创切除胸腰椎肿瘤的临床经验[19]。12 例患者行肿瘤完全切除术后，均未出现严重的手术并发症，平均住院时间为 66 小时（24~144 小时）。在最终随访中，92% 的患者的疼痛得到缓解甚至痊愈，VAS 评分显示从术前的 7.8 分降至术后的 1.2 分。与传统开放手术相比，这种微创技术可能因为组织破坏更少，进而

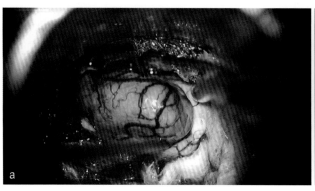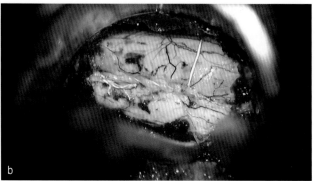

图 27.1　a. 通过微创切开椎板及硬脊膜后，术中视野清楚显示了 L4-L5 硬膜内髓外肿瘤；b. 使用特殊的硬脊膜缝合器行硬脊膜原位缝合。

患者恢复更快。

Haji 等研究证实，MISS 可以用于切除各种硬膜外、硬膜内和髓内肿瘤，进一步支持了微创技术在硬膜内肿瘤治疗中的安全性和有效性[20]。

Tredway 等对 6 例微创切除硬膜内 – 髓外肿瘤患者进行了回顾性病例分析，所有患者的肿瘤在术中均完全切除，未发生任何并发症。术后 MRI 结果显示所有患者的肿瘤均完全切除[18]。在经验丰富的外科医生操作下，这种微创手术能够减少术中失血、缩短住院时间及减少对局部组织的破坏，很有可能会替代传统的开放手术。尽管已经有报道硬膜内 – 髓外肿瘤的微创治疗具有良好的临床效果，但对髓内肿瘤 / 病变的微创治疗效果报道很少。因此髓内肿瘤的微创切除术对神经外科医生来说需要增加一些相对新的设备，而目前缺少相关的临床结果指标。

Ogden 和 Fessler 于 2009 年报道了髓内室管膜瘤微创切除术后良好的临床效果[17]，随后于 2013 年报道了脊柱硬脊膜动静脉瘘微创技术治疗的病例[18]。随着微创技术经验的不断提高，微创技术应用方面的报道和预后研究也将如期而至。

结　论

微创脊柱外科的发展对脊柱外科领域具有深远的影响。随着肿瘤病理生理学、局部解剖学、脊柱生物力学和微创原理的深入研究，MISS 技术能成功治疗良性脊柱肿瘤。与传统的开放手术相比，微创手术是一种相对新颖的脊柱肿瘤的治疗方法，目前尚缺乏有力的临床证据支持其作用，其应用规范也在不断完善和发展。然而，越来越多的研究已明确证明 MISS 用于治疗脊柱肿瘤的可行性，同时不影响患者的临床预后，MISS 的功效在不久的将来有望得到论证。

参·考·文·献

1. Cole JS, Patchell RA. Metastatic epidural spinal cord compression. Lancet Neurology 2008; 7:459–66.
2. Patchell RA, Tibbs PA, Regine WF, et al. Direct decompressive surgical resection in the treatment of spinal cord compression caused by metastatic cancer: a randomised trial. Lancet 2005; 366:643–648.
3. Kim DH, O'Toole JE, Ogden AT, et al. Minimally invasive posterolateral thoracic corpectomy: cadaveric feasibility study and report of four clinical cases. Neurosurgery 2009; 64:746–752.
4. Smith ZA, Li Z, Chen NF, Raphael D, Khoo LT. Minimally invasive lateral extracavitary corpectomy: cadaveric evaluation model and report of 3 clinical cases. J Neurosurg Spine 2012; 16:463–470.
5. Deutsch H, Boco T, Lobel J. Minimally invasive transpedicular vertebrectomy for metastatic disease to the thoracic spine. J Spinal Disord Tech 2008; 21:101–105.
6. Huang TJ, Hsu RW, Li YY, Cheng CC. Minimal access spinal surgery (MASS) in treating thoracic spine metastasis. Spine 2006; 31:1860–1863.
7. Muhlbauer M, Pfisterer W, Eyb R, Knosp E. Minimally invasive retroperitoneal approach for lumbar corpectomy and anterior

reconstruction. Technical note. J Neurosurg 2000; 93:161–167.

8. Payer M, Sottas C. Mini-open anterior approach for corpectomy in the thoracolumbar spine. Surg Neurol 2008; 69:25–31.

9. Chou D, Lu DC. Mini-open transpedicular corpectomies with expandable cage reconstruction. Technical note. J Neurosurg Spine 2011; 14:71–77.

10. Uribe JS, Dakwar E, Le TV, et al. Minimally invasive surgery treatment for thoracic spine tumor removal: a mini-open, lateral approach. Spine 2010; 35:S347–354.

11. Kan P, Schmidt MH. Minimally invasive thoracoscopic approach for anterior decompression and stabilization of metastatic spine disease. Neurosurg Focus 2008; 25:E8.

12. Ofluoglu O. Minimally invasive management of spinal metastases. The Orthopedic Clin North Am 2009; 40:155–168.

13. Berenson J, Pflugmacher R, Jarzem P, et al. Balloon kyphoplasty versus non-surgical fracture management for treatment of painful vertebral body compression fractures in patients with cancer: a multicentre, randomised controlled trial. Lancet Oncol 2011; 12:225–235.

14. Fourney DR, Schomer DF, Nader R, et al. Percutaneous vertebroplasty and kyphoplasty for painful vertebral body fractures in cancer patients. J Neurosurg 2003; 98:21–30.

15. Ferroli P, Franzini A, Messina G, Tringali G, Broggi G. Use of self-closing U-clips for dural repair in mini-invasive surgery for herniated disc. Acta Neurochirurg 2008; 150:1103–1105.

16. Fontes RB, Tan LA, O'Toole JE. Minimally invasive treatment of spinal dural arteriovenous fistula with the use of intraoperative indocyanine green angiography. Neurosurg Focus 2013; 35.

17. Ogden AT, Fessler RG. Minimally invasive resection of intramedullary ependymoma: case report. Neurosurgery 2009; 65:E1203–1204.

18. Tredway TL, Santiago P, Hrubes MR, et al. Minimally invasive resection of intradural-extramedullary spinal neoplasms. Neurosurgery 2006; 58:ONS52–58.

19. Nzokou A, Weil AG, Shedid D. Minimally invasive removal of thoracic and lumbar spinal tumors using a nonexpandable tubular retractor. J Neurosurg Spine 2013;19:708–715.

20. Haji FA, Cenic A, Crevier L, Murty N, Reddy K. Minimally invasive approach for the resection of spinal neoplasm. Spine 2011; 36:E1018–1026.

（宋志文 译，刘锦波 校）

第28章
腰椎内植物取出的适应证及其益处
Indications for and benefits of lumbar spinal hardware removal

Spencer Vaughan, Kai-Uwe Lewandrowski

引 言

　　疼痛是脊柱内固定融合术后的常见症状。即使内固定在影像学上表现为完全融合，部分疼痛原因也还是可能与脊柱内植物有关。如何处理这些原因不明的疼痛综合征目前仍存在争议，因其具有多样性、多因素和复杂性，常被患者和外科医生所误解。随着人口老龄化的加剧，美国脊柱融合手术的数量在过去十年中稳步上升，预计还将持续上升。考虑到这一点，预期脊柱融合术后翻修手术的数量也将会增加，原因可能是由于邻椎病、脊柱冠状面或矢状面失衡、内固定失败、松动或移位导致的神经压迫或刺激等所致，或者归因于内植物的存在而导致的小关节源性或肌肉筋膜源性的疼痛综合征等。此外，因在脊柱轴向骨骼上的应力遮挡导致的骨质疏松也可能随之而来，如果患者退变进展加速并导致椎体塌陷，也可能会出现新的问题。至于何种原因导致患者持续或新发腰腿痛，以及如何处理，目前脊柱外科医师以及文献中尚无共识。

　　有些脊柱外科医师建议通过延长内植物的方式来进行邻近节段融合包括引起疼痛的节段，而另外一些脊柱外科医师甚至可能在邻近节段彻底发生病变之前就决定将已完全融合节段的内植物取出，尤其当怀疑患者症状是由内植物引起的时候。如果可通过如硬膜外激素注射治疗或内侧支阻滞等介入治疗短期内缓解疼痛，则更支持内植物取出的治疗策略。然而，另外一些脊柱外科医师认为这类疾病超出脊柱外科诊疗范围，更愿将患者转诊至疼痛治疗诊所，通过接受诊断性检查和介入治疗来降低疼痛的强度和频率，使用背根神经节射频消融和脊髓后根切断术来缓解轴性和根性疼痛症状。疼痛科医师可能通过更全面的诊断，发现如骶髂关节功能障碍综合征、下胸椎或颈椎间盘退变性疾病等病因，提出更合理的治疗建议来解决现存或者逐渐恶化的症状。通常，通过成功的检测和追踪，可考虑植入脊髓电刺激，为结构性脊柱疾病进一步提供明确的外科治疗方案。

　　目前状况而言，脊柱外科医师并没有对脊柱内植物相关疼痛综合征的患病率进行长期的随访，患者往往会被标记为"腰椎术后失败综合征""吸毒者"或慢性疼痛药物"滥用者"，或者可能由于心理或行为问题而失访。因此，需要继续进行患者随访和仔细分析个体化外科治疗策略的临床结果，及时改变临床治疗方案。在作者看来,这里存在脊柱内植物的因素,尽管美国食品药品监督管理局（FDA）批准的大多数胸腰椎椎弓根螺钉系统都是临时的而不是永久性的,但通常在首次内固定术后多年未取出，仅在翻修手术时才给予处理。很多脊柱外科医师对此不甚了解，但是在椎弓根螺钉内固定系统的使用说明书中明确列出该项内容，这也是 FDA 批准的内容。

本章回顾总结了目前关于脊柱内植物的取出对治疗残留或持续疼痛患者（甚至在影像学上表现为已融合）的临床依据。

背 景

统计发现内植物取出手术占所有计划骨科手术的 30%，占所有骨科手术的 15%（Böstman & Pihlajämaki 1996）。大多数外科医生发现在内植物取出后疼痛立即减轻。然而，二次手术需要处理瘢痕组织等，明显增加了神经损伤、再骨折和感染的风险。在一项研究中，对 730 名外科医生发送调查表，回收 655 份。其中 58% 的参与者不认为常规内植物的取出是必要的，48% 的参与者认为取出内植物的风险高于保留内植物。此外，85% 的参与者认为内植物的取出增加了医院资源的负担（Hanson 等，2008）。

FDA 脊柱内植物管理条例

FDA 目前使用骨科器械分类系统，以便更清楚地显示使用这些器械带来的风险。这三类被描述为:

(1) 第 1 类：最低风险的器材如手术器械和浇注料。

(2) 第 2 类：这类器材存在安全性和有效性信息。

(3) 第 3 类：相对新型的器械。

脊柱内植物例如螺钉、板和棒通常被归为第 2 类，FDA 进一步规定了此类脊柱内植物的使用。例如，在腰椎融合术中使用的椎弓根螺钉系统必须在牢固融合后取出（骨科器械）。虽然存在像这个例子中规定脊柱内植物需取出的规章制度，但是往往被忽视。即使已出现了副作用，许多外科医生还是选择不取出脊柱内植物。有些副作用是由于椎弓根螺钉会随着植入时间的推移而发生松动，或者是内植物对周围的椎旁软组织刺激，或邻近节段病变的进展等引起的。

螺钉松动

椎弓根螺钉固定系统常用于维持脊柱稳定性。椎弓根螺钉松动也是最常见的并发症，也会导致假关节形成，往往需要翻修手术。1993 年，Esses 等在一项研究中发现，椎弓根螺钉松动的发生率为 0.6%~11%。2010 年 Sandén 等对椎弓根螺钉进行改进，来研究如何降低椎弓根螺钉的松动率。为了确定这些改变对椎弓根螺钉的松动程度是否有所影响，需要一种方法来预测内植物植入和取出时的"松动"的相对水平。2017 年，Pearson 等在研究中说明了一种方法，使用手动刻度扭矩螺丝刀（TT500 Dial Torque Screwdriver, Mountz, San Jose, CA）（图 28.1）来测量椎弓根螺钉植入和取出时的扭矩。在植入过程中，椎弓根螺钉也需要"退出"来测量取出的瞬时扭矩，以此来确保植入扭矩在初次植入时不被人为放大。钉道附近肌肉的肌电图刺激电流阈值也要测量（NIM system, Medtronic, Minneapolis, MN）（图 28.2）。2017 年，Pearson 等研究发现 37 例患者中 58% 椎弓根螺钉发生松动，但植入扭矩和扭矩丢失的相关性并不能很好的预测松动（图 28.3a）。同样，不对称测量的刺激阈值下降 15%，也不能有效线性预测松动概率。因此，需要重视其他可能引起椎弓根螺钉松动和断裂的潜在因素。

设计错误是内植物在早期广泛应用于骨科时期发生断裂的主要原因。例如，在早期椎弓根螺钉固定设计中，板或棒与螺钉之间的连接处刚性过大，因此，在这些区域上存在相对高的应力，断裂常常发生在这些位置上。这个问题后来 1990 年 Krag 通过增加螺钉

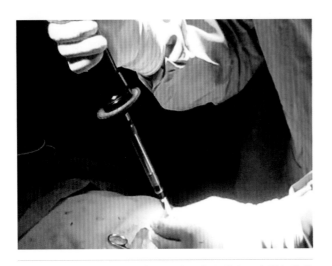

图 28.1 扭矩测量：植入扭矩，在一条直线上，当螺钉的整个螺纹部分被嵌入骨头时测量；移除扭矩，反拧半圈之后。

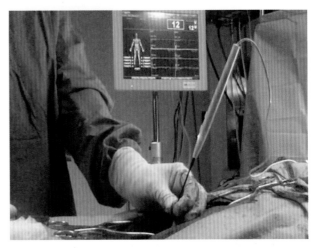

图 28.2 刺激阈值（NIM system，Medtronic，Minneapolis，MN）在轻轻敲击后测量，然后在移除螺钉后测量。

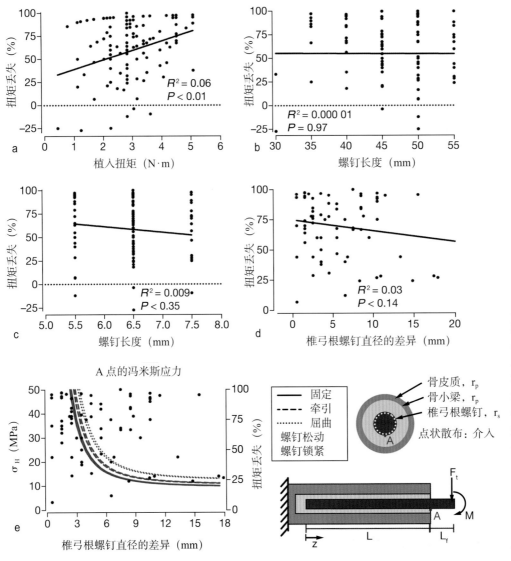

图 28.3 a. 扭 矩 损 失 与插入扭矩；b. 螺钉长度；c. 螺钉直径；d. 椎弓根螺钉直径差（定义为椎弓根直径减去螺钉直径）；e. A 点螺钉置入的理论应力分析和叠加扭矩百分比的生理负荷损失与椎弓根螺钉直径差成函数关系。引用获得 Pearson HB, Dobbs CJ, Grantham E, et al. 2017 的许可。

的直径和允许螺帽和连接杆之间有轻度成角活动得以解决。疲劳骨折是钉棒系统常见的并发症，尤其是该系统刚性过大时。然而，刚性过小的内固定系统则增加假关节形成的发生率，这同样会增加疲劳骨折和内植物松动的风险。螺钉松动是椎弓根螺钉系统潜在的问题，Weinstein 发现尤其当螺钉使用较小且固定系统不太稳定时，螺钉更易发生松动。然而，椎弓根螺钉松动仍然存在于现代椎弓根螺钉系统中，这可能是由于不成熟的手术固定技术，比如使用错误的直径、长度或螺纹尺寸的螺钉系统，或者椎弓根断裂。椎弓根螺钉植入错误，如椎弓根螺钉放置深度不够，也可能导致内固定强度不够。这些错误会随着外科医生经验丰富的增加而逐渐减少。

1994 年，Halvorson 等研究发现，骨密度对内固定系统的强度有重要影响。对比骨质疏松患者和非骨质疏松患者时，两者内固定系统的强度有显著差异。Halvorson 等用骨密度约为 $0.352 \, g/cm^2$ 的骨质疏松型脊柱和正常骨密度脊柱相比，测量椎弓根螺钉的拔出强度，发现骨密度与拔出强度之间显著相关。因此，骨密度较低患者在植入的椎弓根螺钉固定系统中可出现螺钉松动的风险。然而，Halvorson 等发现椎板钩的使用可以提高骨质疏松患者内固定系统的拔出强度。这项研究的结果表明，患者的骨密度应在术前制定手术计划时予以重视，以降低螺钉松动或断裂的可能性，从而减少术后疼痛。

应力遮挡和假关节

应力遮挡，或内植物植入导致的正常应力降低后的骨密度降低，是植入入脊柱内植物后的另一常见并发症。1992 年，Weinstein 等发现增加脊柱内植物已经被证实会增加应力遮挡，进而更容易发生假关节、融合失败。研究表明，刚性内固定系统，如椎弓根螺钉固定系统，随着时间的推移会导致应力遮挡。Heggeness 等报道了一组 55 例腰椎假关节翻修的病例，与术前影像学资料对比，他们发现萎缩性假关节与脊柱内植物密切相关。这一分析表明，脊柱内植物

引起的应力遮挡导致植骨萎缩，从而导致这些患者假关节形成。这项研究的结果有助于证明随着时间的推移应力遮挡导致的骨密度的降低，从而导致融合失败。机械性并发症也可由应力遮挡导致，这已被证实可以导致患者的骨密度降低，进而可导致椎弓根螺钉固定系统的强度和稳定性的整体降低。这可能会导致螺钉松动和阴性症状。应力遮挡还是外科医生在使用脊柱内植物时所面临的另外一个风险，并且已经表明随着时间的推移会导致一系列问题，这表明脊柱内植物的移除可能是避免最终假关节形成的最佳治疗方法。

内植物的软组织刺激

腰椎融合术后患者出现下腰痛可能是脊柱内植物的软组织刺激引起的。2011 年，DePalma 等进行了一项包括 28 例融合手术患者的研究，诊疗过程发现有 4 例患者疼痛的原因为内植物的软组织刺激。这些结果表明，即使内固定系统准确植入，无螺钉松动，慢性疼痛仍可以是术后表现之一。2014 年 Salgarello 和 Visconti 研究发现，内植物周围的脂肪移植可能是治疗慢性下腰痛的有效方法，而不是内植物完全取出。另一种可以选择的方法是在融合成功之后取出引起疼痛的内植物。

术前麻醉药物注射

为了明确患者腰椎术后的背部疼痛是否由腰椎融合手术引起的，医生通常会在内植物周围靠近疼痛中心注射局部麻醉剂。如果患者在注射后疼痛减轻，医生可以更加确定内植物是导致疼痛的原因。2015 年，Chin 和他同事们研究利用局部麻醉药物注射来缓解内植物引起的背痛。他们回顾性评估了 67 例接受手术取出内植物的患者，其中 31 例患者接受内植物周围 1% 利多卡因注射，而另外 36 例患者未予注射，注射组中 30 例患者疼痛缓解。这两组患者的手术结

果显示局部麻醉注射疼痛缓解与手术结果之间有一定相关性，注射组中 77% 患者的术前症状完全或几乎完全消失，仅有 2 例患者术后疼痛加重。在非注射组中，仅有 58% 患者获得良好的结果，其中 6 例患者术后疼痛加重。这项研究表明，通过注射麻醉药品缓解疼痛和内植物取出后疼痛改善之间存在相关性。Zotti 及其同事进行了一个相似的研究，他们对 34 例内植物取出的患者进行随访，这些患者既往均因椎间盘源性腰痛行腰椎内固定，随访时间不少于 18 个月。此 34 例手术均由同一个医生完成，该研究平均随访时间为 25 个月（18~36 个月），评估了 22/34（65%）的患者 VAS 评分（2.3 分；$P=0.04$）和 ODI 评分（23%；$P=0.05$）。内植物取出满意与不满意的患者在代偿状态、术前 Ⅱ 级吗啡类药物的使用以及融合后内植物取出的时间等方面均有显著的统计学差异。并发症仅为 1 例术后血肿，1 例浅表伤口感染，均未再次手术。该研究还发现术前注射局麻药物(用于本研究的所有患者) 与手术后的疼痛缓解显著相关（$r=0.78$），术前注射麻醉药物后疼痛缓解或可预测内植物取出后症状是否改善。根据这些研究以及其他类似的研究，医生们现在正将局部麻醉药注射作为附加的准备步骤，以改善内植物取出患者的治疗选择过程。

内植物取出原则

作为最常见的计划骨科手术，外科手术取出脊柱内植物的原则是有据可查的。内植物取出最常见的原因是腰背部疼痛，有时也会包括臀部和腿部的放射性神经痛。通常情况下，在完全融合之前是不会取出内植物的，在大多数情况下，完全融合需要约 8~12 个月。判断脊柱是否融合可以通过分析 CT 和 X 线图像中螺钉周围的放射亮度。一旦证实融合，就可以考虑取出脊柱内植物，特别是在支持和介入治疗难以治愈，并且在有确凿的诊断性介入治疗的证据下。

使用扭矩取钉扳手移除螺钉（图 28.1），以便测量和比较螺钉植入和取出时所需的扭矩。每个螺钉也可以使用神经监测仪器进行测试，例如带电球头探针（图 28.2）。比较取出螺钉的扭矩和毫安（mA）值与它们首次植入时所产生的值，可以发现螺钉取出时的扭矩低于植入扭矩，一个"好"螺钉的神经监测值通常大于 11 mA。患者取出内植物后的恢复时间通常比融合手术恢复时间要短得多。

内植物取出能否改善疼痛

脊柱内植物的使用与将来需要辅助手术的可能性存在相关性，Malter 等研究发现，约 15% 的内植物融合患者需要再次手术。再次手术的原因包括内植物断裂、松动等，也是导致持续的疼痛的原因。内植物的松动或断裂与假关节形成有关，而假关节的治疗方法为固定内植物。尽管有些患者腰椎的前后内植物均很牢固，但是仍存在不明原因的复发性腰背痛。在这些患者中，移除内植物可能是一个尽管有争议但可以选择的方法。一些学者把腰背部疼痛归因于椎弓根螺钉。椎弓根螺钉的机械性刺激或随时间推移引发的松动均有可能导致腰背痛，但是需要更深入的研究来确定椎弓根螺钉是否真正导致了术后疼痛。1996 年，Hume 等研究了通过 Wiltsie 入路取出内植物的 35 例腰背部疼痛的患者，均取得较好的结果，特别是针对假关节形成的患者。在另外一项研究中，2007 年，Alanay 等证实了内植物移除治疗复发性腰背痛的有效性，该研究选取 25 例腰椎后路椎弓根螺钉固定融合的患者，内植物取出后平均 VAS 下降 50%，84% 的患者功能得到改善。2015 年，Chin 等进行了一个回顾性研究，41 例患者在腰椎固定融合术后进行了内植物取出，其中 73% 的患者得到不同程度的疼痛缓解，而无一例加重。2015 年，Alpert 等进行了一个类似的研究，分析了 75 例患者在腰椎固定融合术后内植物取出的效果，发现 43 例患者中仅有 40% 的患者疼痛有所缓解。2017 年，Pearson 等随访了 31 例内植物取出患者，术后 3~9 个月 VAS 平均下降 27%。

临床证据

Ⅰ级和Ⅱ级证据

据作者所知，目前尚无对比无畸形的退变性腰椎疾病患者行腰椎内固定融合手术后椎弓根螺钉取出和不取出的临床结果的Ⅰ级证据。

Ⅲ级和Ⅳ级证据

2014年，Eldin 和 Ali 进行了一项多中心的病例对照研究，他们回顾分析了100例内固定失败的患者和100例对照患者，目的是研究内固定失败的原因及其预防措施。他们分析了该200例患者（88例女性和112例男性）的临床和影像学结果，分成两组（每组56例男性和44例女性，年龄范围32~79岁），固定节段为胸腰椎、腰椎和腰骶椎，随访时间至少1年。两组病例再细分为单节段68例和多节段132例。适应证是创伤性不稳定（50例）、退行性脊椎病或腰椎滑脱（128例）和后路半椎板切除术后不稳（22例）。

在失败组中的100例患者并发症有110种，而对照组中只有6种。发现主要的并发症包括螺钉位置不佳、钉棒连接不良、伤口感染、螺钉松动或断裂、连接棒松动或断裂。在12例患者中（6例是失败组和6例对照组），一枚螺钉穿透椎体骨皮质。结果显示，失败组中G1a占36%，G1b占64%。内植物断裂常发生在螺钉（34%）、棒（24%）、螺钉松动（16%）、螺钉和棒同时存在问题（4%）。大多数（90%）内植物失败发生在术后6个月以内。螺钉相关并发症占50%，棒相关并发症发生率为46%，两者共同的并发症发生率为4%。螺钉断裂占34%，棒断裂占24%，棒松动占22%，螺钉松动占16%。失败组100例患者全部进行了手术探查，30例已经牢固融合，70例形成假性关节。

与对照组相比，与内固定失败相关的因素是：①非平行螺钉（60%）；②不合适的棒长度（66%）；③棒的弯曲角度不良（54%）；④螺钉的支点处断裂（36%）。作者还发现，螺钉断裂在外伤性不稳定和前柱破坏（50%以上的前柱高度丢失）中更为常见。钛合金螺钉最不易松动，仅占所有失败的16%。

就融合而言，对照组90%的患者在椎弓根螺钉固定的基础上，还采用来自切除的椎板和髂棘的自体骨粉碎后行后外侧融合，仅有10%的患者行椎间融合。就后外侧融合而言，失败组80%患者仅使用切除椎板骨，或同种异体骨，或合成骨，其中20%的患者无骨性融合，失败组所有病例均未行椎间融合。

Alanay 等在2007年报道了25例椎弓根螺钉内固定术后翻修的患者，男性10例，女性15例。这些患者均行保守治疗和支持治疗，但效果不佳，其中14例存在持续性腰痛，11例同时存在腰痛和腿痛。25例患者均行内固定取出和周围软组织切除，术后观察患者VAS评分和功能评分，以及止痛药物使用情况，平均随访20个月，50%的患者疼痛减轻，46.2%的患者有功能改善，另外38.5%的患者认为功能"稍微好一点"，剩下的3.8%的患者认为"更糟"或"不变"。患者对手术的满意度较高，85%的患者表示他们愿意再次接受手术。81%的患者认为椎弓根螺钉融合术后内固定取出是成功的。89%的患者会建议他人取出内固定。在末次随访中，没有发现围手术期或晚期伤口感染。在取出后，作者还发现，在检查椎弓根螺钉和棒的器械时，内植物周围有新生的组织。在3例患者中，螺钉与骨界面明显松动，以及X线片显示"晕圈形成"。

Ⅴ级证据

2014年，Timecek 等研究了一种新的电诊断功能评估（EFA）方法，它结合了肌电图（EMG）、运动范围（ROM）和功能容量评估（FCE）。该方法用来评估内固定移除对疑似内植物导致的疼痛患者是否有益。Tomacek 认为术前 EFA 评估可减少非必要内植物取出手术的数量，因为内植物取出占所有择期骨科手术的比例高达33%。但该技术目前仅仅应用于2例患者。

第一个患者是一位34岁的男性，接受了L5-S1腰椎后路椎间融合，然而术后假关节形成，在保守治疗 1 年后接受翻修手术。然而，翻修手术没有改善患者的功能，他仍然无法工作和依赖止痛药物。术后 CT 扫描显示手术节段骨性融合。EFA 测试显示在坐位时有适当的肌电活动。此外，发现腰骶部有椎旁肌痉挛和肌无力，椎旁肌和腘绳肌具有代偿活动。作者得出结论，内植物移除是无效的，尽管局部麻醉药物可以导致短期疼痛缓解，如术前 EFA 测试所预测的。

第二个患者是一位 48 岁的男性，在工伤后接受了 L4–S1 减压固定融合，然而术后疼痛物理治疗效果不佳。由于该患者依赖止痛药，并抱怨持续性腰痛，并加重放射至的左腿和左足。EFA 评估显示在椎旁肌和臀肌中的血管收缩和痉挛，并且显示患者依从性差和缺乏自制力，这表明患者将不能从内固定移除中获益。

讨 论

椎弓根螺钉固定系统提高融合率和整体临床结果，但也带来内固定失败相关风险。常见的问题包括椎弓根螺钉的位置不佳、钉棒结构的松动或断裂、内植物引起的骨质减少、加速邻近节段退变，以及局灶性肌筋膜下腰痛综合征。尽管明显的机械性失败的概率随着更多的先进的内植物的使用而降低，但邻近节段退变、骨量减少或局部疼痛综合征等问题可能会随着脊柱减压融合手术内植物数量的增加而增加，尤其是随着社会老龄化的加剧。

通常，牢固的脊柱融合与疼痛缓解和功能改善相关，内植物失败反而与假关节形成和不稳有关。Eldin 和 Ali 等研究发现，成功的脊柱融合是通过椎弓根螺钉系统分散负荷的过程，因此，大多数 (90%) 的内植物失败发生在术后 6 个月以内，无一例发生在术后 1 年以后，仅有 10% 的内植物失败与创伤有关。内固定术后 1 年以上不发生内植物失败，也提示了内固定不是永久的固定形式，最终的固定形式是骨性融合。Donovan 和 Parker 等认为一旦达到骨性融合，则需要取出内植物。术中植骨的选择、脊柱冠状位和矢状位平衡、椎间融合器的使用都会影响融合结果和

内植物失败的概率。有些学者报道了内植物失败常发生在植骨界面和不同组成成分交界处。长节段固定融合更易发生内植物失败。此外，最近的研究表明，松动情况是与椎体节段所处位置有关，在融合节段的下端椎体松动发生率高，建议增加邻近融合椎体的稳定性。

对于内植物失败的形式，有些学者将其分为 3 类：轴向因素 (螺钉)、纵向因素 (棒 / 板)，以及两者皆有。除了椎弓根螺钉松动和相关的疼痛综合征外，椎弓根螺钉断裂是腰椎内植物失败最常见的形式之一，文献报道其发生率范围从 2.6%~4.9%、9%~36%，有的竟高达 60%。Eldin 和 Ali 报道了椎弓根螺钉断裂占所有内植物失败病例的 34%。这些高失败率通常发生在完全粉碎性脊柱骨折治疗中，其中大多数患者接受后路短节段椎弓根螺钉内固定。椎弓根螺钉在螺纹部分的断裂是少见的，作者找不到具体的参考文献。然而，有文献报道，在脊柱创伤患者中椎弓根螺钉断裂与螺钉之间距离增加有一定的相关性。目前关于退变性腰椎重建失败模式的临床证据很少。

首先，患者的选择、是否符合融合的临床适应证、外科医生的手术技能水平与腰椎内固定手术是否失败有关。其次，胸腰段椎弓根螺钉系统的选择在整个临床结果中也起着重要的作用。理想情况下，内植物部件应由既具有高机械强度和耐疲劳性，又要有柔韧性的合金制成。这些内固定系统的刚性有很大的可变性，并且大多数制造商对临床产品的性能几乎没有提供临床信息，因为大多数胸腰椎内固定系统已经通过 FDA 批准，系统评价在体外生物力学分析中，可能不能很好的代表在临床环境中看到的应力情况。不同制造商的胸腰椎椎弓根螺钉系统相关的并发症率可能存在很大差异。最后，在安装螺钉结构时，由于操作原因导致的定位不当或松动也可能引发早期内植物失败。

从生物力学的角度来看，在最大应力点上椎弓根螺钉最有可能发生失败。Eldin 和 Ali 研究发现螺钉断裂，最可能发生在支点上，同时与螺钉的内径有关，与螺钉通过的材料的完整性和施加的阻力有关。一些学者建议使用"载荷共享"分类法来更好

地预测和避免椎弓根螺钉在患者中的失败。McLain 等（1993）进一步指出，如果在术前计划中考虑椎体粉碎程度，并进行适当的前柱重建，则可显著降低螺钉断裂发生率。此外，将后路短椎弓根螺钉在高应力交界处延伸，并增加多个附加的固定点也可降低内固定失败率。

椎弓根螺钉断裂可能是胸腰椎骨折最常见的失败，其中前、中、后柱的结构缺陷是常见的，然而这种失败与内植物致胸腰椎疼痛综合征的发生几乎没有关系。螺钉拔出在脊柱退行性疾病的内固定治疗中是不常见的，但在严重骨质疏松症患者中，胸腰段椎弓根螺钉松动发生率高达 21%~27%。Eldin 和 Ali 发现，在他们的 100 例脊柱内植物失败的患者中，16% 的患者发生了松动，大多数患者（16% 中的 10%）表现为"退变性不稳定"，其余（16% 中的 6%）有"医源性不稳定性"。相反，这些学者也没能发现一例外伤性不稳定患者椎弓根螺钉松动的病例。Renner 认为骨质量、螺钉直径和螺纹设计以及植入技术是影响内植物失败的重要因素。Christensen 等进一步研究了胸腰段椎弓根螺钉的旋转稳定性也取决于这些参数。

对于非骨质疏松的患者，胸腰椎椎弓根螺钉松动的机制存在一定争议。如前所述，螺钉拔出是罕见的，反旋拧出尚未报道。然而，在椎体内椎弓根螺钉的非固定尖端周围的骨质减少，在钉帽负荷压力时，可以导致"尾端摇摆"或"挡风玻璃擦拭"样活动。其结果是拔出强度可能受到影响。由于椎弓根大小的限制，不能进一步增加螺钉的直径，所以增加拔出强度最有用的技术是螺钉的三角形化。另外，螺钉长度对提高拔出强度作用不大。Pearson 等将椎弓根在 CT 扫描下后测量其直径，并与螺钉大小进行比较，发现螺钉长度、直径和椎弓根螺钉直径差（定义为椎弓根直径差减去螺钉直径）与取出扭矩没有相关性（图 28.3b~d）。然而，Pearson 等对椎弓根螺钉的应力分布进行了评估，分析表明椎弓根螺钉的最大应力出现在椎弓根螺钉的植入点上，椎弓根螺钉直径差的最小化大大增加了应力，提示椎弓根厚度较小的患者更易发生松动。

相对纵向连接棒断裂，椎弓根间融合棒的断裂较为罕见。其次，棒的断裂往往更常见于外伤性前柱缺损。尽管如此，Eldin 和 Ali 等研究中它占了所有内植物失败的 24%。有趣的是，Eldin 和 Ali 也报道了棒的断裂的发生在退行性和医源性而非创伤性不稳定中更常见。通过增加棒的直径可以明显降低棒的断裂率。

临床研究表明，脊柱内植物的取出可能是在脊柱完全融合手术后降低持续性腰腿痛的有效方法。然而，另一项相似的研究记录了 75 例患者脊柱后路融合术后取出内植物的结果。大量的文献表明，椎弓根螺钉可能随着时间的推移而松动，并导致复发和后遗的腰腿痛。虽然，术中测量植入扭矩被认为比骨密度更能预测拔出强度，但这种相关性不强（$R^2=0.04~0.4$）。但也有学者证实了术中测量植入扭矩不能很好地预测术后螺钉松动的情况。

结　论

在腰椎完全融合后取出椎弓根螺钉，患者可能感觉到反复和持续性腰腿痛症状的减轻。目前的临床数据仅限于Ⅲ级和Ⅳ级证据，因此是比较薄弱的。但是，融合成功后的椎弓根螺钉松动可能会导致疼痛综合征的发生，在确保完全融合的前提下可通过取出内植物来减轻疼痛。目前，需要更高级别的临床研究来证明保留椎弓根螺钉系统和反复的术后疼痛综合征之间是否存在强烈的因果关系。通过内植物的取出并不能完全保证减轻疼痛，因此，在选择取出手术前应该仔细告知患者。

参·考·阅·读

Ahn YH, Chen WM, Lee KY, Park KW, Lee SJ. Comparison of the load-sharing characteristics between pedicle-based dynamic and rigid rod devices. Biomed Mater 2008; 3:044101.

Alanay A, Vyas R, Shamie AN, et al. Safety and efficacy of implant removal for patients with recurrent back pain after a failed degenerative lumbar spine surgery. J Spinal Disord Tech 2007; 20:271–277.

Alpert HW, Farley FA, Caird MS, et al. Outcomes following removal of instrumentation after posterior spinal fusion. J Pediatr Orthop 2014; 34:613–617.

Barber JW, Boden SD, Ganey T, Hutton WC. Biomechanical study of lumbar pedicle screws: does convergence affect axial pullout strength? J Spinal Disord 1998; 11:215–220.

Böstman O, Pihlajamäki H. Routine implant removal after fracture surgery: a potentially reducible consumer of hospital resources in trauma units. J Trauma 1996; 41:846–849.

Chen SI, Lin RM, Chang CH. Biomechanical investigation of pedicle screw vertebrae complex: A finite element approach using bonded and contact interface conditions. Med Eng Phys 2003; 25:275–282.

Chin KR, Lee S, Nottingham PB. Removal of spinal hardware may alleviate low back pain. Personal communication 2015.

Christensen FB, Dalstra M, Sejling F, et al. Titanium-alloy enhances bone-pedicle screw fixation: mechanical and histomorphometrical results of titanium-alloy versus stainless steel. Eur Spine J 2000; 9:97–103.

Dahl B, Gehrchen P, Blyme P, et al. Clinical outcome after spinal fusion with a rigid versus a semi-rigid pedicle screw system. Eur Spine J 1997; 6:412–416.

DePalma MJ, Ketchum JM, Saullo TR. Etiology of chronic low back pain in patients having undergone lumbar fusion. Pain Med 2011; 12:732–739.

Dick JC, Zdeblick TA, Bartel BD, Kunz DN. Mechanical evaluation of cross-link designs in rigid pedicle screw systems. Spine (Phila Pa 1976) 1997; 22:370–375.

Donovan DJ, Polly DW, Jr, Ondra SL. The removal of a transdural pedicle screw placed for thoracolumbar spine fracture. Spine (Phila Pa 1976) 1996; 21:2495–2498.

Duan Y, Wang HH, Jin AM, et al. Finite element analysis of posterior cervical fixation. Orthop Traumatol Surg Res 2015; 101:23–29.

Duncan JD, MacDonald JD. Extraction of broken pedicle screws: technical note. Neurosurgery 1998; 42:1399–1400.

Eldin MMM, Ali AMA. lumbar transpedicular implant failure: a clinical and surgical challenge and its radiological assessment. Asian Spine J 2014; 8:281–297.

Esses SI, Sachs BL, Dreyzin V. Complications associated with the technique of pedicle screw fixation. A selected survey of ABS members. Spine 1993; 18:2231–2239.

Faraj AA, Webb JK. Early complications of spinal pedicle screw. Eur Spine J 1997; 6:324–326.

Gaines RW, Jr. The use of pedicle-screw internal fixation for the operative treatment of spinal disorders. J Bone Joint Surg Am 2000; 82:1458–1476.

Halvorson TL, Kelley LA, Thomas KA, et al. Effects of bone mineral density on pedicle screw fixation. Spine 1994; 19:2415–2420.

Hanson B, Van Der Werken C, Stengel D. Surgeons' beliefs and perceptions about removal of orthopaedic implants. BMC Musculoskelet Disord 2008; 9:73.

Heggeness MH, Esses SI. Classification of pseudarthroses of the lumbar spine. Spine (Phila Pa 1976) 1991; 16:S449–S454.

Helgeson MD, Kang DG, Lehman RA, et al. Tapping insertional torque allows prediction for better pedicle screw fixation and optimal screw size selection. Spine J 2013; 13:957–965.

Hume M, Capen DA, Nelson RW, et al. Outcome after Wiltse pedicle screw removal. J Spinal Disord 1996; 9:121–124.

Inceoglu S, Ferrara L, McLain RF. Pedicle screw fixation strength: pullout versus insertional torque. Spine J 2004; 4:513–518.

Jeon C-H, Lee H-D, Lee Y-S, et al. Is it beneficial to remove the pedicle screw instrument after successful posterior fusion of thoracolumbar burst fractures? Spine (Phila Pa 1976) 2015; 40:E627–E633.

Kanayama M, Cunningham BW, Weis JC, et al. The effects of rigid spinal instrumentation and solid bony fusion on spinal kinematics. A posterolateral spinal arthrodesis model. Spine (Phila Pa 1976) 1998; 23:767–773.

Kothe R, Panjabi MM, Liu W. Multidirectional instability of the thoracic spine due to iatrogenic pedicle injuries during transpedicular fixation. A biomechanical investigation. Spine (Phila Pa 1976) 1997; 22:1836–1842.

Krag MH. Biomechanics of transpedicle spinal fixation. In: Weinstein JN, Wiesel SW (Eds). The Lumbar Spine. Philadelphia: WB Saunders, 1990:916–940.

Lynn G, Mukherjee DP, Kruse RN, et al. Mechanical stabilityof thoracolumbar pedicle screw fixation. The effect of crosslinks. Spine (Phila Pa 1976) 1997; 22:1568–1572.

Malter AD, McNeney B, Loeser JD, Deyo RA. 5‐Year reoperation rates after different types of lumbar spine surgery. Spine (Phila Pa 1976) 1998; 23:814–820.

McLain RF, Sparling E, Benson DR. Early failure of short-segment pedicle instrumentation for thoracolumbar fractures. A preliminary report. J Bone Joint Surg Am 1993; 75:162–167.

Parker JW, Lane JR, Karaikovic EE, Gaines RW. Successful short-segment instrumentation and fusion for thoracolumbar spine fractures: a consecutive 41/2-year series. Spine (Phila Pa 1976) 2000; 25:1157–1170.

Pearson HB, Dobbs CJ, Grantham E, et al. Intraoperative biomechanics of lumbar pedicle screw loosening following successful arthrodesis. J Orthop Res 2017; doi:10.1002/jor.23575.

Renner SM. Pedicle screw pull-out strength is augmented by an injectable calcium phosphate and varies by injection. 2001 Bioengineering Conference, ASME, BED. Vol. 50. New York: ASME; 2001.

Rohlmann A, Calisse J, Bergmann G, et al. Clamping stiffness and its influence on load distribution between paired internal spinal fixation devices. J Spinal Disord 1996; 9:234–240.

Salerni AA. Minimally invasive removal or revision of lumbar spinal fixation. Spine J 2004; 4:701–705.

Salgarello M, Visconti G. The role of sacrolumbar fat grafting in the treatment of spinal fusion instrumentation-related chronic low back pain. Spine (Phila Pa 1976) 2014; 39:E360–E362.

Sandén B, Olerud C, Larsson S, Robinson Y. Insertion torque is not a good predictor of pedicle screw loosening after spinal instrumentation: a prospective study in 8 patients. Patient Saf Surg 2010; 4:14.

Schlenk RP, Stewart T, Benzel EC. The biomechanics of iatrogenic spinal destabilization and implant failure. Neurosurg Focus 2003; 15:E2.

Schnee CL, Freese A, Ansell LV. Outcome analysis for adults

with spondylolisthesis treated with posterolateral fusion and transpedicular screw fixation. J Neurosurg 1997; 86:56–63.

Tomecek F. New data on whether to remove surgical hardware. Insurance Thought Leadership. Insurance Though Leadership, 2014 (online).

Weinstein JN, Rydevik BL, Rauschning W. Anatomic and technical considerations of pedicle screw fixation. Clin Orthop Relat Res 1992; 284:34–46.

Wild A, Pinto MR, Butler L, et al. Removal of lumbar instrumentation for the treatment of recurrent low back pain in the absence of pseudarthrosis. Arch Orthop Trauma Surg 2003; 123:414–418.

Zdeblick TA, Kunz DN, Cooke ME, McCabe R. Pedicle screw pullout strength. Correlation with insertional torque. Spine (Phila Pa 1976) 1993; 18:1673–1676.

Zotti MG, Brumby-Rendell OP, McDonald B, et al. The outcome of pedicle screw instrumentation removal for ongoing low back pain following posterolateral lumbar fusion. J Spine Surg 2015; 1:50–56.

（赵文奎 祝斌 译，刘晓光 校）

第29章

经皮腰椎小关节支撑术治疗腰椎小关节病

Percutaneous lumbar facet augmentation in the treatment of lumbar facet arthropathy

Sergio Soriano-Solís, Javier Quillo-Olvera, Carlos Francisco Gutierrez-Partida, José Antonio Soriano-Sánchez

简 介

解剖因素

关节突关节或小关节是椎体后方成对的可动关节,是人类相邻脊柱节段之间唯一真正的滑膜关节。作为真正的滑膜关节,每个小关节都包含可容纳1~1.5 ml 关节液的关节间隙、滑膜、透明软骨表面和纤维关节囊[1]。纤维关节囊约 1 mm 厚,主要由横行排列的胶原纤维组成以抵抗屈曲应力。关节囊后部较厚,由起于多裂肌的纤维加强。在上部和下部,关节囊附着更远,从而与骨软骨边缘形成囊下隐窝,其中充满了纤维脂肪层。关节囊前部被黄韧带所取代。

腰椎小关节是整个脊柱中最大的小关节,并且具有相对恒定的方向。它的神经支配也是独特的,已被广泛描述[2-4]。每个小关节接受两个后主支的双重神经支配,小关节的上部由发自于头端节段背侧支的内侧支远端分支支配,而下部则由同一节段背侧支的内侧支近端分支支配。腰骶小关节是例外,其背支沿着骶骨翼和骶骨的上关节突交界处走行。其内侧支发起于最下小关节基底部下的对侧角。在此节段易于封闭的是背侧支而不是内侧支。神经支配图见图 29.1。

功能和生物力学

脊柱的功能单位是脊柱运动节段,由三关节复合体构成,包括成对的小关节和椎间盘。它们一起支持和稳定脊柱,同时允许脊柱活动。它们的另一个关键功能是和脊柱的韧带和骨性结构一起限制所有运动平面的运动,防止受伤。在大体观上,每个腰椎小关节由来自尾端椎体的后内侧方向的上关节凹和来自头端椎体较小的前外侧方向的下关节突组成。小关节的形状和方向决定了每个节段关节在保护脊柱并避免其过度运动中的作用。平行于矢状面的小关节提供对抗轴向旋转的阻力,但对剪切力(向后和向前滑动)的抵抗最小,而冠状面方向的小关节可以对抗屈曲和剪切力,但对抗旋转的保护作用最小[5]。

在排列方面,下腰椎小关节(L4–S1)通常更平行于冠状面,而上位小关节(T12–L4)更偏向于矢状位[6, 7]。此外,在上腰椎中,80% 的小关节面是弯

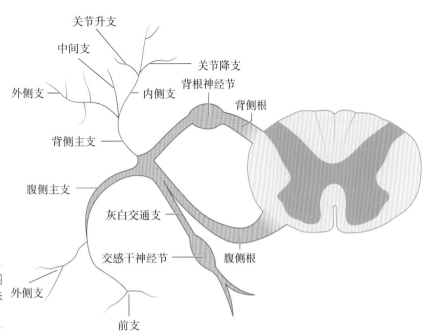

图 29.1　小关节神经支配。该轴向示意图显示了脊神经背支的分支，并且详细展示了内侧支的结构和分支。

曲的，20% 是平的，在下腰椎，这种关系是相反的[8]。即使是同一节段的小关节之间，每个关节在矢状面的取向也可以不同，这种现象被称为向性，在一般人群中发生率为 20%~40%。在大多数，但不是全部的人中，有研究表明小关节向性与椎间盘退变之间存在正相关关系[1]。

在年轻人中，腰椎小关节强大，能够支撑几乎 2 倍的体重[9]。正常小关节通常支撑 3%~25% 的轴向负荷，在退行性椎间盘疾病（DDD）小关节炎患者中承担更多负荷[10]。随着衰老的发生，关节强度减弱，变为双平面，从大部分冠状位转变为主要为矢状位[11]。在一项标本研究中发现直立时小关节承受大约 16% 的椎间压力，而坐姿时接近 0%，这有助于解释无支撑坐位时的椎间盘内高压[12, 13]。

小关节源性疼痛

1911 年，Goldthwait 首次提出腰椎小关节是背部疼痛的来源之一[14]。组织学研究表明腰椎小关节富含神经支配，包括有被囊神经末梢（鲁菲尼型末梢，帕西尼小体）、无被囊和游离神经末梢。存在低阈值、快速适应的机械敏感神经元表明腰椎小关节也可能具有本体感受功能。除了 P 物质和降钙素基因相关肽之外，还发现小关节囊中大部分神经末梢含有神经

肽 Y，表明存在交感神经传出纤维。在软骨下骨和关节内容物中也发现了神经纤维，这表明疼痛可能起源于关节囊之外的结构。在退行性腰椎疾病中，在小关节软骨和滑膜组织中发现了炎症介质，如前列腺素和炎性细胞因子（白细胞介素 -1β 和 6）以及肿瘤坏死因子 -α（TNF-α）[15]。

流行病学

腰椎小关节影像学异常的发生率取决于研究人群的年龄和存在的症状，以及所使用的成像方式和所采用的诊断标准。腰痛是最常见的症状之一，年轻人的发病率约为 44%[16]。脊柱疼痛和小关节源性腰痛的发病率估值差别较大，基于社区人口的研究显示了从所有背部疼痛的 15%[1] 到男性的 59.6%、女性的 66.7%[17, 18]。同样令人感兴趣的是，通过使用安慰剂对照的诊断性封闭，使用 90% 疼痛缓解作为标准诊断，小关节源性腰痛的患病率占轴性腰痛患者的 27%~40%[19]。老龄与腰椎小关节病的患病率呈正相关，60~69 岁的人群发生率为 89%，最常见的节段是 L4-L5[1]。

损伤机制

小关节退变以及关节炎与其他滑膜关节中所见

类似[20-23]。另外，多种假定的机制被认为负责调节与小关节相关的脊柱疼痛，包括关节囊牵拉、关节面之间滑膜绒毛的嵌顿、骨赘的神经挤压和炎症物质的释放[10, 23-26]。神经生理学研究发现受伤关节囊中存在高阈值伤害感受器、机械感受器的饱和与高应力水平的后放电提示其是小关节综合征的来源[15]。已证明脊柱小关节具有丰富的神经供应[2, 4, 15, 27]。正如研究报告所示，它们可引起普通志愿者疼痛，那些志愿者既往持续存在脊柱疼痛及下肢牵涉痛[22, 28-30]。他们被认为易患关节炎、退行性改变、炎症和损伤，所有这些都可能导致运动范围受到限制和运动时疼痛[10, 18, 20-24, 26]。

诊　断

很多研究试图通过描绘出一组离散的病史和体格检查以及疼痛牵涉模式，用来提示腰椎小关节病，但没有得到任何可重复的结果[1, 14, 31-33]。

术语"小关节综合征"由 Ghormley 于 1936 年提出[34]。1988 年 Helbig 和 Lee[31] 根据对 22 例患者进行的回顾性研究定义了"腰椎小关节综合征"。他们发现，对小关节的关节内注射有反应的患者更容易出现伴有腹股沟或大腿疼痛的背部疼痛、椎旁压痛和伸展 - 旋转动作期间的疼痛再现。放射至膝盖以下的疼痛与小关节封闭的阳性反应呈负相关。

尽管"腰椎小关节综合征"已被广泛接受，但大量样本量更大且更具有方法论设计的研究未能重现 Halbig 和 Lee 的研究[1, 35]。事实上，"小关节综合征"确实是一个矛盾的术语。综合征的特征是一系列可检测的体征和症状。在"小关节综合征"中，疼痛的来源明确，但是临床表现不太明确。

此外，还有针对小关节疼痛诊断试验的研究。Hancock 等在综述中评估了"Revel 标准"的诊断准确性[33, 36]：年龄＞65 岁，卧位姿势可缓解疼痛，咳嗽、前屈、从坐位站起、高压力或后伸旋转（以及其中任何一种单独的动作）不加剧疼痛，没有疼痛中心化、创伤以及 CT 等各种医学检查或临床预测证实的关节内退变。该文作者认为，小关节疼痛的诊断试验有效

性较为有限甚至没有。关于"Revel 标准"的研究结果相互矛盾[33]。图 29.2 显示了基于循证医学的与小关节疼痛相关的疼痛牵涉模式[28, 32, 37]。

诊断性封闭仍然是诊断小关节源性疼痛的最佳工具，尽管它的假阳性率高达 27%~41%[38]。原因是多方面的，包括诊断性小关节干预的安慰剂效应（18%~32%）、镇静、局部麻醉剂的自由使用和注射剂扩散到目标之外的疼痛产生结构。假阴性的产生可能由于神经支配的解剖变异、手术过程中意外的静脉吸收或未注射至靶点[39]。

尽管有上述证据，最佳的诊断方法是采用对照的内侧支阻滞，诊断标准是疼痛减轻 80% 和能进行封闭前因疼痛不能进行的动作。最近的一项研究表明，使用 50% 的疼痛减轻作为诊断阻滞阳性的标准与使用 80% 的疼痛减轻预测内侧支射频消融的疗效一样有效[1]。

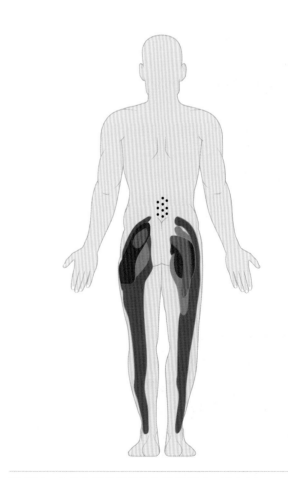

图 29.2　小关节源性疼痛的牵涉痛模式，引自 Mooney 和 Robertson[32]。

成像和分级系统

传统的 X 线摄像仍然是评估小关节变化的常用筛查方法，但在检测早期小关节骨关节炎（OA）方面具有明显的局限性。CT 扫描可以观察轴面的小关节，并准确地显示小关节的骨关节炎变化。MRI 还可以在退行性脊柱疾病中提供轴位和矢状位图像，在 Fujiwara 及其同事的研究中，它能够准确地显示小关节骨关节炎，准确率为 94%[40]。然而在大多数研究中，与 CT 扫描相比，MRI 对显示骨皮质边缘和软骨变薄的敏感性较低，表现出了低估 OA 严重程度的倾向[29,41]。

Grogan 及其同事[42]开发了一种评估小关节骨关节炎的分级系统，根据 MRI 上的关节软骨退变程度和软骨下骨硬化分为 4 个等级，其中 1 级表示正常软骨状态，4 级表示严重骨关节炎。此外，对骨赘的大小也进行了分级：1 级为没有骨赘，2 级为轻度或可能的骨赘，3 级为中度骨赘，4 级为大骨赘。当同一节段的两侧小关节分级不同时，评价为最严重的骨关节炎等级。Fujiwara 等随后报道了使用这种分级具有良好的准确性和观察者间的一致性[40]。

尽管有证据表明，小关节源性疼痛的临床表现与在影像或尸体标本研究中观察到的小关节病之间的相关性很差，并且大量研究显示临床和影像学表现与小关节病相关的疼痛没有相关性（均未被证明具有特异性、敏感性和可靠性）[1]。作者认为，在临床实践中临床病史和体格检查对于初步诊断和下一步指导至关重要。如果患者出现以下情况，则认为患者患有腰椎小关节综合征：长时间站立位增加而卧位减轻、后伸运动增加的单侧或双侧腰痛，腰部小关节压痛，疼痛牵涉到臀部、大腿后部区域或腹股沟和影像检查中的阳性表现。作者使用 Grogan 分级来评估小关节变化（软骨下硬化，软骨退变，骨赘的大小，图 29.3）。

治 疗

通过使用公认的和经过验证的诊断技术，已证明小关节是疼痛来源，随后针对小关节神经支配的治疗方式的应用显著改善了疼痛和功能障碍。因此，小关节疼痛的可靠诊断是可以基于对照的诊断性封闭，并且可以通过治疗干预进行控制。

目前有几种方法可用于治疗小关节疼痛，如保守治疗、关节内注射和小关节神经阻滞（从作者的角度来看，后者应仅用于诊断目的）和其他方法，如小关节神经毁损术[19,38,43]或后路动态稳定（或小关节支撑）手术，例如最近介绍的 PercuDyn 系统（Interventional SpineInc., Irvine, CA）[44]。

保守治疗

据作者所知，尽管已有多项临床研究评估保守治疗腰痛（LBP）的疗效，目前尚无临床研究专门评估腰椎小关节病的保守治疗。已经证实锻炼和瑜伽可以缓解慢性腰痛患者的疼痛和预防复发[1]。虽然有一项研究显示正骨推拿与对照组（假治疗）相比没有差异，但其也被证实可适度缓解腰痛。针灸对慢性腰痛

图 29.3 45 岁男性症状性腰椎小关节骨关节病患者的 MRI。a.T1 加权序列显示轻度软骨退变，关节间隙增加，L4–L5 小关节无骨赘；b.STIR 序列显示小关节中的高信号；c.T2 加权序列显示与 T1 加权序列相比软骨下骨的不规整。所有的结果都与 Grogan Ⅱ 分级一致。

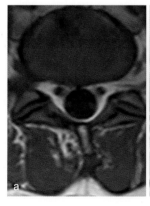
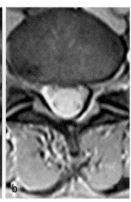
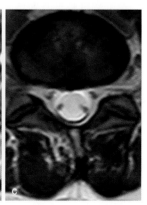

有一定益处，但在整骨疗法病例中与假针灸组相比没有发现差异 [1]。

非甾体类抗炎药（NSAIDs）和对乙酰氨基酚是被广泛认可的一线药物，几乎没有证据表明两者何为更优。有研究对辅助药物也进行了评估，并证实抗抑郁药和肌肉松弛剂具有一定疗效 [1]。

关节内注射

一些研究已经证明了小关节关节内阻滞作为诊断试验的有效性 [38, 45, 46]。对于疼痛缓解，关节内阻滞的成功率为 18%~63% [1]。如能正确执行，这种阻滞对于小关节疼痛可能更具准确性和特异性。但这种方法在技术上具有挑战性，注射的液体可以通过关节囊破裂处渗出并阻滞其他几种产生疼痛的结构（例如硬膜外间隙、椎间孔、黄韧带和椎旁肌），降低了它的特异性。因为内侧分支阻滞（MBB）在技术上更容易执行并且涉及神经损伤的麻醉，所以在小关节去神经支配术之前，将其用作预后判断工具似乎更合乎逻辑。最近，Cohen 等 [47] 进行的一项多中心病例对照研究评估了小关节射频消融去神经支配术前关节内阻滞与 MBB 的预后预测价值。与关节内阻滞相比，MBB 表现出更好的疼痛缓解（70.3% vs 60.8%）。作者更倾向于使用 MBB。

内侧支神经阻滞

自 20 世纪 70 年代 Rees 和 Shealey 首次报道以来 [67-69]，MBB 被广泛使用，并且越来越多的文献支持它们在诊断小关节源性疼痛中的作用 [1, 47, 48]。局部麻醉剂在急性和慢性疼痛的治疗中起主要作用。每种局部麻醉剂都具有独特的理化性质，但具有相同的作用方式：它们阻断轴突中的电压门控钠通道。钠通道阻滞是通过构象变化和在通道孔中正电荷的产生而导致。不同的局部麻醉剂可以从细胞质区（经典亲水途径），或直接通过其脂质膜（疏水途径），或者通过大孔通道（替代亲水途径）进入到达轴突中的结合位点，这些机制与局部麻醉药的短期效应，或者说即时作用有关 [49]。

另一方面，有学者对局部麻醉剂的长期效应也进行了研究。一些研究表明它们可逆地和剂量依赖性地抑制白细胞黏附；通过可逆性的抑制正常随机移动来影响白细胞迁移；干扰中性粒细胞的活化和启动过程（蛋白激酶 C、磷脂酶 C），从而影响白细胞功能，如吞噬作用、脱颗粒和氧化剂的生成，并且影响炎症物质（如类天冬氨酸、前列腺素、类二十烷酸、血栓素、白三烯、组胺和细胞因子）的合成和释放 [49]。局部麻醉剂的强效抗炎特性，以及它们的低副作用，促使它们成为可靠的适合脊柱阻滞的药物。

在作者的实践中，MBB 仅用作门诊环境中的诊断工具。对患者进行轻度镇静、麻醉监护和高分辨 X 线检查。疼痛减轻 80% 和能够进行封闭前因疼痛而不能进行的运动的能力被用作诊断标准。其他人则建议将 50% 的疼痛缓解作为有效标准 [47]。

技　术

在麻醉监护和高分辨 C 臂成像下，患者俯卧于可透射线的桌子上。作者总是在真正的正、侧位影像下确定目标节段。在正、侧位影像中，目标是上关节突 – 横突交界处，在斜位影像中被描述为"苏格兰狗的眼睛"，其应始终被用于确定位置（图 29.4a）。L1–L4 节段的目标点是内侧支，其在进入乳突副突切迹之前穿过目标点（图 29.4b、c）。对于 L5，目标不是内侧支，而是背侧支。在类似于 L1–L4 的腰椎内侧支的路径上，在骶骨翼上进行神经封闭（图 29.4d）。因此，L5 背侧支的目标点是骶骨翼和 L5 上关节突之间的交界处。作者更喜欢斜位技术，因为它更简单，同时使用倍他米松 / 罗哌卡因进行封闭。

小关节去神经支配手术

1971，Rees 首次描述经皮去神经支配术治疗椎间盘源性背痛，成功率为 99% [67]。由于他使用的仪器可能不够长，因而不能做到比肌筋膜切开术更多的事情，所以他是否真正实现了"小关节神经毁损"仍然存在争议。今天所使用的技术归功于 Shealey [48]，动机是他认为不能接受局部出血。数十项研究已经评估

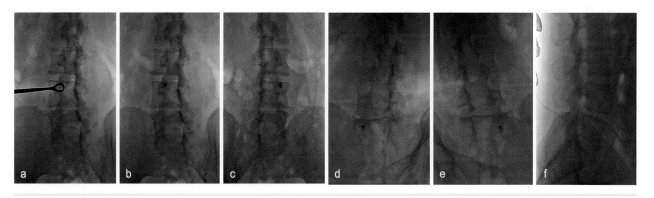

图 29.4　内侧支诊断性封闭技术。作者总是首先进行头端的内侧支封闭。a. 标记上关节突（外侧）和横突的连接处，斜位为"苏格兰狗的眼睛"；b. 插入尖端弯曲的针头，以便在透视中识别；c. 完成一侧后，在对侧使用相同的技术；d. 对于 L5，目标是上关节突和骶骨翼交界处，神经阻滞的是背支，而不是内侧支；e. 对侧 L5 封闭；f. 侧位图显示针的位置靠近乳突副突间沟。

了射频消融去神经支配术的有效率，在无背部手术史的患者中，50%~80% 获得了持续的疼痛缓解，在腰椎手术失败综合征患者中，35%~50% 获得了缓解[1, 50]。

一些安慰剂对照研究评价了腰椎小关节疼痛去神经支配术，认为方法学上的错误使射频去神经术是一种根本上错误的治疗方法。另一种解释是，需要进一步优化过程，更好地选择患者，以获得积极的结果。2007 年，Cohen 等[51] 进行了大规模多中心结局研究，在单次阳性 MBB 后识别与 192 例患者成功的射频治疗相关的因素。在使用的 15 个变量中，发现只有椎旁压痛可被用来预测成功的结果。与治疗失败相关的变量包括过度后伸和轴向旋转（即增加小关节负荷）时疼痛增加、疼痛持续时间和背部手术史。

通常，在射频去神经后 6 个月至 1 年无疼痛期后，疼痛恢复，并可以重复进行去神经术，而效果不会减弱[52]。其他去神经支配术选择包括连续或脉冲射频[53]、冷冻疗法[54] 和苯酚神经毁损术[55]。

小关节支撑装置

后路动态稳定（PDS）装置用于治疗由于脊柱病变引起的椎间盘源性或小关节痛。主要有两种类型的装置：

（1）基于椎弓根的装置（PBD），如 Dynesys（Zimmer Bionet，Warsaw，IN）或 Isobar（Alphatec Spine Inc.，Carlsbad，CA）。

（2）棘突间系统或棘突间撑开器（interspinous spacers，IS），如 DIAM（Medtronic，Memphis，TN）、X-STOP（IGEA Brain & Spine，Union，NJ）和 Wallis（Zimmer Bionet，Warsaw，IN）。

对比棘突间装置，PBD 装置有以下几个优点：

• 基于对 S1 棘突解剖上的考虑，IS 不适用于 L5-S1

• 尽管它们被描述为"微创"，目前大多数病例中 IS 需要 40 mm~50 mm 的切口[33, 56]

PBD 螺钉在上关节突基底后方插入，通过峡部并进入椎弓根。用锪削器来移除上关节突和关节间峡部的一小部分，用于安装聚合物的"缓冲器"。推进缓冲器安装于螺钉上，嵌入上位椎体下关节突和下位椎体的上关节突之间。当双侧均安装好，缓冲器起到"限位器"作用以防止小关节过伸。这些装置可以通过 2 个 15 mm 切口从双侧置入，然后使用微创入路，扩张而非切开组织。生物力学研究中显示，与其他装置相比，PBD 具有在压缩和过伸试验中保持更大椎管面积和后椎间盘高度的能力[33, 56]。

PercuDyn 系统（Interventional Spine Inc.，Irvine，CA）是一种小关节支撑装置。它适用于小关节源性疼痛或已经明确区别于椎间盘源性疼痛的症状性小关节病。

PercuDyn 手术技术

作者按照 Smith 等 2011 年所描述的技术[56]，患者在全麻下俯卧于可透射线手术台上，用胶带固定，使手术台不影响目标节段，铺巾。用 C 臂机在前后位（AP）下确定双侧旁正中切口的位置，切口位置位于影像上相应节段椎弓根顶部装置将被植入的位置。经皮肤和筋膜切开 2 个 15 mm 的切口。透视引导下将穿刺针放置在椎弓根上以确保其尖端准确定位在小关节底部（图 29.5 a、b）。透视检查针的位置。在正侧位透视确定针头位置后，针的近端向内移动 10°，向尾端移动 10°，以便通过上关节突进入椎弓根（图 29.5 c）。此时，前后位透视再次确定穿刺针的位置，然后沿椎弓根推进穿刺针，直到尖端与椎弓根边缘对齐。拔出针芯，插入克氏针到与穿刺针相同深度的骨中（图 29.5 d）。

小心取出穿刺针以免将克氏针从椎弓根中带出，因为它是以下步骤的基础。然后以逐步扩张的方式放置扩张器，将组织扩张到更大的直径，同时始终保持其与椎弓根接触（图 29.6a）。在移除扩张器的内部部件后，放入与克氏针同轴的 3 mm 钻（图 29.6 b）。取出钻，克氏针保持原位。接着使用 4.5 mm 的丝锥准备通道，再次注意不要超过预钻孔深度（图

29.6c）。然后用一个 10 mm 的锪削器来修整关节突和椎弓根的下部分。此处将作为稳定器旋转的主要焦点（图 27.6 d）。然后将 4.5 mm 的钛锚栓植入椎弓根内（图 29.7 a ~c）。锚具有解锁机制，当达到理想深度时将从推进装置中自动释放。移除导丝和扩张器。然后将聚碳酸酯聚氨酯稳定器（PCU）（图 29.8 a）插入，将其楔在小关节复合体下面并支撑上方小关节（图 29.8 b、c）。正侧位透视检查 PCU 的位置。然后用滑锤敲击稳定器入位，使 PCU 完全压紧。然后在对侧重复这一过程（图 29.8 d），闭合切口用 7.5% 布比卡因浸润。内植物的理想位置如图 29.9 所示。

临床经验

在 2009—2014 年，对 109 例经体格检查和临床病史怀疑为症状性小关节病，同时根据 Zung 量表的无抑郁症状的患者进行 MBB。症状性腰椎小关节病（小关节综合征）通过下述临床表现确定：单侧或双

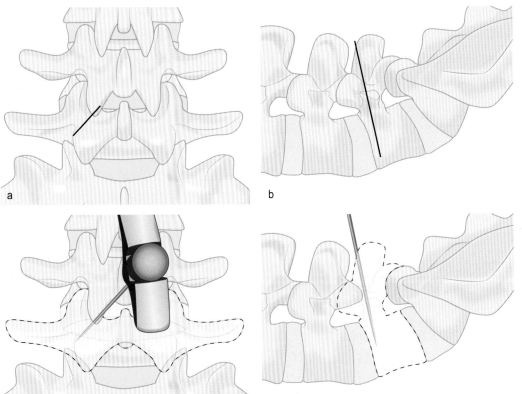

图 29.5 放置穿刺针和克氏针的操作过程。a. 穿刺针的轨迹：正位图；b. 穿刺针的轨迹：侧视图；c. 经椎弓根推进穿刺针；d. 取出穿刺针针芯，插入克氏针（经 Smith 等的许可重新绘制[56]）。

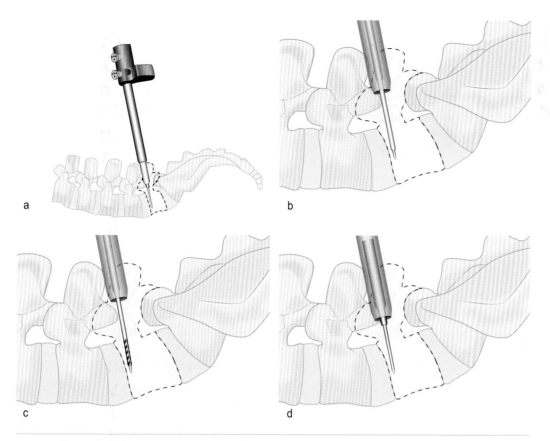

图 29.6　软组织扩张、钻孔、攻丝和骨孔准备；a. 插入扩张器来进行软组织扩张；b. 沿克氏针钻孔；c. 沿克氏针攻丝；d. 在小关节的下部分和椎弓根钻埋头孔（经 Smith 等的许可重新绘制[56]）。

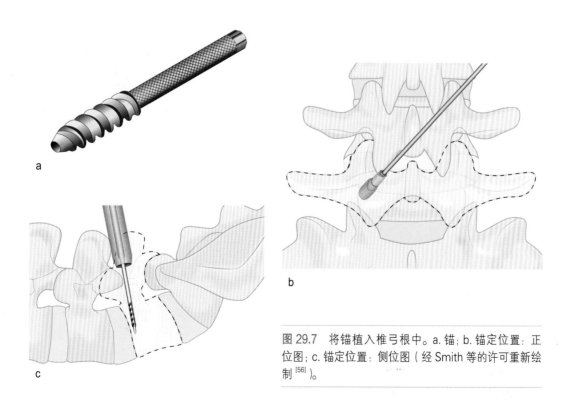

图 29.7　将锚植入椎弓根中。a. 锚；b. 锚定位置：正位图；c. 锚定位置：侧位图（经 Smith 等的许可重新绘制[56]）。

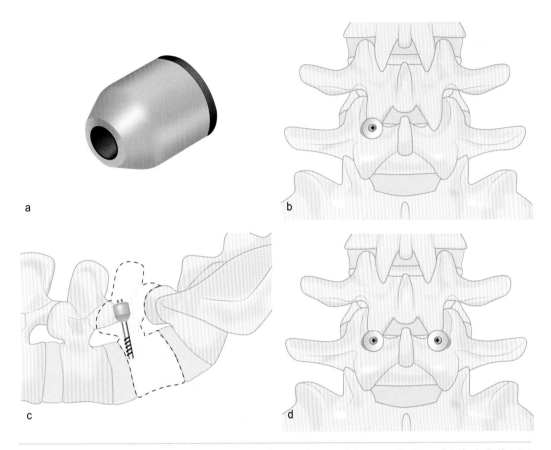

图 29.8　插入 PCU 稳定器。a.PCU 稳定器；b. 在锚钉上安装 PCU 稳定器：正位图；c. 在锚钉上安装 PCU 稳定器：侧位图；d. 双侧 PercuDyn 植入后的最终正位图（经 Smith 等的许可重新绘制 [56]）。

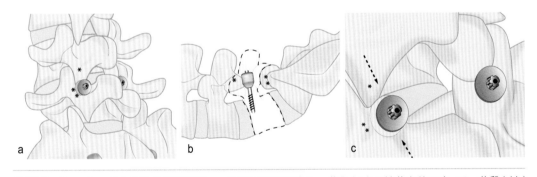

图 29.9　PercuDyn 植入后的最终解剖图。a. 稳定器被放置在上一节段（＊）下关节突的下方，下一节段（＊＊）上关节突的上方；b、c.箭头表示生物力学测试中作用于稳定器的力。稳定器用于缓解小关节应力，减少后方椎间盘压力。这增加了椎间孔面积，特别是在后伸时（经 Smith 等的许可重新绘制 [56]）。

侧腰痛，长期站立位加重，休息缓解，放射至臀部、腹股沟或大腿后部，并伴有发作、缓解模式，小关节压痛，没有神经症状和 / 或神经功能缺失。

这些患者既往接受了不同疗程（至少 6 个月）的物理治疗和一般治疗（非甾体类抗炎药、减肥、腹壁力量锻炼）。他们中的 31 例对应用罗哌卡因 / 倍他米松的诊断性 MBB 有阳性反应，对这 31 例进行确定性手术：用 PercuDyn 系统行小关节支撑手术。

患者的平均年龄为 42.5 岁（20~60 岁）。包括 19 例女性（61.29%）和 12 例男性，手术节段 49 个：L5–S1（23 个，46.9%）、L4–L5（22 个，44.8%）和 L3–L4（4 个，8.1%）。单一节段手术 14 例（L4–L5，5 例；L5–S1，9 例）；

两节段手术 16 例 (L3–L4–L5,3 例;L4–L5–S1,13 例);
三节段手术 1 例 (L3–L4–L5–S1)。

　　术前症状的平均持续时间为 8 个月(6~24 个月)。
Ⅰ级腰椎滑脱 11 例 (35.5%)，其中 L4–L5 节段 5 例
(16.1%)，L5–S1 节段 6 例 (19.4%)。患者一般资料
如表 29.1 所示。治疗流程如图 29.10 所示。平均手术
时间为 70 分钟 (60~100 分钟)，平均失血量为 50 ml
(50~60 ml)。

表 29.1　作者研究中的 31 例患者的统计资料 (n=31;
手术节段 49 个)

类别	结果
平均年龄	42.5 (20~60)
估算失血量 (ml)	55 (50~60)
手术时间 (hours)	36 (24~48)
体重指数 (BMI, kg/m²)	25.0 (20.5~32)
单节段手术	14/31 (45.16%)
L4–L5	5 例
L5–S1	9 例
双节段手术	16/31 (51.61%)
L3–L4–L5	3 例
L4–L5–S1	13 例
三节段手术	1/31 (3.22%)
L3–L4–L5–S1	1 例
总计	49 个节段
L3–L4 节段	4/49 (8.16%)
L4–L5 节段	22/49 (44.89%)
L5–S1 节段	23/49 (46.93%)

并发症

　　在 48 个月的随访期内无任何并发症发生。

结　果

　　平均住院时间为 24 小时 (24~48 小时)。基础
视觉模拟评分 (VAS) 值为 8.2 分，在最终 48 个月

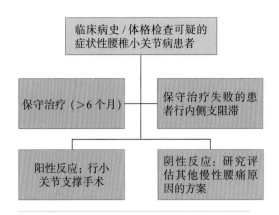

图 29.10　症状性腰椎小关节病的建议治疗流程。

随访时改善 7.7 分 (图 29.11 a)。Oswestry 功能障碍
指数 (ODI) 在最终随访时从 38% 改善至 3% (图
29.11 b)。同样的，所有患者的 SF–36 评分在所有维
度中均有改善 (图 29.11 c)。

临床证据

腰椎小关节注射、内侧支阻滞和射频神经松解术

　　最近，为了澄清关于慢性脊椎疼痛治疗方案的
可用证据，Manchikanti 和同事们对相关文献进行了
详尽的系统回顾。根据他们的研究，在对照性诊断封
闭之后再接受常规的射频神经切断术的患者的结果
似乎较为优越[57]。它们包括 3 项评估治疗性腰椎小
关节神经阻滞的试验，9 项评估腰椎小关节射频消
融神经松解术的试验和 5 项评估腰椎关节内注射的
试验。下面的证据总结是基于 Manchikanti 和同事
的工作。
- Ⅰ级证据

　　Ⅰ级证据提供了射频神经切断术有 6 个月内的
短期疗效的证据。
- Ⅱ级证据

　　基于 8 个中至高质量的随机对照试验 (RCT)
的Ⅱ级证据提供了射频消融神经切断术长于 6 个月的
长期缓解的证据。

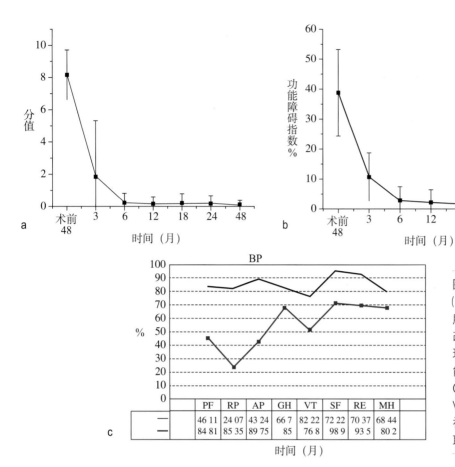

图 29.11 基础值和最终随访时 VAS（a）、ODI（b）和 SF-36（c）的比较。所有患者（n=31）均在最终随访时有改善。PF: Physical Functioning，生理机能；RP: Role-Physical，生理职能；BP: Bodily Pain，躯体疼痛；GH: General Health，一般健康状况；VT: Vitality，精力；SF: Social Functioning，社会功能；RE: Role-Emotional，情感职能；MH: Mental Health，精神健康。

基于两个高质量的 RCT 和一个中至高质量的 RCT 的长期随访，对于治疗性小关节神经阻滞也有短期和长期改善的Ⅱ级证据。

• Ⅲ 级证据

关于腰椎小关节内类固醇注射的证据为Ⅲ级证据，3 个高质量的 RCT 证实了它 6 个月内的短期疗效，而两个中至高质量的 RCT 显示其在少于 6 个月的随访时间内对缓解疼痛疗效欠佳。

腰椎小关节支撑术

关于腰椎小关节支撑术（FAP）的证据等级缺乏足够的文献。然而，一些论文试图这样做。为了便于讨论，下述临床证据的级别仍按证据等级呈现。

• Ⅰ 级和Ⅱ级证据

据作者所知，关于 FAP 没有Ⅰ级和Ⅱ级的证据。

• Ⅲ 和Ⅳ级证据

关于使用 PercuDyn 系统的文献较少。在 Smith、Kooh 等[56] 的前瞻性研究中纳入了 9 例下段腰椎

（L3-S1）有症状性疾病的患者（8 男，1 女）。在 1 年随访中发现这些患者的 ODI 和 VAS 评分改善，并且没有观察到并发症。在 Masala 和他的同事的另一项临床研究中纳入了 24 例适合进行后路椎板切除术 – 椎间孔切开术的椎管狭窄患者[58]。在 1 年的随访中，83%（20 例）的患者获得改善，17%（4 例）的患者治疗失败进行了手术减压。未观察到与器械相关的并发症。

2014 年，Marcia 和其同事[59] 进行了 38 例患者的队列研究，发现 FAPs 后 VAS 评分下降以及 ODI 评分改善。他们的手术指征是腰椎间盘源性疼痛（Pffirman 分级 3~5 级）伴有小关节疼痛和椎管狭窄。Maida 等[60] 也在 2014 年使用该装置联合显微椎间盘切除术治疗一组有严重椎间盘退变、腰椎运动范围良好、后方结构完整的患者。即使研究有一定的局限性，也确切获得了良好的背痛缓解，并保持了运动范围。

最近，Canero 和其同事[61] 也发表了论文，作为文献中最大的病例系列纳入了 96 例患有慢性椎间盘

源性腰痛的患者（L5—S1 85 例、L4—L5 11 例），最少随访 24 个月，年龄范围为 30~90 岁。术后 2 年 ODI 和 VAS 评分均有改善，满意率为 72.5%（70 例），10% 失败并进行了翻修手术，包括 3 个主要并发症：一例是由于装置的两个螺钉中的一个过度靠内，导致神经根刺激（重置螺钉后解决）；一例为休闲举重运动员的单个螺钉松动；一例浅表感染通过口服抗生素成功治愈。此外，21 例患者随访超过 5 年，3 例患者因装置松动而症状加重接受了经椎弓根器械的翻修手术。作者建议严密观察在最初 6 个月随访期内症状改善不明显或无改善的患者，特别是高需求的患者（例如那些参加举重或接触运动的人）和那些高体量指数（BMI）的人，这些因素与他们在研究中发现的 10% 的失败率相关。作者自己的病例获得了良好的临床结果，如 ODI（较基础值改善 35%）、VAS（较术前平均改善 7.7）评分的改善和 SF—36 评分所有维度的改善。

同作者的研究一样，所有被引用的研究均报告了非常低的发病率，快速恢复和返回到日常活动，以及低的 PercuDyn 系统装置植入相关并发症（0~10%），和非常好的疼痛缓解。

讨　论

虽然由于临床表现的异质性，不可复制的牵涉痛模式[30, 37, 56, 62] 和缺乏可靠的体征[1]，临床病史和体格检查对腰椎小关节病的诊断价值存在争议，但作者认为，应该采用一个明确的临床流程，如本章所描述的方案，以避免患者选择偏倚。在作者的实践中，首选内侧支阻滞（MBB），因为它们比关节内封闭的技术要求低，并且对于随后的确定性治疗具有更高的预判价值[1, 50, 51]。

另一个在作者自己研究中的发现 109 个患者中只有 31 人（26%）的 MBB 阳性。强调了准确选择患者是至关重要的[38, 39]。但是常规使用两次诊断性封闭尚未被证明具有成本效益，而且在临床中很少应用[1, 63]。

FAP 在概念上不同于基于椎弓根的 PDS 装置，它应临床需求而生，可以减轻疼痛，维持脊柱的自然生物力学而不需融合。FAP 主要作为治疗慢性 LBP 和 DDD 的棘突间装置的可替代选择，其优点包括：

* FAP 可以用微创外科技术植入，并且也可应用于 L5—S1 节段[44, 56, 64]。

* 至少在理论上，FAP 内植物相比于 IS 产生更少的骨溶解，并且显示出更少的内植物松动相关问题[44, 65]。因为 PercuDyn 系统是一个单一的基于椎弓根螺钉的装置，它允许负载转移到装置的缓冲器上，从而防止过度后伸和减轻腰椎小关节的载荷[4, 65]。

* PercuDyn 系统可在一个轻度屈曲的位置上阻止小关节的重叠，而避免了融合手术带来的活动度降低[44, 56]。

看起来手术技术似乎具有挑战性，但基于作者的经验，谨记放射解剖学，并获得质量良好的、真正的前后位和侧位 X 线片，使手术更容易和更具可复制性。

Smith 和 Kooh 等[56] 提出，理想的候选患者是一个对保守治疗效果不佳，表现出腰椎 DDD 的早期征象，椎管直径临界状态减小，在运动的终端（尤其是伸展）时出现症状的患者。在作者的研究中，该技术应用于临床怀疑为腰椎小关节病经 MBB 确诊的，伴或不伴 DDD 或滑脱的患者。

在作者看来，FAP 不仅可以如文献所示用于治疗症状性腰椎退行性椎间盘疾病（LDDD），也可以用于治疗腰椎小关节综合征。尽管腰椎小关节疼痛可能是由于小关节过载而致 LDDD 发展的结果，但似乎可以得出结论，主要的疼痛源实际上可能是小关节的组成部分，特别是年轻活跃的患者可以从这种侵入较少的微创 FAP 手术中获益。

结　论

小关节支撑手术，如使用 PercuDyn 系统，可能是治疗孤立性症状性腰椎小关节病的去神经术和治疗性封闭术的替代治疗方法。但是，需要前瞻性、随机对照的多中心临床试验来比较小关节支撑术与去神经支配术在治疗症状性腰椎小关节病中的效率、安全性和成本效益。

内侧分支阻滞在小关节综合征的诊断中具有重要作用。目前，有许多治疗小关节源性疼痛的治疗方案，包括关节内注射、内侧分支阻滞、神经离断术等。通过小关节支撑装置的腰椎小关节病的生物力学治疗可作为药物和 / 或介入治疗失败的，或频繁复发的患者的一种微创手术替代方案。目前的证据 [43, 44, 56, 58−61, 66] 已证实 FAP 能提供更持久的疼痛缓解（＞ 6 个月），是症状性腰椎小关节病患者的一个合理的选择。

参 · 考 · 文 · 献

1. Cohen SP, Raja SN. Pathogenesis, diagnosis, and treatment of lumbar zygapophysial (facet) pain. Ansthesiology 2007; 106:591–614.

2. Bogduk N, Wilson AS, Tynan W. The human lumbar dorsal rami. J Anat 1982; 134:383–397.

3. Hirsch C, Ingelmark BE, Miller M. The anatomic basis for low back pain. Studies on the presence of sensory nerve endings in ligamentous, capsular and intervertebral disc structures in the human lumbar spine. Acta Orthop Scand 1963; 33:1–17.

4. Masini M, Paiva WS, Araujo AS, et al. Anatomic description of the facet joint innervation and its implication in the treatment of recurrent lumbar pain. J Neurosurg Sci 2005; 49:143–146.

5. Bogduk N. Clinical anatomy of the lumbar spine and sacrum, (3rd edn). Edinburgh, Churchill Livingstone 1997:127–144.

6. Masaharawi Y, Rotschild B, Dar G, et al. Facet orientation in the thoracolumbar spine. Three dimensional anatomic and biomechanic analysis. Spine 2004; 29:1755–1763.

7. Panjabi MM, Oxland T, Takata K, et al. Articular facets of the human spine: Quantitative three-dimensional anatomy. Spine 1993; 18:1298–1310.

8. Horwitz T, Smith RM. An anatomical, pathological and roentgenological study of the intervertebral joints of the lumbar spine and the sacroiliac joints. Am J Roentgenol 1940; 43:173–186.

9. Cyron BM, Hutton WC. The tensile strenght of the capsular ligaments of the apophyseal joints. J Anat 1981; 132:145–150.

10. Tessitore E, Milliqaj G, Schatlo B, Schaller K. Clinical evaluation and surgical decision making for patients with lumbar discogenic pain and facet syndrome. Eur J Radiol 2015; 84:765–770.

11. Yang KH, King AI. Mechanism of facet load transmision as hypothesis for low back pain. Spine 1984; 9:557–565.

12. Adams MA, Hutton WC. The effect of posture on the roleof the apophysial joints in resisting compresive vertebral forces. J Bone Joint Surg (Br) 1980; 62:358–362.

13. Nachemson AL. The load on lumbar discs in different positions of the body. Clin Orthop 1966; 45:107–122.

14. Goldthwait JE. The lumbosacral articulation: an explanation of many cases of lumbago, sciatic and paraplegia. Boston Med Surg J 1911; 164:365–372.

15. Cavanaugh JM, Lu Y, Chen C, et al. Pain generation in lumbar and cervical facet joints. J Bone Joint Surg Am 2006; 88:63–67.

16. Linton SJ, Hellsing AL, Hallden K. A population based study of spinal pain among 35-45 year-old individuals. Spine 1998; 23:1457–1463.

17. Alturi S, Datta S, Falco FJE, Lee M. Systematic review of diagnostic utility and therapeutic effectiveness of thoracic facet joint interventions. Pain Physician 2008; 11:611–629.

18. Kalichman L, Li L, Kim DH, et al. Facet joint osteoarthritis and low back pain in the community-based population. Spine 2008; 33:2560–2565.

19. Datta S, Lee M, Falco FJ, et al. Systematic assesement of diagnostic accuracy and therapeutic utility of lumbar facet joint interventions. Pain Physician 2009; 12:437–460.

20. Bikowski JL, Wong WH. Role of facet joints in spine pain and image-guided treatment: A review. Am J Neuroradiol 2012; 33:1419–1426.

21. Eubanks JD, Lee MJ, Cassinelli E, Ahn NU. Prevalence of lumbar facet arthrosis and its relationship to age, sex and race: An anatomic study of cadaveric specimens. Spine (Phila Pa 1976) 2007; 32:2058–2062.

22. Harris RI, Macnab I. Structural changes in the lumbar intervertebral discs; their relationship to low back pain and sciatica. J Bone Joint Surg Br 1954; 36-B:304–322.

23. Igarashi A, Kikuchi S, Konno S, Olmarker K. Inflammatory cytokines released from the facet joint tissue in degeneragive lumbar spinal disorders. Spine (Phila Pa 1976) 2004; 29:2091–2095.

24. Gellhorn AC, Katz JN, Suri P. Osteoarthritis of the spine: The facet joints. Nat Rev Rheumatol 2013; 9:216–224.

25. Kim JS, Kroin JS, Buvanendran A, et al. Characterization of a new animal model for evaluation and treatment of back pain due to lumbar facet joint ostearthritis. Arthritis Rheum 2011; 63:2966–2973.

26. Schulte TL, Filler TJ, Struwe P, et al. Intra-articular meniscoid folds in thoracic zygapophysial joints. Spine (Phila Pa 1976) 2010; 35:E91–E97.

27. Steinke H, Saito T, Miyaki T, et al. Anatomy of the human thoracolumbar Rami dorsales nervi spinalis. Ann Anat 2009; 191:408–416.

28. Fukui S, Ohseto K, Shiotani M, et al. Distribution of referred pain from the lumbar zygapophyseal joints and dorsal rami. Clin J Pain 1997; 13:303–307.

29. Leone A, Aulisa L, Tamburrelli F, et al. The role of computed tomography and and magnetic resonance in assesing degeneragive arthropathy of the lumbar articular facets. Radiol Med 1994; 88:547–552.

30. Schwarzer AC, Wang S, Bogduk N, et al. Prevalence and clinical features of lumbar zygapophysial joint pain: a study in an Australian population with chronic low back pain. Ann Rheum Dis 1995; 54:100–106.

31. Helbig T, Lee CK. The lumbar facet syndrome. Spine 1988; 13:61–64.

32. Mooney V, Robertson J. The facet syndrome. Clin Orthop Relat Res 1976; 115:149–156.

33. Revel M, Poiraudeau S, Auleley GR, et al. Capacity of the

clinical picture to characterize low back pain relieved by facet joint anesthesia. Proposed criteria to identify patients with painful facet joints. Spine (Phila Pa 1976) 1998; 23:1972–1976.

34. Pathria M, Sartoris DJ, Resnick D. Osteoarthritis of the lumbar facet joints: accuracy of oblique radiographic assesement. Radiology 1987; 164:227–230.

35. Rubinstein SM, van Tulder M. A best evidence review of dignostic procedures for neck and low-back pain. Best Pract Res Clin Rheumatol 2008; 22:471–482.

36. Hancock MJ, Maher CG, Latimer J, et al. Systematic review of tests to identify the disc, SIJ or facet joint as the source of low back pain. Eur Spine J 2007; 16:1539–1550.

37. Windsor RE, King FJ, Roman SJ, et al. Electrical stimulation induced lumbar medial branch referral patterns. Pain Physician 2002; 5:347–353.

38. Boswell MV, Machikanti L, Hirsch JA. A best-evidence systematic appraisal of the diagnostic accuracy and utility of facet (zygapophysial) joint injection in chronic spinal pain. Pain Physician 2015; 18:E497–533.

39. Kaplan M, Dreyfuss P, Bogduk N, et al. The ability of medial branch blocks to anesthetize the zygapophysial joint: A physiologic challenge. Spine 1998; 23:1847–1852.

40. Fujiwara A, Tamai K, Yamato M, et al. The relationship between facet joint osteoarthritis and disc degeneration of the lumbar spine: an MRI study. Eur Spine J 1999; 8:396–401.

41. Weishaupt D, Zanetti M, Hodler J. MR imaging of the lumbar spine: Prevalence of intervertebral dic extrussion and sequestration, nerve root compression, end plate abnormalities, and osteoarthritis of the facet joints in asymptomatic volunteers. Rdiology 1998; 209:661–666.

42. Grogan J, Nowicki BH, Schmidt TA, Haughton VM. Lumbar facet joint tropism does not accelerate degeneration of the facet joints. Am J Neuroradiol 1997; 18:1325–1329.

43. Manchikanti L, Kaye AD, Hirsch JA. A systematic review and Best Evidence Synthesis of effectiveness of therapeutic facet joint interventions in mnaging spinal chronic pain. Pain Physician 2015; 18:E353–E582.

44. Palmer S, Mahar A, Oka R. Biomechanical and radiographic analysis of a novel, minimally invasive, extension-limiting device for the lumbar spine. Neurosurg Focus 2007; 22:E4.

45. Bogduk N. International Spinal Injection Society guidelines for the performance of spinal injection procedures. Part 1: Zygapophysial joint blocks. Clin J Pain 1997; 13:285–302.

46. Bogduk N. On diagnostic blocks for lumbr zygapophysial joint pain. F1000 Med Rep 2010; 2:57.

47. Cohen SP, Moon JY, Brumett CM et al. Medial branch blocks or intra-articular injections as a prognostic tool before lumbar facet radiofrequency denervation: A multicenter, case-control study. Reg Anesth Pain Med 2015; 40:376–383.

48. Shealy CN. Technique for percutaneous spinal facet rhizotomy. Burlington, Mass: Radionics, Inc, 1974.

49. Cassuto J, Sinclair R, Bonderovic M. Anti-inflammatory properties of local anaesthetics and their present and potential clinical implications. Acta Anaesthesiol Scand 2006; 50:265–282.

50. Cohen SP, Hurley Rw, Christo PJ, et al. Clinical predictors of success and failure for lumbar facet radiofrequency denervation. Clin J Pain 2007; 32:45–52.

51. Cohen SP, Stojanovic MP, Crooks M et al. Lumbar zygapophysial (facet) joint radiofrequency denervation

success as a function of pain relief during diagnostic medial branch blocks: a multicenter analysis. Spine J 2008; 12:323–344.

52. Schofferman J, Kine G. Effectiveness of repeated radiofrequency neurotomy for lumbar facet pain. Spine 2004; 29:2471–2473.

53. Kroll HR, Kim D, Danic MJ, et al. A randomized, double-blind, prospective study comparing the efficacy of continuous versus pulsed radiofrequency in the treatment of lumbar facet syndrome. J Clin Anesth 2008; 20:534–537.

54. Bärlocher CB, Krauss JK, Seiler RW. Kryorhizotomy: an alternative technique for lumbar medial branch rhizotomy in lumbar facet syndrome. J Neurosurg 2003; 98:14–20.

55. Trescot AM. Cryoanalgesia in interventional pain management. A focused review. Pain Physician 2003; 6:345–360.

56. Smith ZA, Armin S, Khoo LT, et al. A minimally invasive technique for percutaneous lumbr facet augmentation: technical description of a novel device. Surg Neurol Int 2011; 2:165.

57. Maida G, Altruda C, Gatti M, et al. Two-year-follow-up after microsurgical discectomy and dynamic percutaneous stabilization in degenerate and herniated lumbar disc: clinical and neuroradiological outcome. J Neurosurg Sci 2014; 58:95–102.

58. Masala S, Tarantino U, Nano G, et al: Lumbar spinal stenosis minimally invasive treatment with bilateral transpedicular augmentation system. Cardiovasc Intervent Radiol 2013; 36:738–747.

59. Marcia S, Saba L, Anselmetti GC, et al. Effectiveness of percutanoeus screws for treatment of degenerative lumbar low back pain. Cardiovasc Intervent Radiol 2014; 37:1329–1355.

60. Maida G, Altruda C, Gatti M, et al. Two-year-follow-up after microsurgical discectomy and dynamic percutaneous stabilization in degenerate and herniated lumbar disc: clinical and neuroradiological outcome. J Neurosurg Sci 2014; 58:95–102.

61. Canero G, Carbone S. The results of a consecutive series of dynamic posterior stabilizations using the PercuDyn device. Eur Spine J 2015; 24:865–871.

62. Marks R. Distribution of pain provoked from lumbar facet joints and related structures during diagnostic spinal infiltration. Pain 1989; 39:37–40.

63. Bogduk N, Holmes S. Controlled zygapophysial joint blocks: The trevesty of cost-effectiveness. Pain Med 2000; 1:24–34.

64. Sangiorgio SN, Sheikh H, Borkowski SL, et al: Comparison of three posterior stabilization devices. Neurosurg Focus 2007; 22:E3.

65. Bhattacharya S, Nayak A, Goel VK, et al. Gravimetric wear analysis and particulate characterization of bilateral facet-augmentation system – PercuDyn™. Biomed Mater Eng 2010; 20:329–338.

66. Manchikanti L, Abdi S, Hirsch JA, et al. An update of comprehensive evidence-based guidelines for interventional techniques of chronic spinal pain: Part II: Guidance and recommendations. Pain Physician 2013; 16:S49–S283.

67. Rees WES. Multiple bilateral subcutaneous rhizolysis of segmental nerves in the treatment of the invertebrate disc syndrome. Ann Gen Prac 1971; 26:126–127.

68. Shealy CN. Percutaneous radiofrequency denervation of spinal facets. J Neurosurgery. 1975; 43:448–451.

69. Shealy CN. Facet denervation in the management of back and sciatic pain. Clin Orthop 1976; 115:157–164.

（曹峥 译，李振宙 校）

第30章

经骶骨裂孔硬膜外内镜下激光减压术
Trans-sacral epiduroscopic laser decompression

Ki Hyoung Moon, Sung-Ho Lee, Sang-Ho Lee

引 言

腰椎间盘突出症是一种可引发腰背痛或坐骨神经痛的常见疾病。随着内镜和激光系统的发展，通过椎间孔或椎板间隙的经皮内镜下腰椎间盘切除术（PELD）已经成为微创治疗腰椎间盘突出症可供选择的重要手段。但是，因为 PELD 使用大直径（6.5~8.0 mm）的硬质内镜，这可能会限制其在硬膜外空间工作的能力。

近期研究发现，与 PELD 相比，已经在临床上应用的硬膜外内镜不仅有创口小的优点，同时激光光纤的应用使其更具灵活性。这种新技术将纤维光学内镜通过骶骨裂孔进入硬膜外间隙，也被称为硬膜外脊柱内镜。适用于经保守治疗无效的有症状的椎间盘突出症 [1]。

在 1931 年，Burmann[2] 引入了硬膜外内镜的概念，Leu 于 1993 年介绍了经骶骨裂孔的硬膜外椎管内镜技术 [3]。美国食品药品监督管理局（FDA）于 1996 年允许使用 Mylotec 公司的硬膜外纤维光学内镜（Myelotec,

Inc.，Roswell，GA）去观察硬膜外间隙 [1]。2002 年，Rutten 报道了临床应用硬膜外内镜辅助激光治疗髓核摘除术后综合征 [4]。1 年后，Rutten 再次应用硬膜外内镜治疗了 93 例慢性腰腿痛的患者 [5]。2007 年，Graziotti 报道了 300 例硬膜外内镜的应用 [6]。Lee 等介绍了经骶骨裂孔硬膜外内镜下激光减压术（SELD）治疗 250 例因椎间盘突出导致腰痛患者的临床疗效 [1]。综上所述，SELD 已经被认为是一个可供选择的治疗腰椎间盘突出症的微创手术。特别是硬膜外内镜采用的硬膜腹侧入路，可以轻松进入并辅助诊断和治疗硬膜前方的病变。本章着重于介绍应用通过骶骨裂孔的激光硬膜外内镜治疗腰椎间盘突出症的神经减压技术。

SELD 的优势在于：
- 相对于化学性的神经粘连松解，SELD 是借助激光的直接减压
- 通过套管和激光的操作对靶向区域的机械性松解
- 通过硬膜外内镜可以直接观察到腰椎硬膜外区域的病变

适应证

在作者看来，最合适的适应证为：

- 较小的椎间盘突出，尤其是那些被称为"冰山性病变"的突出越小则效果越好
- 移位的椎间盘，不论是向上移位或向下移位都可以切除，切除向下移位的椎间盘突出相对容易，因为 SELD 的操作路径就是从椎管远端朝向向下移位的椎间盘隆起处
  - 纤维环撕裂
  - 椎间盘复发
  - PELD 或开放手术后椎间盘残留
  - 椎间盘囊肿

手术技巧

作为作者推荐的技术，该操作应用的是末端输出的钬：钇 – 铝 – 石榴石激光（Ho：YAG）（Versa-Pulse P20；Lumenis，Yokneam，Israel，图 30.1）系统，光学纤维的外径为 2.3F（图 30.2）。激光拥有 2 100 nm 波长，工作深度为 0.4 mm（图 30.3）。应用外径 3.0 mm 的有影像引导功能的工作导管（VCG）（Myelotec，Inc.，Roswell，GA）来

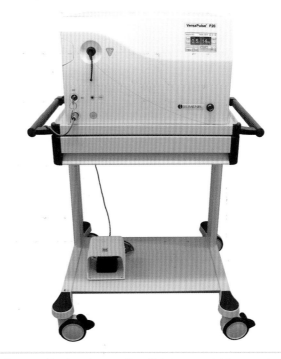

图 30.1　钬：钇 – 铝 – 石榴石激光（Ho：YAG）（Versa-Pulse P20；Lumenis，Yokneam，Israel）。

协助激光光纤和一个外径为 1.2 mm 的 15 K 像素软性纤维光学内镜进入硬膜外间隙。该导管前端为外径 1.3 mm 的双通道不透射线的工作腔，还有两个可供生理盐水冲洗的端口（图 30.5）。一个硬膜外内镜、一个摄像系统和一个监视器共同组成了硬膜外内镜系统。

该操作在局麻下完成，在麻醉师的监护下，使

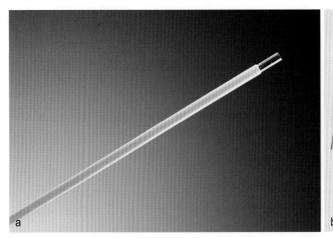

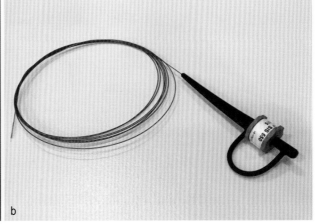

图 30.2　a.钬激光使用末端发射的光学纤维外径为 2.3F；b.钬激光光纤和接口。

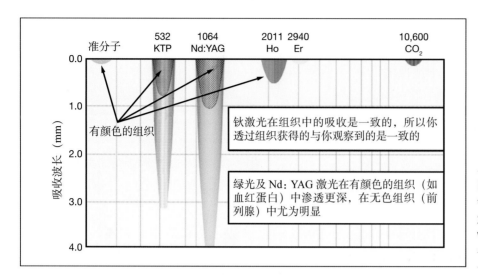

图 30.3 激光的组织穿透深度。钛激光（黑色椭圆形）波长为 2 100 nm,穿透深度为 0.4 mm(获 VersaPulse P20, Lumenis Korea 许可)。

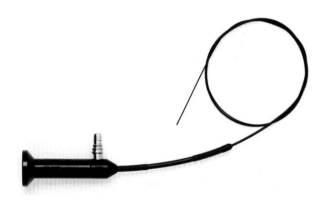

图 30.4 硬膜外内镜外径为 1.2 mm, 15 K 像素的软性纤维光学镜。

用利多卡因和肾上腺素混液在骶骨裂孔处麻醉。所有患者保持清醒状态, 以确保可以在操作过程中顺畅的交流。

所有患者俯卧于可透视的手术床, 利用 Wlison

架来减少腰骶部前凸。11 号刀片在骶骨裂孔处切 5 mm 的皮肤切口, 在透视监视下将 Tuohy 穿刺针刺穿骶尾部韧带, 置入导丝和扩张器, 然后将 Myelotec 引导系统置入骶尾部硬膜外腹侧间隙。随后, 导入 3 mm 的可控 VGC 系统。用 C 形臂影像增强器通过正侧位来证实导管的位置位于硬膜外间隙的腹侧。硬膜外内镜和钛激光光纤通过 VGC 导管末端来观察硬膜外间隙并进行突出椎间盘的消融。本研究采用钛激光主要是因为其对椎间盘的优质消融性: 对椎间盘的消融限于后纵韧带和后方纤维环之间, 不会带来神经组织的热损伤。置入 VGC 后, 应用透视和硬膜外内镜确定导管的前端位于目标椎间盘的尾端及后纵韧带之上。注射造影剂做椎管造影, 显示突出椎间盘的形态, 以及因为在病变节段因突出椎间盘和粘连导致的造影剂流动受阻。

在 C 形臂 X 线机的引导下, 将 VGC 插入硬膜

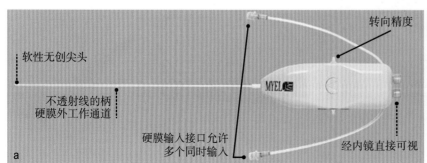

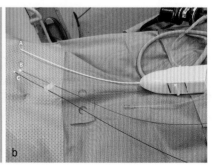

图 30.5 a. 经骶骨裂孔硬膜外激光减压术应用的 3 mm 外径的摄像引导导管（获 Myelotec, Inc., Roswell, GA 许可)。VGC 配有外径 1.3 mm 的双通道不透射线的工作腔, 还有 2 个可供生理盐水冲洗的端口；b.A, VGC；B, 钛激光末端；C, 硬膜外内镜。

的腹侧（图 30.6）并操控其到达病变区域。置入硬膜外内镜和钬激光光纤到 VGC 的前端来观察硬膜外间隙和硬膜囊及覆盖在突出椎间盘表面隆起的后纵韧带（图 30.7a、b）。持续的生理盐水冲洗不仅可以提供清楚的硬膜外内镜视野，还可以减少激光发射带来的热量。在操作过程中，通常输注的生理盐水总量不超过 200 ml，以防引发颅内压的增高。在内镜视野下，上半部分视野须保持为腹侧硬膜，下

半部分必须是纤维环，如图 30.7a 所示。如果在纤维环和腹侧硬膜之间存在严重的粘连（图 30.8），可以操控可活动的导管或应用激光进行机械性松解。确认突出的椎间盘后，应用钬激光对其进行消融和减压（图 30.9）。

首先处理椎间盘的周边部分，对该部分进行皱缩后，比较容易来松解椎间盘和硬膜之间的粘连。然后用激光对中央突出进行减压，能量选择从 2.5 W

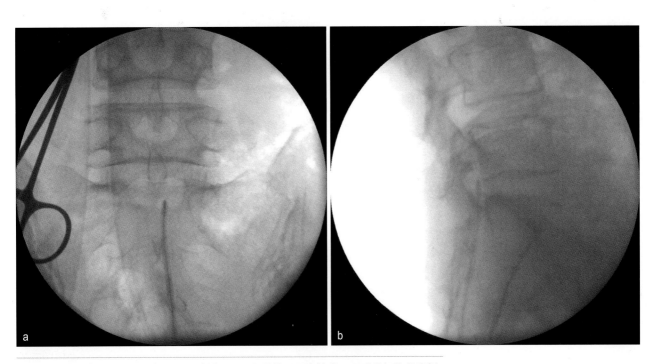

图 30.6　C 形臂透视显示正位（a）和侧位（b）上影像引导套管进入硬膜外间隙的腹侧。

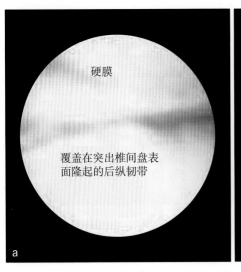

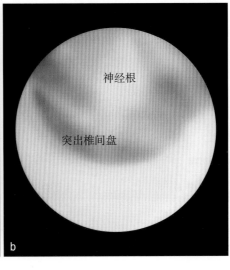

图 30.7　a. 上半部分为硬膜囊的腹侧，下半部分为覆盖在突出椎间盘表面的隆起的后纵韧带，突出椎间盘压迫硬膜囊；b. 神经根（2 点钟方向）被突出椎间盘（6 点钟方向）挤压。

（0.5 J，5 Hz）到 8 W（0.8 J，10 Hz）。一旦被挤压的神经根得到减压，导管就可以轻松地在神经根和纤维环之间前行。在 SELD 术前，硬膜囊和覆盖在椎间盘表面隆起的后纵韧带之间的硬膜外间隙存在狭窄（图 30.10a）。SELD 术后椎管造影显示突出的椎间盘的形态变平坦以及之前病变节段的硬膜外空间变宽大。最后，可以应用防粘连材料预防术后粘连和炎症反应，也可以注射激素。手术过程中应用麻醉监护（图

30.11 和图 30.12）。

禁忌证

少数的禁忌证包括：

* SELD 无法处理的中央管或侧隐窝狭窄
* 椎间孔区域椎间盘突出——VGC 的外径为

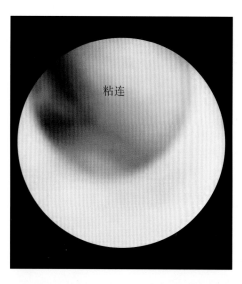

图 30.8　内镜下显示出的粘连。

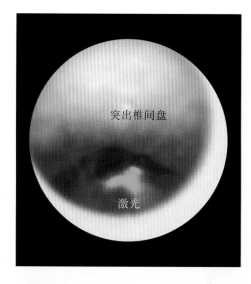

图 30.9　突出的髓核组织通过钬激光得到了减压。

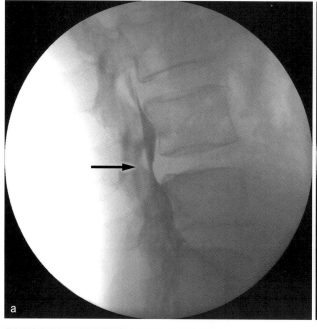

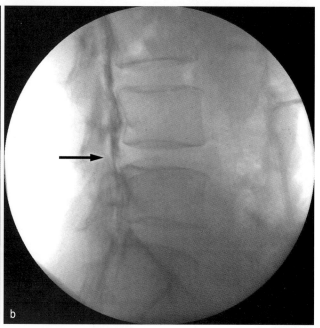

图 30.10　a. 经骶骨裂孔硬膜外内镜下激光减压术前，硬膜囊和后纵韧带之间有一个狭窄的硬膜外间隙，下方有髓核突出；b. SELD 术后的硬膜外造影显示之前疝出的化扁平轮廓和病变节段硬膜外宽大的空间。

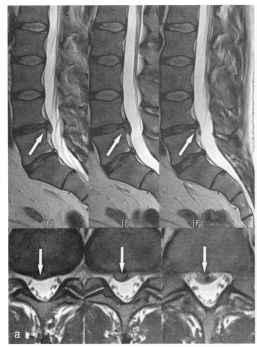
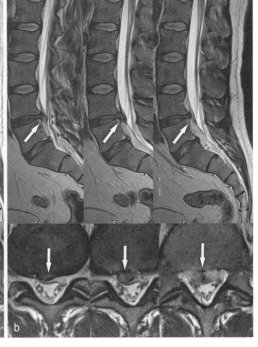

图 30.11　39 岁男性，腰背痛和臀部疼痛。a. 在术前矢状位和轴位 MRI 中显示 L4-L5 椎间盘（闭合白色箭头）破裂。b. 手术后患者的症状得到改善。术后即刻 MRI 显示经骶骨裂孔激光减压术后 L4-L5 处的破裂椎间盘得到减压（闭合白色箭头）。

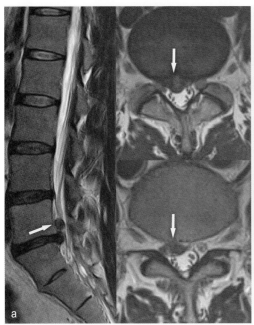
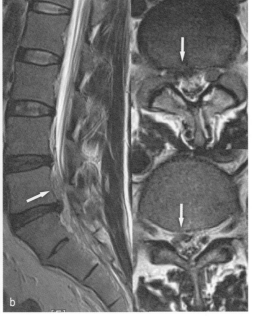

图 30.12　39 岁男性，腰背痛及右下肢疼痛。a. 术前矢状位和轴位 MRI 显示 L5-S1 椎间盘破裂并向上移位（白色箭头）；b. 患者手术后症状改善。术后即刻 MRI 显示在骶骨裂孔激光减压术后 L4-L5 处的破裂椎间盘得到减压（闭合白色箭头）。

3.0 mm，理论上在该节段可能损伤走行根（例如处理被椎间孔区突出椎间盘挤压的 L4 神经根，导管进入可能会损伤 L5 神经根）

　　• 巨大间盘——SELD 术中的钬激光组织穿透度大约为 0.4 mm，不适合去除巨大的椎间盘突出

临床研究

　　作者团队介绍了一个有前景的临床系列研究，对于行磁共振检查明确有神经压迫导致的腰痛和放

射痛的患者，应用 SELD 治疗后明确减轻疼痛和提高功能状态。手术时间 20~40 分钟，术区出血极少，并且术中未发现异常的神经反应。鼓励所有患者术后当天活动，并每天至少连续行走 20 分钟。

SELD 对神经减压的临床疗效，应用 VAS 评分评价腰痛和放射痛，应用 ODI 评分评价功能。通过门诊或电话询问随访所有的患者，评价术前、术后 2 周及术后 3 个月的 VAS 和 ODI 评分。248 例患者在术后 2 周，197 例患者在术后 3 个月得到了门诊随访（表 30.1）。2 例患者在术后 2 周，53 例患者在术后 3 个月得到了电话随访。门诊随访和电话随访之间未发现差异。所有的数据包括临床记录、前瞻性数据和调查问卷由非脊柱外科医生进行分析，统计学分析应用 SPSS17.0（SPSS, Inc, Chicago, IL）进行配对 t 检验，$P < 0.05$ 认为有统计学意义。

表 30.1 施行 SELD 术进行神经减压病例的分布

种类	结果
男性（例）	150
女性（例）	100
平均年龄（岁）	46.5
病变（例）	
L3–L4（椎间盘突出 19 例，椎间盘囊肿 1 例）	20
L4–L5（椎间盘突出 129 例，椎间盘囊肿 1 例）	130
L5–S1（椎间盘突出 99 例，椎间盘囊肿 1 例）	100
术前症状持续时间（月）	5.33
术后随访 3 个月内接受开放手术者（例）	5
并发症（例）	
头痛	3
硬膜外颅腔积气	1
椎间盘复发	7

结果显示下肢和腰痛的平均 VAS 评分在术后 2 周分别由术前的 7.12 分和 5.93 分降至 3.58 分和 4.10 分，没有不良反应。术后 3 个月时的评分分别为 2.60 分和 2.69 分，提示放射痛从术后第一天到 2 周有明显的好转。相对而言，腰痛的进一步改善在整个术后评估期间是缓慢而且持续的。ODI 评分从术前 50 分到术后 2 周下降至 19 分，而且术后 3 个月和 11 个月的时候持续改善。术后 MRI 显示突出椎间盘变小，椎间孔增大。

并发症

在作者的临床病例中，SELD 手术并发症极少。硬膜外内镜相关并发症包括 3 例头痛和 1 例颅腔积气。但是，没有发现激光治疗相关并发症（例如神经热损伤）、感染、硬膜外血肿或硬膜损伤。在手术中为保证清晰视野灌注入椎管的生理盐水会增加颅内压，从而可能引发头痛、颈部僵硬、惊厥和视网膜出血。因既往有手术史、纤维环撕裂或疝出髓核导致的硬膜腹侧重度粘连，操作过程中可能导致硬膜损伤。大部分硬膜损伤病例只需要卧床休息，不需要其他的治疗。较大的脑脊液漏少见，因为椎管内空间狭小，一般渗漏会迅速填满这个区域。局部增加的静水压力也可以进一步减少渗漏。肌力下降和会阴区麻木是罕见的并发症（通常为一过性），并且在作者的研究中没有发生。感染和硬膜外血肿也非常罕见，同样也没有在作者的研究中出现。

平均随访 3 个月，随访期间的总复发率为 2.8%（250 例中有 7 例）。7 例复发病例中有 5 例需要进行开放性椎板减压和椎间盘切除术。术后复发很大程度上是由于椎间盘持续高压引起的，尤其是体重较重的患者。另外，椎间盘减压不足会导致复发。作者的这组病例中难以减压的破裂椎间盘主要是宽基底的疝出、骶骨角陡峭和高度向上移位的椎间盘突出。

临床证据

I 级证据

据作者所知，在同行评议的医学文献中还没有 I 级证据论文发表。然而，作为缓解背部和腿部疼痛的新型可选择技术，一些关于硬膜外内镜激光系统的 Ⅱ、Ⅲ、Ⅳ级证据报道已经发表。

Ⅱ 级证据

Richter 等进行了一项多中心研究，招募来自 8 个研究机构的患者，研究使用软性内镜通过骶骨裂孔进入椎管的安全性和有效性[7]。他们约定，这种对整个腰椎硬膜外腔可选择性纵向入路将能够治疗多节段退行性椎间盘疾病。这是一项前瞻性研究，在 2009 年 12 月至 2011 年 5 月期间共有 154 例患者接受手术，通过骶骨椎板切开后进行前方的内镜下神经减压。用统一的问卷评估患者结果。在最终随访期间，共有 154 例患者得到随访，总的来说，从 Roland-Morris 问卷调查来看，腰痛和 / 或腿痛引起的功能障碍有显著改善。患者评分从术前疼痛水平 7.4 分降低到术后疼痛水平 3.4 分。使用 Macnab 标准，82% 的患者获得成功。总的来说，患者的生活质量指标也显示出明显的临床改善。作者总结认为，由于住院时间和术后恢复时间缩短，内镜激光神经减压术可降低直接和间接成本。

Ⅲ 级证据

Jo 等使用 Racz 导管或硬膜外内镜下进行硬膜外内镜下激光神经减压术（ELND）和经皮内镜激光椎间盘切除术治疗慢性顽固性腰背疼痛和 / 或下肢疼痛[8]。研究包括了 77 例通过硬膜外前方和后方入路治疗的患者。记录患者的年龄、诊断、内镜检查结果和疼痛缓解的程度，在术后的 2 周和 1 个月时将疼痛缓解的程度分为 5 级进行分析：非常好（5 级）、好（4 级）、无变化（3 级）、不良（2 级）和非常不好（1 级）。77 例患者中，男性 30 例，女性 47 例，年龄从 23~88 岁，男性平均年龄 54.6 岁，女性平均年龄 59.6 岁。根据术中所见，如椎间盘突出、纤维组织、粘连或炎症，对所有患者的硬膜外内镜下图像进行分析和记录。77 例患者中有 67 例（87.0%）在术后 2 周得到了明显改善。手术后 1 个月，63 例患者（81.8%）仍显示疼痛缓解。作者总结认为，ELND 是治疗慢性顽固性腰背痛和 / 或下肢疼痛的有效治

疗方法，包括无法通过现有的非侵入性保守治疗缓解的腰椎间盘突出症，腰椎管狭窄症和背部手术后综合征。

Lee 等进行了一项关于钬激光辅助行腰椎硬膜外内镜下神经减压术（END）疗效的比较性临床研究，以评估其在腰椎管狭窄症（LSS）患者中的效果[9]。连续 47 名 LSS 患者接受 END 或 ELND 手术。对最少随访 2 年的临床结果进行评估，使用 VAS 评估腰部和下肢疼痛，Roland-Morris 问卷（RMDQ）进行功能评价。也进行了手术操作相关并发症，特别是激光相关并发症的评估。唯一发生的激光相关并发症是一例（3.1%）暂时性轻度运动性麻痹。ELND 组术后患者表现出更稳定的改善。与 END 手术相比，ELND 手术后 6 个月的 VAS 和 RMDQ 评分有统计学差异（P 分别为 0.01 和 0.03）。在最终随访时，ELND 组也显示腰痛（LBP）明显改善（P=0.01），而下肢放射痛没有进一步显著改善（P=0.09）。作者的结论是，与单纯 END 相比，END 同时辅助钬激光消融能更大程度地减轻疼痛，同时延长 LSS 患者疼痛缓解的疗效。作者还得出结论，在他们的小样本中，仅是伴有腰椎间盘突出的 LSS 患者才是 ELND 的理想适应证，而由 LSS 引起的放射性腿痛跛行的患者可能无法用 ELND 得到有效治疗。

Ⅳ 级证据

Jo 等报告了一例 32 岁男性患者，在症状发作前 10 个月发生轻微交通事故，右臀部和下背部出现新的疼痛。体格检查显示直腿抬高试验阳性。腰骶 X 线片在 L4 和 L5 之间显示椎间盘间隙变窄。患者经过包括骶管硬膜外注射类固醇注射以及间隔 1 周给予经椎板间隙硬膜外类固醇注射后的症状仍然不缓解。他的腰椎 MRI 显示 L4 和 L5 之间有一个中央型腰椎间盘突出导致右侧 L5 神经根受压，所以他接受了 ELND 手术。在术中，作者难以推进扩张器进行硬膜外内镜检查，在手术中使用的导引器（4007 Epiduroscopy introducer set, Myelotec, Inc., Roswell, GA）外径为 3.96 mm，发现其在 S4 水平

时大于患者的椎管内径（3.4 mm，横截面成像）。作者随后通过扩大 2 cm 皮肤切口，应用裂孔锉继续在狭窄的骶管入口处进行 S4 椎板切开术。松解骶尾韧带后，可以通过将锉刀插入狭窄的骶管空间反复旋转。然后 ELND 正常进行并顺利完成，患者的症状得到改善，术后 2 天出院。

激光神经减压术的优势

SELD 的概念是基于经骶骨裂孔导入硬膜外内镜和插入光纤激光系统处理硬膜外腔的腹侧病变。该手术可使椎间盘突出部分气化，烧灼窦椎神经，消融邻近神经根的粘连，以及达到炎症被冲洗的目的。椎间盘突出的激光减压通常限于后纵韧带和后方纤维环之间，以避免对后方纤维环造成更多的损伤，这可能导致髓核的再次疝出。通过将光纤直接放置在椎间盘突出部位应用激光，产生热量，降低椎间盘的含水量，并改变蛋白质结构，永久减少椎间盘吸水能力。用冷盐水缓慢持续冲洗，通过防止硬膜膨胀来观察解剖结构。在手术过程中使用钬激光和冲洗可显著减少对神经的热损伤。

讨 论

与传统的开放手术相比，微创手术的手术效果有所提高，并且成本有所降低，部分原因是住院时间以及术后恢复时间缩短[7]。SELD 是一种通过使用激光治疗硬膜外腔腹侧脊柱病变的微创介入技术。8 个中心的研究中还表明，在术后随访期间，硬膜外内镜下激光腰椎间盘减压术可以良好地控制疼痛和改善生活质量[10]。之前的研究证明 SELD 能快速改善腰痛和神经根病，术前与术后的 VAS 和 ODI 评分有显著性差异。所研究的 250 例患者在手术早期和术后 3 个月也显示出良好的临床结果，并且没有明显的并发症影响临床结果，如热损伤、感染或术后血肿引起的神经损伤。

钬激光器是具有中红外波长（2 100 nm）和 0.4 mm 吸收深度的脉冲激光器。拥有切割、凝结、汽化和消融软骨组织的能力。激光能量从 2.5 W（0.5 J，5 Hz）的测试功率开始。要有效去除椎间盘突出，通常需要 8 W（0.8 J，10 Hz）。钬激光器的优点是对周围组织的损伤小，组织汽化性好。因此，可以安全有效地切除突出的椎间盘。在松解硬膜腹侧粘连的过程中，如果旋转导管导致硬膜破裂时，必须停止手术并卧床 8 小时。在大多数情况下，这个问题只有通过卧床才能解决。SELD 早期术后腰背和根性症状的改善认为是由于生理盐水的冲洗使得手术部位炎症介质（如 TNF-α，PLA2）的减少。此外，由于硬膜外纤维化减轻能够影响硬膜和脊神经根的活动并引起根性疼痛，因此神经周围粘连的机械性松解术可以起到缓解症状的作用。

内镜手术中避免出血非常重要。使用内镜来辨识解剖结构可以避免血管损伤，尤其是动脉的损伤。但是，在激光减压过程中，有时会出现静脉出血。如果在手术过程中发生这种情况，则通过连续冷盐水灌注保持内镜视野清晰。手术后，硬膜囊和其他结构的扩张可以压迫出血点，因此，硬膜外血肿非常罕见。对于凝血功能障碍或服用抗凝药物的患者，在手术前应反复核查化验结果。

该手术是通过缩小突出椎间盘达到对神经根减压的目的，这也凸显 SELD 手术的局限性。该技术的两个主要缺点是内镜视野狭窄和图像质量不清晰，有时，视野可见度下降限制了激光对软组织的消融。为了将来解决这个问题，硬膜外内镜将需要开发具有更广视角的高清晰度光学系统。由于突出的椎间盘不能完全被烧灼，激光可以去除的组织量也有一定的限制。相对而言，侧面发射的激光可以作为对椎间盘传递更有效的能量来源。

结 论

尽管只有短暂的随访并在术后 2 周和 3 个月时获得了术后 VAS 和 ODI 评分，但作者的研究清楚地表明，SELD 是一种安全有效的治疗腰椎间盘突出症所导致的腰腿痛的方法。作者团队建议更长时间的随访，包括分析术后MRI，以进一步确定手术减压标准和复发的原因，因为即使患者的术后症状改善极为明显，但一些术后MRI 在 SELD 后并未显示明显的减压迹象。

参·考·文·献

1. Lee SH, Lee SH, Lim KT. Trans-sacral epiduroscopic laser decompression for symptomatic lumbar disc herniation: a preliminary case series. Photomed Laser Surg 2016; 34:121–129.
2. Burman MS. Myeloscopy or the direct visualization of the spinal canal and its contents. J Bone Joint Surg 1931; 13:695-696.
3. Leu H. Percutaneous techniques: decompression and intradiscal laser in discoscopy, external pedicular fixation, percutaneous interbody fusion, peridural endoscopy with discoscopy. 12th Course for Percutaneous Endoscopic Spinal Surgery. Balgrist, 1993.
4. Ruetten S, Meyer O, Godolias G. Application of holmium:YAG laser in epiduroscopy: extended practicabilities in the treatment of chronic back pain syndrome. J Clin Laser Med Surg 2002; 20:203–206.
5. Ruetten S, Meyer O, Godolias G. Endoscopic surgery of the lumbar epidural space (epiduroscopy): results of therapeutic intervention in 93 patients. Minim Invasive Neurosurg 2003; 46:1–4.
6. Schütze G. Epiduroscopy: spinal endoscopy. Berlin: Springer Berlin Heidelberg, 2009.
7. Richter EO, Abramova MV, Cantu F, et al. Anterior epiduroscopic neural decompression: eight‐center experience in 154 patients. Eur J Pain Suppl 2011; 5:401–407.
8. Jo DH, Yang HJ. The survey of the patient received the epiduroscopic laser neural decompression. Korean J Pain 2013; 26:27–31.
9. Lee GW, Jang SJ, Kim JD. The efficacy of epiduroscopic neural decompression with Ho:YAG laser ablation in lumbar spinal stenosis. Eur J Orthop Surg Traumatol 2014; 24:S231–S237.
10. Jo DH, Yang HJ, Kim JJ. Approach for epiduroscopic laser neural decompression in case of the sacral canal stenosis. Korean J Pain 2013; 26:392–395.

（蒋毅 译，李昂 校）

第31章

单切口机器人辅助腹腔镜下微创腰椎前路椎间融合术：经脐腹膜后入路

Single incision robotic-assisted laparoscopic mini-ALIF: transumbilical retroperitoneal approach

Sang Hyeop Jeon, Sang-Ho Lee

引　言

随着外科技术和医疗设备的不断发展，可减轻术后瘢痕和加快术后康复的微创手术成为一种新的趋势。在20世纪80年代，腹腔镜手术成为一种新的术式，并被许多外科亚专业广泛接受。随着腹腔镜手术技术的不断发展、单切口腹腔镜手术（SILS）、机器人辅助下手术和自然腔道的内镜手术（NOTES）的引入，这些手术方法因术后瘢痕小、创伤小，因此更有利于减小术后瘢痕[1-3]。

此外，微创手术（MIS）的发展对脊柱外科产生了重要的影响，对于腰椎前路椎间融合术（ALIF）也不例外。为了区别经腹膜后侧方切口切开腹斜肌的传统前脊柱手术方法，因此引入了几种新的创新性微创手术。尽管术者最常采用的是微创开放术式腹膜后入路，但作者也同时开展了经腹膜腹腔镜、视频辅助无气腹膜后内镜和直接外侧经腰大肌间隙入路技术[4,5]。

为了获得更好的美容效果，研究者们采用了SILS术中以脐为通道进入腹膜后间隙入路。脐部的垂直切口瘢痕几乎是看不见的，随着时间的推移，它与脐部自身的自然轮廓重叠在一起，具有极好的美容效果。

适应证

从2013年6月开始，研究者们对那些经过6个月以上保守治疗而腰部症状未改善的患者，实施经脐腹膜后入路行单节段腰椎前路椎间融合术。纳入标准包括脐位于相应的手术腰椎节段的患者（主要是L3-L4和L4-L5水平）。该测定是在术前矢状位CT图（图31.1）上做出的。体重指数（BMI）大于30 kg/m²的患者除外。

术前检查包括X线片、磁共振（MRI）、CT扫描、骨密度检查、下肢血管多普勒超声等常规影像学检查。

手术方法

经气管插管全麻，患者置于仰卧位，于脐部做3~4 cm的垂直切口。然后切开皮下脂肪层，直达左腹直肌前鞘。然后在白线左侧1 cm处做腹直肌前鞘

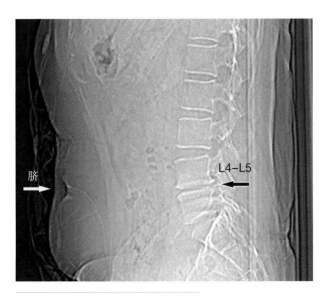

图 31.1　脐与目标椎间盘的解剖关系。

筋膜的垂直切口。将腹直肌后鞘和腹膜与中线分离约 4 cm 后，沿腹直肌进行垂直切开，然后推开腹膜直至病变的椎间盘前方。分离周围的血管后，暴露椎间盘的腹侧，操作方法与经典的小型开放式 ALIF 手术相同。术中在脐部边缘使用弹性 Alexis 内镜伤口拉钩将切口拉开（Applied Medical，Rancho Santa Margarita，CA）。在腹膜后椎前间隙暴露时，使用照明拉钩代替内镜端口来提供照明和改善视野。使用气动的自动拉钩及手持拉钩将肠管向头侧及右侧拉开（图 31.2）。切口左侧的照明拉钩可提供最佳照明。使用刮匙、Cobbs、骨刀和咬骨钳来进行标准的前路椎间盘切除术以及清除软骨终板直达后纵韧带。再采用微创开放前路手术通常采用的方法植入

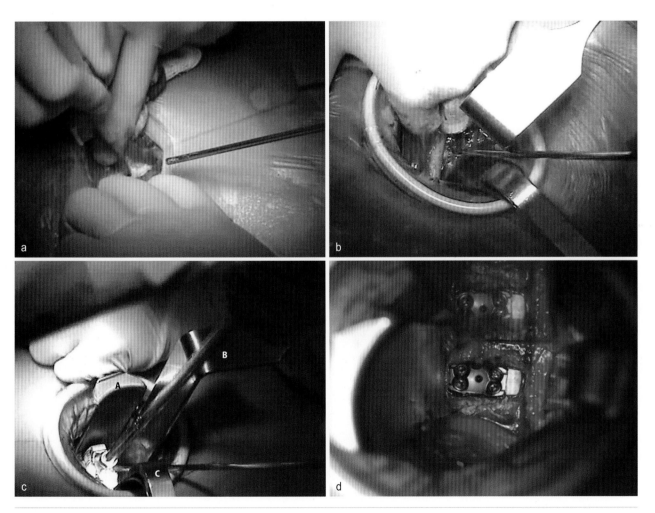

图 31.2　切口切开后，应用 Alexis 切口牵开器。a. 手动拉钩；b. 气动控制的机械拉钩；c. 照明拉钩；d. 通过照明拉钩看到的 ALIF 内植物的最终位置。

前路椎间融合器合并前方支撑钢板或人工椎间盘(图31.3)。经过仔细止血后,缝合手术伤口并留置引流导管。

部分切除的腹直肌后鞘无需缝合,纵切的腹直肌前鞘和白线侧残余鞘使用 1 个 0 号可吸收缝线进行缝合。在脐皮下脂肪组织中缝几针,以恢复脐的原始形状,然后将无菌条贴在皮肤上,最后贴上敷料。

临床结果

所有研究的患者均为女性,平均年龄为 55.9 岁(32~75 岁),平均 BMI 为 23.3 kg/m^2 (19.9~29.3 kg/m^2)。病变水平在 L4–L5 共 28 例,在 L3–L4 共 7 例。12 例为腰椎滑脱,8 例为退行性椎间盘疾病 (DDD) 合并椎管狭窄,6 例为 DDD。平均症状持续时间为 109.3 个月 (10~480 个月)。每个患者接受保守治疗至少 6 个月。平均手术时间 122.1 分钟(100~139 分钟),

平均失血量 248.6 ml (50~450 ml)。

平均住院时间为 6.8 天 (5~10 天),平均伤口长度 3.4 cm (3.0~4.2 cm) (图 31.4)。术中无血管损伤,围手术期或术后即刻无其他并发症发生。术后 2 个月患者对手术切口外观的满意度进行评定。有"高满意度""中度满意"和"不满意"3 个选项,100% 的患者选择"高满意度"。

微创前路腰椎融合术的临床循证医学

下面是对微创开放式单切口腹腔镜手术、机械辅助手术和自然腔内镜手术与开放式前路腰椎融合术进行总结分析。

I 级证据

据研究者所知,没有任何一级前瞻性随机对照研究,比较单切口腹腔镜手术和机械辅助手术与开放

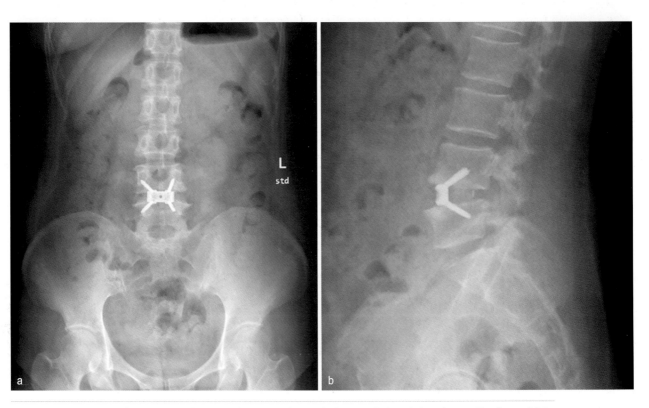

图 31.3 前路腰椎间融合术,采用一个单独的前方椎间融合器结合前方支撑钢板和螺钉固定。a. 前后位;b. 侧视。

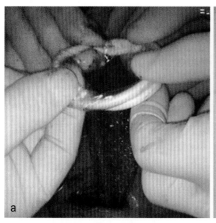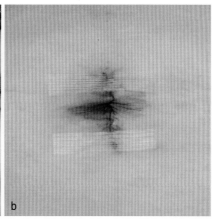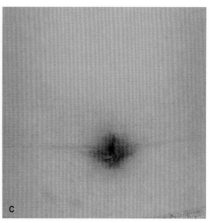

图 31.4　经脐手术的切口。a. 术中观察；b. 术后即刻观察；c. 术后 2 个月。

式前腰椎融合术的临床疗效和安全性。

Ⅱ 级证据

Regan 等在 1999 年 6 月发表了一项前瞻性多中心研究 [6]，该研究使用相同的 BAK 设备（Zimmer Inc.，Warsaw，IN），比较了腹腔镜辅助和开放式前腰椎融合术的围手术期数据，如手术时间、并发症和与设备相关的再手术率。这项研究包括 591 例连续接受开放手术或腹腔镜手术的患者。后一组患者使用 10 mm 内镜。无论小组如何分配，所有患者都接受了两孔的螺纹空心钛椎体间融合器并植入自体骨进行融合手术。结果提示：腹腔镜组术中出血量减少，但手术时间延长。他们还注意到，在最初的学习曲线之后，手术时间有所缩短。两组并发症发生率相似，开放组为 4.2%，腹腔镜组为 4.9%。在最初被分配到腹腔镜组的患者中，由腹腔镜手术到中转为开放手术率约为 10%。同时因为研究者建立了标准来预测哪些腹腔镜患者可能需要中转为开放手术，这可能会使小组分配上出现偏差。最终认为，腹腔镜手术虽然与学习曲线相关，但与开放手术一样安全有效。

2000 年，Zdeblick 等报道了一项前瞻性比较研究，对 1995 年至 1998 年间在 L4–L5 水平接受前腰椎融合术手术的 50 例患者进行了前瞻性对比研究 [7]，每组 25 例。将患者分为腹腔镜手术组和微创开放手术组。所有患者均采用 L4–L5 ALIF 融合装置。研究者发现对于单节段病变患者，两种手术对比：手术时间、出血量或住院时间方面没有任何统计学上的显著性差异。而对于 2 个节段的手术患者，腹腔镜辅助 ALIF 手术时间较长（25 分钟），并发症发生率较高（20% vs 4%）。并发症包括深静脉血栓形成（DVT）、椎间盘突出、输尿管损伤、逆行射精和髂静脉撕裂。此外，研究者报道了腹腔镜手术组手术暴露的一些缺陷，这促使 16% 的腹腔镜手术患者放置单螺纹融合器，而开放手术组的所有患者均放置双螺纹融合器。

在 2005 年，Inamasu 评估了关于腹腔镜下行前路腰椎间融合术（LALIF）的结果研究，LALIF 在 1995 年开始成为一种技术，因为它有望降低与开放 ALIF 相关的手术并发症 [8]。Inamasu 和他的同事在总结他们的发现时得出的结论是，没有足够的证据证明腹腔镜 ALIF 与开放的或小型的 ALIF 在短期疗效上有任何有意义的临床相关性差异（即手术时间、出血量和住院时间），而 LALIF 与逆行射精的发生率较高有关。此外，LALIF 转换为开放手术是常见的。一系列病例显示，在 L5–S1 和 L4–L5 椎间盘水平上，经验丰富的内视镜脊柱外科医生的围手术期结果有所改善。此外，由于缺乏高级别证据的数据，研究者无法确定 LALIF 技术是否优于开放式 ALIF 或微创开放式 ALIF。

Ⅲ 级证据

此前，Regan 等论证了 L4–L5 在腹腔镜下暴露的可行性，他们进一步证实了 Zdeblick 的观察。

Regan 等报道了 1996 年腹腔镜 ALIF 技术在多中心联系 34 个患者的手术情况 [9]。研究者记录了 34 例 L4-L5 或 L5-S1 ALIF 患者的手术时间、出血量、围手术期并发症和住院时间。研究者们在 34 例患者中成功地完成了 30 例手术。其余 4 例患者由于视野不佳（2 例）或血管损伤（2 例），需要将腹腔镜 ALIF 转换为开放式 ALIF。研究者报告称腹腔镜手术的预期结果与开放性的 ALIF 相比：住院时间更短，恢复工作的时间也更早。此外，他们证实了该手术的可行性，并注意到这些患者由于切口创伤较小，因此术后应激反应较小。

2003 年，Chung 等报道了腹腔镜与开放的 L5-S1 ALIF 的 2 年随访的结果研究 [4]。该前瞻性研究纳入了 54 例连续观察患者，其中 47 例最终获得随访。两组中腹腔镜下 ALIF 治疗组 25 例，微创开放式 ALIF 治疗组 22 例。所有手术均采用融合器和自体骨进行融合。腹腔镜手术中的 3 例术中转为开放手术。两组患者在住院时间、失血量、术后视觉模拟评分和 OSwestry 残疾指数（ODI）、患者满意度指数、融合率等方面均有相似的结果，均为 91%。腹腔镜手术组仅手术时间明显延长（$P=0.001$）。作者认为腹腔镜 ALIF 在 L5-S1 水平手术中没有明显优势，而外科医生却面临较高的技术难度和陡峭的学习曲线。

Kaiser 等在 2002 年发表的另一项研究报告，对 1996 年至 1999 年间接受微创开放 ALIF（51 例）或腹腔镜 ALIF（47 例）的 98 例患者进行了回顾性研究 [10]。作者分析了患者的人口学特征、术中参数、住院时间和并发症，并对接受 L5-S1 节段 ALIF 的患者进行了单独分析。腹腔镜组在术前的准备和手术时间在统计学上显著延长（$P < 0.05$）。通过比较发现，另一个具有统计意义的数据是微创开放式 ALIF 后住院时间增加（$P < 0.05$）。微创 ALIF 组术后即刻并发症发生率明显高于腹腔镜组（17.6% vs 4.3%，$P < 0.05$），但是腹腔镜组逆行射精率较高（45%，6%，$P < 0.05$）。研究者证实此前的研究结果，得出结论认为腹腔镜手术比微创开放手术具有优势，特别是在 L5/S1，但是结果可能取决于外科医生的个人技术优势。

Ⅳ级证据

2007 年，Gazzeri 报道了简化内镜入路治疗前腰椎的可行性 [11]。研究者研究了 20 例连续接受球囊辅助内镜下腹膜后无气（Berg）腰椎融合术的患者。手术治疗Ⅰ、Ⅱ级腰椎滑脱和伴有症状的退行性椎间盘伴椎间孔狭窄。大多数患者接受了 L4-L5 或 L5-S1 平面的单节段融合（14 例）。另外 6 例接受了 L4-S1 两个节段的融合。研究者指出，单节段的手术时间平均为 135 分钟，两个节段的手术时间平均为 175 分钟。此外，他们报告术中平均失血 177 ml。所有患者均能较好地耐受手术，无围手术期并发症发生。此外，没有任何过程需要转换为开放手术。研究者的结论是：BERG 术后 1 年的融合率为 95%，在技术上比腹腔镜 ALIF 安全有效，同时与常规开放 ALIF 手术相比，并发症更低。

讨　论

腹腔镜 ALIF 已被用于减小腹部的手术瘢痕。除了术后美容优势之外，大多数的研究报告显示腹腔镜 ALIF 与微创开放 ALIF 相比能获得相同的临床效果。但是腹腔镜下的 ALIF 手术，手术时间延长，并发症发生率也增高 [7,8]。

通过比较，中线微创开放式腹膜后入路的优点包括：

（1）广泛暴露可直接或间接地进行腹侧神经根和中央椎管减压。

（2）能够放置宽的椎间融合器而不是 1 个或 2 个较小的钛合金融合器，这可以提高融合率并防止下沉。

（3）恢复充分的腰椎生理前凸和复位腰椎滑脱 [12]。

为了提高围手术期患者满意度并获得更好的美容效果，研究者们应用 SILS 的概念，以脐为通道进入腹膜后间隙，实施微创开放式 ALIF 术。使用 Alexi 弹性内镜伤口拉钩（Applied Medical, Rancho Santa Margarita, CA）的优点是，它提供了一个大的手术暴露范围，大于线状皮肤切口的长度。这是因为脐部的皮肤是分叶的，向下弯曲，这使得它比相同长度的扁平切口更长。使用Alexis弹性内镜伤口牵开器，也可以减少外科伤口感染的发生率[13]。

研究者的方法获得了类似于腹腔镜下行ALIF的美容效果。实际上，作者的方法除了通道技术，其他的方式与微创开放式ALIF术是相同的。虽然这项手术技术是基于视频辅助无气腹膜后内镜手术，但作者不经常使用内镜或气囊[14]。在椎间盘切除或植入过程中不需要使用内镜。内镜只有在处理终板软骨时才作为辅助的手段加以应用。其他一些研究者认为，手术中显微镜能更好地有助于中央和椎间孔神经减压。但在某些情况下，如手术显微镜不能很好地显露孔或孔外区域时，可使用内镜进行更好的显露和减压。这个手术类似于腹腔镜单部位手术（LESS）。机械臂可以帮助将拉钩连接到手术台上并准确定位。

在最初的一系列手术尝试中，选择目标椎间盘与脐手术部位相对应的患者，并排除肥胖患者（BMI > 30 kg/m^2）。之后，作者可以通过经脐入路切口轻微的上下牵拉，进行距离脐上、下半个椎体高度的椎间盘手术。

经脐进入腹膜后间隙时遇到的障碍是腹直肌后鞘，因为腹直肌后鞘的下缘（弓状线）位于离脐一定距离的地方。然而，如果腹直肌前鞘在尾侧得到充分的切开，则更容易从腹膜中分离出腹直肌后鞘。如果弓状线不能在手术开口内进入，则可能需要用Metzenbaum剪刀切断后鞘外侧，并采取适当的措施以避免腹膜撕裂。在此过程中，照明拉钩是非常有用的。

当使用小切口时，实施ALIF的手术安全性可能受到限制。如文献所述，术中并发症的发生率也相应增加。外科医生使用研究者的新技术，即可扩展的入口，综合了小切口、内镜和显微外科手术的优点，同时改善了切口的美容外观，这在作者的研究中提高了患者的满意度。在研究者的研究中，未观察到术中或术后并发症（如血管、肠或输尿管损伤、术后出血或腹膜后脓肿）。其他指标，如手术时间、术中出血量、住院时间等，与微创ALIF或腹腔镜ALIF相似[15, 16]。

许多经脐通道手术的研究显示出了术后良好的美容效果和较高的患者满意度[17-19]。结合以上这些以及单独ALIF的优点，研究者建议使用单独的前方融合器融合。单独的ALIF的临床效果已经被报道与传统的融合方法相当[20, 21]。因此，研究者倾向于使用一个单独的前方固定融合器，以减少对后路辅助器械的需求。如有可能的话，术后还可使用经皮持续局部麻醉剂浸润，以提供有效的术后疼痛控制，同时避免患者静脉自控镇痛相关的副作用。虽然腹膜后途径在技术上可能比标准的开放或微创开放的方法要求更高，但它可以一种安全的方式进行，并具有极好的美容效果。

结　论

在经验丰富的脊柱外科医生手中，SILS、机器人辅助手术和自然腔道内镜辅助ALIF手术有很多优势。患者的满意度不仅取决于术后腰痛的完全缓解，还来自于术后切口疼痛减轻和麻醉药物的使用减少，术中失血减少，以及早期活动和早日重返工作。

参·考·文·献

1. Ahmed I, Paraskeva P. A clinical review of single-incision laparoscopic surgery. Surgeon 2011; 9:341–351.
2. Khashab MA, Kalloo AN. NOTES: current status and new horizons. Gastroenterology 2012; 142:704–710.
3. Noguera JF, Cuadrado A. NOTES, MANOS, SILS and other new laparoendoscopic techniques. World J Gastrointest Endosc 2012; 4:212–217.
4. Chung SK, Lee SH, Lim SR, et al. Comparative study of laparoscopic L5-S1 fusion versus open mini-ALIF, with a minimum 2-year follow-up. Eur Spine J 2003; 12:613–617.
5. Lee SH, Lim SG. Minimally invasive retroperitoneal anterior lumbar interbody fusion with video assistance. The 48th Annual Meeting of the Congress of Neurological Surgeons, October 3~8, 1998.
6. Regan JJ, Yuan H, McAfee PC. Laparoscopic fusion of the lumbar spine: minimally invasive spine surgery. A prospective

multicenter study evaluating open and laparoscopic lumbar fusion. Spine (Phila Pa 1976) 1999; 24:402–411.

7. Zdeblick TA, David SM. A prospective comparison of surgical approach for anterior L4-L5 fusion: laparoscopic versus mini anterior lumbar interbody fusion. Spine 2000; 25:2682–2687.

8. Inamasu J, Guiot BH. Laparoscopic anterior lumbar interbody fusion: a review of outcome studies. Minim Invasive Neurosurg 2005; 48:340–347.

9. Regan JJ, McAfee PC, Guyer RD, Aronoff RJ. Laparoscopic fusion of the lumbar spine in a multicenter series of the first 34 consecutive patients. Surg Laparosc Endosc 1996; 6:459–468.

10. Kaiser MG, Haid RW Jr, Subach BR, et al. Comparison of the mini-open versus laparoscopic approach for anterior lumbar interbody fusion: a retrospective review. Neurosurgery 2002; 51:97–103.

11. Gazzeri R, Tamorri M, Galarza M, et al. Balloon-assisted endoscopic retroperitoneal gasless approach (BERG) for lumbar interbody fusion: is it a valid alternative to the laparoscopic approach? Minim Invasive Neurosurg 2007; 50:150–154.

12. Lee SH, Choi WG, Lim SR, et al. Minimally invasive anterior lumbar interbody fusion followed by percutaneous pedicle screw fixation for isthmic spondylolisthesis. Spine J 2004; 4:644–649.

13. Cheng KP, Roslani AC, Sehha N, et al. ALEXIS O-Ring wound retractor vs conventional wound protection for the prevention of surgical site infections in colorectal resections(1). Colorectal Dis 2012; 14:e346–e351.

14. Thalgott JS, Chin AK, Ameriks JA, et al. Gasless endoscopic anterior lumbar interbody fusion utilizing the B.E.R.G. approach. Surg Endosc 2000; 14:546–552.

15. Wood KB, Devine J, Fischer D, et al. Vascular injury in elective anterior lumbosacral surgery. Spine 2010; 35:S66–S75.

16. Dewald CJ, Millikan KW, Hammerberg KW, et al. An open, minimally invasive approach to the lumbar spine. Am Surg 1999; 65:61–68.

17. Phillips MS, Marks JM, Roberts K, et al. Intermediate results of a prospective randomized controlled trial of traditional four-port laparoscopic cholecystectomy versus single-incision laparoscopic cholecystectomy. Surg Endosc 2012; 26:1296–1303.

18. Tugcu V, Ilbey YO, Mutlu B, Tasci AI. Laparoendoscopic single-site surgery versus standard laparoscopic simple nephrectomy: a prospective randomized study. J Endourol 2010; 24:1315–1320.

19. Froghi F, Sodergren MH, Darzi A, Paraskeva P. Single-incision laparoscopic surgery (SILS) in general surgery: a review of current practice. Surg Laparosc Endosc Percutan Tech 2010; 20:191–204.

20. Strube P, Hoff E, Hartwig T, et al. Stand-alone anterior versus anteroposterior lumbar interbody single-level fusion after a mean follow-up of 41 months. J Spinal Disord Tech 2012; 25:362–369.

21. Hoff E, Strube P, Gross C, et al. Monosegmental anterior lumbar interbody fusion with the SynFix-LR™ device. A prospective 2-year follow-up study. Orthopade 2010; 39:1044–1050.

（丁华 译，李军 校）

第32章
老年患者重度椎间盘退变的微创治疗
Minimally invasive treatment of severe disc degeneration in the elderly

Peter Pal Varga, Gabor Jakab, Zsolt Szoverfi, Istvan Bors, Aron Lazary, Kai-Uwe Lewandrowski

严重椎间盘退变导致的脊柱不稳

椎间盘的退变可以导致其完全失去生物学结构的机能。最严重的退变（V级，基于 Pfirrmann 等2001 年发表的 MRI 分级体系）包括：①不均匀、黑的低信号；②无法分辨出髓核和纤维环的信号；③椎间隙塌陷。一些椎间盘在 X 线片或 CT 片可见真空现象（图32.1 和图32.2）。真空征与髓核组织的消失有关，但这种现象的真正生物学机制还不清楚。这种严重的椎间盘退变可导致脊柱继发性节段不稳、椎管狭窄，以及退变性畸形。很多病例出现骨质增生，即所谓"稳定性骨赘"，并不能使脊柱重获节段的稳定，而轴向的腰痛往往是患者最初的症状，病情的发展导致显著的脊柱不稳，从而使生活质量严重下降（Dolan 等，2013）。

典型的疼痛特点是站立位诱发，躺下即能缓解。这种疼痛机制提示轴向负荷的交替改变导致动态的椎间孔狭窄，从而压迫神经根及背根神经节（图32.1和图32.3）。有一些"轴向不稳"和"动态椎间孔狭窄"患者的疼痛除了来源于反复的背根神经节压迫，还可以来源于终板病变或相关的软组织病变如肌肉痉挛、关节突关节滑膜炎等（Holanda 等，2012）。

经皮穿刺骨水泥椎间盘成形术的基本原理和适应证

上述由重度椎间盘退变所导致的椎体不稳的发生率随着年龄的增加而增加，非手术治疗能够获得良好疗效，但有相当多的患者需要外科干预。老年退变性疾病的外科治疗要面对术后并发症和并发疾病的高风险挑战（Cloyd 等，2008；Sobottke 等，2012）。事实上，老年患者围手术期的高风险是推动微创脊柱外科发展的动力之一（Rosen 等，2007）。微创外科手术能缩短手术时间，减少术中出血，减轻组织的损伤，从而降低围手术期并发症的发生率。作者此前报道了一种新的微创外科技术，用于治疗由真空椎间盘导致椎体不稳的疼痛综合征（Varga 等，2015），临床已应用 10 年，疗效满意。

经皮穿刺椎间盘骨水泥成形术（PCD）通过经皮穿刺将骨水泥（PMMA）灌注入不适合外科开放

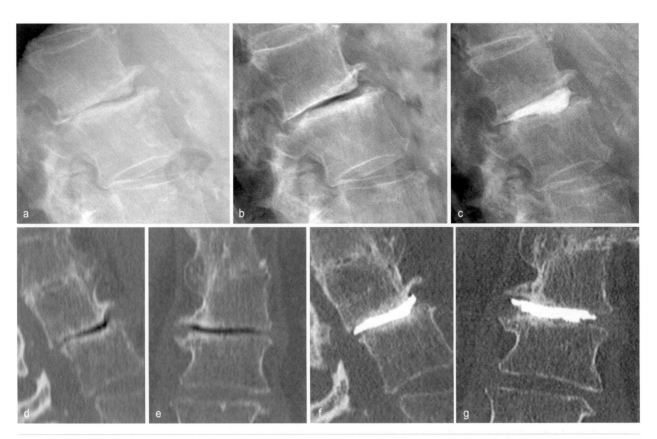

图 32.1 单节段经皮穿刺椎间盘成形术。a. 站立位 X 线片示 Ⅱ/Ⅲ 级重度椎间盘退变；b. 卧位 X 线片示椎间盘真空征更明显；c.PCD 术后；d、e. CT 重建示矢状位及冠状位椎间盘真空征；f、g. PCD 术后的结果。

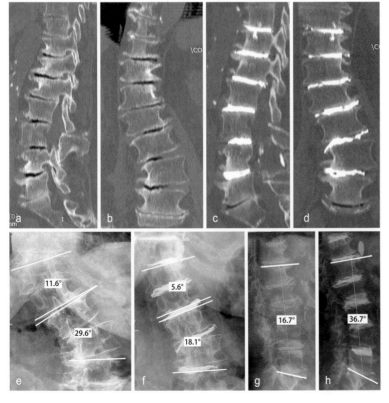

图 32.2 多节段经皮穿刺椎间盘成形术。a、b. CT 重建示矢状位及冠状位多节段有真空征的重度椎间盘退变；c、d. 6 节段 PCD 术后的结果；e、f. 冠状位示明显改善；g、h. 示腰椎序列恢复。

手术患者的椎间盘。PCD 手术可行的假设前提是通过椎间隙骨水泥的填充，改善节段的稳定性（以及椎间孔的空间），从而使患者减轻疼痛及不稳定的感受（图 32.3）。

　　与任何外科手术一样，PCD 手术的成功也遵从于选择正确适应证的原则。老年患者有椎管狭窄的症状和体征，影像学上在相同节段有真空征、过伸过屈位动态不稳，这样的患者是适合 PCD 手术的潜在患者。患有多种难以控制的并发疾病、外科开放手术为禁忌的高危患者也是 PCD 手术的潜在患者。因此，PCD 手术的适应证为：因轴向负荷所致机械性腰痛，导致明显的功能障碍及生活质量丧失，保守治疗已证明无效者。重度的中央管狭窄，进行性的神经功能丧失，影像学上高等级的纤维环缺失，脊柱肿瘤或感染

性疾病，是最主要的禁忌证。该手术可以应用于单个或多个间盘。多节段患者建议使用全麻，单节段者可以选择局麻。

外科技术

　　患者俯卧于可透 X 线的手术床上，透视定位有真空现象的椎间盘，旁开纵向中线 5~7 cm 做小的皮肤切口以便于插入 Jamshid 针（图 32.4）。在正侧位透视引导下穿刺针从后外侧进入，通过 Kambin 安全三角区进入椎间盘。在侧位观察，调整穿刺针，到达刚刚越过髓核后外侧边缘理想的深度。然后将直径 2.0 mm 的钝头克氏针插入椎间隙，通过克氏针将椎体成形术工

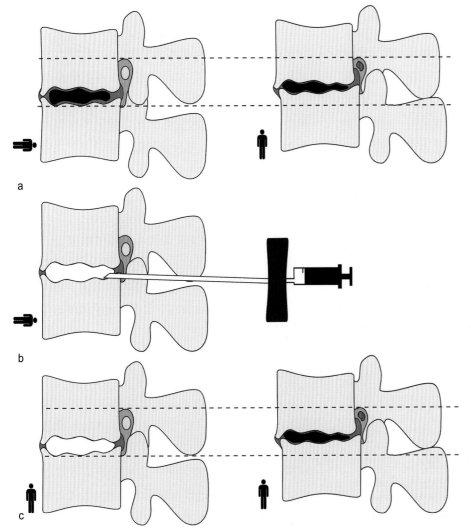

图 32.3　PCD 手术治疗纵向不稳的概念。a. 椎间孔的直径仰卧位时明显大于站立位时，因此站立位时节段神经根受压；b. 椎间隙真空通过 PCD 手术由 PMMA 填充；c. 术后站立位椎间孔高度增加，神经根间接减压，获得节段稳定的效果。此图的重绘经 Varga 授权（Varga 等，2015）。

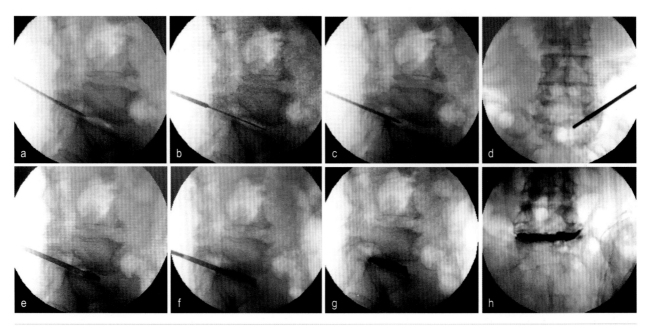

图 32.4　PCD 术中影像。a. 将 Jamshidi 针穿刺入椎间盘侧位像；b. 克氏针导入正确位置；c、d. 插入椎体成形术通道；e、f. 椎间盘内填充 PMMA；g、h. 术后正侧位像。

作通道置入椎间隙，撤出克氏针。用椎体成形术骨水泥推送器将可显影的高黏度骨水泥注入椎间隙。缓慢逐渐填充椎间隙直到骨水泥呈现理想的软牙膏样分布。建议操作过程中全程正侧位影像透视监控。椎间隙的填充必须由前方开始，边退工作通道边慢慢注射骨水泥，避免突然用力或暴力加压。通常骨水泥可注入时间最多 10 分钟。同时注入 2 个椎间隙是可能的，但建议由受过训练并做过数例单间隙注射并完全成功者来操作。学习曲线个体差异较大，取决于外科医生的培训情况和其最初的技术水平。必须避免骨水泥后方渗漏入椎管、侧方渗漏入椎间孔。注射的最大量根据术中情况而定，不同的患者差别较大，一般在 3~10 ml。工作通道必须在骨水泥固化前撤出。患者术后可立即活动，手术当天可以出院。有一些"病情复杂"的患者最好是术后观察 1 天出院，特别是采用全麻的患者。强烈要求在术后及随访时进行影像学的对照研究。

患者情况和并发症

共 127 例患者的 303 个节段采用 PCD 治疗，平

均年龄 71 岁。因为采用微创技术，术中、术后的并发症很低。尽管手术时间很短，根据治疗节段多少，平均 20~60 分钟，但术后精神状态的改变、认知功能障碍及谵妄的发生率在高龄组明显偏高。因为 PCD 通常应用于全身情况较糟糕的老年患者，所以要求特别关注术中术后并发症。术中出血量微不足道，作者在整个队列研究中没有发生手术部位的感染。

通过术前的仔细评估和术中谨慎地填充，骨水泥从椎间隙渗漏的风险是可以降低的。大多数渗漏无症状，但万一发生椎间孔或硬膜囊外渗漏，必须行返修减压手术。作者的病例中曾有 4 例患者因有症状的骨水泥渗漏而做了减压手术，占 3.1%。另外有 5 例患者在 PCD 术后数年因为进展性的椎间孔狭窄而做了减压手术。

另外一个并发症为长期观察 PCD 手术节段或相邻节段的恶化，在 127 个行 PCD 手术的早期患者中有 8 例后来做了稳定手术，手术时间段为 PCD 术后 6~24 个月。2 例患者因椎间骨水泥松动导致进展性症状，1 例发展为冠状位畸形。2 例患者因骨水泥移位进入椎管而需要行脊柱融合固定来获得稳定。1 例

患者进展性椎管狭窄，2 例患者发生邻近水平椎体病理性骨折和相邻节段退变。这 8 例患者中有 4 例在扩大返修手术后发生了严重并发症。作者的队列研究认为，与老年患者开放融合手术相比，PCD 手术的安全性、有效性以及这些所有意外和严重并发症都是可以接受的。

临床疗效

通过观察疼痛视觉模拟评分（VAS），患者的腰痛和腿痛明显减轻。另外，在 PCD 术后 1 年，VAS 评分明显改善的患者其功能障碍指数（ODI）腰痛为 21 分，腿痛为 25 分（图 32.5）。

通过对单个运动节段及腰椎的序列测量评估 PCD 手术的疗效（图 32.2）。对 127 例患者子队列的初步研究显示，PCD 手术可以明显改善腰椎矢状位及冠状位的序列。随机选择 25 例患者，行站立位 X 线片测量，L1–S1 前凸明显改善（平均改善 4°），腰椎侧凸 Cobb 角减少（平均改善 −3.8°）。而且手术节

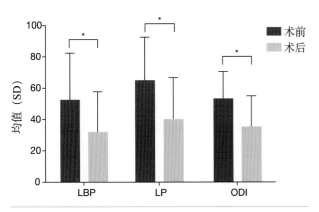

图 32.5　PCD 术后 1 年疼痛及稳定性的变化（n=98）。LBP，腰痛；LP，腿痛；ODI，Oswestry 功能障碍指数；P < 0.001。

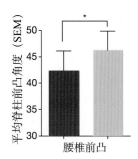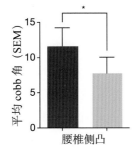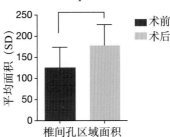

段椎管侧方区域的改变使椎间孔获得明显的间接减压（平均 53.1 mm²）（图 32.6）。这个效果维持较长时间，术后 6 个月无变化。作者团队的模拟 CT 研究显示 PCD 手术明显增加椎间孔容积（Eltes 等，2015）。通过对 PCD 手术运动节段有限元三维结构模型的研究，术前术后的计算结果为总的椎间孔容积增加了 690 mm³（图 32.7）。ODI 降低了 18 分。

临床证据

腰椎椎间骨水泥灌注手术缺少文献等级证据。然而，最近有了一些该技术的临床应用报道。临床证据等级的确定还在随访证明中。

Ⅰ 级证据

根据作者的最新知识，椎间骨水泥应用技术目前没有 Ⅰ 级或 Ⅱ 级水平的证据。

Ⅱ 级证据

为了试图不用自体骨移植和减少供骨区的问题，Schroeder 等做了 PMMA 和钛质融合器的前瞻性随机对照研究，观察在植入区究竟是 PMMA 间置体还是钛质融合器能获得更高融合率，获得了较好的临床结果。作者纳入 2000—2002 年 115 例软性颈椎间盘突出压迫神经根导致单纯根性综合征的患者，做前路颈椎间盘切除加椎间融合术（ACDF）。107 例患者被随机分成两组（53 例 PMMA 间置体，54 例钛质融合器），术后随访 2 年。随访由两个独立观察者根据 Odom 规则完成。另外，分析术前、术后及随访时的影像资料。作者发现两组获得相似

图 32.6　PCD 术后腰椎矢状位及冠状位序列和椎间孔面积的改变（n=25；*P < 0.05）。

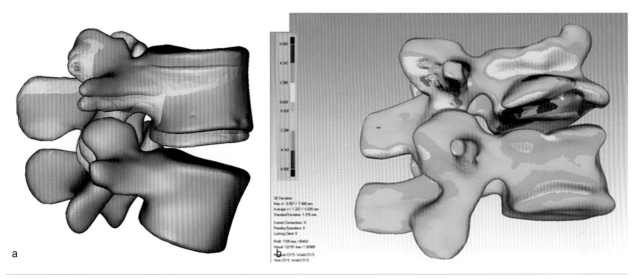

图 32.7　间接减压模拟图。a. 运动节段的 3D 模型能被用来演示 PCD 手术地图形变化（黄色为术前位置，灰色为术后位置），计算移位水平；b. 不同的颜色用来显示 PCD 术中移位量级和方向。

的临床结果。26 例患者疗效优，19 例 PMMA 组的患者和 16 例钛质融合器组的患者疗效良。两组患者的结果均满意。3 例钛质融合器组的患者结果差。47 例钛质融合器组患者（87%）在内植物周围有影像学的骨性融合，融合率在 PMMA 组明显偏低（P=0.011），35 例在随访期间获得融合（66%）。作者的结论是，在 ACDF 术中应用钛质融合器者融合率明显高于应用 PMMA 间置体者，但两者临床疗效无显著性差异。

Ⅲ 级证据

　　Chang 等展示了应用 PMMA 骨水泥间置体治疗颈椎间盘疾病获得了较好的长期临床结果。然而，成功的骨性融合仍然是要关注的问题。因此，作者做了前瞻性研究，在 2002 年 1 月至 2003 年 12 月，92 个连续的患者行单节段 ACDF 手术，应用带孔的 PMMA 间置体及同种异体骨松质植入，附加钛板固定。随访至少 2 年（Chang 等，2009）。没有发生手术并发症，随访 12 个月时融合率为 89.8%，24 个月时为 100%。平均椎间盘高度为（6.5±1.5）mm，随访 24 个月时的高度为（3.4±1.3）mm。平均的节段性前凸角为（3.7±2.0）°，随访 24 个月时提高到（6.1±2.3）°。没有发生 PMMA 间置体移位和失败。

但有 5 例患者（5.4%）螺丝钉松动，3 例患者（3.3%）做了移除钢板螺丝钉的二次手术。作者的结论是，带孔的 PMMA 间置体联合同种异体骨植骨应用于颈椎前路融合手术可以重获椎间盘高度，维持颈椎生理前凸。这个手术方法可以获得其他手术方式相似的临床结果。

　　Klingler 等（2014）做过一个类似的研究，比较 ACDF 手术 PMMA 间置体和 PEEK 融合器的应用结果。作者研究了 2005 年 1 月至 2009 年 2 月 107 例行单节段或两节段融合术患者，51 个节段应用中空的 PEEK，49 个节段应用 Sulcem PMMA 间置体，41 个节段应用 Palacos PMMA 间置体。作者报道骨性融合结果为 PEEK 组 65%，Sulcem PMMA 组 57%，Palacos PMMA 组 46%。平均随访 2.5 年，PMMA 间置体下沉平均 2.3~2.6 mm，各组间无显著差异。另外，作者还报道 PEEK 组颈椎前凸丢失 -4.1°。VAS 评分 PEEK 组降低 3.1 分，Sulcem PMMA 组降低 3.6 分，Palacos PMMA 组降低 2.7 分，各组间无显著差异。神经功能恢复结果 PEEK 组和 Palacos PMMA 组优于 Sulcem PMMA 组。然而，作者支持 Chen 的观点，ACDF 术后临床疗效好坏与融合状态及内植物下沉无关，因此没有评价哪种间置体是椎间盘的最佳替代物。

讨 论

椎体内灌注 PMMA 骨水泥治疗骨质疏松性骨折是已被大家普遍接受的很好的手术方法，对于虚弱和老年患者特别是通过药物治疗、支具制动和正规功能锻炼等保守治疗无效的患者，能减轻其背部轴性疼痛。向椎间盘内注入骨水泥来缓解重度椎间盘退变所致的腰部运动节段的轴性疼痛是一个创新性概念，作者的团队已应用该技术治疗痛性椎间盘退变患者 10 年以上，并取得了优良的临床疗效。对于具有"复杂病情"的老年患者，开放减压融合手术风险过高，这类患者往往不被建议做开放手术。在这种概念下，经过严格选择手术适应证，对于重度椎间盘退变节段影像显示真空征的患者，PCD 手术显然极具诱惑力。

在椎间盘植入非融合性的 PMMA 不是新的技术。Harmon（1963）首先将球形钴钼铬合金假体植入椎间隙来保留腰椎节段的活动度及维持椎间高度。Fernstrom（1996）也展示了应用不锈钢球植入椎间隙获得了良好的临床疗效，但因为内植物的下沉、椎间隙高度及活动度的丢失而导致疼痛，常常很快就需要手术返修，这种手术方式很快就不再受追捧。最后，椎间植入假体的理念被一起摒弃了。然而，椎间植入球形金属和经皮注入 PMMA 是两种完全不同的概念，虽然两者有相似的关注点。两种手术方法的目的都是要增加椎间及神经管的高度，都是较轻的侵入性非融合手术。PCD 手术突出的特点是简单，并且至少 PMMA 骨水泥在颈椎手术的应用已获得较好的结果。尽管 PMMA 是一种非生物性的椎间盘替换材料，

其在颈椎 ACDF 手术中的临床应用获得了成功，在 PMMA 周围或穿过其孔洞获得了骨性融合。PCD 手术及 PMMA 在腰椎的应用现在还没有文献报道，但颈椎的临床应用证据，以及作者长达 10 年的应用结果，清楚地显示 PCD 手术通过向严重退变的椎间隙注入 PMMA 是一种良好的术式，能明显地减轻患者的疼痛，并且没有严重的短期及长期的不可控的并发症。PCD 手术作为一种方法，能缓解那些腰椎运动节段重度退变并且"病情复杂"的老年患者的疼痛，提高其活动能力，相对于脊柱开放手术，PCD 手术提供了一种选择可能，值得进一步研究。PCD 手术不需要昂贵的脊柱内植物，因而具有显著的花费少的优点。虽然在作者的队列研究中没有分析患者住院时长及费用，但很显然在购买更高价值的健康保险方面，PCD 手术能提高成本效益，让患者达到更满意的目标。

结 论

经皮穿刺椎间盘骨水泥成形术是一种最近发展起来的用于治疗重度椎间盘退变的方法。其适应证是老年患者由真空椎间盘导致椎体不稳，从而以引起动态椎间孔狭窄相关的脊柱疼痛。作者 10 年的临床随访观察结果显示 PCD 手术是安全有效的。这种手术已经获得了青睐，最近许多国际医疗中心都在开展。但是，为进一步证明 PCD 手术用于治疗高医疗风险的腰椎退变老年患者，不仅安全有效，甚至可能优于开放减压融合手术，仍应该进行多中心前瞻性随机对照研究。

参·考·阅·读

Chen JF, Wu CT, Lee ST. The use of a hollow polymethyl-methacrylate cervical spacer with plating in the treatment of single level cervical disc disease. Chang Gung Med J 2009; 32:447–454.

Cloyd JM, Acosta FL Jr, Ames CP. Complications and outcomes of lumbar spine surgery in elderly people: a review of the literature. J Am Geriatr Soc 2008; 567:1318–1327.

Dolan P, Luo J, Pollintine P, et al. Intervertebral disc decompression following endplate damage: implications for disc degeneration depend on spinal level and age. Spine (Phila Pa 1976) 2013; 3817:1473–1481.

Eltes P, Lazary A, Varga PP. Changes in 3D geometry of the neuroforamen due to Percutaneous Discoplasty. BBSpine 2015: Bologna, 2015:22–24.

Fernstrom U. Arthroplasty with intercorporal endoprosthesis in herniated disc and in painful disc. Acta Chir Scand

1966;357:154–159.

Harmon P. Anterior excision and vertebral body fusion operation for intervertebral disk syndromes of the lower lumbar spine: three- to five-year results in 244 cases. Clin Orthop Relat Res 1963;26:107–127.

Holanda VM, Chavantes MC, Silva DF, et al. Photobiomodulation of the dorsal root ganglion for the treatment of low back pain: a pilot study. Lasers Surg Med 2016; 487:653–659.

Klingler JH, Krüger MT, Sircar R, et al. PEEK cages versus PMMA spacers in anterior cervical discectomy: comparison of fusion, subsidence, sagittal alignment, and clinical outcome with a minimum 1-year follow-up. ScientificWorldJournal 2014; 2014:398–396.

Li FC, Zhang N, Chen WS, Chen QX. Endplate degeneration may be the origination of the vacuum phenomenon in intervertebral discs. Med Hypotheses 2010; 752:169–171.

Pfirrmann CW, Metzdorf A, Zanetti M, et al. Magnetic resonance classification of lumbar intervertebral disc degeneration. Spine (Phila Pa 1976) 2001; 2617:1873–1878.

Rosen DS, O'Toole JE, Eichholz KM, et al. Minimally invasive lumbar spinal decompression in the elderly: outcomes of 50 patients aged 75 years and older. Neurosurgery 2007; 603:503–509.

Sapunar D, Kostic S, Banozic A, Puljak L. Dorsal root ganglion – a potential new therapeutic target for neuropathic pain. J Pain Res 2012; 5:31–38.

Schröder J, Grosse-Dresselhaus F, Schul C, Wassmann H. PMMA versus titanium cage after anterior cervical discectomy – a prospective randomized trial. Zentralbl Neurochir 2007; 68:2–7.

Sobottke R, Aghayev E, Roder C, et al. Predictors of surgical, general and follow-up complications in lumbar spinal stenosis relative to patient age as emerged from the Spine Tango Registry. Eur Spine J 2012; 213:411–417.

Varga PP, Jakab G, Bors IB, et al. Experiences with PMMA cement as a stand-alone intervertebral spacer: Percutaneous cement discoplasty in the case of vacuum phenomenon within lumbar intervertebral discs. Orthopade 2015; 44:S1–S7.

（吴四军 译，李军 校）

专业术语缩略词英汉对照

ACDF	anterior cervical discectomy with fusion	颈椎前路椎间盘切除减压椎间融合术
ADR	artificial disc replacement	人工椎间盘置换术
AECF	anterior endoscopic cervical foraminotomy	颈前路内镜下颈椎间孔切开术
ALIF	anterior lumbar interbody fusion	前路腰椎椎间融合术
APLD	automated percutaneous lumbar discectomy	自动经皮腰椎间盘切除术
ASC	ambulatory surgery centers	日间手术中心
ASD	adjacent segment disease	邻近节段退变性疾病
ASD	adult spinal deformity	成人脊柱畸形
Axia-LIF	presacral approach for interbody fusion	骶前入路椎间融合术

BERG	balloon-assisted endoscopic retroperitoneal gasless	球囊辅助内镜下腹膜后无气
BMP	bone morphogenetic protein	骨形成蛋白

CAFE	cancer patient fracture evaluation	癌症患者骨折评估研究
CDH	cervical disc herniation	颈椎间盘突出症
CMBTRFN	cervical medial branch thermal radiofrequency neurotomy	颈椎内侧支热射频神经切断术
CSA	cervical spondylotic amyotrophy	颈椎病性肌萎缩症
CSF	cerebrospinal fluid	脑脊液
CSR	cervical spondylotic radiculopathy	神经根型颈椎病
CTDP	cervical thermodiscoplasty	颈椎间盘热成形术

DDD	degenerative disc disease	退行性椎间盘疾病
DRG	dorsal root ganglion	背根神经节
DS	degenerative spondylolisthesis	退行性腰椎滑脱

EBL	estimated blood loss	估计失血量
EFA	electrodiagnostic functional assessment	电诊断功能评估
ELND	epiduroscopic laser neural decompression	硬膜外内镜下激光神经减压术
EMG	electromyography	肌电图
END	epiduroscopic neural decompression	硬膜外内镜下神经减压术
EPCF	endoscopic posterior cervical foraminotomy	内镜下颈椎后路椎间孔切开术
EPJF	endplate junction failure	终板连接障碍型
ETTD	endoscopic transforaminal thoracic discectomy	椎间孔入路经皮内镜胸椎间盘髓核切除术

FAPs	facet augmentation procedures	腰椎小关节支撑术
FCE	functional capacity evaluation	功能容量评估

GA	general anesthesia	全身麻醉

HTHD	hard thoracic herniated disc	硬性胸椎间盘突出
IDET	intradiscal electrothermal therapy	椎间盘内电热疗法
LALIF	laparoscopic anterior lumbar interbody fusion	腹腔镜下前路腰椎间融合术
LASE	laser-assisted spinal endoscopy	激光辅助脊柱内镜
LBP	low back pain	下腰痛
LECA	lateral extracavitary approach	侧方胸腔外入路
LLIF	lateral lumbar interbody fusion	侧方入路腰椎椎间融合术
LMD	lumbar microdiscectomy	腰椎间盘切除术
LSS	lumbar spinal stenosis	腰椎管狭窄症
MAC	monitored anesthesia care	麻醉监护
MBB	medial branch blocks	内侧分支阻滞
MBDU	microsurgical bilateral decompression via a unilateral approach	单侧入路双侧减压显微手术
MED	microendoscopic discectomy	显微内镜下椎间盘切除术
MEDS	microendoscopic decompression of stenosis	椎管狭窄的内镜下减压
MESCC	metastatic epidural spinal cord compression	转移瘤造成的硬膜外脊髓压迫症
MID	minimally invasive microdiscectomy	微创椎间盘切除术
MILD	muscle-preserving interlaminar decompression	保留肌肉椎板间减压术
mini-TTA	mini-transthoracic approach	经小切口开胸入路
MISS	minimally invasive spine surgery	微创脊柱手术
MIS-TLIF	minimally invasive spinal transforaminal lumbar interbody fusion	微创经椎间孔腰椎椎间融合术
MOT	mean operative time	平均手术时间
mTLIF	minimally invasive transforaminal lumbar interbody fusion	微创经椎间孔腰椎椎间融合术
NOTES	natural orifice transluminal endoscopic surgery	自然腔道的内镜手术
OD	open discectomy	开放椎间盘切除术
OLLIF	oblique lateral lumbar interbody fusion	斜外侧入路腰椎融合术
PBD	pedicle-based devices	基于椎弓根的装置
PCD	percutaneous cement discoplasty	经皮穿刺椎间盘骨水泥成形术
PCD	posterior cervical discectomy	颈椎后路椎间盘切除术
PCF	posterior cervical foraminotomy	经后路颈椎椎间孔切开减压术
PCU	polycarbonate-urethane stabilizer	聚碳酸酯聚氨酯稳定器
PDL	percutaneous discectomy lumbar laser	经皮激光腰椎间盘切除术
PDS	posterior dynamic stabilization	后路动态稳定
PED	percutaneous endoscopic discectomy	经皮内镜下椎间盘切除术
PELA	percutaneous endoscopic laser annuloplasty	经皮内镜激光辅助下纤维环成形术
PELAN	percutaneous endoscopic lumbar annuloplasty and nucleoplasty	经皮内镜下腰椎纤维环成形和髓核成形术
PELD	percutaneous endoscopic lumbar discectomy	经皮内镜下腰椎间盘切除术
PELDA	percutaneous endoscopic lumbar discectomy and annuloplasty	经皮内镜下椎间盘切除和纤维环成形术
PETD	percutaneous endoscopic thoracic discectomy	经皮内镜胸椎间盘切除术
PJK	proximal junction kyphosis	近端交界性后凸
PLDD	percutaneous lumbar laser discectomy	经皮腰椎激光椎间盘切除术
PLIF	posterior lumbar interbody fusion	后路腰椎椎间融合术
PMMA	Polymethylmethacrylate	聚甲基丙烯酸甲酯
PVA	percutaneous vertebral augmentation	经皮椎体强化术
RFN	radiofrequency neurotomy	射频神经切断术
ROM	range of motion	运动范围

SELD : trans-sacral epiduroscopic laser decompression　经骶骨裂孔硬膜外内镜下激光减压术
SES : socioeconomic status　社会经济状况
SILS : single-incision laparoscopic surgery　单切口腹腔镜手术
SSEPs : somatosensory evoked potentials　体感诱发电位
SSI : surgical site infection　手术部位感染
stand-alone ALIF : stand-alone anterior lumbar interbody fusion　无钢板前路腰椎椎间融合

TA : thermal annuloplasty　热凝纤维环成形术
TCF : transcorporeal foraminotomy　经椎体椎间孔成形术
TCMEPs : transcranial motor evoked potentials　经颅运动诱发电位
TDH : thoracic disc herniation　胸椎间盘突出症
TDP : thermodiscoplasty　椎间盘热凝成形术
TDR : total disc replacement　全椎间盘置换术
TELDF : transforaminal endoscopic lumbar decompression and foraminoplasty　椎间孔镜下腰椎减压和椎间孔成形术
TKF : tandem key-hole posterior cervical foraminotomy　串联钥匙孔颈椎后路椎间孔切开术
TLIF : transforaminal lumbar interbody fusion　经椎间孔腰椎椎间融合术
TMED : transpedicular or thoracic microendoscopic discectomy　经椎弓根或胸腔显微内镜

ULBD : unilateral laminectomy for bilateral decompression　单侧椎板切除双侧减压

XLIF : extreme lateral interbody fusion　极外侧椎间融合术

YESS : Yeung Endoscopic Spine System　杨氏脊柱内镜系统

ZJO : zygapophyseal joint osteoarthritis　关节突关节骨关节炎